Sheila Paine

Bestickte Textilien aus fünf Kontinenten

Sheila Paine

Bestickte Textilien aus fünf Kontinenten

Erkennungsmerkmale,
traditionelle Muster
und ihre Symbolik

Verlag Paul Haupt Bern und Stuttgart

Für meine Kinder Denzil, Rosamund, Morwenna und Imogen, die mit ihrer Mutter, die mit ihren Gedanken ständig bei etwas anderem zu sein schien, sehr viel Geduld hatten, und für Colin

Titel der englischen Originalausgabe:
Embroidered Textiles
Traditional Patterns from Five Continents
With a Worldwide Guide to Identification
Sheila Paine

Übersetzung aus dem Englischen: Claudia Gaillard-Fischer,
CH-8122 Pfaffhausen
Schlussredaktion der Übersetzung: Sheila Paine
Strichzeichnungen: Imogen Paine
Spezialfotos: Dudley Moss

CIP-Titelaufnahme der Deutschen Bibliothek

Bestickte Textilien aus fünf Kontinenten :
Erkennungsmerkmale, traditionelle Muster und ihre Symbolik / Sheila Paine.
[Übers. aus dem Engl.: Claudia Gaillard-Fischer].
– Bern ; Stuttgart : Haupt, 1991
Einheitssacht.: Embroidered textiles <dt.>
ISBN 3-258-04356-6
NE: Paine, Sheila, EST

Inhalt

Mit Sticken bezeichnet man das Verzieren eines Stoffes mit zusätzlichen Fäden oder anderen Materialien. In vielen Gegenden und unterschiedlichen Epochen sind als weitere dekorative Elemente Fischhaut, Zähne, Knochen, Federn, Horn, Muscheln, Insektenflügel, Quasten, Perlen, Münzen, Knöpfe, Metall und Spiegelchen verwendet worden. Die meisten Stickereien bestehen jedoch aus verschiedenen Stichen. Entsprechende Vorlagen werden mit der Nadel, bisweilen auch mit einem Haken, frei oder nach Zählmustern ausgeführt. Das Stickmaterial ist Seide, Baumwolle, Leinen, Wolle, Gold, Silber; oft aber auch was gerade verfügbar ist, wie zum Beispiel Menschen- oder Elchhaar, Sehnen und Kiele.

Für Metall und andere kostbare Fäden, sowie für Materialien, die nicht geknickt werden sollen, wie zum Beispiel Kiele und enge Posamenten, wie Schnüre und Tressen, wird eine Anlegetechnik gebraucht. Diese Materialien werden auf den Stoff gelegt und mit Überfangstichen fixiert.

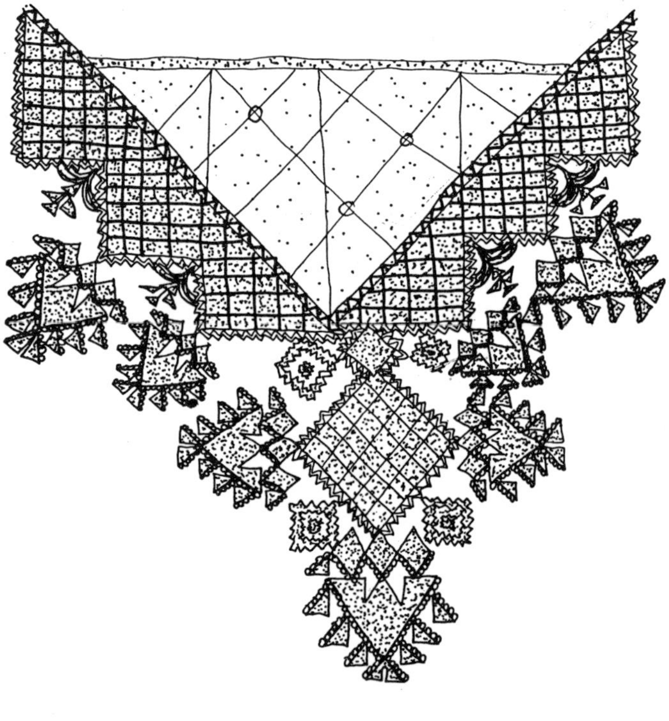

Einführung: Techniken und Traditionen

Hinweis: Die Ziffern am Rand verweisen auf die Nummern der farbigen Abbildungen.

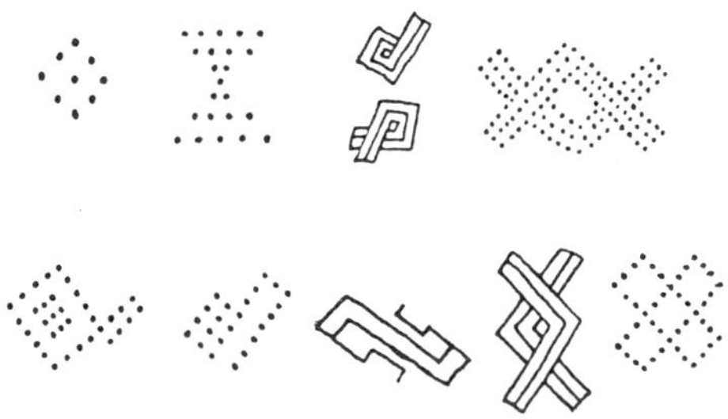

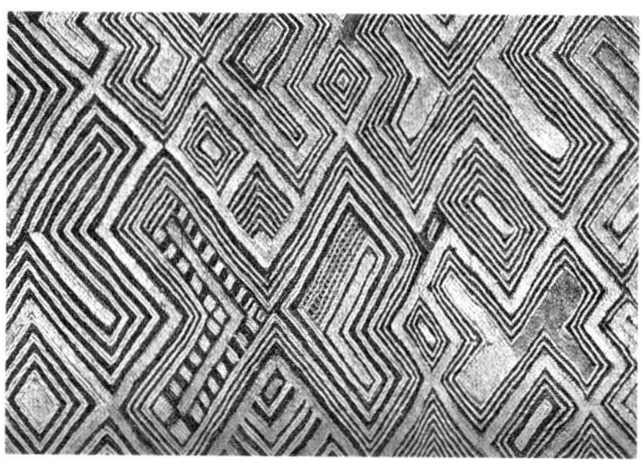

△ Tatauierungen schmücken und verändern einen Körper. Die gleichen Muster werden auf Stickereien übertragen, wie man dies an den Textilien der Kuba in Zaire erkennen kann.

◁ Der Name eines Musters bezieht sich eher auf einen Gegenstand, mit dem es Ähnlichkeit hat, als auf den Gegenstand, den es darstellt. Zum Beispiel das ‹Wasserrad›-Motiv der Kleider aus Saraqib in Syrien erinnert an die Wasserräder des in der Nähe gelegenen Hama, die zum ersten Mal im 14. Jahrhundert vom Marokkaner Reisenden Ibn Battuta beschrieben wurden.

«Einsame Leute, kränkelnde Leute, Leute ohne Beschäftigung finden vielleicht, nebst Erbsen enthülsen, beim Sticken Vergnügen», steht in einem in den 20er Jahren geschriebenen Artikel. Dies widerspiegelt die allgemeine und auch heute noch verbreitete Ansicht, dass es sich beim Sticken um eine Freizeitbeschäftigung für müssige Damen handelt. Eine Beschäftigung übrigens, die, obwohl viele der heutigen Arbeiten kreative Kunstwerke sind, im grossen und ganzen von den meisten mit einem nostalgischen Mustertuch an der Wand, einem bestickten Kissen auf dem Lehnstuhl am Kaminfeuer oder einem Kaffeewärmer mit aufgestickten Biedermeierdamen in Verbindung gebracht wird.

Diese bekannten Stickereien, bei denen nur noch wenige Elemente der ursprünglichen Funktion übriggeblieben sind, da sie durch Mode, Handel und persönlichen Geschmack verändert wurden, gehören in Westeuropa und Amerika zur häuslichen Tradition. In anderen Regionen hingegen haben die Stickereien weitgehend ihren eigentlichen Zweck bewahrt. Dieser besteht darin, Textilien des täglichen Gebrauchs mit Stickereien zu schmücken und zu verschönern, wobei der Dekor von der Religion und abergläubischen Vorstellungen bestimmt wird. Bei Naturvölkern sind die Geheimnisse von Weltentstehung und menschlichem Leben in die Mythologie eingebettet. Krankheit und Unglück, für die man keinen erkennbaren Grund findet, werden mit der mystischen Welt von Gottheiten oder vom ‹Bösen Blick› und von guten und von bösen Geistern, die man verehren oder beschwichtigen muss, erklärt. Man konnte diese nachahmen oder sich vor ihnen schützen, indem man seinen Körper mit den Symbolen ihrer Macht tatauierte oder seine Kleidung damit dekorierte. Tatauierungsmuster so unterschiedlicher Völker wie der Bulgaren, Tunesier oder Kuba in Zaire, wurden vom Körper in Form von Stickereien auf die Kleidung übertragen. Marco Polo bezeichnete die Tatauierung als ‹Hautstickerei›. In der Tat ähneln die Stickereien weit mehr Tatauierungen als Geweben, Filzen oder Gestricken. Beide drücken Symbolik im Muster aus, beide stehen damit in bezug zum Magischen.

Ein Ursprung kultischer Symbolik ist die schamanistische Welt der Tiere und der Jagd, ein anderer ist die Muttergöttin. Die Verehrung der Sonne und von Bäumen gehört ebenfalls in die Mythologie verschiedener Naturvölker. Der Glaube an gute und böse Geister, die sich in einem Fluss, einem Quell, einem Zugang, einer Höhle, auf einem Felsen oder einem Baum aufhalten, ist weltweit verbreitet, und der ‹Böse Blick› wird auch heute noch von vielen gefürchtet. Die meisten Muster und die Wahl der Materialien, wie roter Stoff und blaue Perlen, haben ihren Grund in den abergläubischen Vorstellungen und Symbolen solcher Kulte. In Russland werden leinene Tücher nicht mit Motiven aus der unmittelbaren Umwelt bestickt, zum Beispiel mit Wölfen, Wildschweinen oder Bären, sondern mit dem aus der iranischen Kunst stammenden Vogel Greif und dem Pfau oder mit den aus vorchristlichen Legenden überlieferten Vögeln mit Menschenköpfen. Auf den Blusen aus dem spanischen Salamanca finden wir keine Haustiere aus dem Alltagsleben, sondern gejagte Tiere mit zur Seite

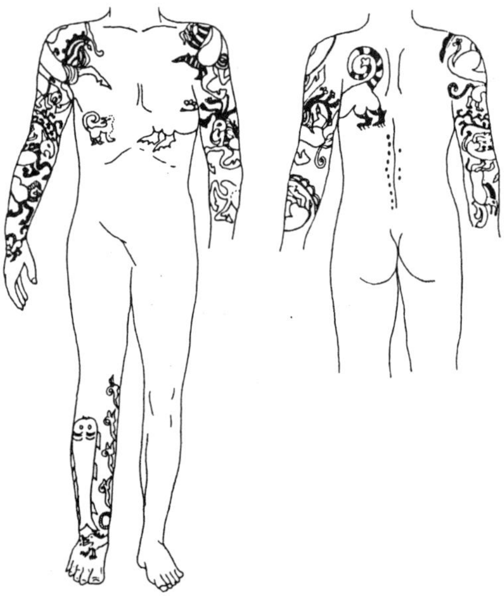

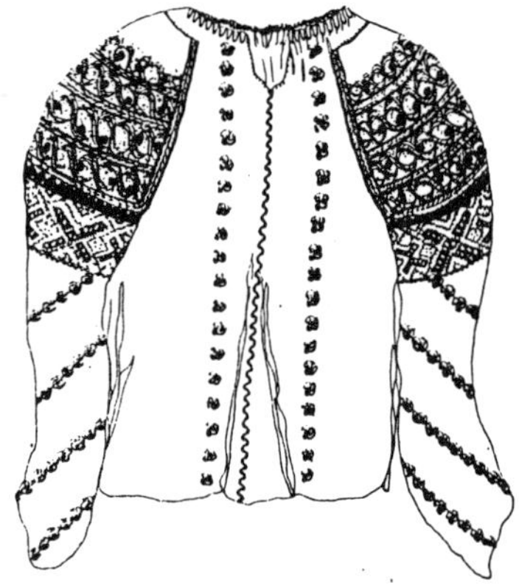

△ *Die klassische Anordnung der Stickerei auf rumänischen Blusen erinnert an die Tatauierung eines in einem gefrorenen Grab in Pazyryk, Sibirien, gefundenen Mannes.*

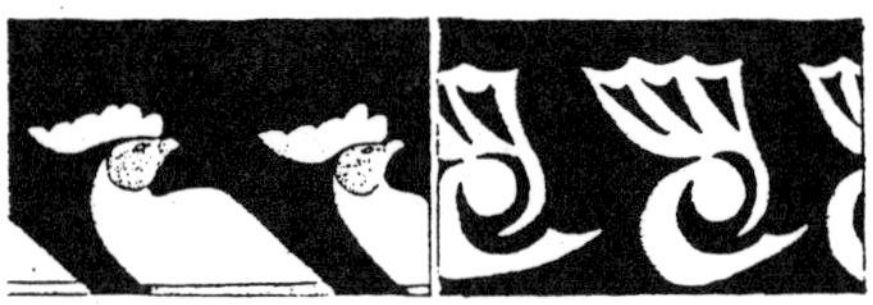

△ *Bereits auf den Textilien von Pazyryk, datiert 7. bis 2. Jahrhundert v. Chr., konnte man eine Stilisierung von Mustern feststellen.*

gekehrten Köpfen, die uns von steinzeitlichen Höhlenmalereien und von den Skythen, einem Steppenvolk, das im 7. Jahrhundert v. Chr. seine Glanzzeit erlebte, überliefert sind. In Japan haben die Applikationsarbeiten des Urvolks Ainu, die an die gewobenen Chilkattücher aus Alaska erinnern, einen stark symbolischen Charakter und bieten Schutz gegen den ‹Bösen Blick›. Sie haben keine Ähnlichkeit mit den kunstvollen, für den Verkauf bestimmten, japanischen Seiden- und Goldarbeiten. Chinesische Stickereien schätzt man allgemein wegen der künstlerischen und feinen Ausführung; sie sind jedoch voller Symbolik und spielten in der gesellschaftlichen Hierarchie eine wichtige Rolle.

So wie heidnische Feste von den verschiedenen Religionen ins Jahresgeschehen aufgenommen wurden, so wurde in ähnlicher Weise die heidnische Symbolwelt übernommen. Vermenschlichte Gestalten, Dreiecke, Granatäpfel, Nelken und Tulpen; Kreise, Vierecke, Wirtel, Hakenkreuze, Spiralen, Achtzacksterne und Vögel; Rhomben, Haken, Tupfen, Wellen, Zickzack und Zacken; Säulen, Pflanzen und Kreuze; Hände und Fische – alles entstammt einer primitiven Symbolwelt. Buddhismus, Hinduismus, Islam und Christentum prägten wiederum ihre eigenen Symbolbegriffe. Für alle Muster gilt jedoch das gleiche: Über Jahrhunderte wurden sie so vereinfacht und abstrahiert, dass der eigentliche Symbolgehalt verlorengegangen ist. Die magische Kraft gehörnter Tiere finden wir heute als eine Reihe Haken; von den Hahnenköpfen sind nur noch die Kämme übriggeblieben und von der Sonne nur noch ein Kreis.

▷ *1 Hochzeitsschal aus der Siwa-Oase, Ägypten. Die Bewohner von Siwa waren bekannt für ihre Verehrung des Sonnengottes Amun-Re. Die Hochzeitskleider ihrer Frauen sind mit einer strahlenden Sonne sowie mit anderen Solarmotiven wie Spinnrad, Doppelaxt und Malteser-Kreuz bestickt. Weisse Perlenknöpfe wurden durch solche aus Kunststoff ersetzt. Doch die für die Siwa-Stickereien typischen Farben – schwarz, orange, gelb, rot, grün, blau und weiss – hat man beibehalten.*

Fortsetzung Seite 17

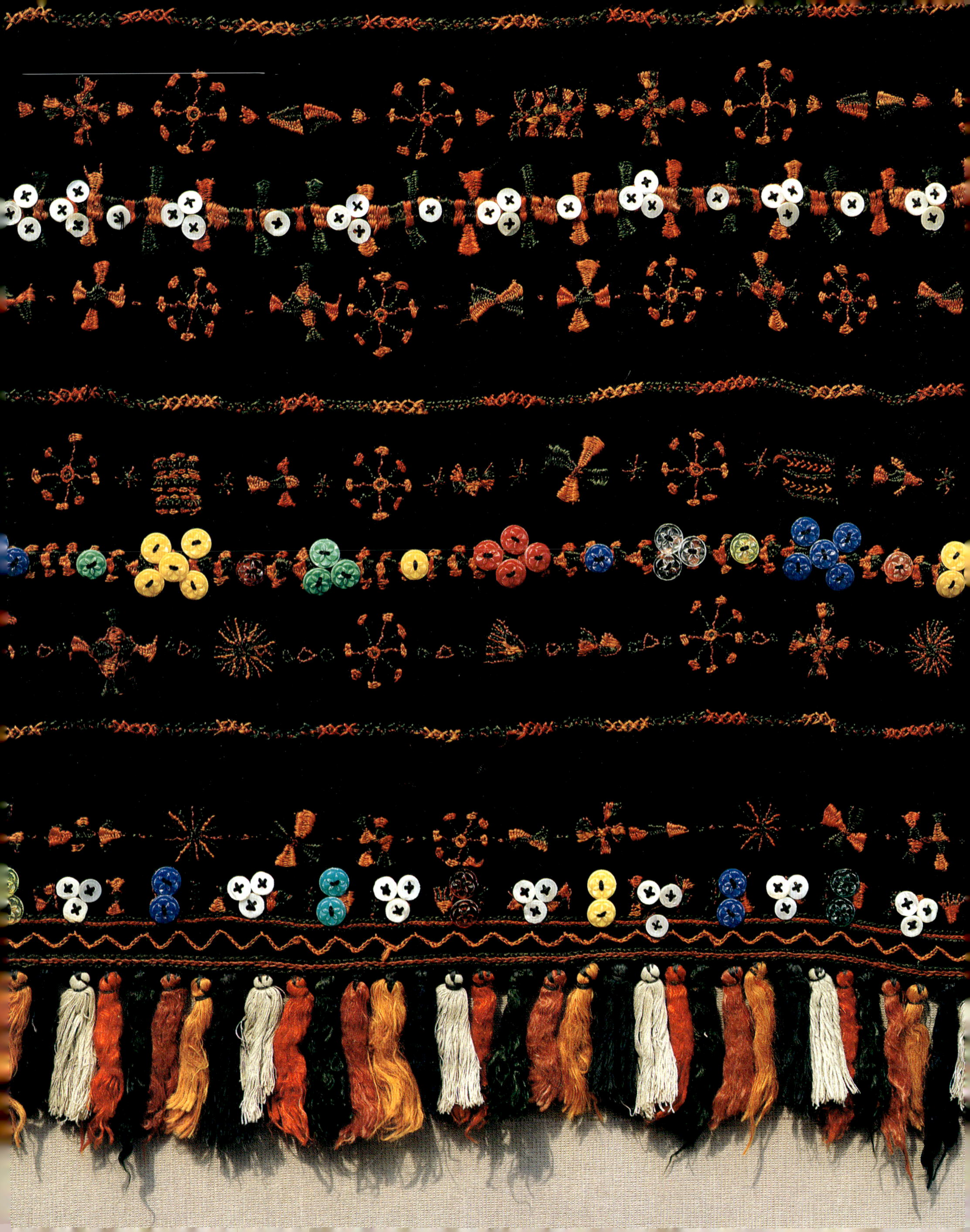

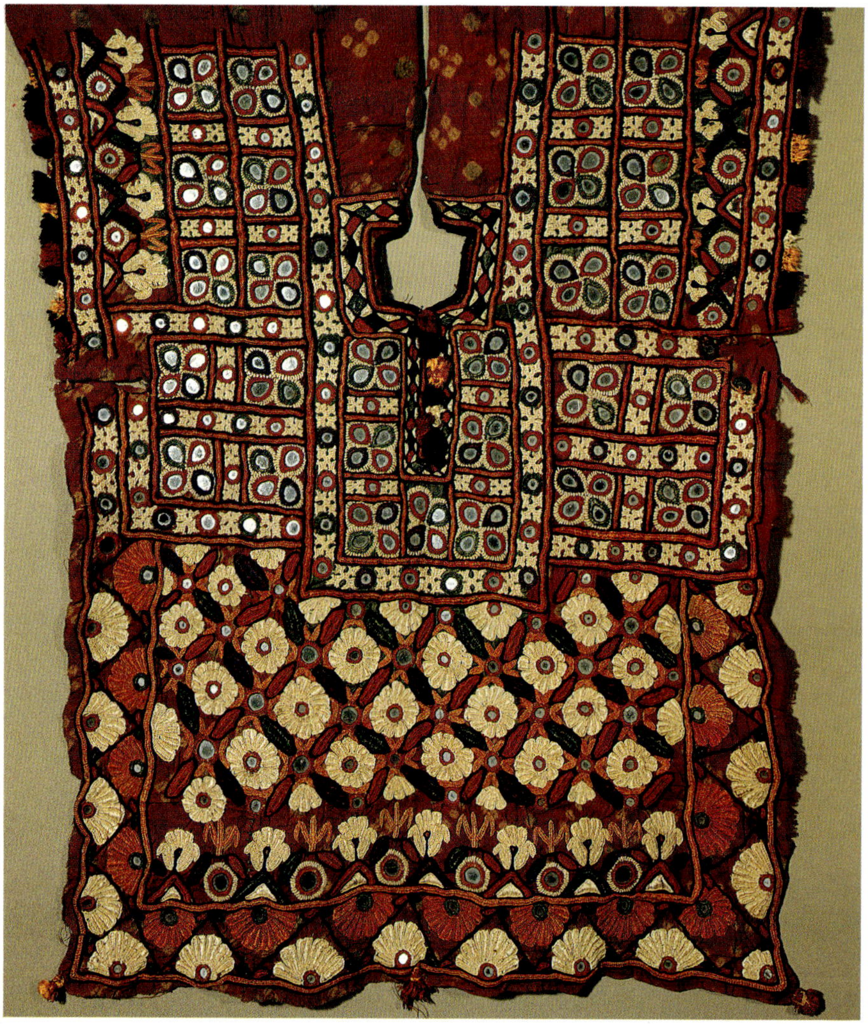

◁ 2 Blusenvorderteil, Choli, Sind, Pakistan. Die Muster haben ihren Ursprung in der Sonnenverehrung; man findet sie auf Wüstengräbern genauso, wie als Stickerei auf den Blusen der Frauen aus Sind.

▽◁ 3 Hochzeitsbaldachin, Kathiawar, Gujarat, Indien. Der Lotus ist gleichzeitig ein buddhistisches und ein Sonnensymbol. Er bildet das Mittelfeld auf den Baldachinen, die bei der Hochzeit im Hof aufgehängt werden. Mit blauem Garn sind zusätzliche Astralsymbole aufgesteppt.

▽ 4 Frauenhaube Kokoschnik, Russland. Haar, vor allem Frauenhaar, wurde allgemein als magisch betrachtet, und bei der Hochzeit wurde es mit einer Haube bedeckt. In Russland wurden solche Kopfbedeckungen von der Mutter auf die Tochter vererbt. Echte Perlen sind typisch für russische Stickereien.

▷ 5 Frauengewand Aba, Kutch, Indien. Die Scham wurde oft mit einer Stickerei geschützt; in Europa handelte es sich dabei meist um eine Schürze. Die Seyhud aus dem Kutch wählten hier einen wunderschön gearbeiteten, fünfblättrigen Dekor.

▷▷ 6 Frauenjacke, Moknine, Tunesien. In der islamischen Welt werden die Hand Fatimas (Khomsa) und der Fisch als starke Talismane gegen den ‹Bösen Blick› betrachtet. Goldstickerei, Tall, mit Spuren von Flockseide, auf rotem und grünem Samt, ist für Tunesien typisch.

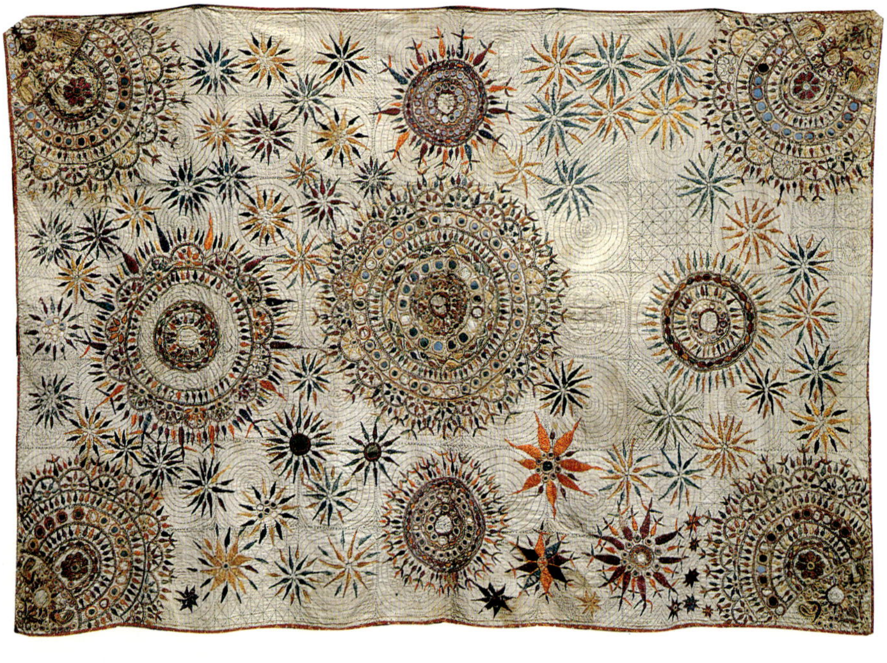

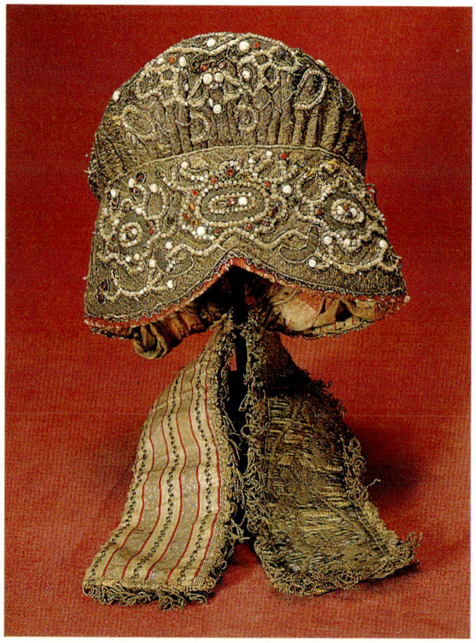

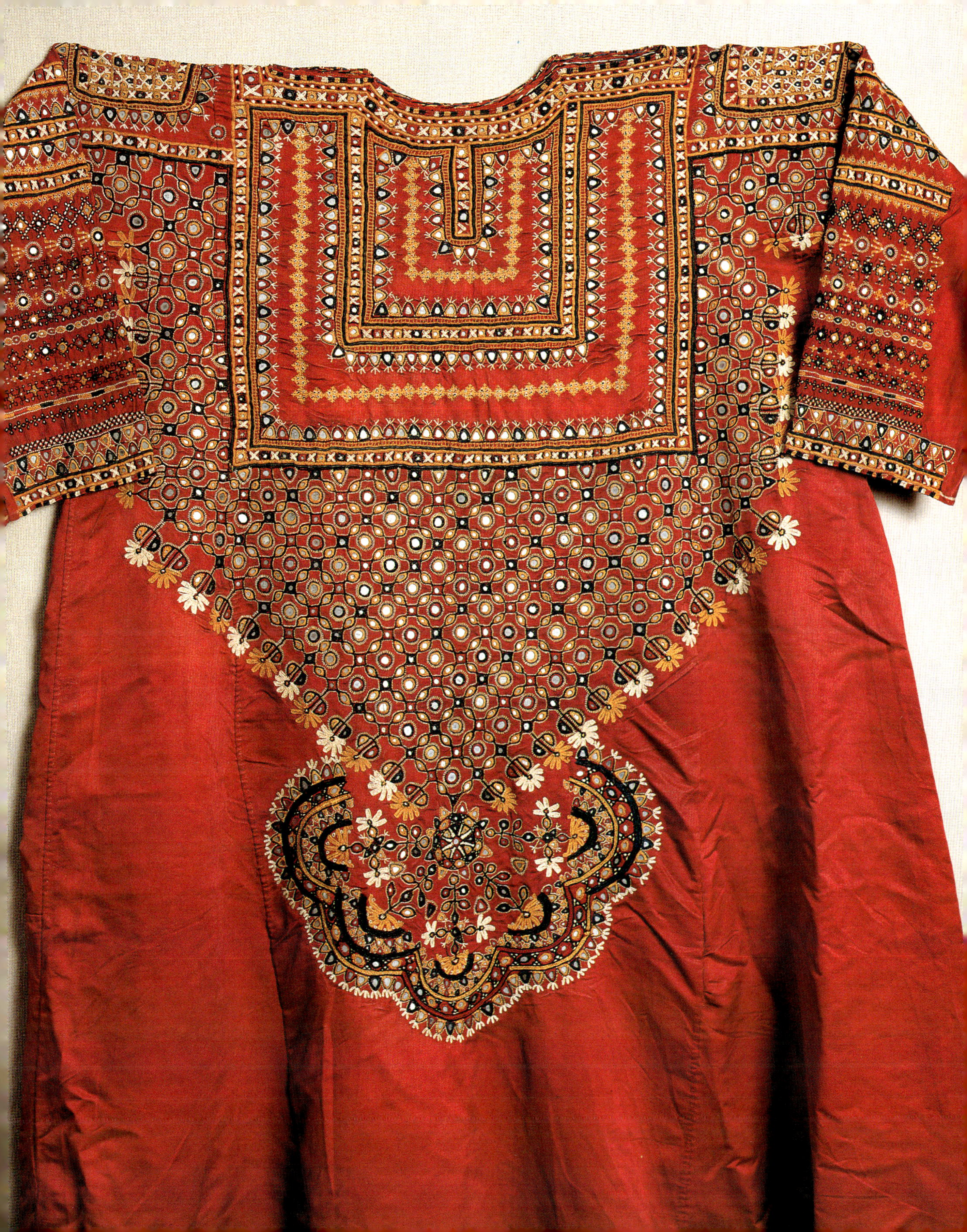

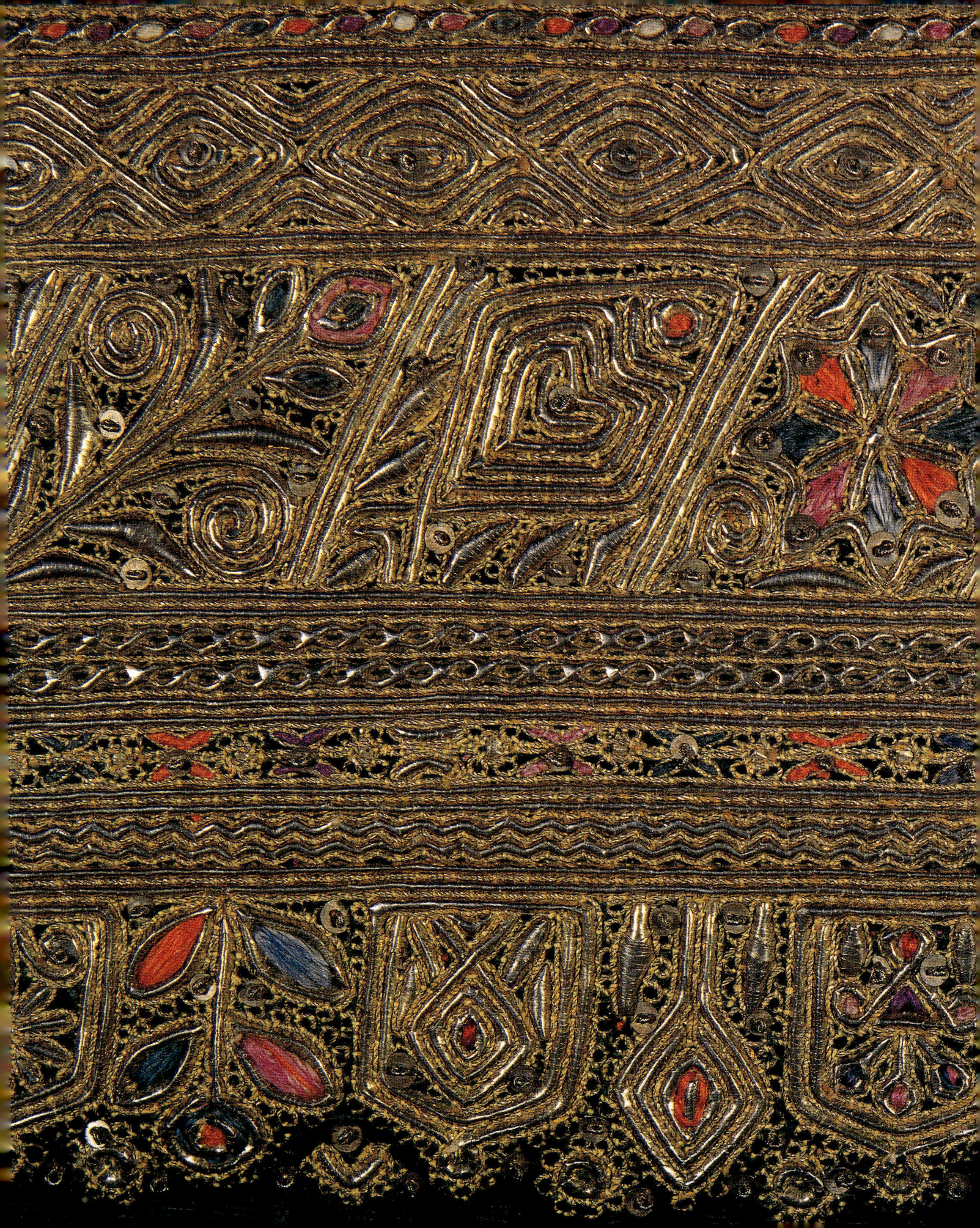

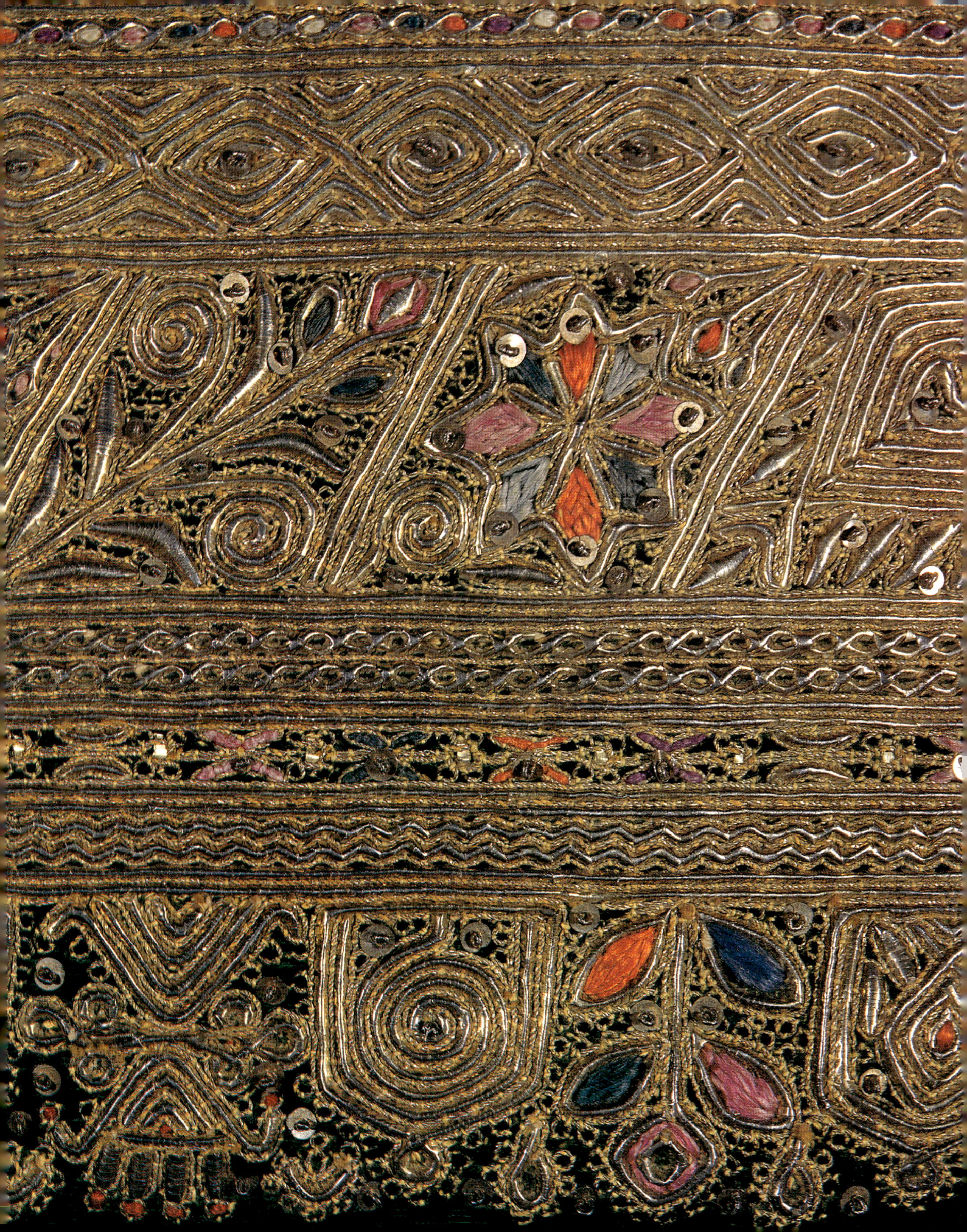

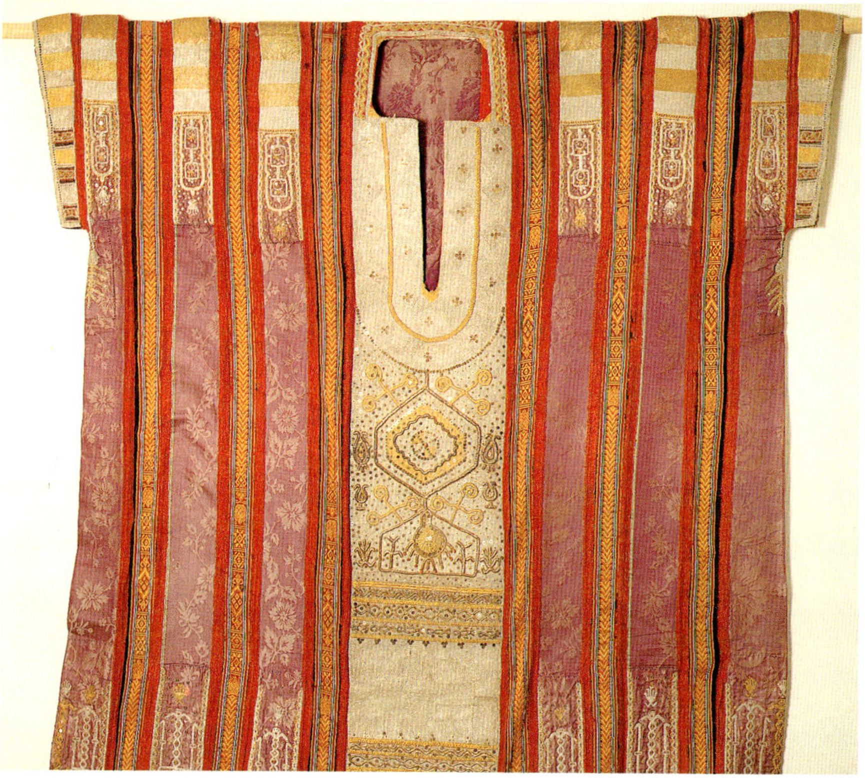

◁ 7 Hochzeitskleid Qmajja, *Hammamet, Tunesien. Zeremonialstickereien gehören sehr oft zur Hochzeit, wobei dasjenige Hemd oder Kleid am wichtigsten ist, das dann wiederum als Totenhemd verwendet wird. Dieses Gewand ist dicht mit angelegten Silberfäden und mit* Tall, *Pailletten sowie Korallenperlen bestickt. Motive sind der talismanische Fisch und die Hand sowie verschiedene Sexualsymbole. Verwendetes Material: Seidendamast und Brokatbänder.*

▽◁ 8 *Frauenschal für den ‹Tag des Gürtels›,* Tahzim, *El-Djem, Tunesien. Nach der vollzogenen Heirat, meist am siebten Tag, bedeutet in Nordafrika das Anlegen des Gürtels die Rückkehr der Braut ins Alltagsleben. Sie trägt dann einen grossen Wollschal mit eingewobenem Fisch. Der Schal ist halb mit Henna, halb mit Indigo gefärbt und ist in der Mitte bestickt. Er wird in der Gegenwart von kleinen Knaben, die den Wunsch nach vielen Söhnen symbolisieren, mit einem Gürtel angezogen.*

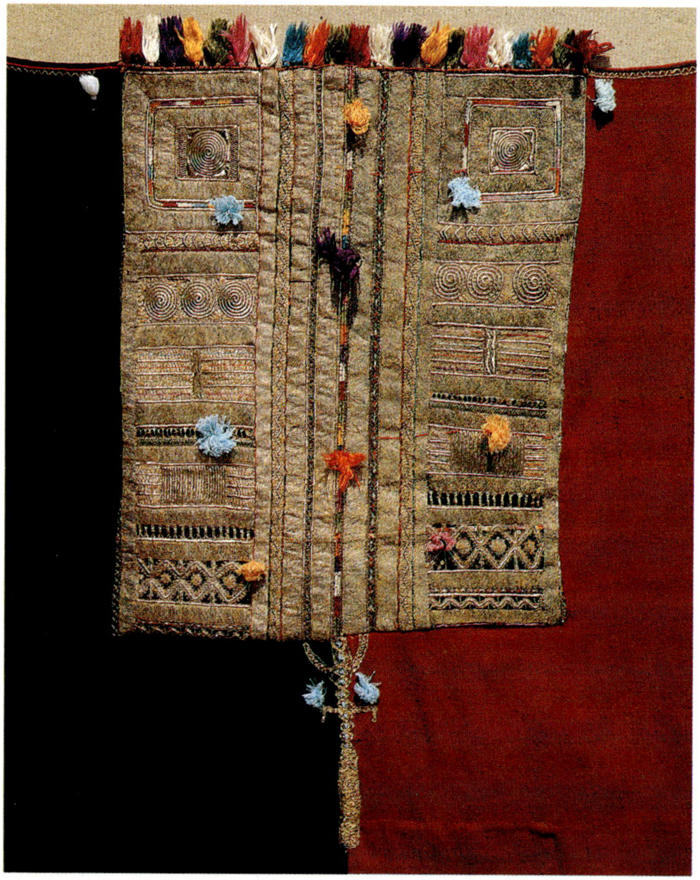

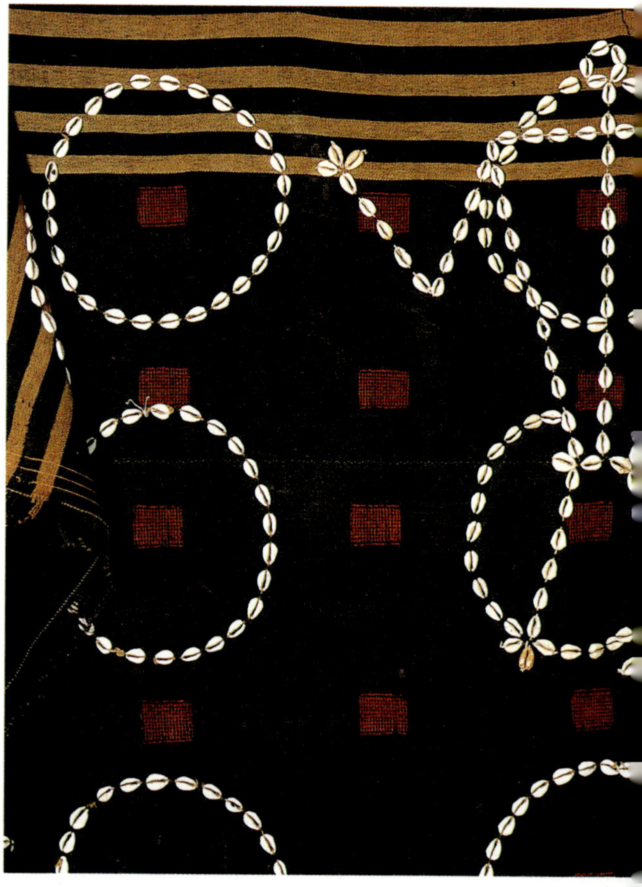

▽ 9 ‹Tötungsschal› eines Naga-Mannes, Nordostindien. Die Kopfjagd war bei den Naga von grosser symbolischer Bedeutung. Wenn die Männer auf die Kopfjagd gingen, trugen sie ihren ‹Tötungsschal›, der mit Mond-Motiven mit Kaurimuscheln bestickt war. Hatten sie einmal getötet, durften sie eine Menschenfigur beifügen.

▷ 10 Frauensarong, Tapis, der Abung, Südsumatra. Die Zeremonialsarong der Frauen Südsumatras werden bei allen Übergangsritualen getragen und gehörten oft zu den Textilien, die mit der Leiche beigesetzt wurden. Das Besticken von Textilien ist für Indonesien atypisch. Es dürfte früh von chinesischen Händlern eingeführt worden sein. Einige der Muster gleichen bronzezeitlichen Gongs.

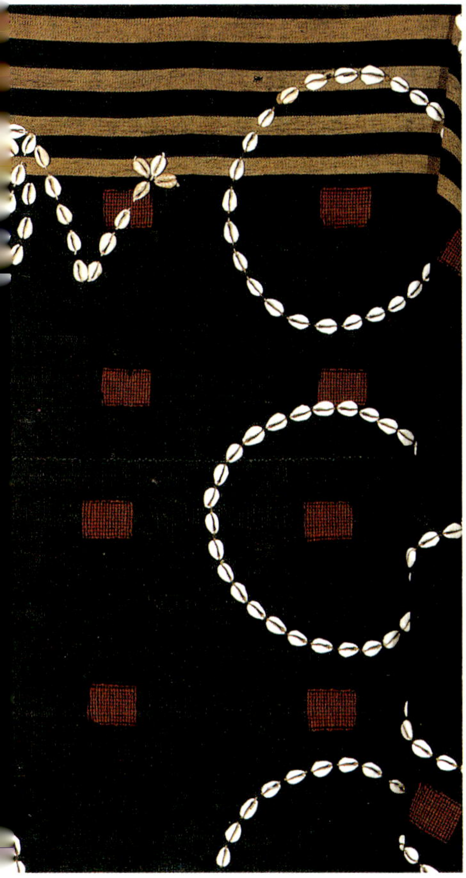

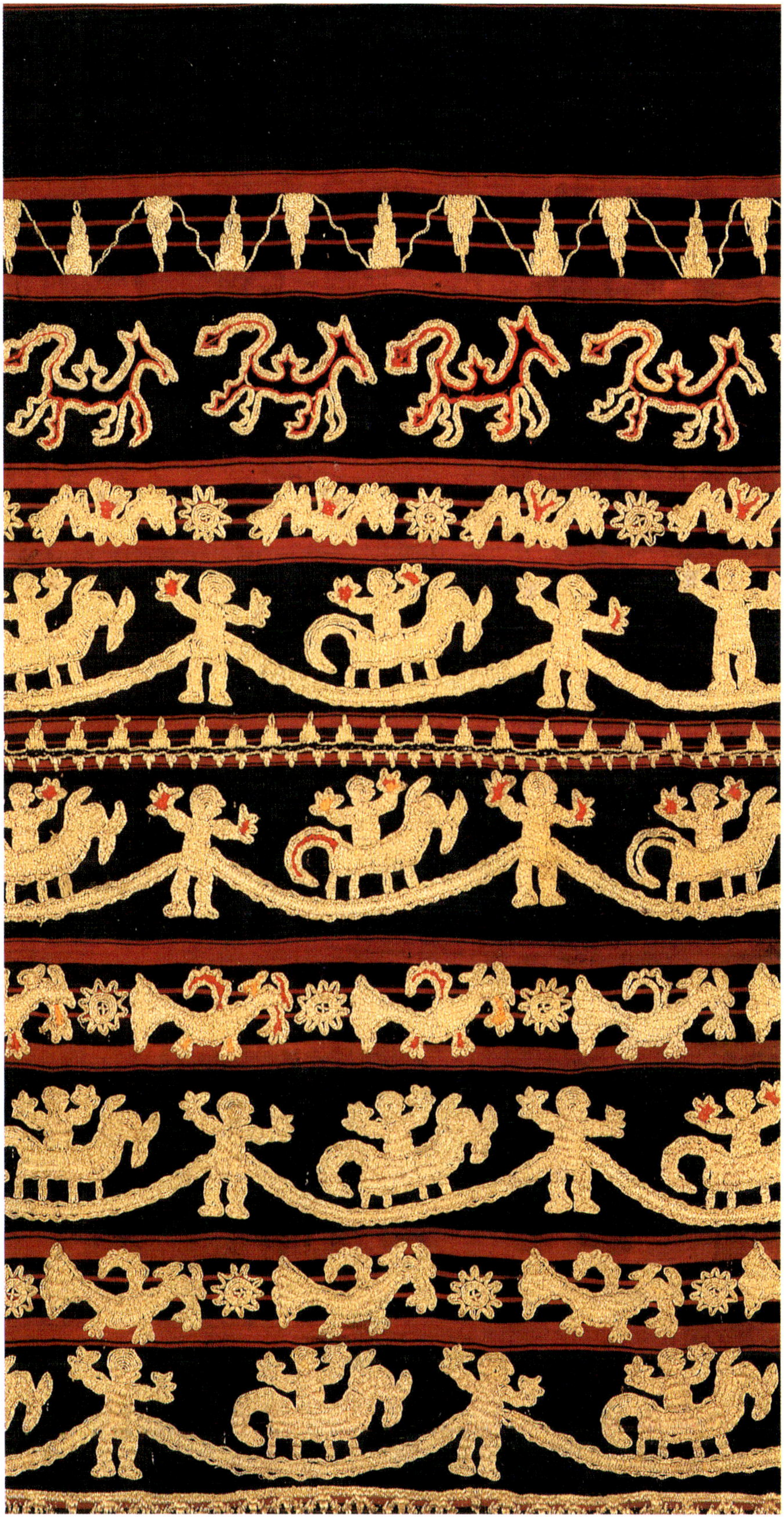

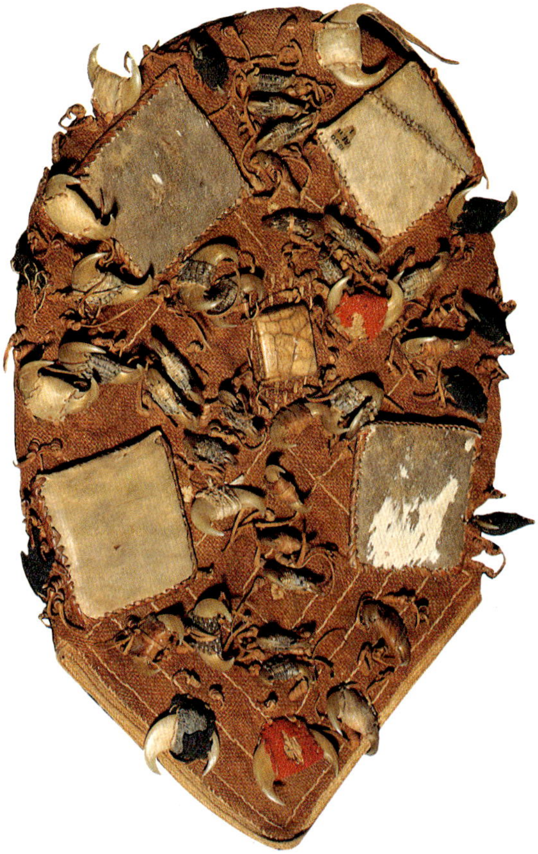

◁ 11 *Kopfbedeckung eines Baule-Jägers, Elfenbeinküste. Zur Stickerei gehören oft nichttextile Zutaten. Hier sind es Amulette aus Haut, Leopardenkrallen, eingepackt in rot- und indigogefärbten Stoff, willkürlich mit Stickerei arrangiert. Das Muster eines Rhombus mit einem Punkt, zwei Kreuze und ein Viereck sind mit Kettenstich auf der Rückseite gestickt.*

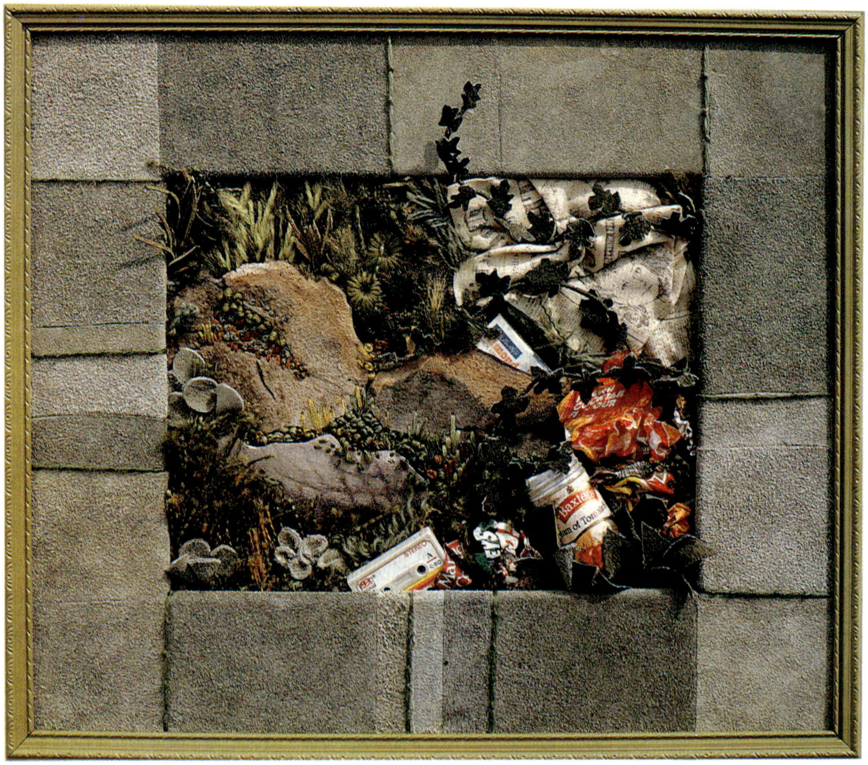

◁ 12 *Modernes Bild, England. Verschiedene Stiche, plastifizierter Abfall, Leder, grobe, aufgerauhte Juteleinwand. Heute kombinieren Stickerinnen praktisch alles mit Stichen zu einem ihnen wichtigen Thema; in diesem Fall ist es eine Auflehnung gegen den in der Natur herumliegenden Abfall.*

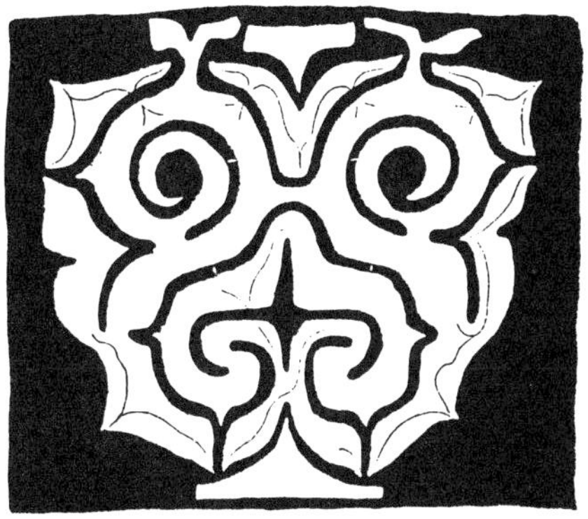

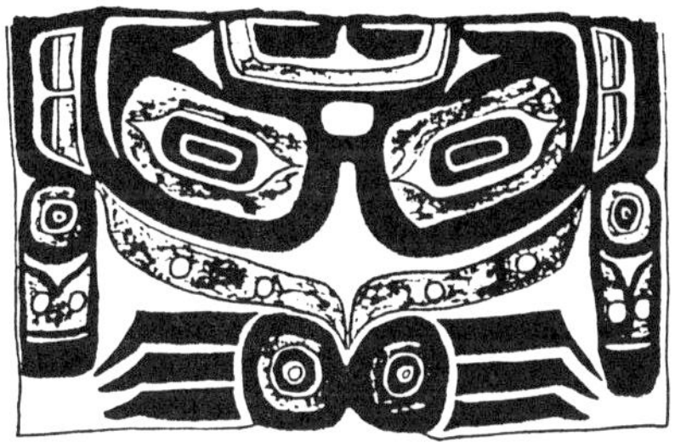

Die Kleidermuster der Ainu, Jäger des japanischen Urvolkes, haben die gleichen totemistischen Zeichnungen wie die ‹Chilkat›-Decken der Tlingit, nordamerikanischer Indianer, die in Alaska leben. Die Ainu-Kleider (Detail oberes Bild) sind aus Baumfasern gewoben. Die Muster sind appliziert und mit Kettenstich bestickt. Die ‹Chilkat›-Gewänder (Detail unteres Bild) sind aus Ziegenwolle fingergewoben.

Meist ist der Stickerin der eigentliche Sinn eines Musters nicht bekannt. Sie wird sagen, dass sie das Muster von ihrer Mutter erlernt hat oder dass es ihrem Kopf entsprungen sei. Dem ist zuweilen tatsächlich so. Meist wird sie auch eine Bezeichnung kennen, wie ‹Räder› oder ‹Zuggeleise›. Man muss sich dabei jedoch im klaren sein, dass damit ausgedrückt wird, was dem Muster ähnelt und nicht was das Muster wirklich darstellt.

Dies betrifft nicht nur Stickmuster, sondern alle Muster der angewandten Kunst, speziell die der Teppiche, der Keramik, der Schnitzerei und dessen, was sonst noch als Volkskunst bezeichnet wird. Vor allem jedoch trifft dies für Schmuck zu, der ebenfalls eine magische respektive religiöse Rolle spielt. Bei Mustern, die einen kultischen Ursprung haben, bestehen immer gewisse Einschränkungen, da sie traditionell bedingt nur bei bestimmten Anlässen und auf eine bestimmte Art getragen werden. Sobald ein individueller Stil festgestellt werden kann, ist der Gegenstand zum persönlichen Gestaltungsausdruck geworden, der Teil der Kunst ist.

Dessins hatten ihren Ursprung jedoch nicht nur in einem Glauben, sondern auch in der Funktion, die sie im Leben einer Person spielten und in der gesellschaftlichen Tradition. Das abendländische Verständnis von Stikkerei als individuellem Ausdruck angewandter Kunst oder als Freizeitbeschäftigung fehlte. Der Gegenstand selbst, Muster und Farben entwickelten sich aus der Gemeinschaft, und die Stickerei war dazu da, neben anderen Dingen, Identität auszudrücken. Ein besticktes Frauenkleid kann beispielsweise dem Kenner die Herkunft der Frau verraten. Die Farbe und die Verteilung des Musters deuten auf ihre soziale Stellung hin, wie zum Beispiel junges Mädchen, verheiratete Frau oder Witwe. Festgelegte Dekors regelten die Hierarchie, wie am chinesischen Hof, wo gestickte Standeszeichen mit Tiermotiven den militärischen und solche mit Vogelmotiven den zivilen Beamten vorbehalten waren.

Stickereien gehören auch zu speziellen Anlässen. Bei allen Übergangsriten, wenn eine Person dem Einfluss der Geister am meisten ausgesetzt ist, spielen Stickereien eine symbolische Rolle. Früher war das Sterben der wichtigste Ritus, heute ist es eher die Eheschliessung. In Rumänien wurden am Haus eines heiratsfähigen Mädchens Stickereien aufgehängt. In der Türkei offenbarte die Feinheit eines gestickten Tuches, das ein Mädchen ins öffentliche Bad mitnahm, die Qualitäten der zukünftigen Schwiegertochter. Bestickte Aussteuergegenstände werden auch heute noch in vielen Ländern so zur Schau gestellt, wie bei uns die Hochzeitsgeschenke. Nach der Geburt werden Mutter und Kind für die folgenden vierzig Tage durch Stickereien beschützt, und für die Toten werden an der Hochzeit getragene Stickereien als Leichentuch verwendet.

Wenn gewisse Ereignisse eine spirituelle oder symbolische Bedeutung haben, so trifft dies auch für bestimmte Orte zu. Bei Naturvölkern werden Stickereien dort aufgehängt, wo man annimmt, dass sich ein Geist versteckt, zum Beispiel an der Quelle eines Lichts oder des Wassers. In Osteuropa und Marokko werden Spiegel und Fenster mit bestickten Tüchern drapiert, in Deutschland und Skandinavien Waschbecken und Türen. Da der Mittelpunkt der steinzeitlichen Wohnung die Feuerstelle war, die mit Abbildern einer Erdgottheit geschützt wurde, so wird auch heute noch der häusliche Herd geschützt. Meist handelt es sich dabei um eine Ecke mit einer von einer Stickerei umgebenen Ikone oder auch nur um ein auf dem Jahrmarkt erstandenes Bild mit Madonna und Kind, umrahmt von bemalten Tellern, Diplomen, Fotografien und dem dazugestellten Fernseher. Auch wenn sich das Kultobjekt in den Jahrhunderten verändert hat, die Funktion der Stickerei hat sich nicht geändert.

Asien

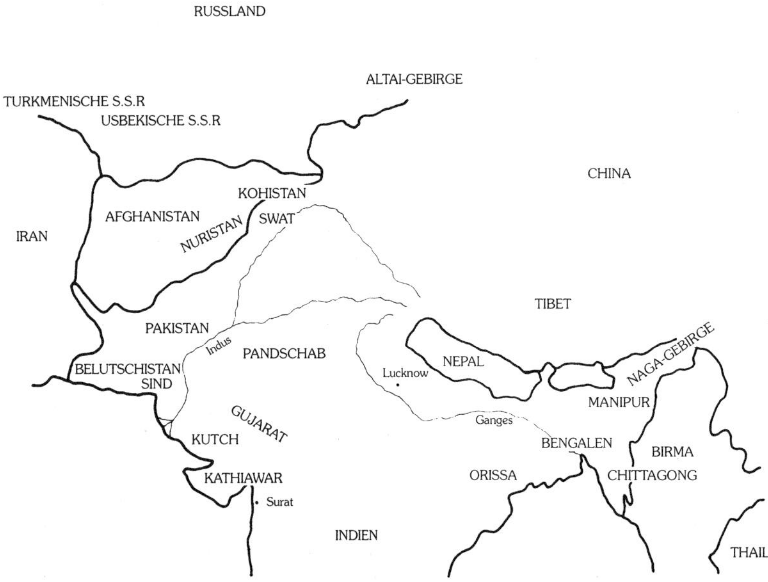

Mittlerer Osten

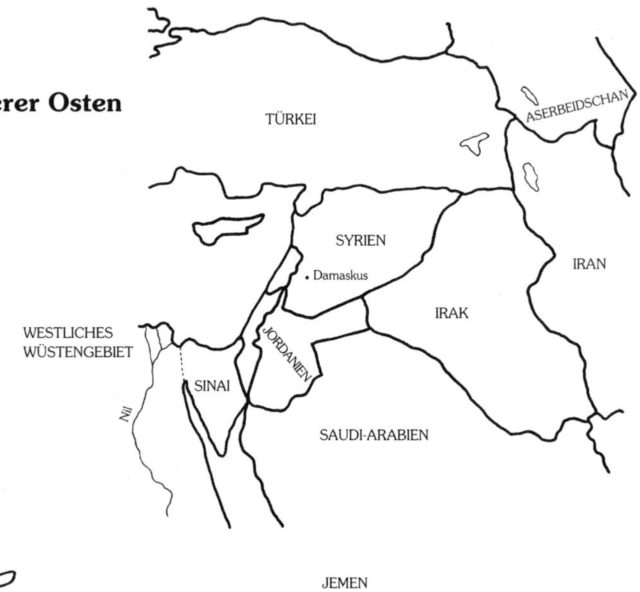

Osteuropa

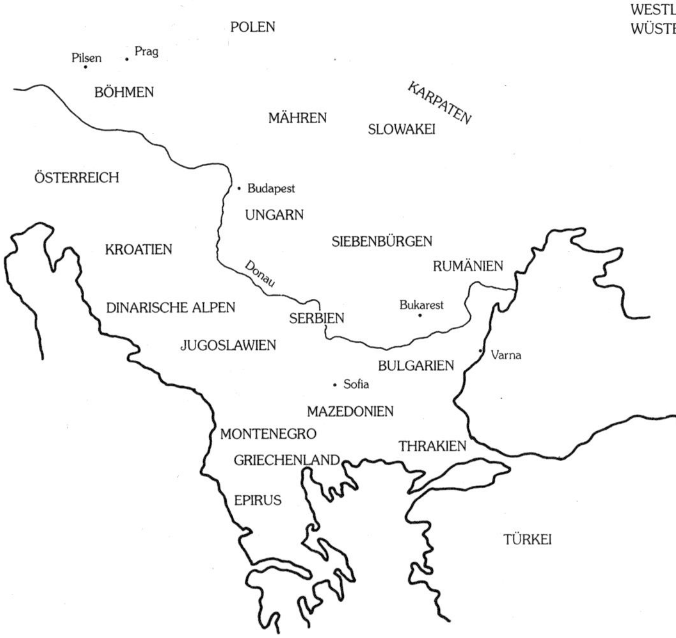

Erkennungsmerkmale

In den meisten Ländern ist die Stickerei klar abgegrenzt. Nur bestimmte Gegenstände werden in einer vorbestimmten Art und Weise bestickt. Hier macht die abendländische Stickerei eine Ausnahme. Wegen der gänzlichen Freiheit des künstlerischen Ausdrucks kann man die Arbeit einer bestimmten Person, nicht jedoch einer Bevölkerungsgruppe zuschreiben. Eine eigentliche Trennung besteht aber zwischen eigenständigen, kreativen Arbeiten und den als Packung verkauften Straminarbeiten, die von Tausenden mit Vergnügen ausgeführt werden. Letztere Arbeiten lassen sich mit ziemlicher Gewissheit datieren, denn kaum jemand wird heute die Biedermeierdamen der 30er Jahre oder die grünen Pfefferschoten der 60er Jahre nachsticken. Abendländische Stickereien lassen sich denn auch eher einer bestimmten Epoche, als einer bestimmten Gegend zuordnen.

Stickereien jedoch, die einen starken Bezug zum Brauchtum und zum Glauben eines Volkes haben, können exakt einer Gegend, aber nicht so leicht zeitlich zugeordnet werden. Normalerweise fallen hier Veränderungen durch Mode, neue Materialien und gesellschaftliche Faktoren nicht sehr ins Gewicht, doch werden über die Jahre die Muster abstrakter, die Verzierungen reicher und die handwerklichen Fähigkeiten nachlässiger.

Grundsätzlich ist bei der Identifizierung von Stickereien aus verschiedenen Gebieten auf folgendes zu achten: Was für ein Gegenstand ist bestickt worden? Was für einen Schnitt hat er, und welches Material wurde dazu verwendet? Welche Stichart, welche Fäden, welche Motive und was für einen Stil weist er auf? Dies ist vor allem dann wichtig, wenn eines dieser Elemente besonders ausgeprägt ist. Ausnahmen wird es immer geben, doch eine grosse Anzahl von Stickereien zeigt leicht erkennbare Charakteristika.

Ferner Osten

China

Chinesische Stickereien sind fein, kunstvoll und fachmännisch ausgeführt und werden deshalb in der ganzen Welt geschätzt. Man findet sie in grosser Zahl in Antiquitätenläden, auf Auktionen und auf Kunstmärkten, und zwar deshalb, weil diese Arbeiten über Jahrhunderte exportiert wurden, aber auch wegen der Plünderung der Verbotenen Stadt in Peking während der Revolution von 1911. Dabei wurden die grossen Garderobenschränke ausgeräumt, und Berge bestickter Kleider der Mandschuregenten wurden an westliche Sammler und Händler verkauft.

Bei der chinesischen Stickerei ist das Wesentliche die Seide. Seidenstoffe – glatt, Satin, Damast oder Gaze – sind mit schwachgezwirnten (sogenannter Flockseide) oder gezwirnten Seidenfäden sowie mit Goldmaterialien bestickt. Stickstiche gibt es nur wenige: Spannstich und in- *13*
einandergreifender Spannstich. Ausgezählte Stiche, wie Klosterstich, Petit Point und Kreuzstich sind nur auf Gaze gearbeitet. Mit winzigen Knötchenstichen (chinesischer Knötchenstich) sind Motive gefüllt, und mit Stiel- und Spaltstichen sind weitere Details ausgeführt. Die Konturen der *14*
Motive werden betont, und zwischen den bestickten Flächen sind Freiräume belassen. Motive von Blumen, Vögeln, Drachen, Gestalten, Schmetterlingen, Fledermäusen, die alle eine symbolische Bedeutung haben, sind bildhaft dargestellt. Andere Dessins beziehen sich auf die chinesische Mythologie, wie zum Beispiel die traditionellen Symbole der Acht

Taoistischen Unsterblichen. Oft wurde die Stickerei auf Papier oder Gaze gearbeitet und dann auf den Stoff genäht.

Die bestickten Gegenstände – Festgewänder und Rangzeichen, Alltagskleidung, Behänge und Bilder – wurden vom Hofzeremoniell verlangt und unterlagen Kleidervorschriften oder waren für den Handel bestimmt. Die Kleiderordnung am chinesischen Hof war streng hierarchisch und beruhte auf der seidenbestickten Robe der Han-Chinesen und dem aus Leder gefertigten enganliegenden Mantel, der von den nomadisierenden Kriegern beim Reiten in der Steppe getragen wurde. Als diese 1644 von der Mandschurei aus China in Besitz nahmen, führten sie die Kleidungshierarchie ein, mit der sie sich als Herrscherklasse herausstrichen. Am besten bekannt ist die sogenannte Drachen-Robe *(Ch'i-fu),* die von den Beamten bei Zeremonialanlässen getragen wurde, und die mit kosmischen Darstellungen verziert war, sowie die informelle Kleidung *Ch'ang-fu,* bestickt mit symbolischen Zeichen, Blumen und Vögeln.

Diese Kostüme werden oft mit dem japanischen Kimono verwechselt. Ihr Schnitt ist jedoch ganz anders. Sie haben vorn einen seitlich geschlossenen Überschlag und einen geschlitzten, gegen unten breiter werdenden Rock. Die Ärmel sind lang und schmal mit einem Einsatz aus ungemustertem Stoff und mit einer hufförmigen Stulpe. Beim informellen Frauenkleid ist der Ärmel weit und gerade.

Bestickte Pantoffeln mit einer Plateausohle gehören zum weiblichen Mandschu-Kostüm und die winzigen Schuhe für gebundene Füsse zur Han-chinesischen Frauenkleidung. Han-Frauen der oberen Klasse trugen auch Faltenröcke mit bestickter Frontseite und bestickten Einsätzen zwischen den Falten. Speziell fein gearbeitete Jackenstulpen mit Vogel-, Schmetterlings-, geschichtlichen und literarischen Motiven werden heute oft als Bilder gerahmt verkauft, was auch für Hoheitszeichen und Rockpaneele zutrifft.

Auf der Brust und auf dem Rücken des mit *P'u-fu* bezeichneten dunklen Mantels, der über dem Drachenkleid getragen wurde, war ein Standes-
zeichen aufgenäht. Diese Insignien sind normalerweise viereckig, wobei *15*
das vordere Stück wegen der Öffnung aus zwei Teilen besteht. Umgeben von Wolken und Wasserwellen ist ein mythologisches oder ein wirkliches Tier für jeden der neun militärischen Grade oder ein Vogel für jeden Staatsbeamtengrad abgebildet. Täschchen, Fächer- und Messerköcher, Behälter für Essstäbchen sowie Brillenetuis wurden als Gürtelgehänge getragen. Bei diesen Kleinigkeiten handelt es sich meist um häusliche Stickereien. Fahnen, Theaterroben, Priestergewänder und Tempelbehänge wurden jedoch in kaiserlichen oder klösterlichen Manufakturen gearbeitet.

Kommerziell hergestellte chinesische Stickereien wurden seit langem exportiert. So gehörten solche Stickereien schon seit dem 13. Jahrhundert in Europa zum Kirchenornat. Ab 1578 war es den Portugiesen gestattet, von Kanton aus Handel zu betreiben. Zwar durften die europäischen ‹Barbaren› nur einen Schiffsladeplatz von ungefähr 800 m Länge und 40 m Breite belegen. Bis zum 19. Jahrhundert entwickelte sich dann Kanton zu einer wichtigen Exportstätte für bestickte Behänge, Tischdek-
ken, Schals und Ofenschirme. Diese Artikel fallen gegenüber den traditio- *16*
nellen chinesischen Arbeiten durch vermehrten Glanz, vollblütige Blumen und exotische Vögel auf. Die Schals überfluteten den spanischen Markt, wo sie schliesslich kopiert und als ‹Spanische Schals› bekannt wurden. Für den europäischen Markt bestimmte Mäntel und Jacken wurden mit denselben Dessins und in den gleichen Techniken bestickt wie die für China bestimmten, jedoch mit westlichem Schnitt und mit eher überladenem Dekor.

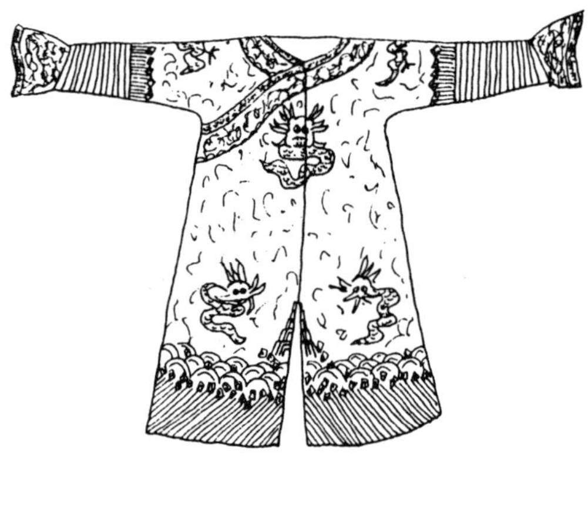

Der Schnitt der chinesischen Hofrobe beruht auf der seinerzeit aus Häuten gefertigten Bekleidung der nomadischen Mandschu-Herrscher. Sie hat einen Überschlag mit seitlichem Verschluss und einen geschlitzten Rock. Die Drachenrobe hat durch ein Stück ungemusterten Stoff verlängerte Ärmel, die in einer Pferdehufmanschette enden. Das informelle Frauenkleid hingegen hat weite, gerade Ärmel.

Japan

Auf den ersten Blick sehen sich japanische und chinesische Stickereien sehr ähnlich. Bei beiden sind auf Seidengrund mit Flockseide und Goldfäden Vögel und Blumen dargestellt. Japan hat jedoch nicht dieselbe Vergangenheit, den gleichen Lebensstil und die gleiche Kleidung wie China, und die bestickten Gegenstände sind sehr verschieden.

In Japan finden sich die reichhaltigsten Stickereien auf den Kimono, die sich von chinesischen Kleidern durch ihren Schnitt unterscheiden. Ein Kimono besteht aus geraden Streifen, die senkrecht zusammengesetzt Körper und Ärmel bilden, wobei die letzteren unterschiedlich breit sein können. In der Taille wird der Kimono von einem speziell gebundenen Gürtel, dem *Obi,* der ebenfalls bestickt sein kann, zusammengehalten. Die gleiche Perfektion des Bindens gilt auch für Geschenkpäckchen. Die dazu verwendeten Tücher *(Fukusa)* sind ebenfalls oft bestickt, und man erwartet vom Empfänger, dass er eine solche Verpackung wieder zurückgibt.

Im klassischen japanischen Heim werden die nüchternen, jedoch geschmackvoll eingerichteten Räume durch Wandschirme unterteilt. Gewöhnlich kunstvoll bemalt, wurden sie als Alternative auch bestickt. Für das Heim bestimmte Behänge haben gedeckte Farben. Meist sind darauf Landschaften oder graziös dargestellte Männer und Frauen abgebildet.

Der Stil japanischer Stickereien unterscheidet sich ebenfalls von demjenigen Chinas, und Sticken findet man oft in Kombination mit weiteren
textilen Techniken: Abbinde- und andere Reserveverfahren, Schablonen- *17*
druck, Malerei, aufgeklebtes Blattgold und -silber. Zum Teil ebenfalls mit Flockseide und in der wie in China beschränkten Auswahl von Stichen ausgeführt, wird jedoch mit der Stickerei das Hauptmotiv eher hervorgehoben, als dass sie den Dekor selbst bildet. Als Stickboden werden verschiedene glatte Seiden, oft aber auch ein Krepp- oder ein Hanfgewebe verwendet.

An der japanischen Stickerei erkennt man ein gutes Gefühl für Raum und Ausgewogenheit. Ein Kimono ist oft ein eigentliches Kunstwerk. Flechtornamente, Karos, geometrische Figuren und Streifendessins in stumpfen Farben – braun, grau und pflaumenblau – werden aufgewogen durch einen Pflaumenblüten- oder Kiefernzweig, einen Rohr- oder Grashalm, eine blühende Schwertlilie oder Glyzinie. Ebenso kann ein Kimono mit den Familieninsignien, einer Reihe Fächer oder einer Reihe Bücher, einer asymmetrischen Landschaft mit einem Fluss oder mit Blumen und Vögeln dekoriert sein. Trotz kunstvoller Arbeit wird jedoch nicht darauf geachtet, dass die Zeichnung bei den Nähten übereinstimmt. Wo das Muster symbolischen Charakter hat, wie zum Beispiel bei den buddhistischen Kostbarkeiten, oder bei Kranich und Kiefer für ein langes Leben, wird es den künstlerischen Werten untergeordnet.

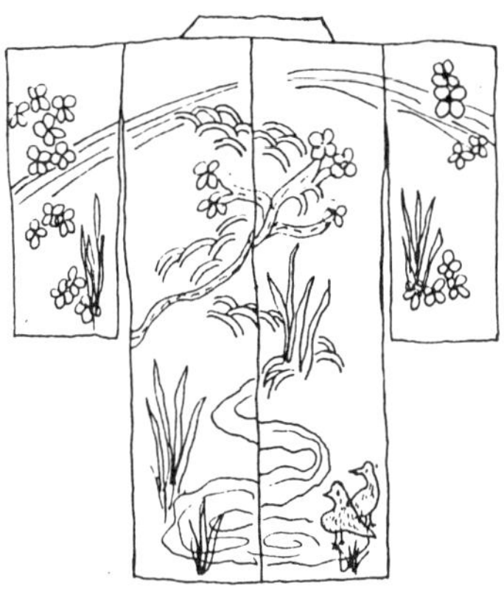

Der japanische Kimono besteht aus geraden Stoffbahnen, die zuerst bestickt und dann zusammengenäht werden. Die Ärmelform kann verschieden sein: von kurz (Kosode) *bis sehr lang* (Kofurisode), *gross* (Oburisode) *oder breit* (Hirosode). *Das Kleid wird von einem Gürtel zusammengehalten, dem* Obi.

Korea

Koreanische Manufakturstickereien *(Koong-soo)* gleichen den chinesischen. Die Farben sind jedoch kräftiger und eher blockweise statt abgestuft. Es wird mit weniger Goldfäden gestickt, und die Motive werden lieber durch Konturstickerei getrennt als durch Freiräume. Die Blumen-, Vogel- und Tierdessins gleichen sich, doch sind auch schachbrettähnliche Steine ein wichtiges Motiv. Die üblicherweise bestickten Gegenstände sind Schirme, Festkleider, Accessoires sowie Standeszeichen aus dunkelblauem oder grünem Damast. Da die Kleider seitlich geknöpft wurden, ist das Bruststandeszeichen nicht zweigeteilt wie in China.

Die profanen Stickereien der Frauen *(Min-soo)* betreffen kleine Deckchen für den Haus- und Zeremonialgebrauch. Sie haben keine Ähnlichkeit mit der koreanischen Manufakturtradition oder mit derjenigen Chinas oder Japans, sondern auf ihnen sind Baum- und Vogelgeister aus mythologischen Vorstellungen dargestellt.

Südwestasien

Die Stickereien von Ethnien, die in der Gegend von Südwestchina, von Laos, Thailand und Birma leben, zeigen die immense Vielfalt aller Agrarstämme und der Bauernarbeit. Die Kleidung variiert von Gruppe zu Gruppe, von Sippenverband zu Sippenverband und von einem Dorf zum anderen. Sie entspricht dem Alter oder der sozialen Stellung einer Frau sowie der Gelegenheit, bei der ein Kostüm getragen wird. Trotz diesen Unterschieden lassen sich bestimmte Charakteristika feststellen.

In diesen Regionen werden nur die Alltags- und Festtrachten bestickt. Das Material ist meist indigo- oder schwarzgefärbte Baumwolle, bisweilen auch Hanf. Darauf wird hauptsächlich in verschiedenen Rottönen gestickt, meist mit Kreuzstich. Die Muster sind geometrisch: Rhomben, Schneeflocken, Zickzack, Flechtmuster, getreppte Linien, Viereckraster; aber auch Hakenkreuze, Spiralen, Hörner und Bäume. Vor allem die Applikationsarbeiten erinnern an menschliche und tierische Formen. Die Kostüme werden mit verschiedenen Anhängseln beschwert: Silberplättchen, spitzen Gehängen, Kaurimuscheln, Tropengras und roten Samen, Knöpfen, Quasten, Pompons; Streifen oder Flecken aus rotem Flanell und auf den Trauertüchern Käferflügel. Die Tracht ist von einem Stamm zum anderen verschieden. Doch findet man normalerweise bestickte Jakken, Röcke, Beinkleider, Taschen, Gürtel, Tragtücher für Säuglinge und aufwendigen Kopfputz. Die Frauen sind begabte Weberinnen und stellen meist die Bekleidung für die ganze Familie her.

Von den thailändischen Gewändern der Hmong am besten bekannt sind die schwingenden, gefältelten Röcke der Blauen Hmong mit Batikmustern und Bordüren mit Applikationen und Stickereien. Bei den Weissen Hmong sind die wichtigsten Stickereien die Schürzen und ein auf dem Rücken über der Jacke getragenes viereckiges Gehänge. Das beste Stück der Mien ist die in Streifen bestickte Frauenhose, mit attraktiven, vielfarbigen, geometrischen Mustern. Jacken, Schärpen, Taschen und Kopf- *18*
schmuck der Akha sind mit Reihen von kleinen, applizierten Dreiecken in sanften Farben dekoriert, die von aufliegender Stickerei umrahmt sind; ein Muster und eine Technik, die man auch bei äthiopischen Stickereien vorfindet.

In Südwestchina werden grellfarbige Blumen, Drachen, naive Tierfiguren, Vögel und Schmetterlinge mit geometrischen und Hakenmustern kombiniert. Eine einmalige Art von volkstümlicher Stickerei findet man in Westchina. Haushaltwäsche und kleine Kleiderteile sind mit indigoblauem Faden auf weisser Baumwolle in Kreuzstich bestickt. Obwohl stilisiert, erkennt man die Motive immer noch als chinesische.

Westwärts, durch Birma und gegen das nordöstliche Gebirge von Indien und Bangladesch zu, ist Stickerei auf den Kostümen der dortigen Bevölkerungsgruppen weniger bedeutungsvoll. Einfache Stickerei ergänzt die Broschiermuster. Kaurimuscheln ergeben einen typischen Dekor bei den Naga. Schwer mit Pailletten bestickte Behänge, die sogenannten *Kalaga,* sind eine Manufakturarbeit aus Birma. Sie weisen vor allem mit Metallfäden gestickte Darstellungen von birmesischen Mythologiefiguren *19*
auf.

Südostasiatischer Archipel

Ausgezeichnete Webereien, Brokattechnik, Batik und Ikat sind typisch für dieses weitläufige Gebiet. Oft wird ein Textil mit Perlen, Federn und Muschelschalen zusätzlich geschmückt. Eine Ausnahme bilden die rituellen *Tapi Sarong* von Lampung auf Südsumatra, auf denen sich Ikatstreifen mit Goldlahn gestickten Bootsmotiven und Zinn-, Eisenglimmer- oder Flitterdekor abwechseln. Auf anderen wiederum findet man primitive Dar- *20*
stellungen von menschlichen Figuren in Metallstickerei.

Auf den Philippinen gibt es die von Europa beeinflusste Weissstickerei, die auf *Piña,* einem aus Ananasblattfasern gewobenem Stoff, ausgeführt wird.

Indien

Die Sticktradition des indischen Subkontinents ist eine der abwechslungsreichsten und meisterhaftesten der Welt. Schon im 16. Jahrhundert wurden indische Blumenquilts nach Europa exportiert, die in Kettenstichtechnik mit Tieren und Vögeln aus Gujarat und bildlichen Darstellungen auf gelber Wildseide aus Bengalen bestickt waren.

Indische Stickereien, profane und solche aus Ateliers, sind regional und stammen fast ausnahmslos aus Nordindien. Die profanen Arbeiten aus dem Nordwesten erkennt man an der allgemeinen Verwendung von aufgenähten Spiegelchen (*Shisha*-Arbeit bei den Hindus oder *Abhla*-Arbeit bei den Muslimen) in Kombination mit Stickerei, hauptsächlich in ein und demselben Stich. Meist handelt es sich dabei um den offenen Kettenstich. Jede Kaste hat jedoch ihre Spezialität: Spannstiche, orientalischer Flechtstich, Hexenstich, Kettenstich. Beim Stickgrund handelt es sich fast immer um gewöhnliche Baumwolle, rot-, indigo-, dunkelgrün- oder abbindgefärbt. Gestickt wird mit dicken Baumwollfäden mit Details in Flockseide oder Metall. Die Farben sind kräftig und kontrastieren: blau/rot, türkis/orange, weiss/indigoblau. Die Kleidung ist geschneidert und nicht drapiert. Die Frauen nähen für sich Röcke, rückenfreie Blusen und Kopftücher sowie Mäntel und Mützen für die Kinder; Taschen, Decken, Umhangtücher, kleine Tücher zum Bedecken von Nahrung, Tierschmuck und andere Gehänge für Festlichkeiten und Hochzeiten. Die Muster sind kreisförmig oder floral. Allerdings werden von der Bauernkaste der Kanebi auch Motive wie Pfauen, Elefanten und Mangos gestickt. Die Friesbänder als Raumschmuck der landbesitzenden Kaste der Kathi haben figürliche Motive und schliessen Tier- und andere Gestalten ein. Applikationen aus Baumwollgeweben sind ebenfalls sehr beliebt, da damit zerschlissene Stoffe aufgebraucht werden können. Die Schlangenbeschwörer-Kaste der Jogi bestickt Quilts mit geradem Stich und mit Fliegenstich in sanften Farben.

Die Spiegelapplikationen der muslimischen Händler aus dieser Region sind auserlesen. Ihre Satinkleider sind an den Ärmeln und auf einem von
der Brust bis zum Bauch hinunterreichenden Zierfeld mit Blumenmustern *5*
in kontrastierenden Farben bestickt. Die winzigen Spiegelchen sind mit feinen Knopfloch- und Kettenstichen in Seide aufgenäht.

Satinröcke mit aufgestickten Pfauen und Blumen in Kettenstich sind professionelle Arbeiten der Mochi-Kaste, von denen auch Aufträge für Tempelbehänge ausgeführt werden. Eine ganz andere Gruppe Stickereien aus dieser Region bilden die langen schmalen Sariborten mit chinesischen Figuren oder Vögeln. Gestickt sind sie entweder mit einem Zwirn, vor allem cremefarbig auf schwarzer, genoppter Seide, oder mit schwachgezwirnten pastellfarbenen Fäden. Diese als *Chinai* bekannten Bänder
und auch Kleider stammen aus Surat, wo sich viele Chinesen niedergelas- *21*
sen haben.

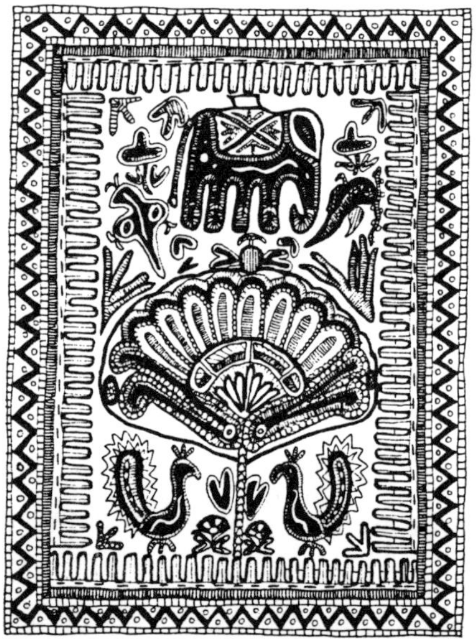

Kettensticharbeiten der professionellen Mochi-Kaste werden mit feiner Stickseide mit einem Häklein (Ari) *auf Seide ausgeführt.*

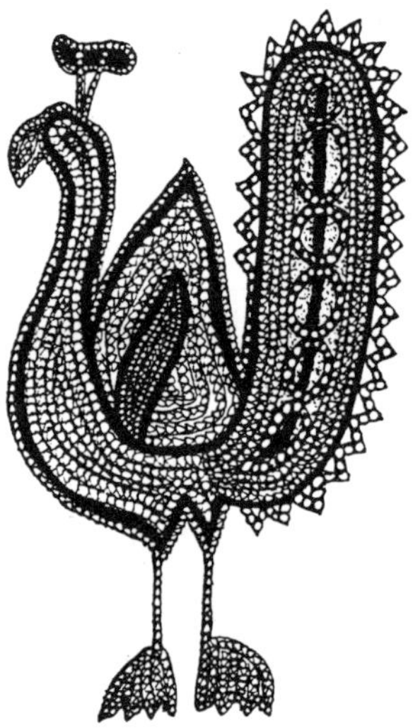

Die Kettenstichstickerei der Kanebi-Kaste aus dem Kutch ist mit dickem Baumwollgarn auf rotem Baumwollgewebe ausgeführt, wobei Gelb, Rosa und Weiss dominieren.

Aus dem Pandschab stammen die sogenannten *Phulkari*-Tücher, die als Kopf- und Umhangtuch getragen werden und zur Aussteuer gehören. Der grobe, rostrote oder indigoblaue Baumwollstoff wird über und über mit Ornamenten bedeckt, die von der Rückseite her mit Spannstichen mit Flockseide in Gelb, belebt mit etwas Braunrot, Purpur oder Grün, gestickt werden. Die Tücher aus Ostpandschab weisen Tiermotive sowie Spiegelapplikationen auf. Aus Chamba findet man kleine, weisse Baumwoll- *22*
tüchlein, sogenannte *Rumal,* die man zum Bedecken von Geschenken bei Hochzeiten und Festen verwendet. Es handelt sich dabei um eine der wenigen figürlichen Stickereien aus Indien, auf denen Legenden und Jagdszenen dargestellt sind.

In Kaschmir wurde der kunstvollen Schalweberei mit dem billigeren Sticken nachgeeifert. Die Kaschmirmuster, *Boteh,* sind in kleinen, einzelnen Stichen auf wollenen Mänteln gearbeitet. Auch heute noch werden Wollschals bestickt, jedoch mit schlichteren Motiven. Beige Schals mit *23*
beiger Soutache bestickt, stammen ebenfalls aus Kaschmir. Sie waren in Europa um 1850 sehr beliebt. Schals aus Delhi sind auf einem Netz- oder Wollgrund gearbeitet, mit Blumenmotiven in unterlegtem Plattstich, mit schwach gezwirnter Seide in lebhaften Farben.

Die indische Weissstickerei, bekannt als *Chikan kari,* von Muslimen hergestellt, wird nur noch in Lucknow gefertigt. Kleider und Tischwäsche *24*
sind mit gröberen Stichen, die Girlanden mit kleinen Blättern bilden, und mit grossen Blüten in feinerer Durchbruchtechnik bestickt.

Im nordöstlichen Indien ist Bengalen bekannt für seine Tücher, die dazu dienen, wertvolle Gegenstände zu umwickeln oder zu bedecken. Die sogenannten *Kantha* sind aus zerschlissenen weissen Saris hergestellt. Sie sind weiss gesteppt und dann mit roten und blauen Vor- und Spannstichen bestickt. Die symbolischen Muster sind um ein Zentralmotiv angeordnet. In Orissa werden für religiöse Umzüge und Eheschliessungen Schirme, Banner und Baldachine mit einfachen farbenfrohen Blumen und Tieren in Applikationstechnik mit weissem Kettenstich angefertigt.

Fast keine Stickereien stammen aus Südindien, mit Ausnahme derjenigen des Volksstammes der Toda und der wandernden Volksgruppe der Banjara. Die Toda-Frauen besticken ihre drapierten Kleider mit geometrischen Streifen in Rot, Schwarz und Königsblau. Die Banjara tragen patchworkartige Röcke mit einem Taillenband, auf dem mit dickem Baumwollfaden Winkel und Vierecke gestickt sind. Im gleichen Stil besticken sie auch Taschen und Gürtel für ihre Männer.

Professionelle Goldarbeiten lassen sich nicht lokalisieren. Reichbestickter Samt oder Satin findet für Elefantengeschirre und Gebetsteppiche Verwendung. Feinere Arbeiten auf Seide sind für Saris und Tischdecken bestimmt. Gleichzeitig findet man auf solchen Objekten auch schwach gezwirnte Seidenfäden, Gold- oder Silberkantillen, Flitter oder Insekten- *25*
flügel. Die Muster sind floral oder von der Mogulzeit beeinflusst.

Die häusliche Tradition von Nordwestindien mit Spiegelapplikationen reicht bis über Sind, heute Pakistan. Behänge und Decken zeichnen sich dort durch kreisförmige Muster aus, die mit einem eigenartig strahlenförmig angeordneten Stich, normalerweise in Seide verschiedener Rottöne, *26*
gefertigt sind.

Weiter westwärts finden wir auf den Baumwollkleidern der Belutschen feine Stickereien auf dem Mieder und an allen Kanten. Die geometrisch ausgeprägten Muster, vor allem Dreiecke, sind in wechselnder Färbung gearbeitet. Die Unterarmzwickel sind meist von einer kräftigen, kontrastierenden Farbe. Diese Tradition hat sich in ganz Nordwestindien und Zentralasien erhalten. Die Seidenkleider der Belutschen weisen feine, vielfarbige Stickereien und orientalischen Flechtstich auf den Schultern, dem

Mieder, an den Kanten und auf der langen, vorn getragenen Tasche, dem *Pudo,* auf.

Nördlich, in Swat, findet man auf Kleidern und Kissen aus schwarzem, bisweilen auch weissem Baumwollstoff, runde Ornamente, gestickt mit 27
kräftigrosa Seide.

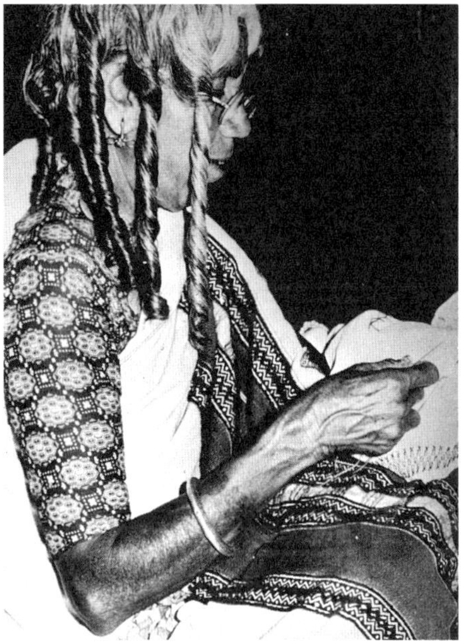

Die Toda aus den Nilgiri-Bergen, die sich ethnisch von den Indern unterscheiden, sind die einzigen traditionellen Sticker in Südindien.

Zu den Stickereien aus Südpakistan gehören auch die Spiegelapplikationen aus Thano Bula Khan und die Dreieckmuster in Spannstich der Belutschen.

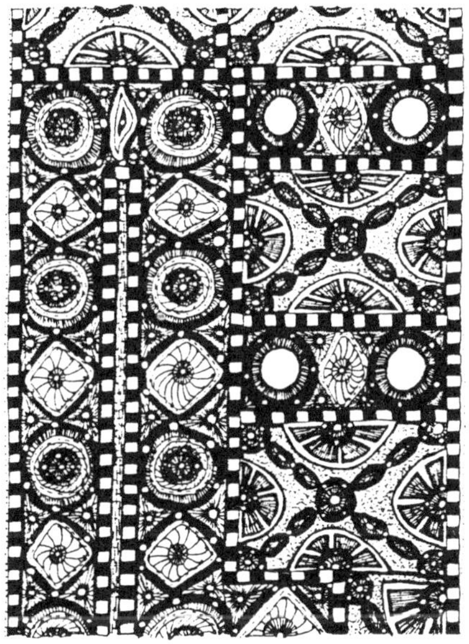

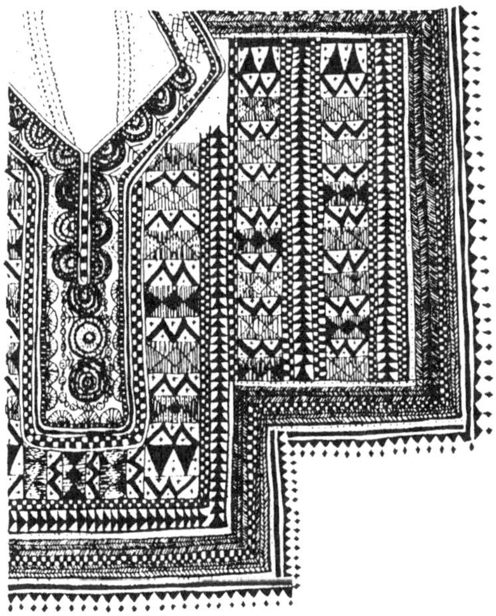

Zentralasien

Stickereien aus den zentralasiatischen Steppen entsprechen den Stammesgebieten. Textilien, wie Teppiche, Filze und die weniger wichtigen Stickereien, sind bei Nomaden hochgeschätzt.

Am besten bekannt sind die zur Aussteuer gehörenden Behänge und
Bettdecken der Usbeken, die sogenannten *Susani* (vom persischen und
tadschikischen Wort für Nadel). Aus Streifen gebleichter Baumwolle oder 28
Leinen zusammengesetzt, sind sie mit Blüten bestickt, oft in abgestufter rot-rosa Seide. Blätter und Stiele unterteilen die Fläche. Das typische Blumenmotiv findet man von den naturalistischen Buketts der nuratinischen Stickerei im Westen über grosse Einzelblüten bis hin zur Sonne stilisiert in Pskent im Nordosten. Ab Mitte des 19. Jahrhunderts wurden Susani-Stickereien auch für den Handel hergestellt; sie sind beliebte Sammelstücke.

Im weiteren findet man bestickte Gegenstände, wie Zeltbehänge und
Tücher in verschiedenen Grössen, Beutel, Taschen, Gebetsteppiche, Klei- 30
der; Decken für Velosättel, Telefone und Gewehre sowie verschiedene Mützen für Männer und Kinder. Der Stickgrund ist meist roter oder purpurfarbiger Seidenstoff sowie roter oder schwarzer Baumwollstoff. Gemusterte Baumwollstoffe – entweder blockgefärbt oder im Reserveverfahren – aus Russland, Indien oder England werden in diesem Gebiet, in Nordindien, in Russland, im Mittleren Osten und im Balkan oft zum Füttern einer solchen Stickerei verwendet.

Muster und Stichart sind von Volk zu Volk oder von Region zu Region verschieden. Die Usbeken lieben dichte, geometrische Kreuzstichmuster, die Lakaien hingegen ziehen mit verschiedenen Stichen gestickte Spiralen und Haken vor. Die Turkmenen verwenden einen ineinandergreifenden Stich *(Kesdi),* bei dem ein ornamentales Muster mit erhöhten Kanten ent-
steht. Die Hazara, eine Gebirgsminorität mongolischer Herkunft in Zen- 29
tralafghanistan, sticken verschnörkelte, einfarbige meist rote oder orange Muster in Kettenstich, mit blauen Perlen an den Kanten. Stämme aus Kohistan führen ihre Stickmuster mit Rhomben und Zacken in Petit Point, Kreuzstich und Klosterstich sowie mit weissen Glasperlen aus. In Kandahar hingegen findet man feine Durchbrucharbeiten in Kombination mit Steppen und mit Spannstich in weisser, schwach gezwirnter Seide.

Die Kostüme sind ebenso variantenreich. Die Turkmeninnen tragen 31
Umhänge (die sogenannten *Tschirpi*) mit Scheinärmeln; für junge Frauen aus dunkelgrün- oder indigoblau-, für verheiratete Frauen aus gelb- und für alte Frauen aus weissgrundigem Seidenstoff. Stickmotive sind Tulpen, Varianten des Lebensbaums und die auch bei den Teppichen vorkommenden Hakenornamente. Rote Seidenkostüme und Mäntel sind im selben Stil bestickt. Kleider aus Afghanistan waren in den 60er Jahren im Westen beliebt. Die weiten Röcke sind an der hochgesetzten Taille gerafft und haben ein viereckiges besticktes Brustzierfeld sowie überlange Ärmel, die in einem bestickten Ärmelbündchen enden. Afghanistan ist auch das nordwestlichste Gebiet, wo man noch Spiegelapplikationen findet. Die Hochzeitsgewänder aus Kohistan sind aus Hunderten von dreieckigen Einsätzen zugeschnitten, wie die Röcke der griechischen Palastwachen. Sie sind mit dichten geometrischen und mit Kreismustern in roter Flockseide sowie mit weissen Perlen und Knöpfen bestickt.

Aus dem östlichen Zentralasien stammen Kleider im chinesischen Stil, mit weitgeschnittenen Ärmeln. Die Medaillonmuster sind in Kettenstich ausgeführt.

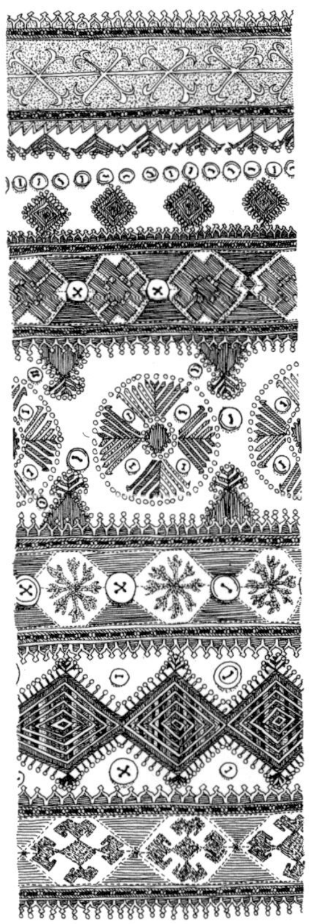

Arbeiten von Stämmen aus den abgelegenen Gebirgstälern Afghanistans und Nordpakistans weisen rote Stickerei mit geometrischen Mustern auf, konturiert mit weissen Perlen und zusätzlichen weissen Knöpfen.

Mittlerer Osten

Iran

Die Stickereien dieses Landes sind meist Abbild seiner hervorragenden Teppiche und Stoffe. Inspirationsquelle sind die Gärten. Mit der Produktion von Textilien mit figürlichen Motiven bildet der Iran unter den islamischen Ländern eine Ausnahme.

Die in Europa seit dem 19. Jahrhundert bekannten Textilien, damals als *gilets persans* bezeichnet (ein Euphemismus für die Stösse von Frau- *32*
enhosen), wurden zu Taschen, Kissen und Polstermöbelbezügen zerschnitten und umgearbeitet. Die Stickerei, diagonale, dicht mit Blüten bestickte Bänder, wurden in Seidenzwirn in verschiedenen Rosa- und Beigetönen ausgeführt.

Aus Rasht im Norden stammen Behänge und Gebetsteppiche in Patchwork- oder Applikationstechnik mit Flanell- oder Filzstoffen. Sie stellen Vasen mit Blumenbuketts oder Bäume mit Vögeln dar. Die Nähte sind jeweils mit dekorativen Stichen zusammengefügt.

Am Kaiserhof waren Kissen, Teppiche und Decken üblich mit Darstellungen von Blumen in Goldstickerei, ausgefüllt mit Flockseide. Bei den Weissstickereien findet man an ein und demselben Stück eine Vielfalt verschiedener Stiche, wobei die Felder durch Stopfhohlsäume getrennt sind.

Irak

Im nördlich gelegenen Dorf Karakose trugen die christlichen Frauen Tücher und Kleider mit einem grob gestrickten Kreuz und anderen Symbolen in leuchtenden Farben.

Die Golfstaaten

Städtische Stickereien sind hauptsächlich Goldstickereien auf Kaftanen und Kopfbedeckungen, viele aus Indien importiert. Bei allen muslimischen Männern ist das Tragen einer kleinen Kappe üblich. Diese Kappen sind oft mit farbiger, aufliegender oder mit Lochstickerei bestickt, wie zum Beispiel diejenigen von Oman.

Die weitgeschnittene schwarze Baumwollkleidung mit breiten Ärmeln der nomadisierenden Stämme in Saudi-Arabien ist auf den Schultern und an den Kanten verziert mit viereckigen Stoffapplikationen mit wenig Stickerei.

Türkei

Die meisten türkischen Stickereien sind sehr fein. Die kleinen Haushaltstextilien und Accessoires, wie Servietten, Tücher und Gürtel, sind stets aus einem weissen bis zartbeigen, leicht krausen Baumwollgewebe. Sie wurden von Frauen ausgeführt und haben florale Motive, hauptsächlich in Rosa und Grün, kombiniert mit Gold. Eine Konturengebung ist ebenfalls *33*
typisch bei den türkischen Stickereien, und die Motive – ein einzelnes Blumenbukett oder eine Blüte, umschlossen von gezackten Blättern oder einer Hyazinthe – sind zwei-, drei- oder viermal wiederholt. Neben Blumen sieht man ebenfalls den symbolischen *Kiosk* und auf Servietten bisweilen auch Früchte, jedoch nie Tiere oder andere Figuren. Dekorative Borten in kontrastierenden Farben oder eine kleine Blütenspitze, genannt *Oya*, sind ebenfalls typische Merkmale.

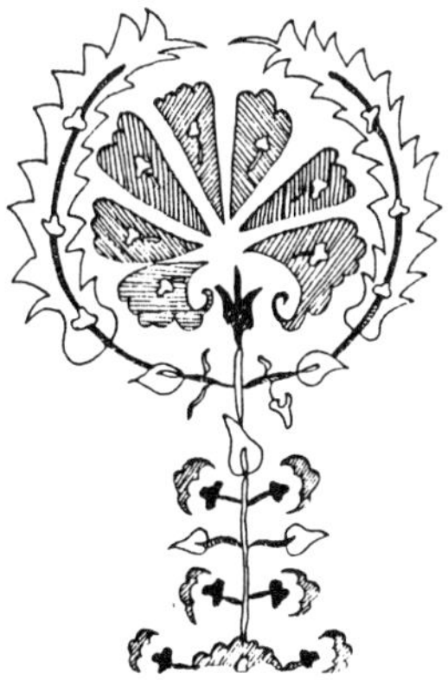

Die von Blättern umgebene Blüte, genannt Saz, ist typisch für türkische Stickereien. Man findet sie in allen Ländern, die unter osmanischer Oberherrschaft standen.

Türkische Stickereien lassen sich vor allem aufgrund der Ausführungstechnik unterscheiden. An den kleineren Haushaltsgegenständen sind die Stiche so ausgeführt, dass die Stickerei auf beiden Seiten gleich aussieht. Eine Ausnahme bilden hier die Hosenbeine, die vertikale, florale Stickmuster haben, die von Stopfhohlsäumen unterbrochen sind. Bei gewerblichen Arbeiten findet man auch Applikationen, die vor allem für den Hof bestimmt waren, sowie tamburierten Kettenstich auf Seidenstoff für Behänge und für die Friseurschürzen, die im 18. Jahrhundert in Mode waren.

Diagonal angelegte Füllstiche, die eine Köperbindung imitieren, wurden zwischen dem 16. und 18. Jahrhundert für Vorhänge verwendet.

Gerade Füllstiche jedoch findet man an feinen Einwickel-, Turban- und Kopftüchern aus dem 17. und 18. Jahrhundert.

Das Artischocken- und Tulpenmotiv sowie Blumenornamente, die andere, ungefüllte Blumen umschliessen, das Symbol der Dreierperle (oder Dreipunktmotiv) mit Wellenlinie *Cintamani* sind meist in den Hauptfarben Rot und Blau gearbeitet. Samtene, an Hochzeiten getragene Gewänder, sind üblicherweise mit barocken Blumendessins bedeckt.

Grosse Bedeutung hatte in der Türkei die Goldstickerei, die über Pappschablonen gearbeitet wurde, die sogenannte Anlegetechnik *(Dival)*. Reliefstickereien mit Goldlahn, die mit Überfangstichen fixiert sind, findet man in Motiven von Spiralen und *Boteh* auf Jacken, Mänteln und Westen im ganzen Gebiet, das zum osmanischen Reich gehörte. Fast alle türkischen Muster und Techniken sind auch in diesen Ländern anzutreffen; so findet man das gleiche Granatapfeldessin auf ungarischen Lederjacken und auf marokkanischen Spiegeldraperien.

Naher Osten

Die Stickereien von Nordsyrien bis zu den Beduinen in Ostägypten findet man hauptsächlich auf langen Roben aus indigo- oder schwarzgefärbter Baumwolle, deren Ärmel gerade oder als Flügelärmel gearbeitet sind. Es werden aber auch Leinen-, Rayon-, ungefärbte oder gestreifte Stoffe verwendet. Die Muster sind geometrisch oder stilisiert floral, oft in Auszählmustern, vor allem in Kreuzstich, und in Seide ausgeführt. Meist werden dazu Kopfputz und Schmuck getragen. Das heute noch getragene Kleid – mit reduzierter Stickerei – ist Ausdruck der politischen Haltung der Palästinenserin.

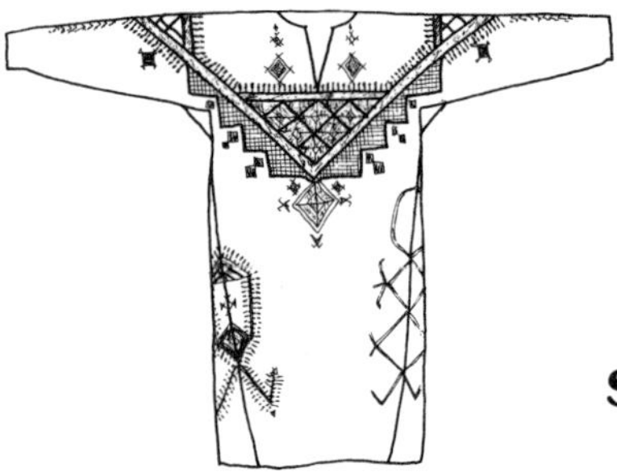

Syrien

Auf den syrischen Gewändern verteilt sich die Stickerei in V-Form auf der Vorderseite, am Nacken und über den Schultern, in asymmetrischen Zier- 34
feldern an den Rockseiten sowie an den Ärmeln. Die Nackeninnenseite und der Saum sind in Applikationstechnik mit gestreifter Seide aus Aleppo oder mit bedrucktem Baumwollstoff aus Zentralasien abgefüttert, wobei die Stiche auf der Vorderseite als rote Stickerei erscheinen. Stilisierte, zu einem Sechseck angeordnete Nelken bilden ein Motiv, dem man sehr oft begegnet. Es bestehen regionale Unterschiede, vor allem um Damaskus, wo weisse, bisweilen auch rote Hauskleider an den Flügelärmeln und auf der vorderen Rockseite in einer V-Form mit kleinen Blumen und Zypressenzweigen bestickt sind, konturiert mit Rosa und Grün. Tücher, Beutel und Spiegeldraperien sowie Mäntel und Röcke werden ebenfalls bestickt.

Der Stickdekor auf syrischen Gewändern ist V-förmig um den Halsausschnitt und an den Rockseiten angelegt; auf Kleidern, die im Haus getragen werden, befindet er sich in der Mitte der Vorderseite und auf den Flügelärmeln.

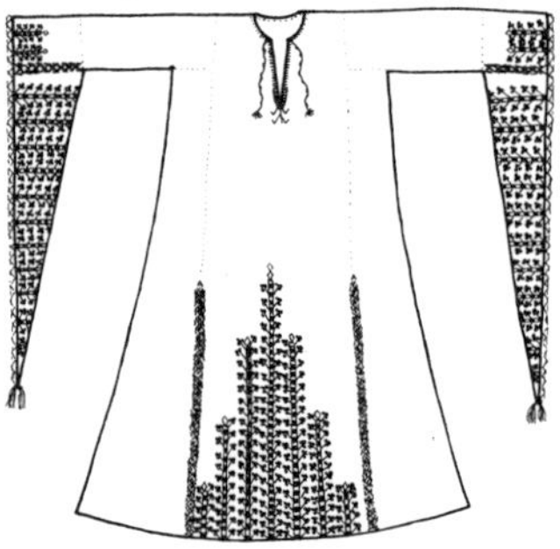

Jordanien

In Südsyrien, Nordpalästina und Nordjordanien sind die Kleider weit geschnitten. Einsätze aus blauem und weissem Stoff sowie Streifen mit weisser Stickerei, bei der das Muster ausgespart ist, sind umrandet mit Spann- oder Fliegenstich. In anderen Gegenden werden nur die Kanten und die Säume bestickt, und zwar mit kräftigen Kontrastfarben und ebenfalls im Spann- oder Fliegenstich.

Palästina

Hier findet man die meisten regionalen Unterschiede und die Stoffe, die bestickt sind, variieren stark: Indigo- oder schwarzgefärbte sowie rohe oder gestreifte Baumwoll-, hie und da Leinen- oder Seidenstoffe. Meistens ist die Stickerei als viereckiges Brustzierfeld, die zuweilen eine V-Form einschliesst, an den Ärmeln und am Rocksaum vorhanden. Die Borte am Rocksaum kann verschieden hoch sein, und die Rückseite ist speziell betont. Kopfbedeckung und Kissenhüllen sind ebenfalls bestickt. Die Muster sind geometrisch, in senkrechten Streifen, hauptsächlich in Kreuzstich, mit rotbrauner Seide gestickt.

Stickereien aus Bethlehem sind sogenannte Schnurstickereien, bei denen mit einer mit Überfangstichen fixierten Kordel die Motive gebildet werden, die mit kräftigfarbiger, schwach gezwirnter Seide ausgefüllt sind. Spuren dieser Technik findet man auch in anderen Gebieten, ebenso die Applikationsstücke aus Baumwoll- oder Seidenstoffen in Winkel- oder viereckiger Form, was das Identifizieren von palästinensischen Stickereien erleichtert. Kleider aus Jerusalem sind ebenfalls im Bethlehem-Stil gearbeitet, jedoch aus weisser Baumwolle, tamburiert mit gelber Seide, die sehr oft aus Syrien importiert ist. Die Kleider aus der Region Gaza haben meistens einen V-Ausschnitt und bestehen aus indigogefärbtem Stoff, mit je einer Webkante in Purpur und Grün. Im Norden wurden bis zur Mitte des 19. Jahrhunderts Mäntel bestickt.

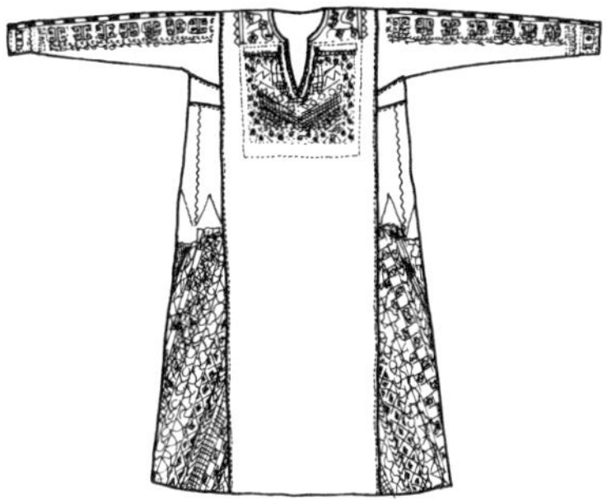

Auf palästinensischen Kleidern ist die Stikkerei meist in Form eines viereckigen Brustzierfelds sowie in grossen Blöcken auf den Ärmeln und an den Rockseiten angebracht. Anordnung und Muster der Stickerei auf den Flügelärmel-Kleidern der Beduinen aus dem Sinai sind denjenigen palästinensischer Dorfbewohnerinnen ähnlich.

Ägypten

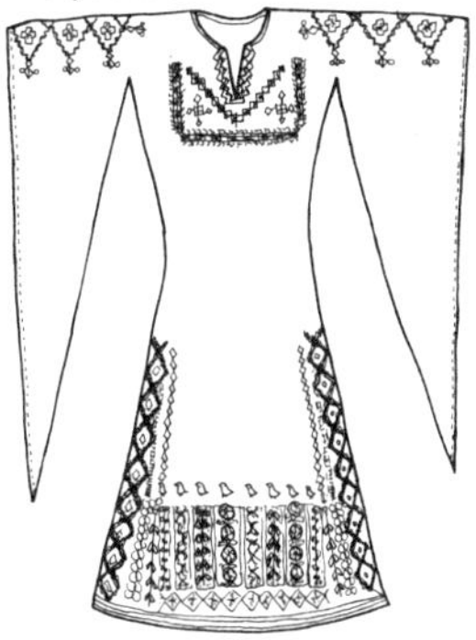

Die Kleidung der Beduinenfrauen aus der östlichen Wüste sind in Palästi- 35
nenser Manier – jedoch gröber – bestickt. Kräftigfarbige, geometrische Muster mit einigen stilisierten Vögeln und Figuren sind mit Baumwollfäden in breiten, horizontalen Streifen um den Rock und auf den Flügelärmeln gestickt.

Aus den Oasenstädten der westlichen Wüste stammen weit geschnittene schwarze oder weisse Kleider, geschmückt mit Stickereien in schmalen Streifen und mit Knopfreihen, die als Sonnenstrahlen an der vorderen Halspartie erscheinen.

Die bekanntesten ägyptischen Stickereien sind applizierte Paneele mit Abbildern von Grabwandmalereien, die auch heute noch von Männern auf den Märkten von Kairo hergestellt werden, sowie die Tüllstickereien aus Asyut mit geometrischen Mustern in Silber.

Jemen

Im Jemen sind hauptsächlich die Frauengewänder bestickt, obwohl auch die Gürtel, in denen die Männer ihren Krummdolch tragen, mit dem traditionellen Wellenlinien-Muster in Goldfaden geschmückt sind. Die Kleidung wechselt von einer Gegend zur anderen.

In der südlichen Bergregion sind die Gewänder um den V-Ausschnitt und verteilt über das ganze Kleid mit dichten Bändern verziert, die mit weissen sowie mit wenigen roten, grünen und gelben Baumwollfäden bestickt sind. Kleider aus der Küstenebene sind aus schwarzer Baumwolle gefertigt. In Baital-Faqih sind sie schmal, in Bajil weit geschnitten, verziert 36
mit gitterförmigen Applikationen von weissen und silberfarbenen Bändern, Feldern mit Silberstreifen sowie roter und grüner Baumwollstickerei.

In Sada, im Norden, haben die weiten Festkleider aus gelbgestreifter Aleppo-Seide eine Dreieckapplikation auf der Brust mit schmalen senkrechten Streifen in Silberstickerei, die in einem weissen Knoten und einer Quaste endet. Buntfarbige Patchwork-Vierecke sind verdeckt auf der Innenseite der Manschette der weiten Ärmel angebracht. Aus der Gegend der Hauptstadt Sana stammen die kurzen, indigogefärbten, mit Messingpailletten dekorierten Kleider, die zusätzlich mit Stickereiborten in roter und weisser Baumwolle herausgeputzt sind. Andere wiederum sind überdeckt mit komplexen Mustern in Ketten- und Vorstichen, wobei rote, grüne, gelbe sowie weisse Baumwoll- und Silberfäden ausgewogen verwendet sind. Viele Muster entsprechen den Kalkdekors der Gebäude aus luftgetrockneten Ziegeln, die man in den jemenitischen Städten und Dörfern antrifft. Städtische Kleider, die unter dem schwarzen Umhang getragen werden, sind oft mit silbernen Amuletten und Münzen geschmückt. Hosen, bei denen die Knöchelbündchen mit streifenförmig angelegten Rhomben und Rosetten in Silberkordeltechnik bestickt sind, sind jüdische Arbeiten.

Die jüdische Bevölkerung von Sharaf, im Nordwesten, die heute in Israel lebt, bestickte indigogefärbte Kleider mit breiten Zickzackmustern auf der Brust. Links und rechts des vorderen Halsausschnitts sind zwei gleiche und darunter zwei unregelmässige Felder, vor allem über die linke Tasche hinaus, bestickt. Die Muster haben eine grosse Ähnlichkeit mit denen der Hausa-Gewänder in Nordnigeria.

Afrika südlich der Sahara

Im islamisierten Westafrika besteht eine lange Tradition des Streifenwe-
bens, der Reserve- und Indigo-Färbmethoden und in einigen Gebieten –
wie Nigeria, Liberia und Kamerun – der Stickerei, vor allem auf der
Männerbekleidung. Diese Gewänder sind sehr weit und ohne Ärmel ge- 40
schnitten. Die Stickereien um den Halsausschnitt haben grosse, asym-
metrische Muster, wie Flechtwerk, Spiralen, Vierecke, Dreiecke und
Kreise, die sich über die links aufgesetzte Tasche hin ausdehnen können.
Am besten bekannt sind die sogenannten *Tobe* der Hausa. Sie haben
unter anderen die typischen lanzettenförmigen Muster, gestickt mit Baum-
wollfaden in einer Farbe in offenem Ketten- und diagonalem Spannstich
sowie die Lochstickerei. Die darunter getragenen extrem weiten Hosen
sind mit kräftigfarbigen Wollfäden bestickt. Die Muster bilden verschlun- 39
gene Bänder und Karos. Die drapierten Frauenkleider sind im gleichen
Stil gearbeitet.

Die Frauenkleider der Bornu in Nigeria und der Kotoko in Tschad sind 37
mit breiten, geraden Ärmeln geschnitten. Um den Halsausschnitt haben sie ein breites Oval mit einer von Flechtmuster umgebenen Zickzackmusterung. Das übrige Kleid ist mit Gitter- und Kreismustern bedeckt, von denen gesagt wird, sie symbolisierten die Behausung des lokalen Würdenträgers und seine magischen Fähigkeiten.

Im nichtislamisierten Afrika sind Perlenarbeiten die üblichste Dekortechnik. Es gibt jedoch auch Applikationen, vor allem auf Zeremonialtextilien, wie zum Beispiel auf den Fahnen der Fon von Dahomey, auf denen religiöse Szenen, Jagd- und Kriegsszenen mit naiven Tieren und Figuren dargestellt sind. Die Kuba in Zaire fertigen Frauentanztücher mit Applikationen und die sogenannten Raphia-Samte für Beerdigungszeremonien in naturfarbenen und bräunlichen Tönen, mit flächendeckenden, geometrischen Mustern mit einem fantastischen Linienspiel.

Maghreb

Marokko

Die Berber sind Weber, und die Stickerei wurde von Flüchtlingen aus Andalusien in die marokkanischen Städte gebracht, die in der Folge alle ihren eigenen Stil entwickelt haben.

Am produktivsten war Fez. Kissen und Decken aus grober Baumwolle
sind mit uni Flockseide, meist in Rot mit Steppstichen bestickt, die von 41
beiden Seiten gleich aussehen. Die Musterung besteht aus streng geometrischen Bordüren, umgeben von stilisierten floralen Dessins. Stickereien aus dem ehemaligen Piratenrefugium Salé sind mit dem gleichen Stich gearbeitet wie diejenigen aus Fez. Die Stiche sind jedoch lose angelegt, so dass ein Boucléeffekt entsteht. Neuere Arbeiten weisen den geschlossenen Kreuznahtstich auf und sind nicht auf beiden Seiten verwendbar. Die Musterung besteht aus stilisierten Pflanzenmotiven. Im benachbarten Ra-

bat wird nicht nach Auszählmustern gearbeitet. Vorhänge aus feiner weisser Baumwolle, die oft auch weiss tamburiert sind, haben mit glänzender, bunter Flockseide gestickte florale Motive in Spannstich.

In der Königsstadt Meknès haben Schals und Tücher aus feinem Etamin Borten mit dichten, floralen Mustern. Die Streublümchen in Steppstich sind mit Seide in vielen Farben gearbeitet.

Borten im italienischen Renaissancestil aus der kleinen Hafenstadt Azemmour gleichen denjenigen aus Sizilien, aus Parga/Griechenland und Avila/Spanien. Der Grund ist mit geschlossenem Kreuznahtstich in roter, bisweilen auch blauer Flockseide gefüllt. Ein pflanzliches oder figürliches Ornament, flankiert von Vögeln, ist schwarz oder beige konturiert und enthält zusätzlich kleine Motive in der gleichen Farbe.

Tetuan wurde nach der Zurückeroberung von Andalusien besiedelt. *42*
Spiegeldraperien und Kissen wurden für die Zurschaustellung bei Hochzeiten bestickt und nicht, wie bei den Arabern üblich, um auf dem Boden ausgelegt zu werden. Feine Baumwollstoffe wurden mit Seide in sanften Farben nach vorgegebener Zeichnung mit Blumenornamenten bestickt.

Algerien

Im 17. und 18. Jahrhundert wurden in Algerien feine Baumwollvorhänge, Schals und Kappen im damaligen türkischen Stil, jedoch stilisierter, mit Spannstichen bestickt. Grosse, stilisierte Pflanzen in roter und blauer *43*
Seide kontrastieren mit pastellfarbenen Blümchen und etwas Goldstickerei.

Tunesien

Goldstickereien auf Kleidern stellen in Tunesien die wichtigsten Stickereien dar. Man findet sie vor allem auf Kappen und Hochzeitskleidern, die oft aus Seidenbändern zusammengenäht sind, sowie auf Boleros mit reich bestickten Epauletten. Die Stickerei zeichnet sich vor allem durch den auf *44*
Baumwolleinlagen gearbeiteten Metallahn aus, was wie goldenes Leder aussieht, sowie durch einige Details in buntfarbener Flockseide. Meist wurde auf Seide oder Samt gestickt – vorwiegend rot und grün zusammen –, und die Motive sind magischen Ursprungs.

Die Griechischen Inseln

Im Gegensatz zum griechischen Festland, wo die Stickereien, mit Ausnahme der reichen, ehemals türkischen Bergprovinz von Epirus, hauptsächlich in der Balkan-Tradition stehen, sind die Stickereien der Inseln, die entlang der ehemaligen Handelswege zwischen Europa, Nordafrika und Asien liegen, von Venedig und der Türkei beeinflußt. Nicht jede Inselbevölkerung hat eine Sticktradition, und es ist schwierig zu sagen, weshalb dem so ist. Die bedeutendsten Stickarbeiten findet man auf Bettvorhängen oder anderen Behängen (das hing von der inselspezifischen Architektur ab) sowie auf Kostümen.

Sehr produktiv war die Insel Naxos. Bettüberwürfe und Wandbehänge sind dort mit roter Seide bestickt. Mit einem Wechsel der Stichrichtung wurde schattiert, und die fortlaufend sich wiederholenden Motive mit vier Blättern, die um ein Zentralmotiv einen Kreis bilden, wechseln mit ausgesparten Feldern ab. Die Bettzelte von Rhodos sind mit dicker roter und grüner Flockseide mit geschlossenen Kreuznahtstichen bestickt. Hauptmotiv ist eine stilisierte Blumenvase, die von einer Bordüre mit schräg liegenden Blättern eingefasst ist. Über der Zeltöffnung ist ein Dekor mit *45*
Vogelmotiven angebracht. Die Bettzelte von Kos sind feiner und zeigen

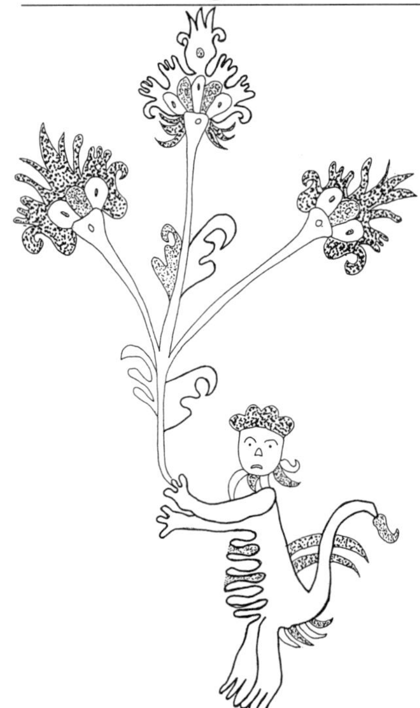

Bei den bildhaften Darstellungen von Stickereien aus Skyros hat es Motive, die halb Mensch, halb Tier oder Vogel sind. Sie halten Zweige in den Händen wie die Göttin, die auf dem grossen Pazyryk-Filz dargestellt ist.

vielfältigere figürliche Dekors – Vögel, Schiffe, Figuren – in Füllstich über der Öffnung. Viele Bettlaken lassen sich nur schwer einer speziellen Insel zuordnen. Typisch sind jedoch die figürlichen Darstellungen von Skyros – Bilder von Göttinnen und Schiffen – sowie die Hochzeitsumzüge auf den Behängen und Kissenbezügen im osmanischen Stil von den Ionischen Inseln, die man auch auf dem Festland in Epirus vorfindet.

Bezeichnend für die griechischen Insel-Stickereien ist die beschränkte Farbgebung: Rot, Grün und Blau mit Gelb und Beige, wobei die Schattierungen von einer Insel zur anderen variieren. Meist ist die Farbwirkung gedämpft stumpf, auf Kreta hingegen kräftig klar. Auf Skyros kommen Pastelltöne hinzu. Die Dessins können nach ausgezählten Fäden oder frei *48*
gezeichnet sein.

Die Kostüme sind in Schnitt und Material verschieden. Bei den feinen Durchbrucharbeiten ist ein italienischer, bei den Goldstickereien, den Stopfhohlsäumen sowie den Spitzenborten in *Oya*-, hier *Bibila*-Technik genannt, ist ein osmanischer Einfluss bemerkbar. Diese Borten stehen in Kontrast zu den Quasten und Fransen, wie sie in der Balkan-Tradition auf dem Festland üblich sind. Als Stickboden sieht man Samt und Seide so oft wie Baumwolle und Leinen. Die Kleider haben einen Tunikaschnitt mit Ärmeln, oder sie bestehen aus einem in einer Borte über der Brust gerafften Rock (Hängerkleid). Auf Skopelos sind diese Kleider schwarz mit Reihen von grünen und gelben Vasenmotiven mit roten Blumen. Auf Kreta hingegen ist es eine schmalere Borte mit einem fortlaufenden Rankendessin, über der eine breite Borte von sich wiederholenden Motiven mit Vasen, Blumen und Nereiden liegt. Diese sind den Renaissancedessins aus italienischen Musterbüchern sehr ähnlich.

Osteuropa

Osteuropäische Stickereien findet man auf leinenen oder wollenen Bauerntrachten sowie auf Bettlaken, die bei Hochzeit, Geburt und Tod ausgelegt wurden. Es gibt eine grosse Vielfalt von einem Ort zum anderen, und die politischen Grenzen des 20. Jahrhunderts spielen dabei kaum eine Rolle.

Leinene Männer- und Frauenhemden, mit Auszählmustern bestickt, haben hauptsächlich zwei Arten von Schnitt: den dinarischen Schnitt – eine gerade Kittelform mit einer Falte auf den Schultern, einem Frontschlitz sowie geraden Ärmeln mit Unterarmzwickel –, und den pannonischen Schnitt, bei dem Ärmel und Körper in einem Halsbündchen gerafft sind und die ebenfalls einen Frontschlitz und Unterarmzwickel haben. Die Ärmel können am Handgelenk ein Volant haben oder in einem Bündchen gerafft sein, bisweilen sind sie zusätzlich am Oberarm gerafft. Gekaufte Baumwolle hat das früher selbst produzierte Bauernleinen ersetzt. Der Schnitt jedoch, bei dem nicht ein Zentimeter Stoff vergeudet wird, hat sich
unverändert erhalten. Die Muster sind meist geometrisch, obwohl man *46*
einen Einfluss der türkischen floralen Dessins bis nach West-Ungarn feststellen kann. So sind Schürzen und Kopftücher gewöhnlich mit Blumendessins in Seide bestickt. Die leinenen Männerhemden haben oft Verzierungen in Durchbruchtechnik.

Jacken und Mäntel aus Wollstoff sind mit grosszügigen archaischen Dessins bestickt und diejenigen aus Schaffell mit floralen Motiven. Auf dem ganzen Balkan wurden auch professionell Jacken und Mäntel mit Goldstickereien im osmanischen Stil hergestellt.

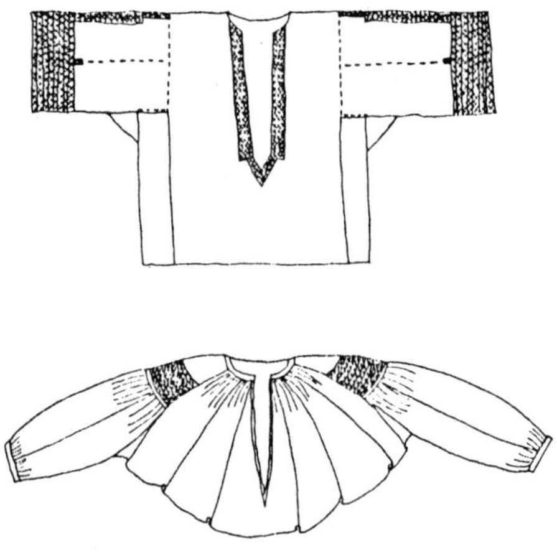

Die Leinenkleider aus Osteuropa sind entweder aus geraden Stoffbahnen (dinarisch) geschnitten oder sie sind am Hals gerafft (pannonisch). Bei beiden Schnittarten entstehen keine Abfälle des wertvollen Leinens.

Fortsetzung Seite 57

Erkennungsmerkmale

Ferner Osten

▷ 13 Teil eines Frauenrocks, China. Die grosse, auf Satin gestickte Blume ist mit Seidengarn in chinesischem Knötchenstich, der Rest mit Spannstichen in Flockseide und Freiräumen auf Satin ausgeführt. Die Wickelröcke stammen von der doppelten Schürze, die von den nomadischen Mandschu getragen wurden, bevor sie China eroberten. Sie haben auf der Vorder- und Rückseite je ein besticktes Paneel sowie in jedem Rockteil in einer senkrechten Reihe angeordnete Motive.

▷▽ 14 Sommerjacke einer Frau, China. Es handelt sich um Zählmuster mit Petit Point und Klosterstich; Gesichter, Haar und Hände sind in Spannstich ausgeführt. Seidengarn auf Seidengaze. Die Szene stammt aus der Oper ‹Das Westzimmer›, einer ‹Knabe-begegnet-Mädchen›-Liebesgeschichte. In diesem Medaillon träumt der Junge von dem Mädchen, dem er schreibt. Erzählende Darstellungen sind in chinesischen Stickereien selten.

▽ 15 Standeszeichen mit Mandarinente eines höfischen Beamten des siebten Grads. Anlegetechnik mit Gold- und Seidengarn auf Seide. Bei den bestickten Paneelen auf den unifarbenen Gewändern bezeichneten Vögel einen zivilen, Tiere einen militärischen Rang.

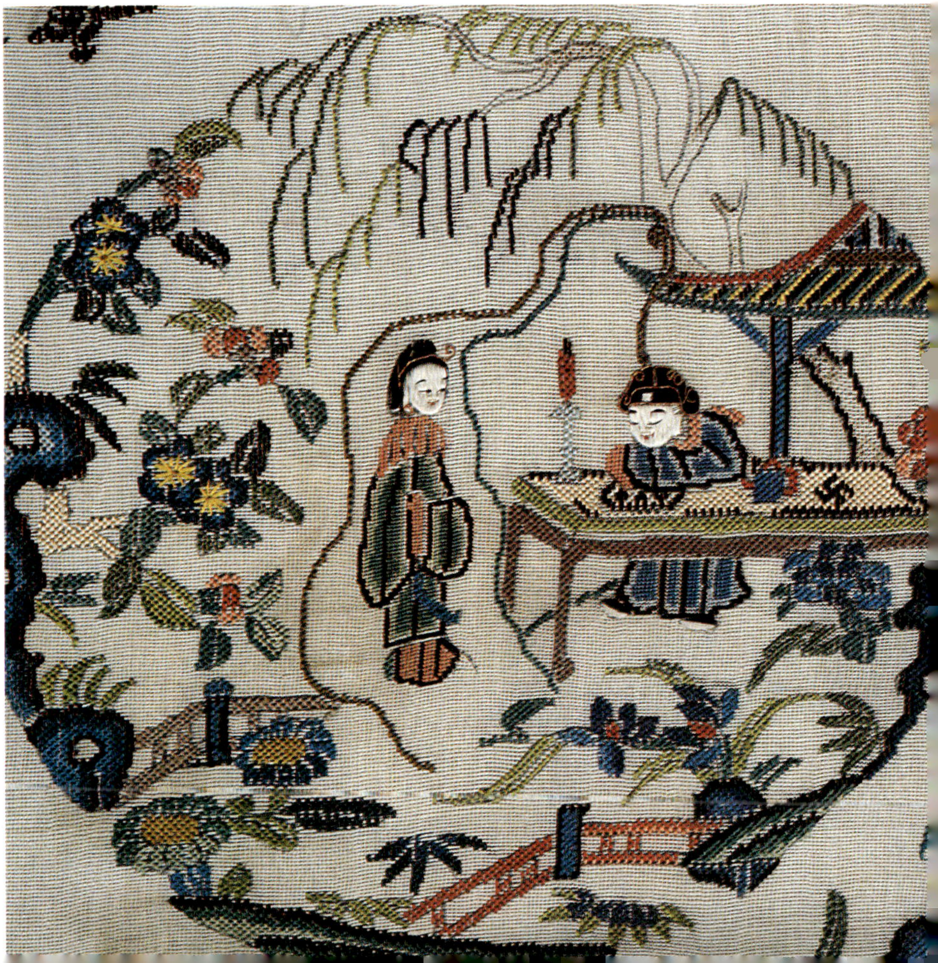

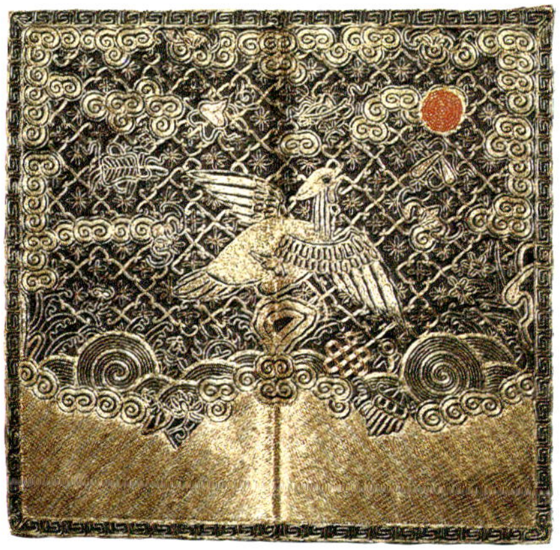

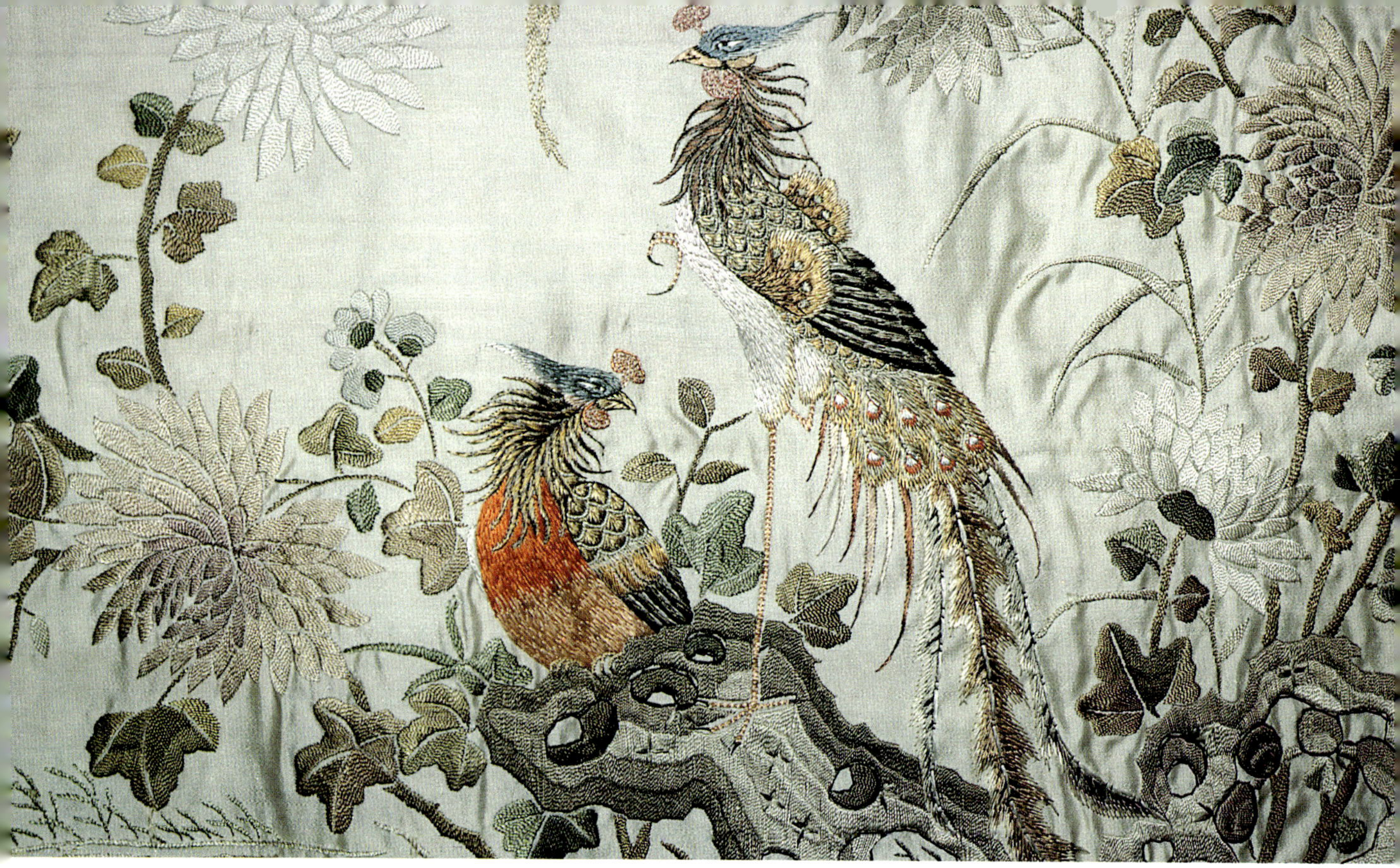
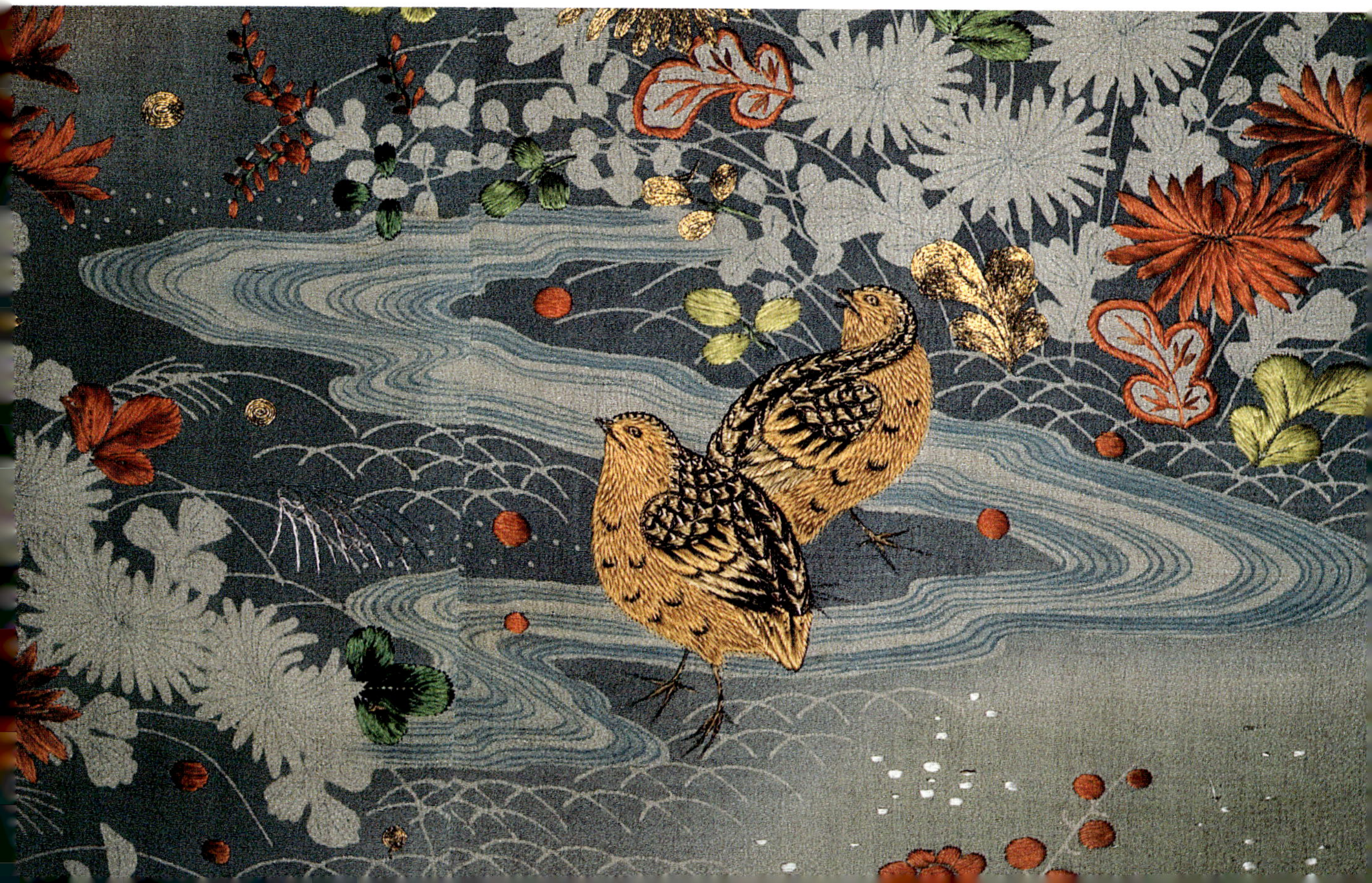

◁ 16 Wandbehang aus Kanton, China. Spannstich in Seidengarn und Flockseide auf Seidengewebe. Die strenge Anordnung chinesischer Stickereien fehlt bei den für den Export hergestellten, die einen luxuriöseren und fantasievolleren Stil aufweisen, obwohl auch diese Zeichnungen einen symbolischen Gehalt haben. Auf diesem Behang halten sich zwei Phönixe, Symbole der Kaiserin, in einem Geäst auf. Sie sind umgeben von Chrysanthemen, Symbolen des Herbsts.

▽◁ 17 Kimono, Japan. Vögel in Spannstich und Nadelmalerei sind in Flockseide auf ein mit Reismehlpaste auf Krepp gezeichnetes Reservedruck-Dessin gestickt. Die Blätter und Blumen sind in Anlegetechnik mit Goldfaden gearbeitet. Der ganze Kimono stellt eine Landschaft mit Wasserfällen, Flüssen und Binsen in Reservedruck sowie Blumen und Vögeln in Stickerei dar. Diese Kombination von Techniken findet man bei chinesischen Stickereien nicht.

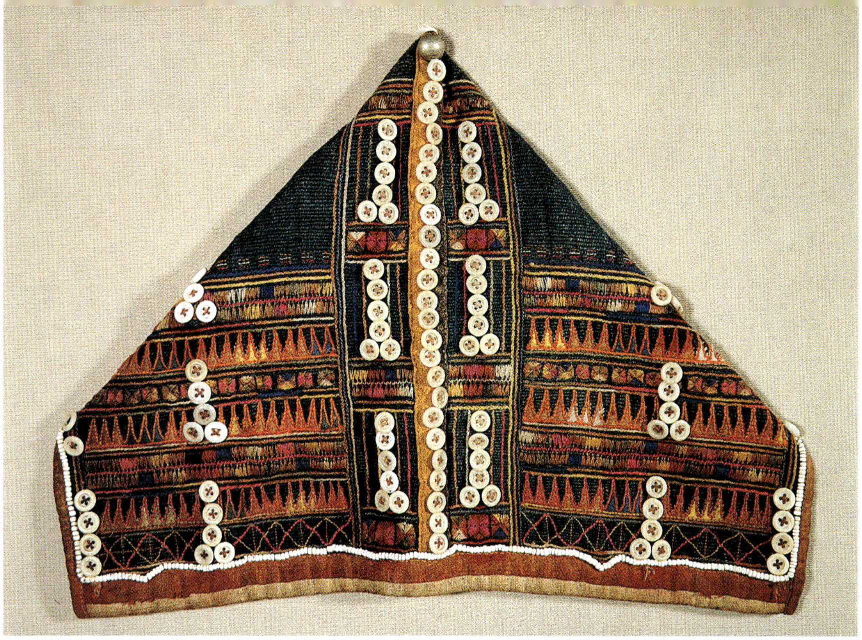

△▷ 18 Akha-Frauenkopfbedeckung, Thailand. Applizierte Dreiecke aus Baumwollstoff, konturiert mit Anlegetechnik; auch Spannstich und Fliegenstich sowie Rückstich in alternierenden Farben; Baumwollgarn, weisse Knöpfe und Glasperlen auf indigogefärbtem Baumwollstoff. Andere Bergvölker in Thailand sticken einen anderen Stil, vor allem rosa Kreuzstich auf indigogefärbtem Stoff.

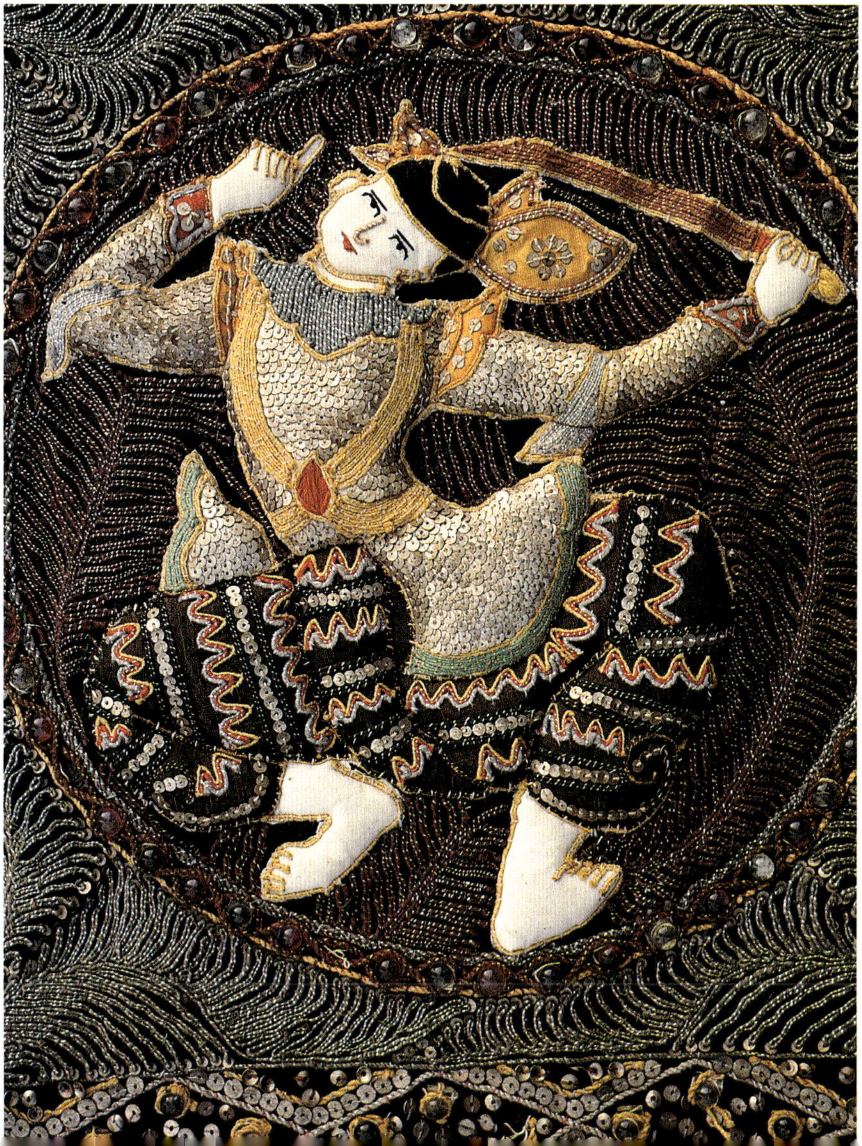

▷ 19 Kalaga-Tuch, Birma. Unterlegte, applizierte tanzende Figur mit Metallfäden in Anlegetechnik, Pailletten und Glasperlen. Diese Tücher, auf denen oft Figuren aus der buddhistischen Mythologie dargestellt sind, dienen als Tempelbehänge und zieren die festlich geschmückten Ochsenkarren.

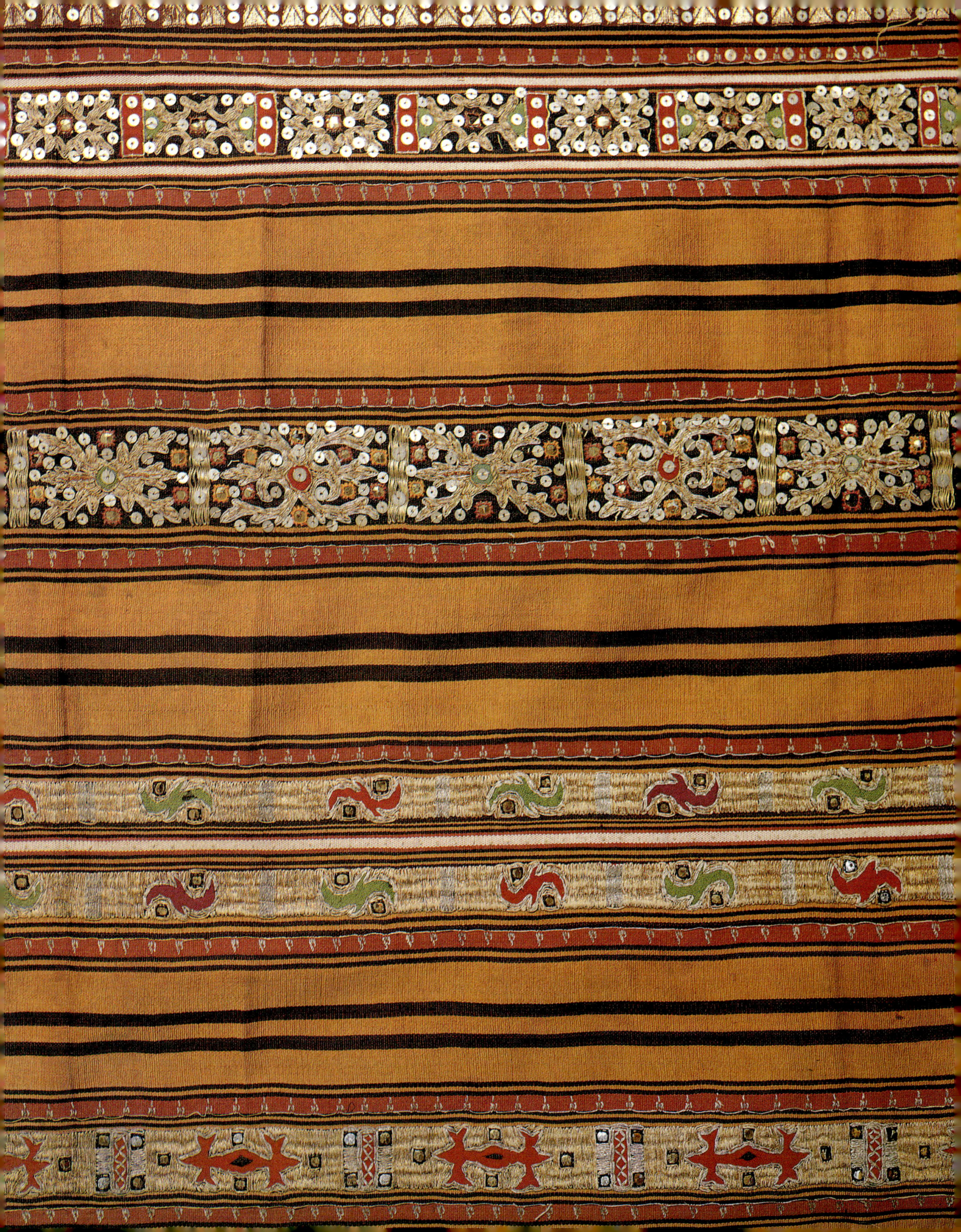

◁ 20 *Kauer-Frauensarong,* Tapis, *Südsumatra. Streifengewebe mit Bortenstickerei in Gold-Anlegetechnik und Pailletten. Die Dessins sind stammesabhängig. Fliessende Formen sind mit Metallfäden, mit Leuten und Bäumen beladene Schiffe sind mit cremefarbener, brauner und blauer Seide gestickt und wechseln mit Ikatstreifen ab. Zusätzlich gibt es kleine Glimmer- oder Spiegelstückchen* Cermuk.

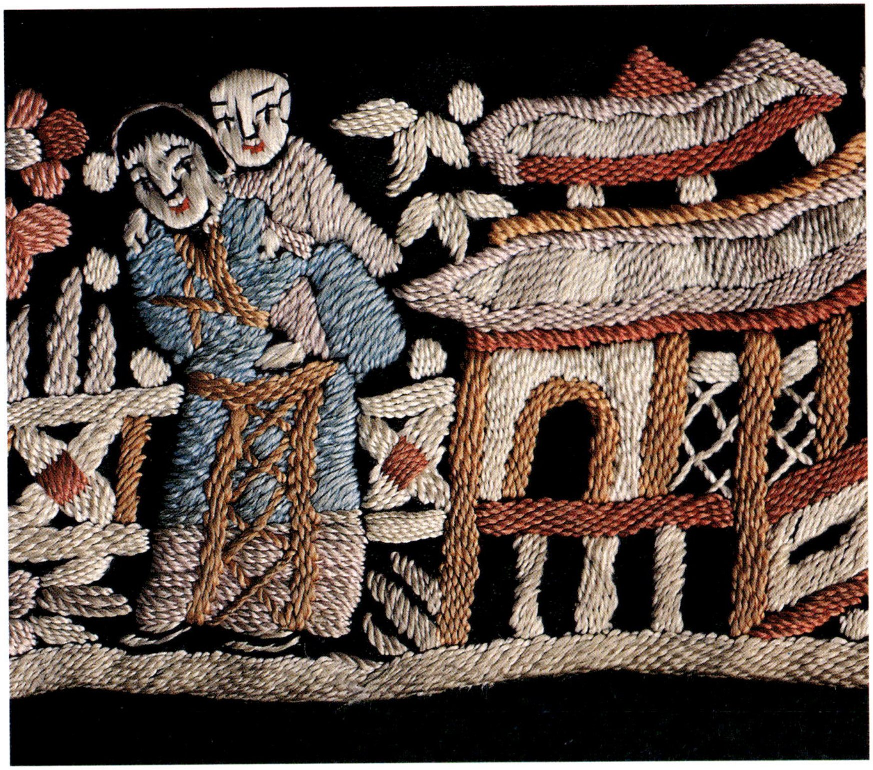

Indien

▷ 21 *Saum eines Sari, Chinai-Stil, Surat, Indien. Seidensatin, bestickt mit Spannstich in Seidengarn sowie mit Flockseide für Gesichter und Hände. Diese Stickerei findet sich zuweilen auch auf feinem schwarzen Seidenstoff mit Tupfenmuster. Vögel sind ein oft vorkommendes Motiv.*

▽ 22 Phulkari, *Ostpandschab, Indien. Rück- und Spannstich in Flockseide auf rostfarbener, handgewobener Baumwolle,* Khaddar. *Die Phulkaris von Westpandschab sind mit geometrischen Mustern bedeckt, während diejenigen von Ostpandschab Figuren und Tiere darstellen, oft mit* Shisha-*Spiegelapplikationen.* Khaddar *kann auch indigofarbig sein.*

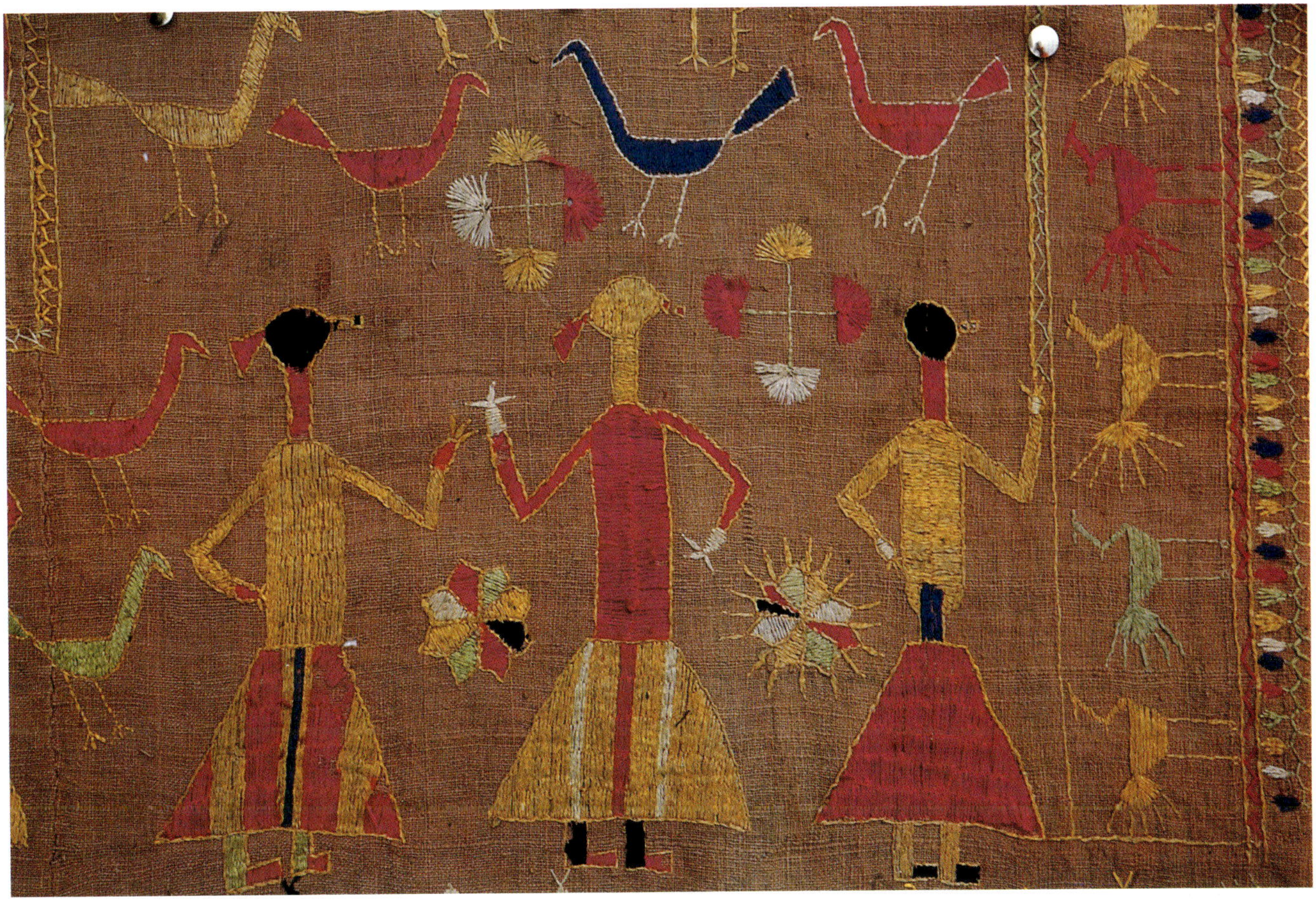

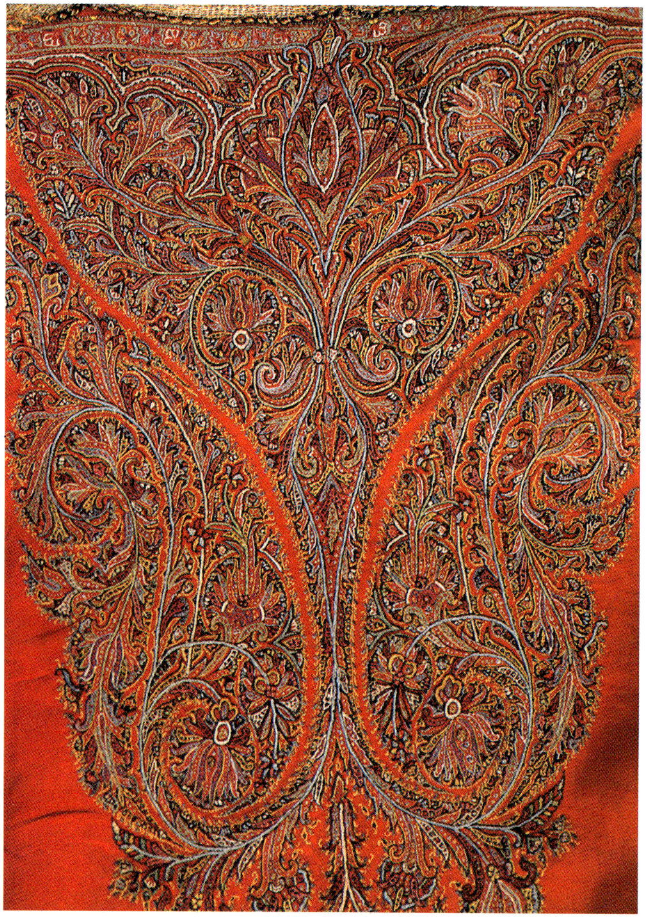

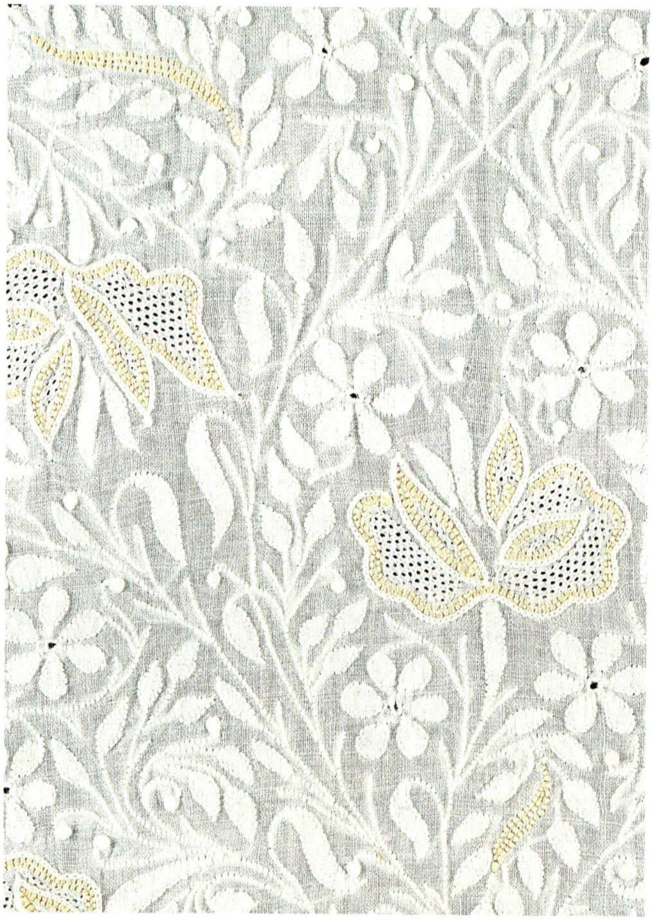

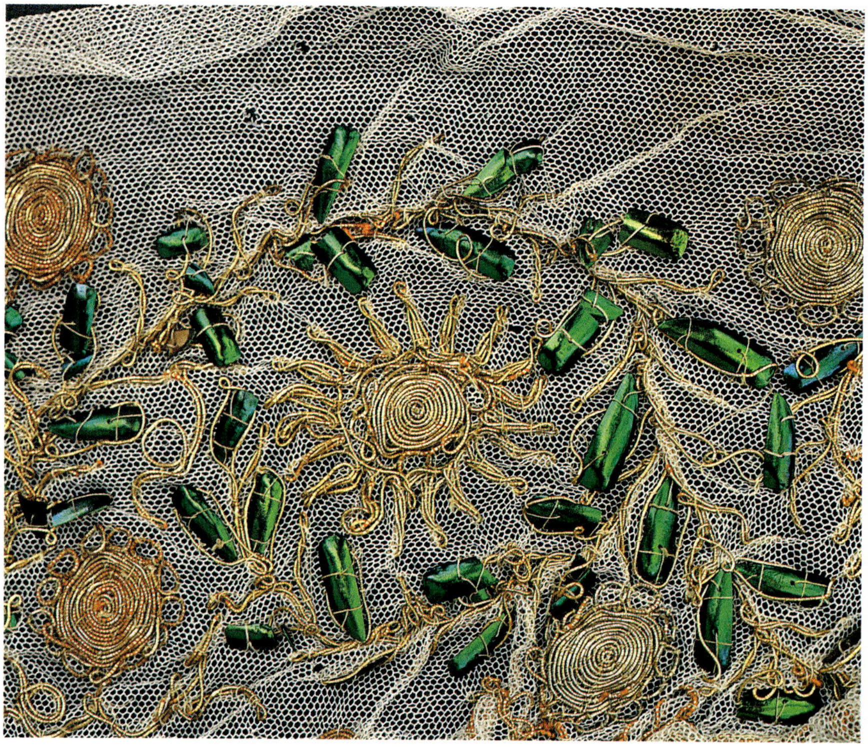

△◁ 23 Motiv am Nacken eines Mantels, Kaschmir, Indien. Extrem feiner gerader und Kettenstich mit Seidengarn auf Wolle gestickt. Kaschmirschals sind ähnlich bestickt, eine billigere Imitation der gewobenen Schals. Das geschwungene Motiv, Boteh, ist das Markenzeichen von Kaschmirarbeiten.

△ 24 Männerjacke, Angarkha, Lucknow, Indien. Chikan-Arbeit. Typisch für die Chikan von Lucknow sind die grossen Blüten in Durchbruchtechnik zusammen mit kleineren Blumen. Diese sind meistens erhöht oder – wenn sie wie hier in Schattenstich ausgeführt sind – flach.

◁ 25 Kleidersaum, Indien. Goldfaden in Anlegetechnik sowie Käferflügel auf Tüll. Käferflügel werden in Indien sehr oft verwendet, meist zusammen mit Metallfäden auf Musselin oder Tüll.

▷ 26 Behang, Sind, Pakistan. Geschlossener Strahlenstich mit erhöhter Aussenkante, Flockseide auf Seide. Dieser Stich sowie die Farben Rosa und Rot sind typisch für den Norden von Sind.

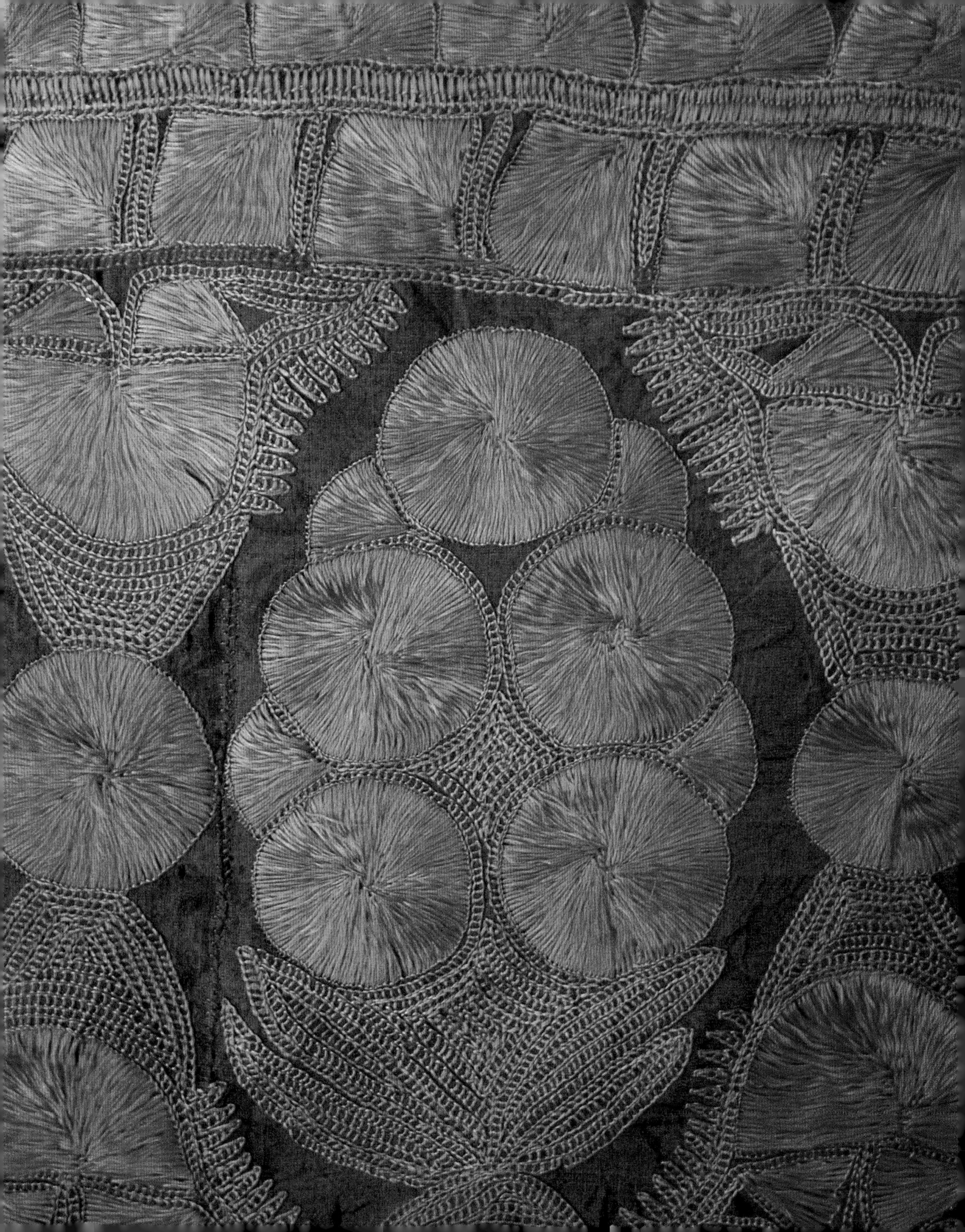

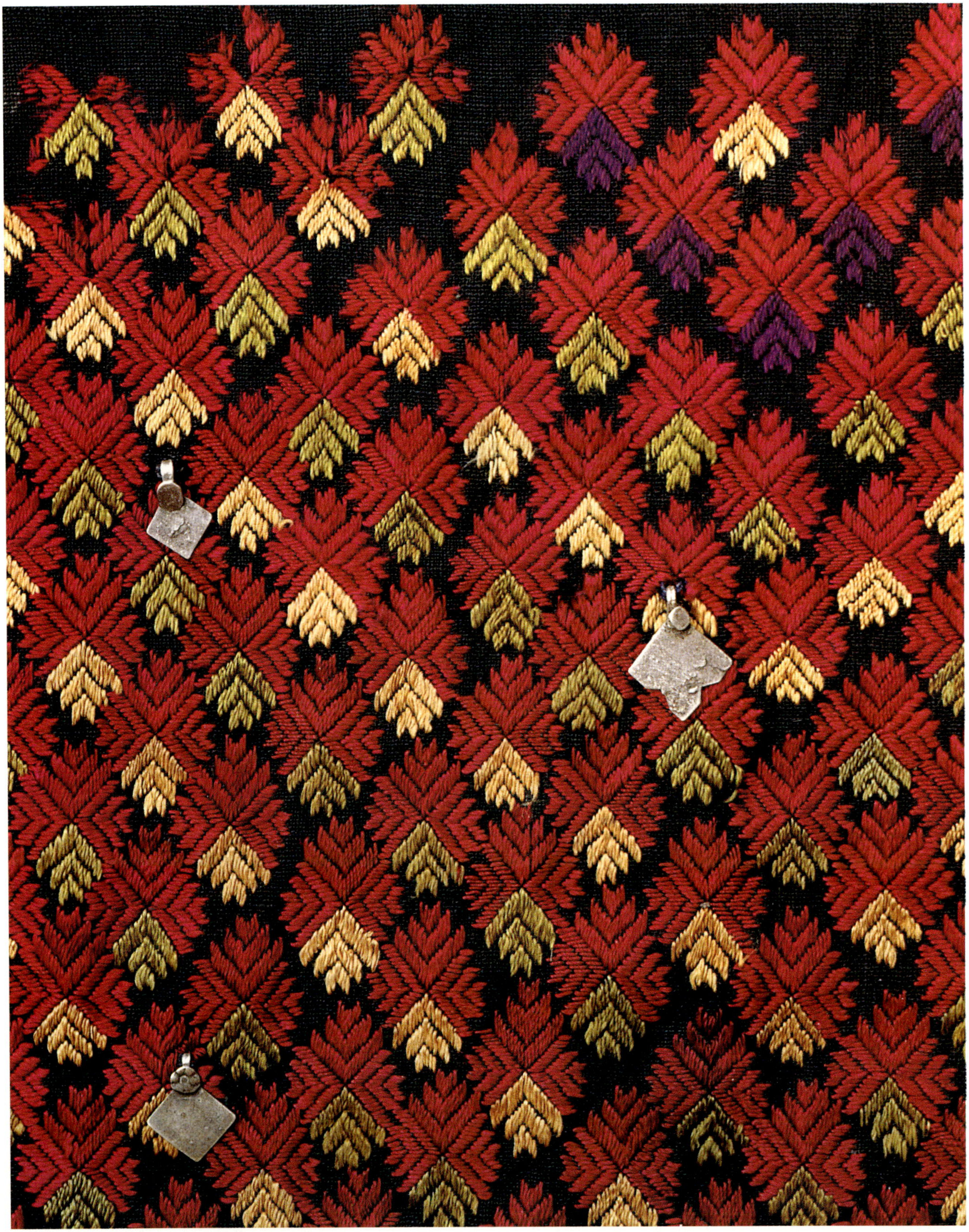

◁ 27 *Frauenkleid, Swat, Pakistan. Flockseide, Spannstich auf Baumwollstoff sowie silberne Amulette. Kräftigrosa ist typisch für Arbeiten aus Swat.*

Zentralasien

▷ 28 *Susani, Usbekistan, Zentralasien. Beide Fäden der Anlegetechnik sind in Seide, in Bilderstich auf Seidengewebe gestickt.*

▽ 29 *Tasche, Hazara, Afghanistan. Kettenstich in Seide auf Baumwollstoff, blaue und weisse Glasperlen.*

▽▽ 30 *Decke für Velosattel, Ghazni, Afghanistan. Silberfäden in Anlegetechnik, Shisha, offener Kettenstich.*

▷▽ 31 *Frauenumhang einer Teke-Turkmenin, Tschirpi, Turkmenistan. Ineinandergreifender Stich Kesdi mit Seidengarn auf Seide gestickt. Das wichtigste Motiv ist die Tulpe.*

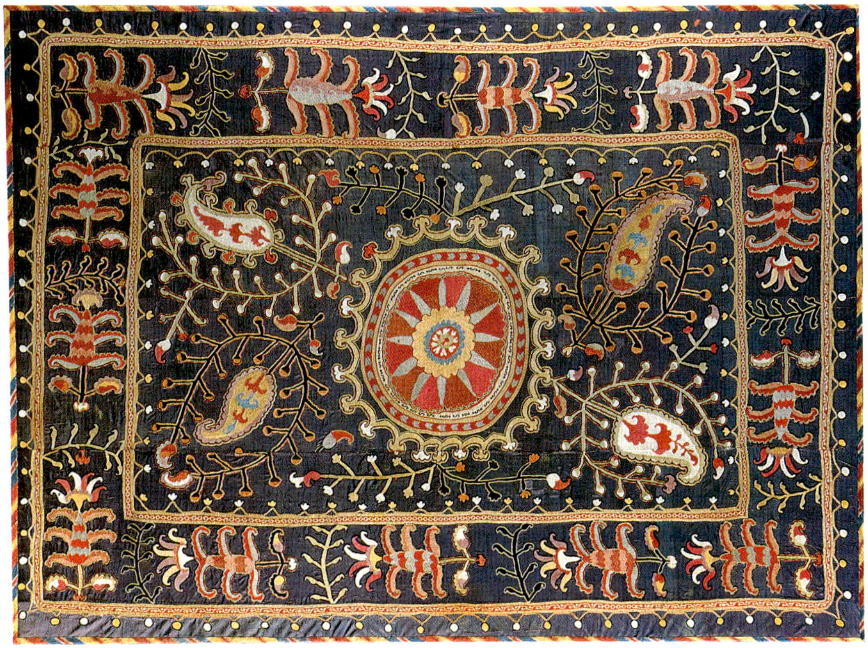

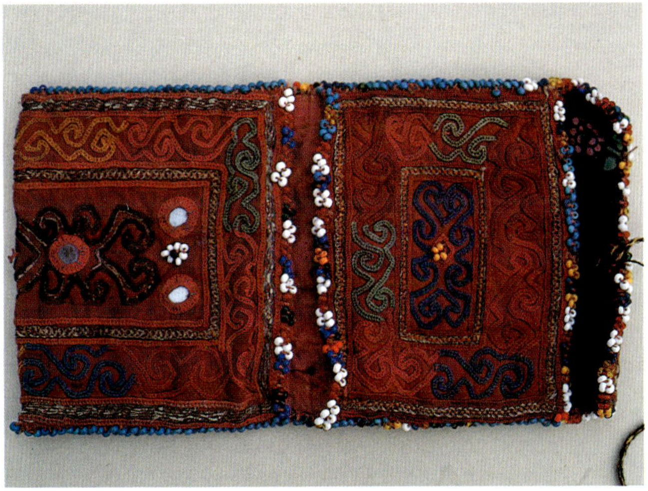

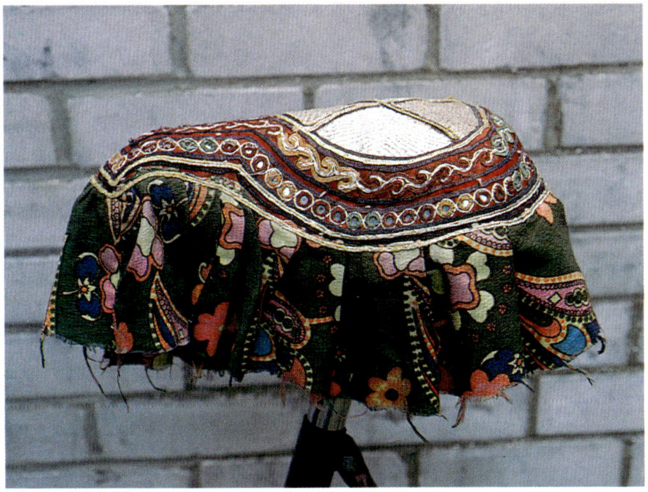

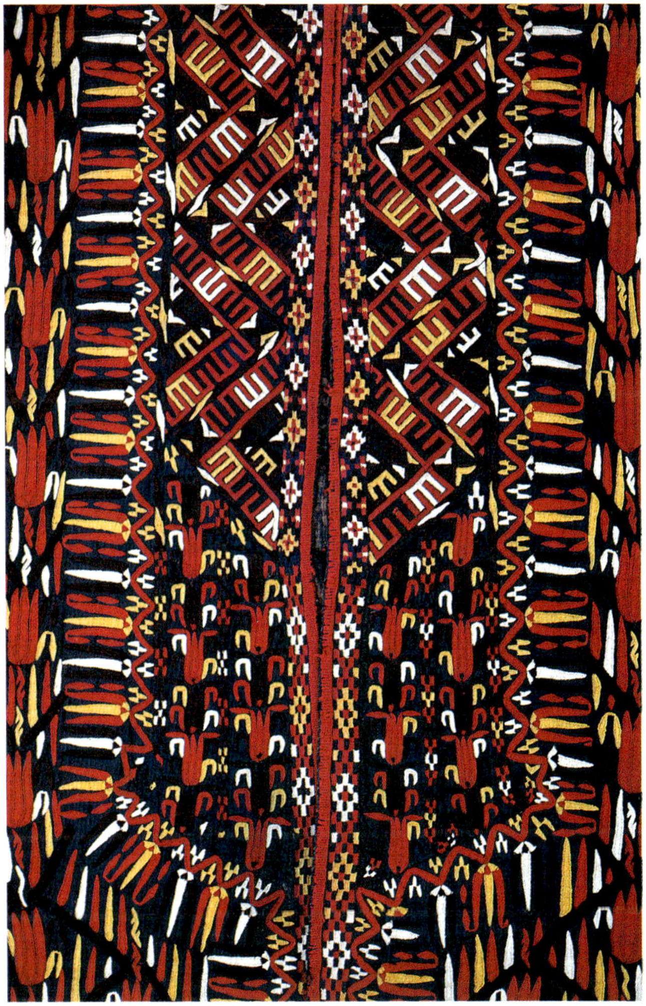

Mittlerer Osten

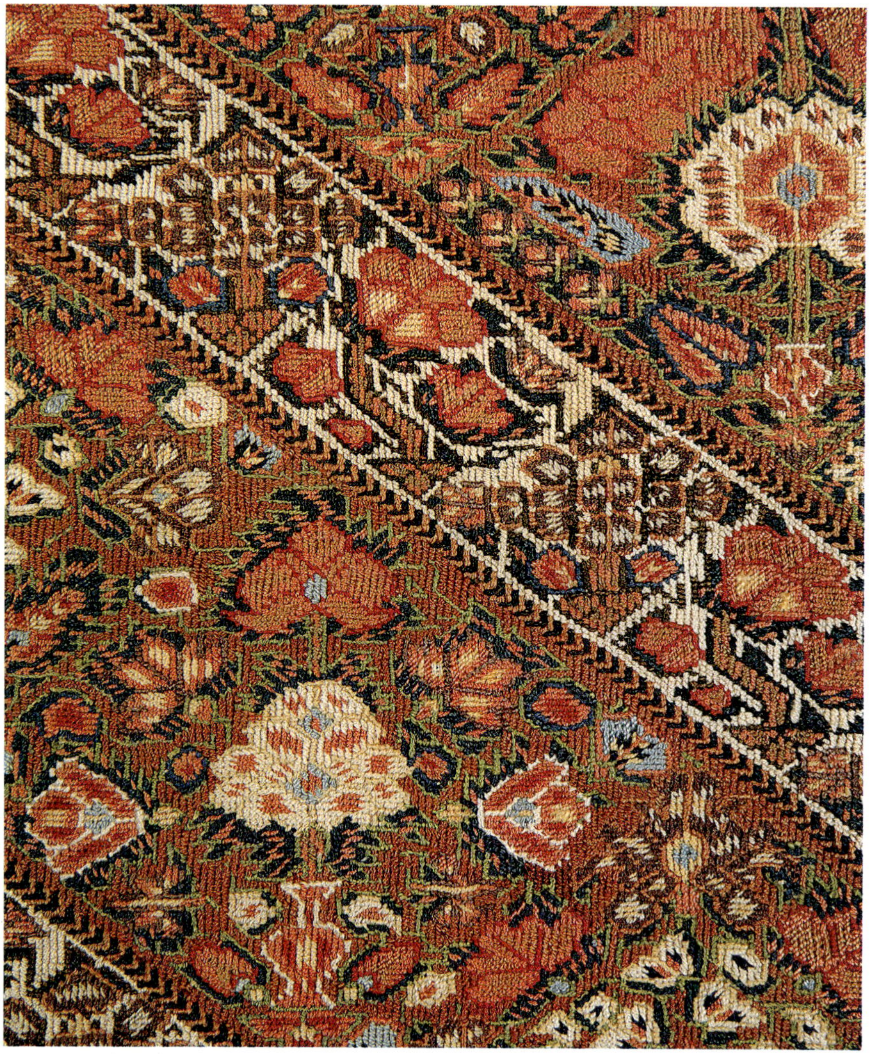

◁ 32 *Bein einer Frauenhose* Nakshe, *Aserbeidschan, UdSSR/Iran. In Diagonalen angelegter Kreuzstich und Petit Point, Seidengarn auf Baumwolle. Die Stickereien von Persien, wie die dort noch wichtigeren Teppiche und Brokate, imitieren Gärten; die iranische Stickerei ist eine islamische Textilkunst, in der auch Figuren dargestellt werden.*

▽ 33 *Serviettensaum, Türkei. Der Blumenrapport in einer türkischen Stickerei, die auf beiden Seiten gleich aussieht und die dem Stielstich ähnelt, in Grün- und Rosaschattierungen, kombiniert mit Metallfäden, auf feinem Baumwollgewebe. Der konturierende Gözeme ist ebenfalls typisch für türkische Stickereien wie auch der türkische Dreieckstich* Musabak.

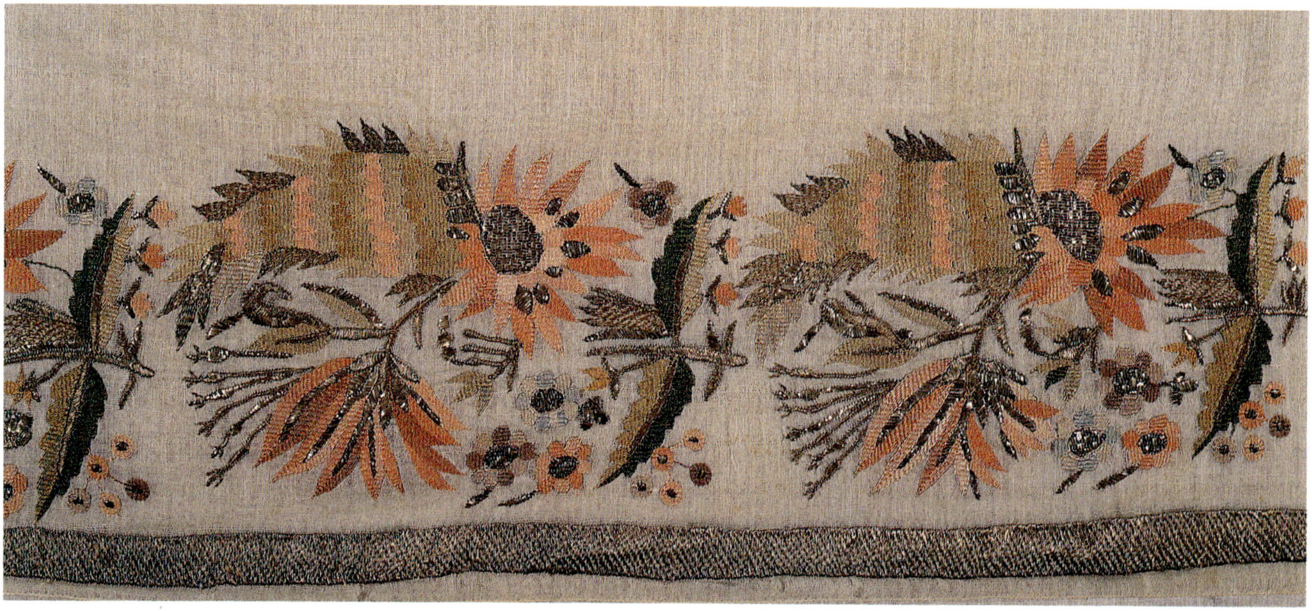

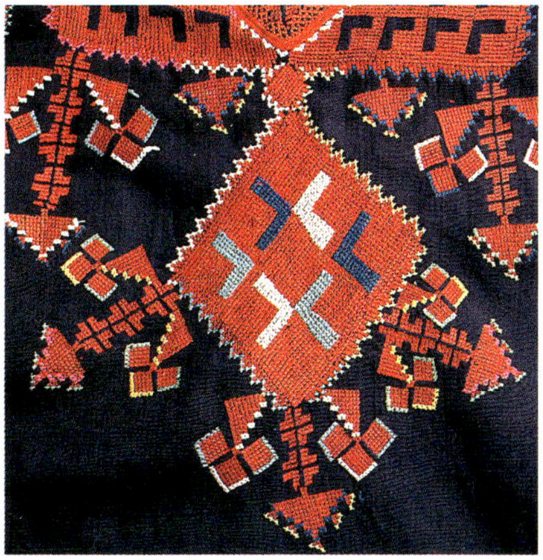

Naher Osten

△ 34 Vorderseite eines Frauenkleids, Saraqib, Syrien. Baumwollgarn auf schwarzem Baumwollsatin. Die grosszügige, V-förmige Stickerei auf der Vorderseite der Kleider aus diesem Dorf endet immer im selben Dekor, genannt ‹Wasserräder›. Die Arbeit ist frei ausgeführt und nicht nach ausgezählten Fäden, folglich stimmen die geometrischen Zeichnungen nie genau.

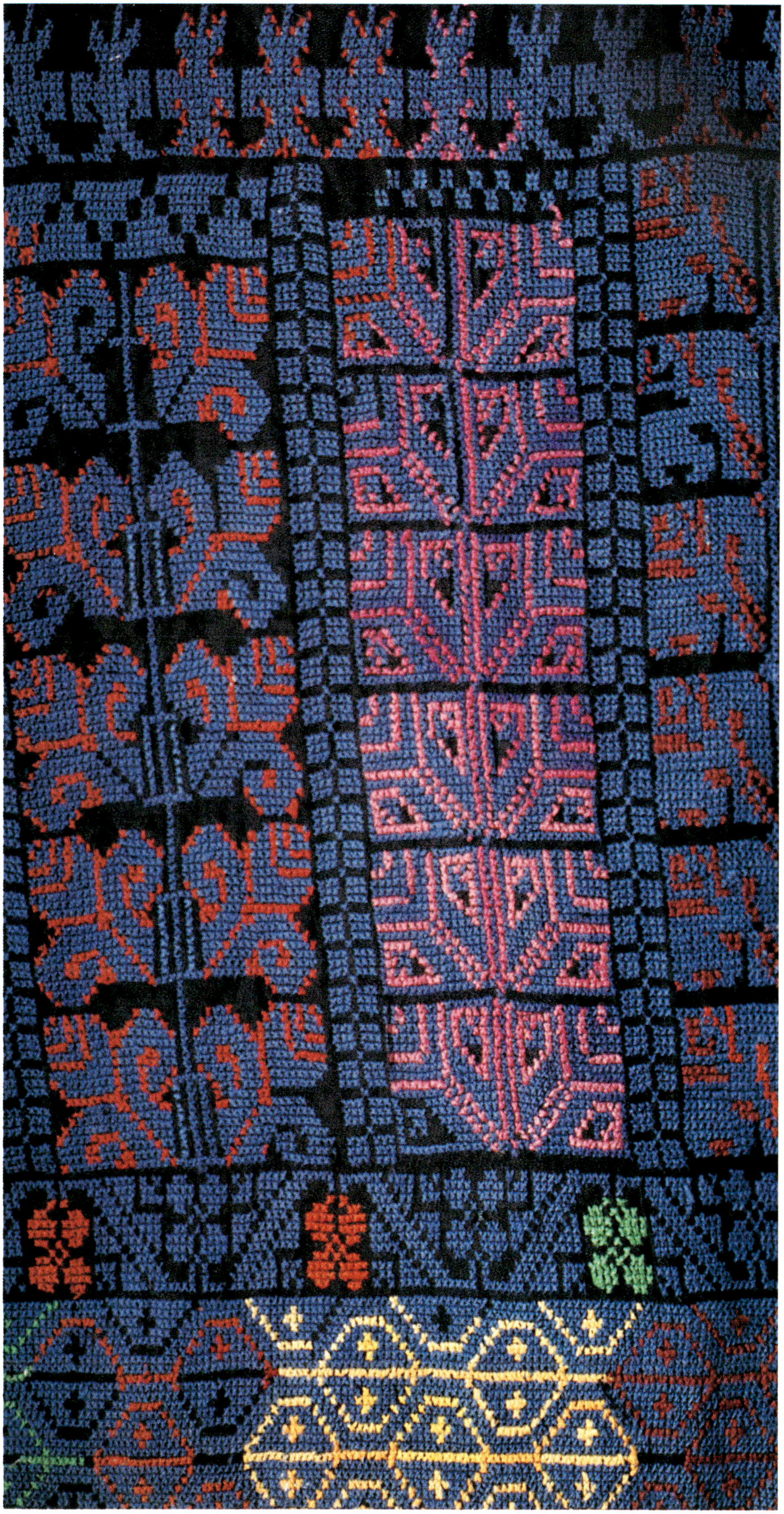

▷ 35 Kleid einer Beduinenfrau aus dem Sinai, Palästina. Kreuzstich in blauem Baumwollgarn auf schwarzem Baumwollgewebe. Die Stickerei auf dem Rock ist für ledige Frauen und Witwen vor allem blau, für verheiratete Frauen rot. Im Gegensatz zur dörflichen Stickerei der Palästinenserinnen, bilden bei den Beduinenfrauen kleine Vögel und anthropomorphe Formen einen Teil des Musters.

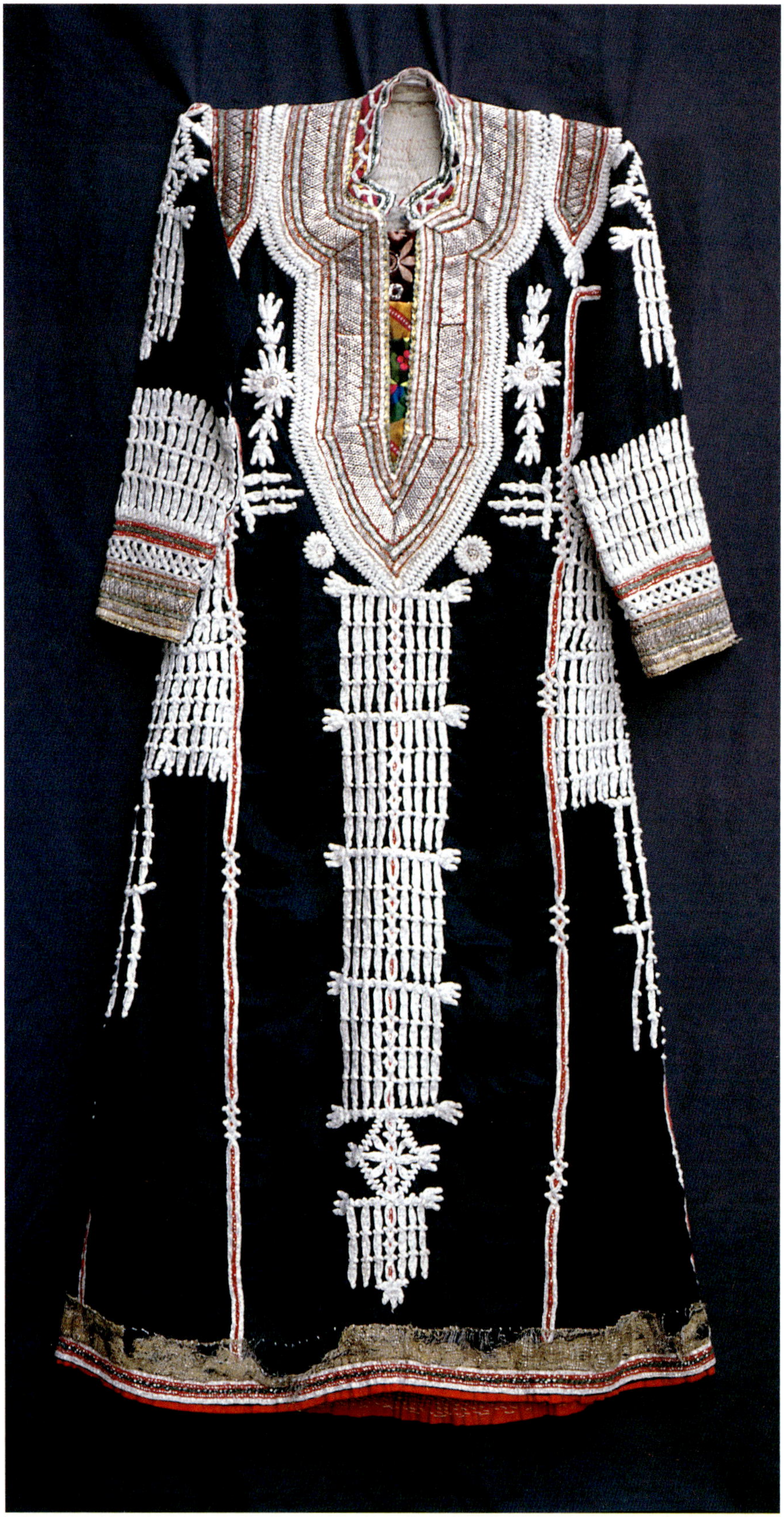

◁ 36 Frauenkleid, Baital-Faqih, Südwestjemen. Zugeschnittenes Kleid, geschmückt mit applizierter weisser Silberkordel sowie mit Silberplattierung mit roter und grüner Baumwolle um den Halsausschnitt, auf den Manschetten und in der Taille. Schwarzer Baumwollstoff mit Einsatz in Acryldruck. Die Kleider aus dem in der Nähe gelegenen Bajil sind gleich, jedoch weiter geschnitten.

Afrika südlich der Sahara

▷△ 37 Frauenkleid, Logone Birni, Tschad. Spann-, Ketten- und Festonstich in Flockseide auf Baumwollgewebe. Das Gewand ist knielang, weit geschnitten, mit seitlichen Einsätzen sowie mit kurzen, breiten und geraden Ärmeln. Von den Mustern wird angenommen, dass sie Mythen betreffend der Gründung der Königsstadt symbolisieren sowie die Fischernetze, durch die die Stadt reich wurde.

▷▷△ 38 Asafo-(traditionelle Kriegsorganisation) Fahne der Fanti, Ghana, Westafrika. Baumwollstoff, zusammengefügt mit Überstepp- und Kappnähten, Applikationen und Kettenstichstickerei mit Baumwollgarn. Applizieren ist in Afrika eine bekannte Technik, und die Patchworktechnik wurde von den Fulbe in Nordkamerun für Wattepanzer für Kriegspferde angewendet.

▷ 39 Hausa-Männerhose, Nigeria, Westafrika. Kettenstich und Anlegetechnik mit Wollgarn auf zusammengesetzten Streifen aus indigogefärbtem Baumwollgewebe. Die Hosen sind extrem weit geschnitten. Die anthropomorphe Figur erinnert an die Erdgöttin. Gewänder der Hausa-Frauen, jedoch nicht die der Männer, sind oft mit ähnlichen Mustern und in ähnlicher Technik bestickt.

▷▷ 40 Männerkleid, Westafrika (genaue Herkunft unbekannt). Ketten- und Festonstich in rotem, hellblauem und cremefarbigem Baumwollgarn auf beigem Baumwollgewebe. Der Halsausschnitt ist mit rotem Filz eingefasst. Die Schlange greift eine Kröte an. Weitere Motive sind anthropomorphe Figuren mit erhobenen Armen, zwei weitere Schlangen sowie geometrisch-lineare Muster. Das Gewand ist sehr weit geschnitten.

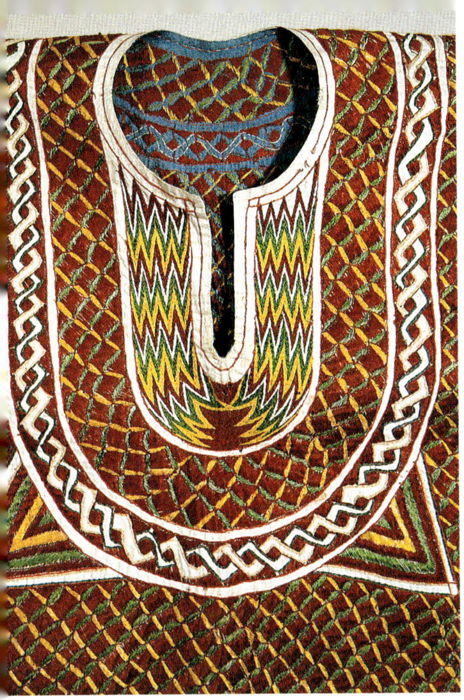
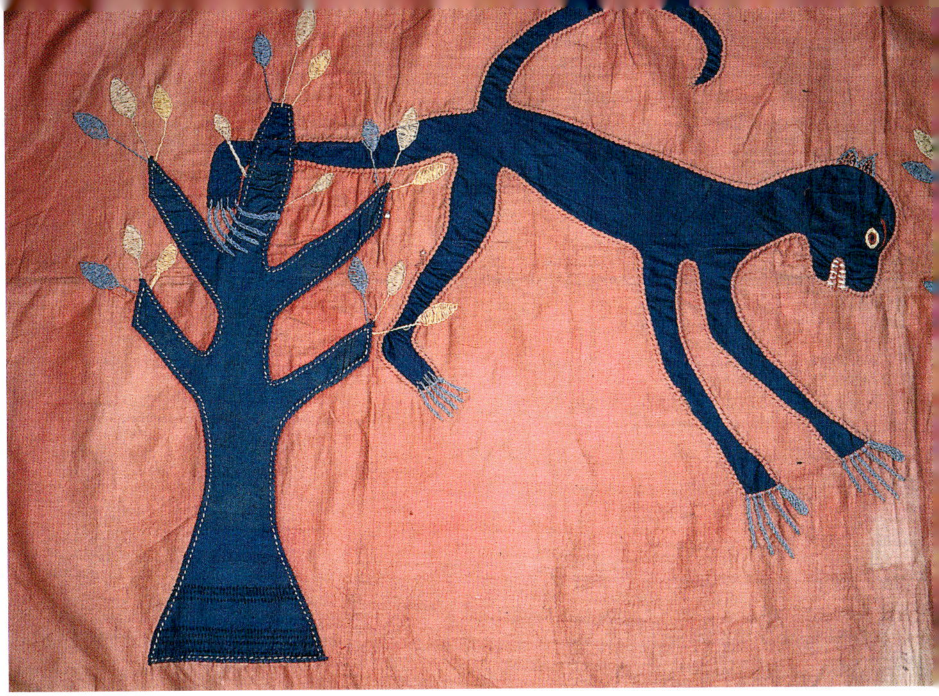
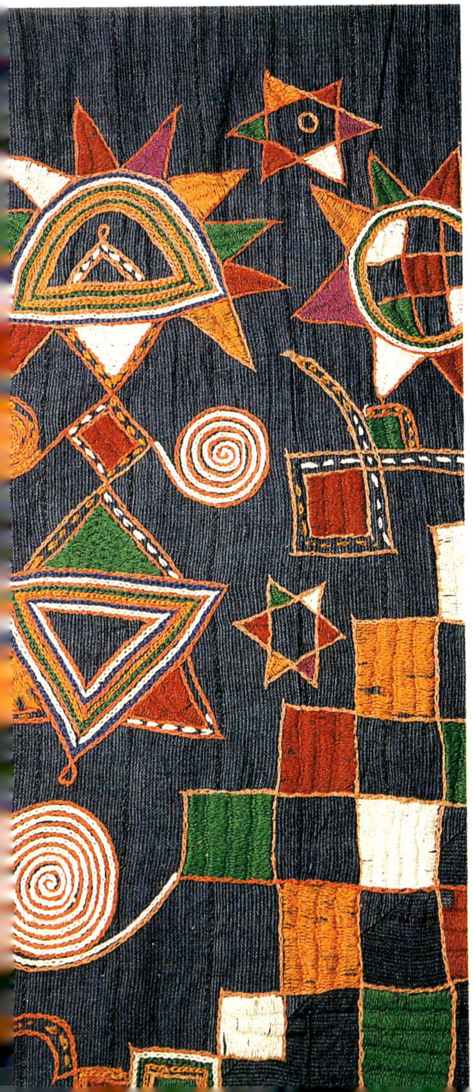
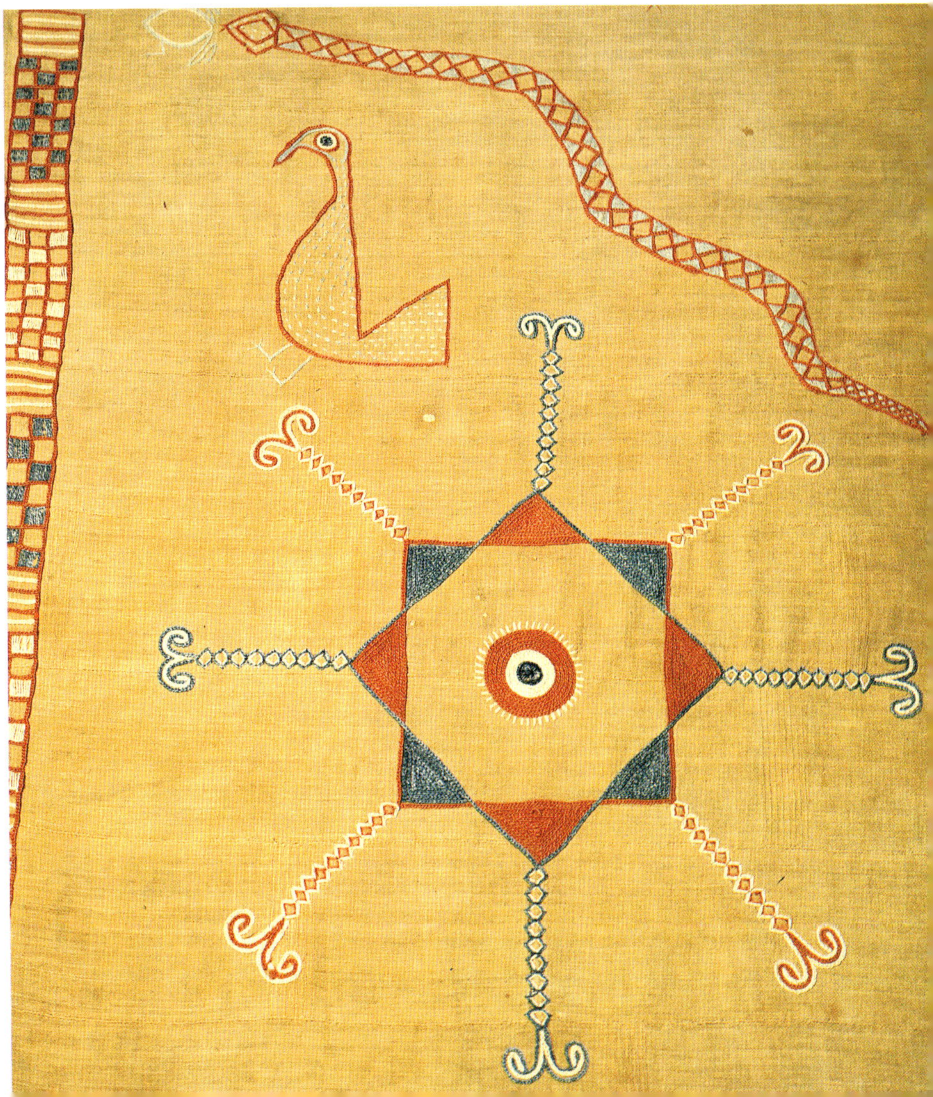

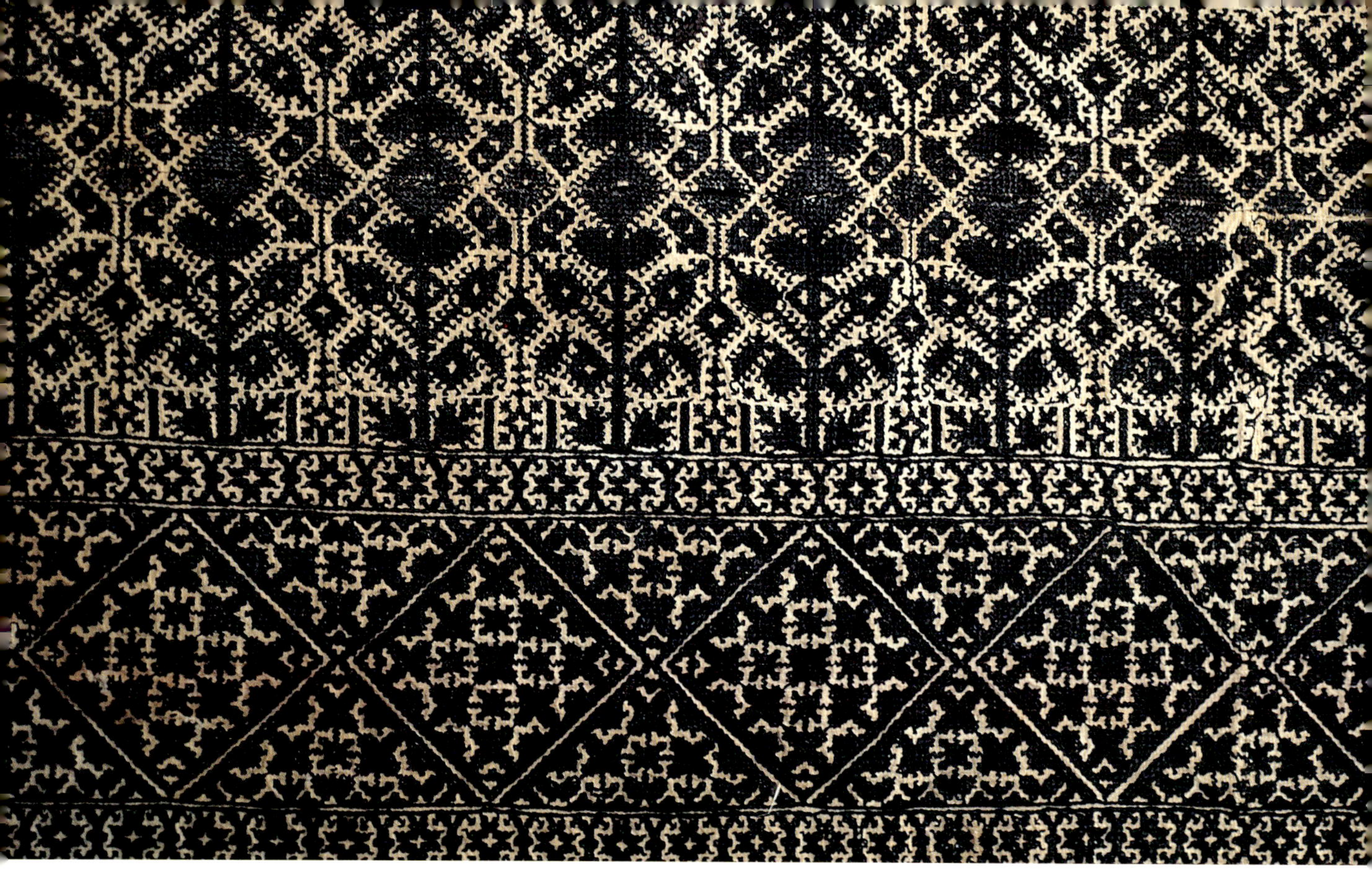
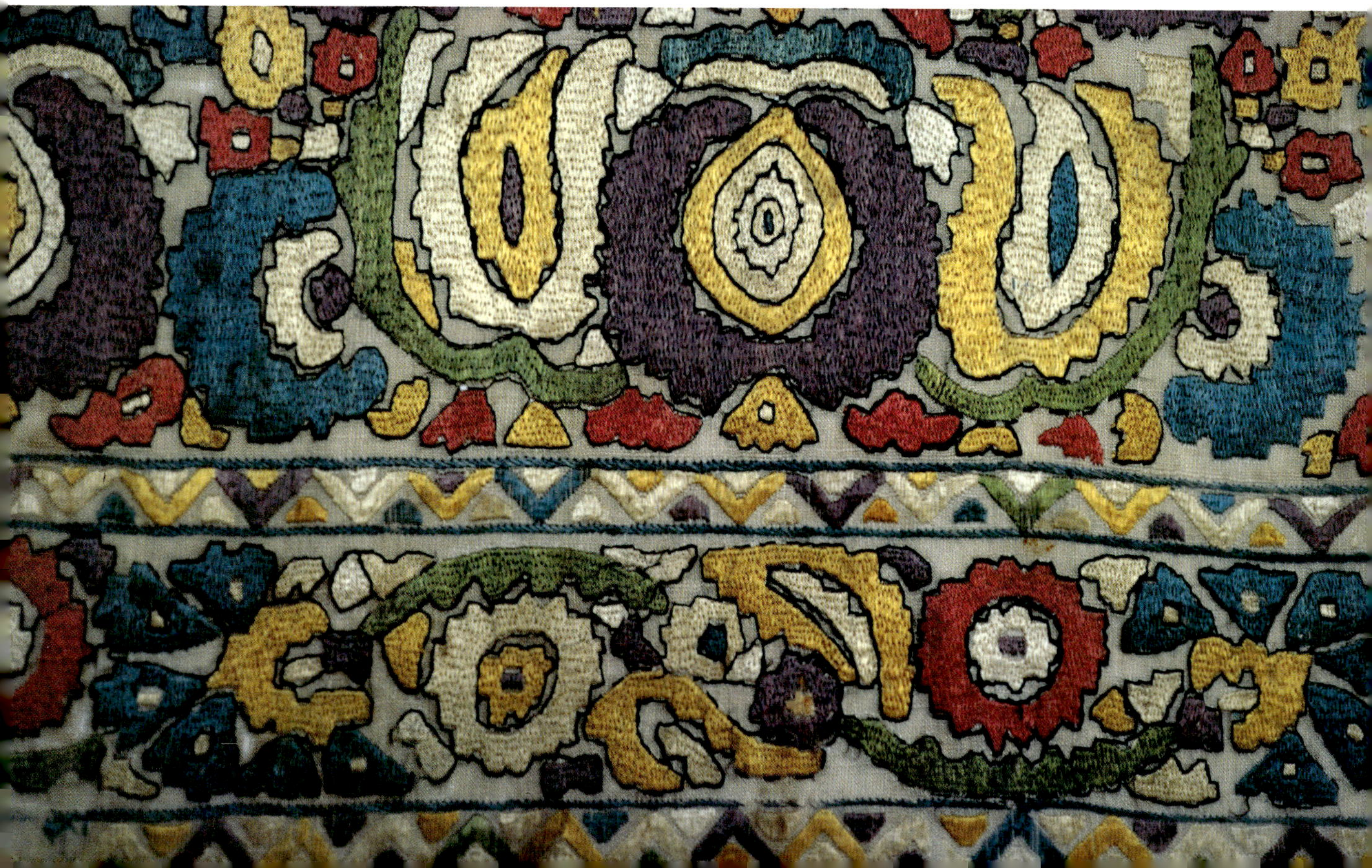

Maghreb

◁ 41 Kissenbezug, Fez, Marokko. Reversibler Steppstich in Flockseide auf Baumwollgewebe. Dieser unifarbene Stich, meist in Rot, ist für Fez charakteristisch. Die Muster bestehen immer aus einer dreiteiligen Borte mit Rhomben, mit kleinen floralen Motiven auf der einen und grösseren auf der anderen Seite.

▽◁ 42 Spiegeldraperie, Tetuan, Marokko. Umkehrbare Stickerei mit Kloster- und Spannstich, schwarz konturiert. Flockseide auf feinem Baumwollgewebe. Solche Tücher wurden während vierzig Tagen nach der Trauung über einem Spiegel gegenüber dem Hochzeitsbett aufgehängt.

▷△ 43 Frauenhaube, Benika, Algerien. Lochstickerei in Flockseide, Metallfäden in Anlegetechnik, auf Baumwollgewebe. Das Dessin ist vom türkischen Stil beeinflusst. Diese Hauben mit Bändern wurden im Hammam getragen, wobei die Bänder wie ein Tuch um die Haare gewickelt wurden.

▽ 44 Hochzeits-Unterkleid, Moknine, Tunesien. Tall, Details in Seide und Quasten in Flockseide auf Baumwollgewebe. Die schwarzen Motive sind dieselben, mit denen die Frauen auch tatauiert sind. Die Figuren stellen die Fruchtbarkeitsgöttin dar.

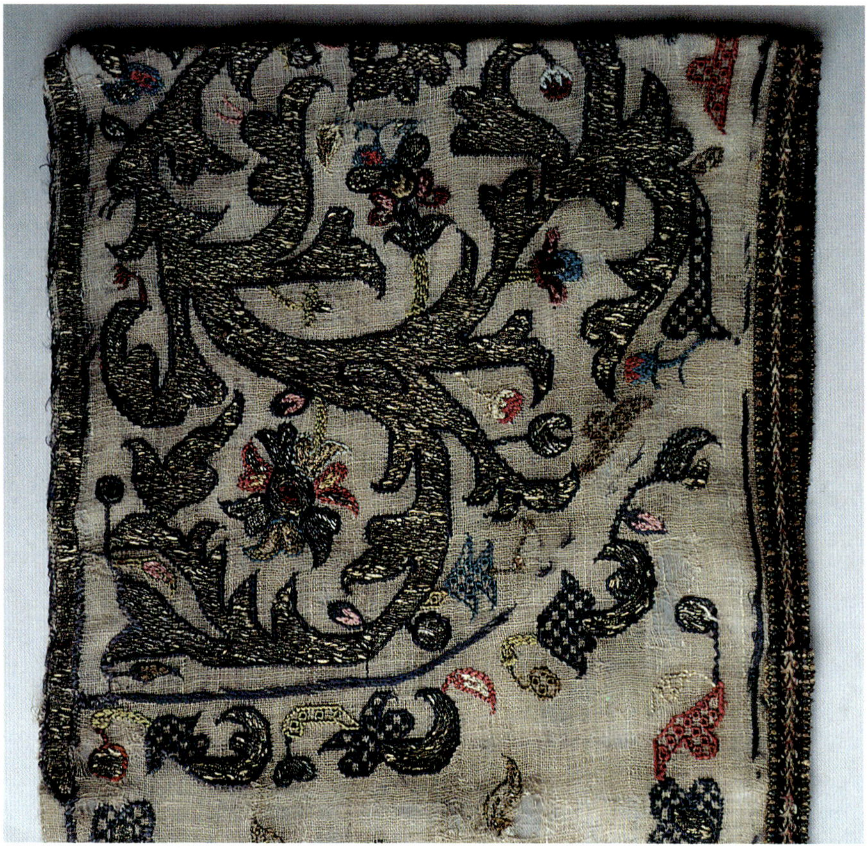

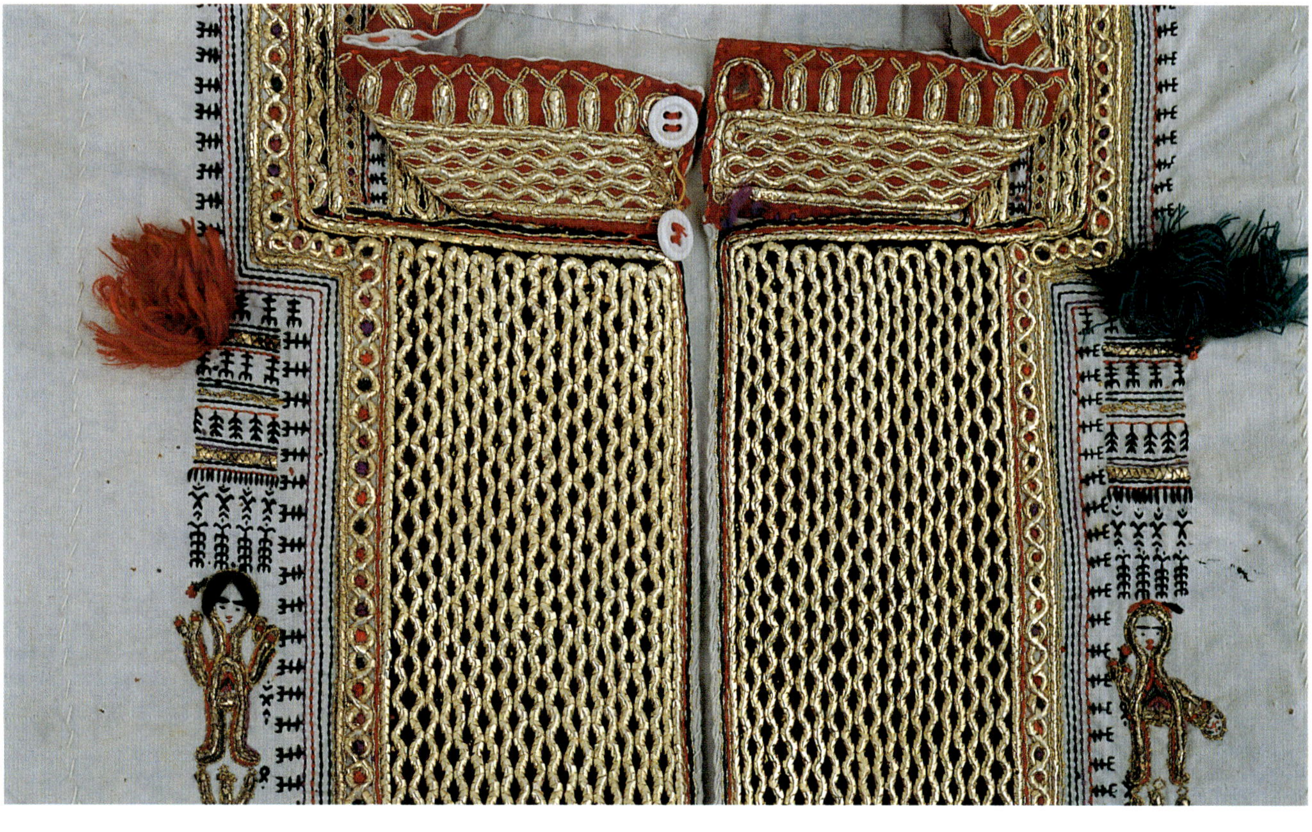

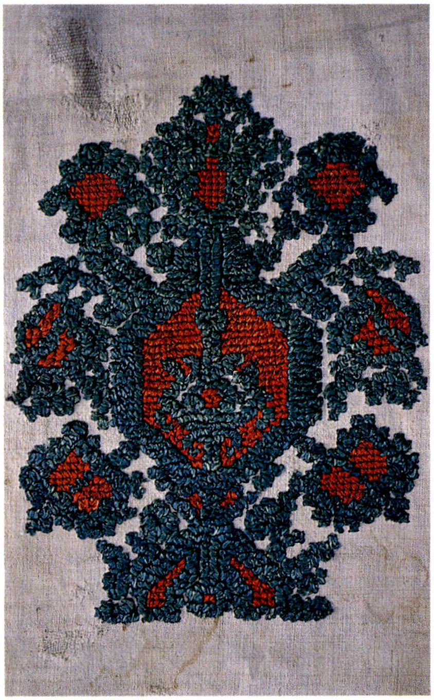

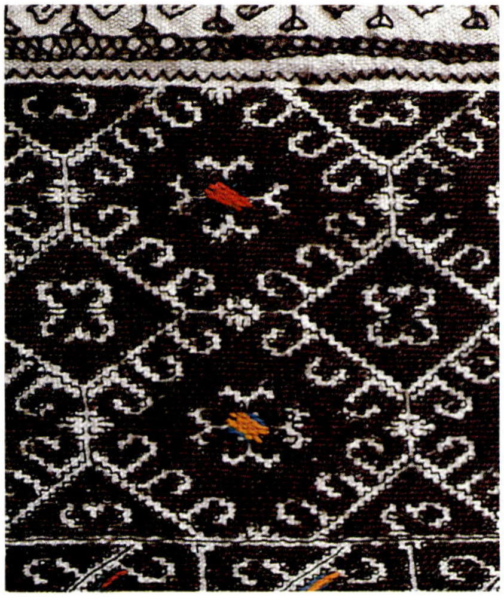

Die Griechischen Inseln

◁ 45 Fragment, Rhodos. Kreuzstich in Flockseide auf Baumwollgewebe. Das Motiv, genannt Gastra *(Blumentopf), und die Technik sind typisch für die Bettzelte und -vorhänge sowie für die Kissen aus Rhodos. Durch die Verwendung von sehr dickem, kaum gezwirntem Seidengarn für den Kreuzstich, meist in Rot und Grün, mit einer Bordüre aus schräggerichteten Blättern in einer Gelbschattierung, entsteht eine plüschartige Struktur.*

▷ 46 Kissenbezug, Skyros, Griechische Inseln. Doppelter Spannstich mit Seidengarn auf feinem Leinen. Die für die Sporaden typischen figürlichen Motive, die meist Skyros zugeschrieben werden, sind Schiffe, Vögel, Figuren, Vögel und Tiere mit Menschenköpfen.

Osteuropa

▽◁ 47 Vorderseite eines Frauenhemdkleids, Mazedonien, Nordgriechenland/ Südjugoslawien. Kreuzstich in Wollgarn auf Leinen. Dichte, geometrische Muster, die vor allem auf dem Rhombus beruhen, mit Haken an den Rändern des Motivs, und die in einem dunklen Wollgarn oder in Rot gearbeitet sind, sind typisch für einen Grossteil der Balkanländer.

▽▽◁ 48 Saum eines Frauenhemdkleids, Attika, Griechenland. Petit Point in Flockseide auf Baumwollgewebe. Diese Säume zeichnen sich durch einen Langetten-Oberrand aus, der ein Motiv der Fruchtbarkeitsgöttin enthält. Bei älteren Frauen und in bestimmten Dörfern sind die Säume schmaler. Bei Festtagstrachten oder Brautgewändern hingegen sind sie breit und enthalten zusätzlich Goldstickerei.

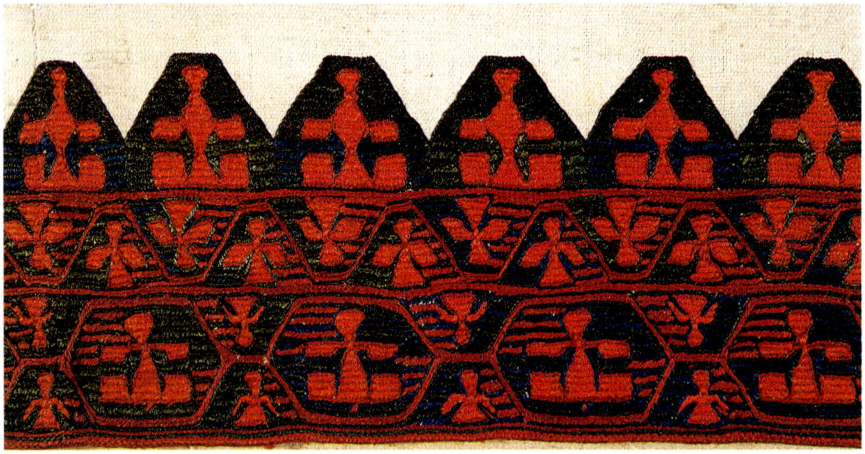

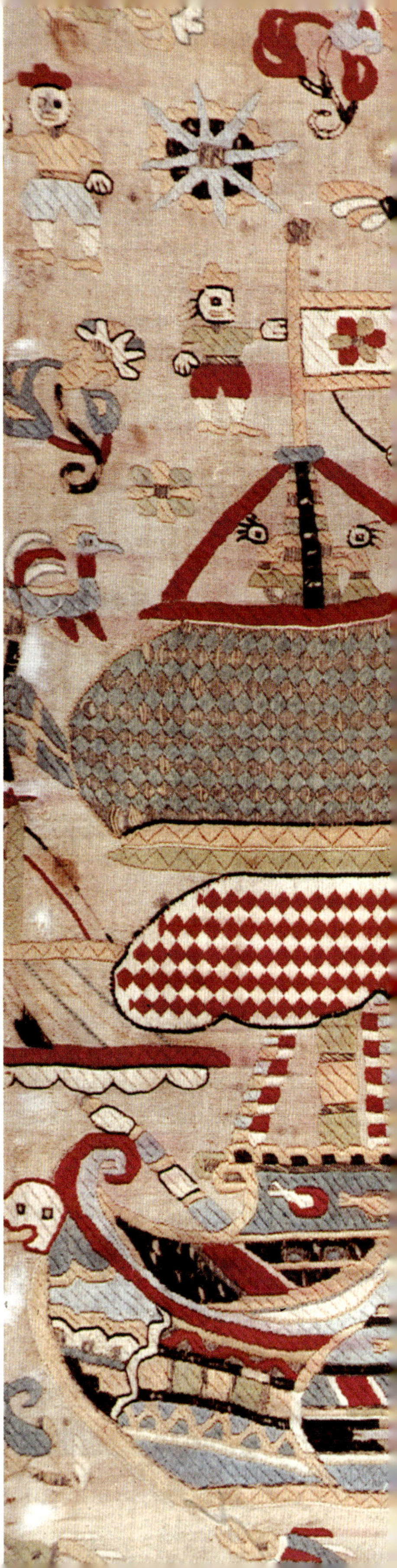

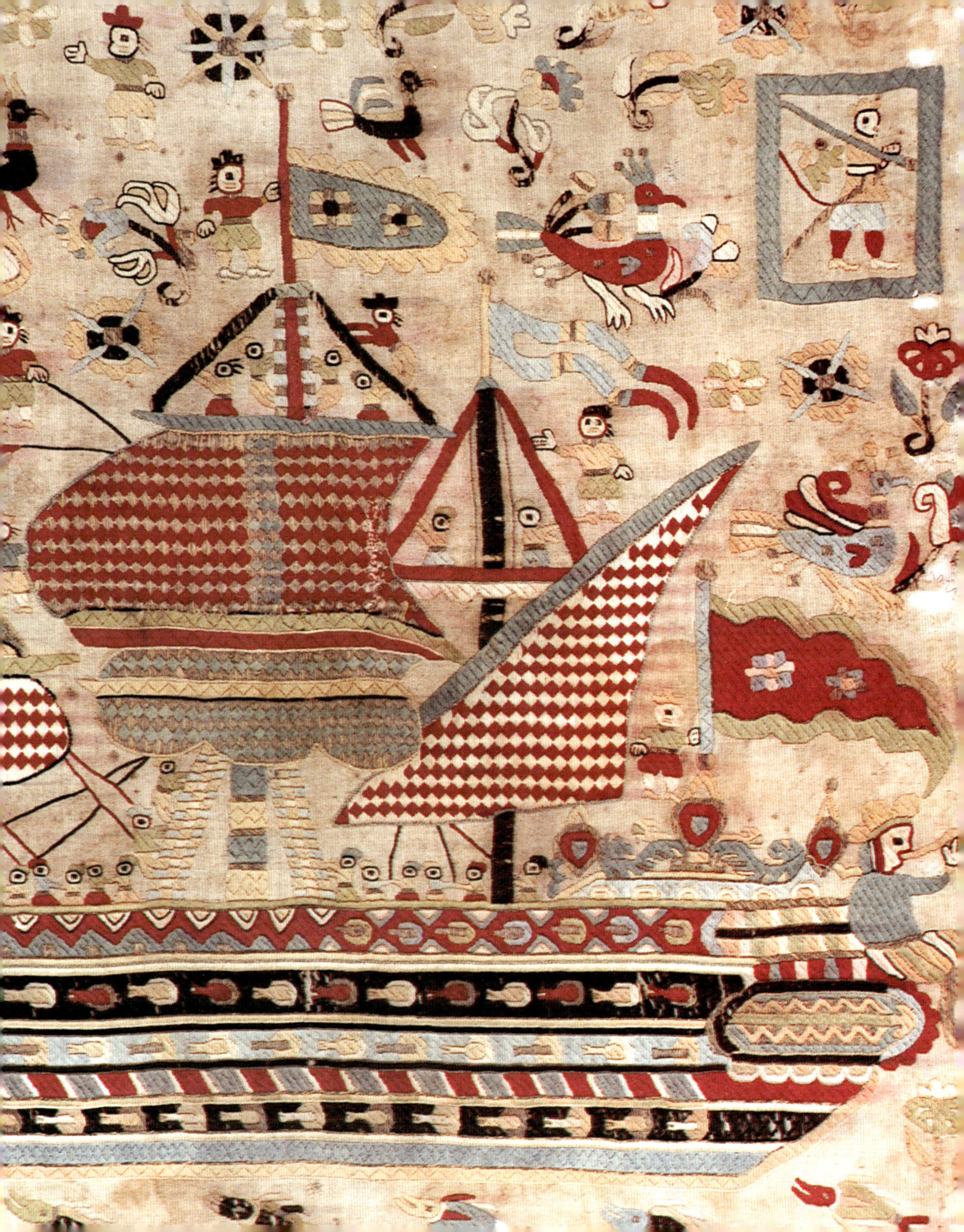

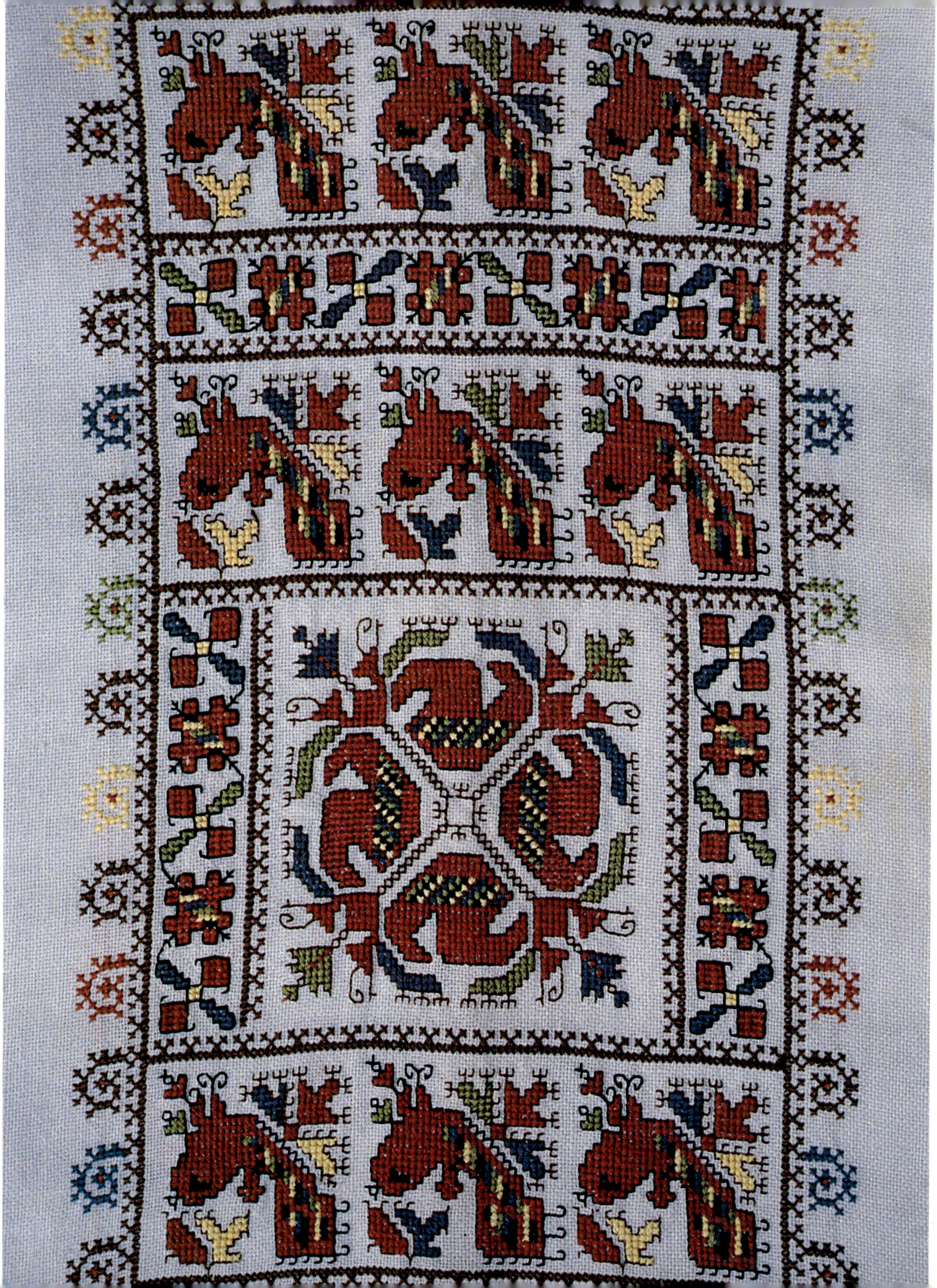

◁ 49 Vorderseite einer Frauenbluse, Sofia, Bulgarien. Kreuzstich mit Baumwollgarn auf Baumwollgewebe. Rot, schwarz konturiert, mit Holbeinstich, ist typisch für Bulgarien.

▷ 50 Ärmellose Frauenjacke, Ungarn. Spann- und Knopflochstich mit Seidengarn auf Schafleder. Kleidung aus Schaffell und -leder wurde in den Karpaten von professionellen Handwerkern gefertigt.

▽ 51 Tasche, Mezökövesd, Ungarn. Spannstich mit Wollgarn auf Tuch. Die von Blättern umgebene Einzelblüte wird Matyó-Rosenmuster genannt.

▽▽ 52 Fragment, Mezökövesd, Ungarn. Spannstich mit Baumwollgarn auf Leinen. Man erkennt die Herkunft des Matyó-Rosenmotivs am türkischen Saz-Stil, der aus einer vollen Blüte, die von gebogenen Blättern oder Zweigen mit Glockenblumen umgeben wird, besteht.

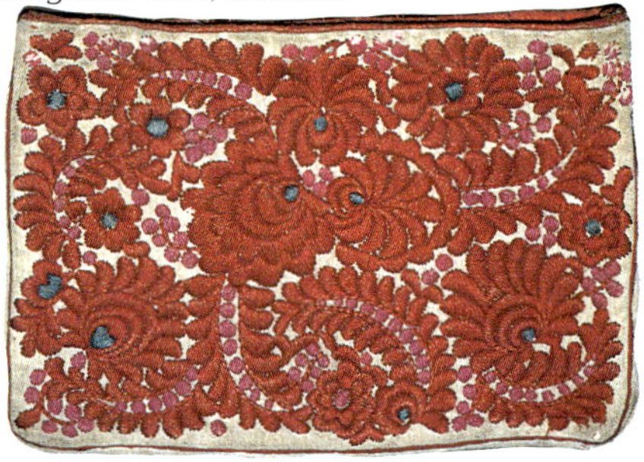

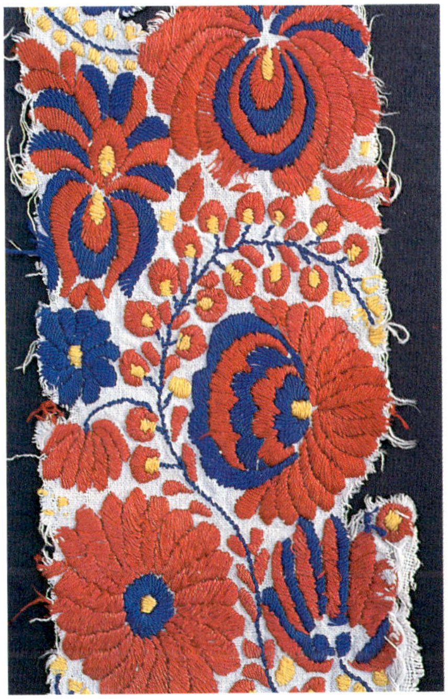

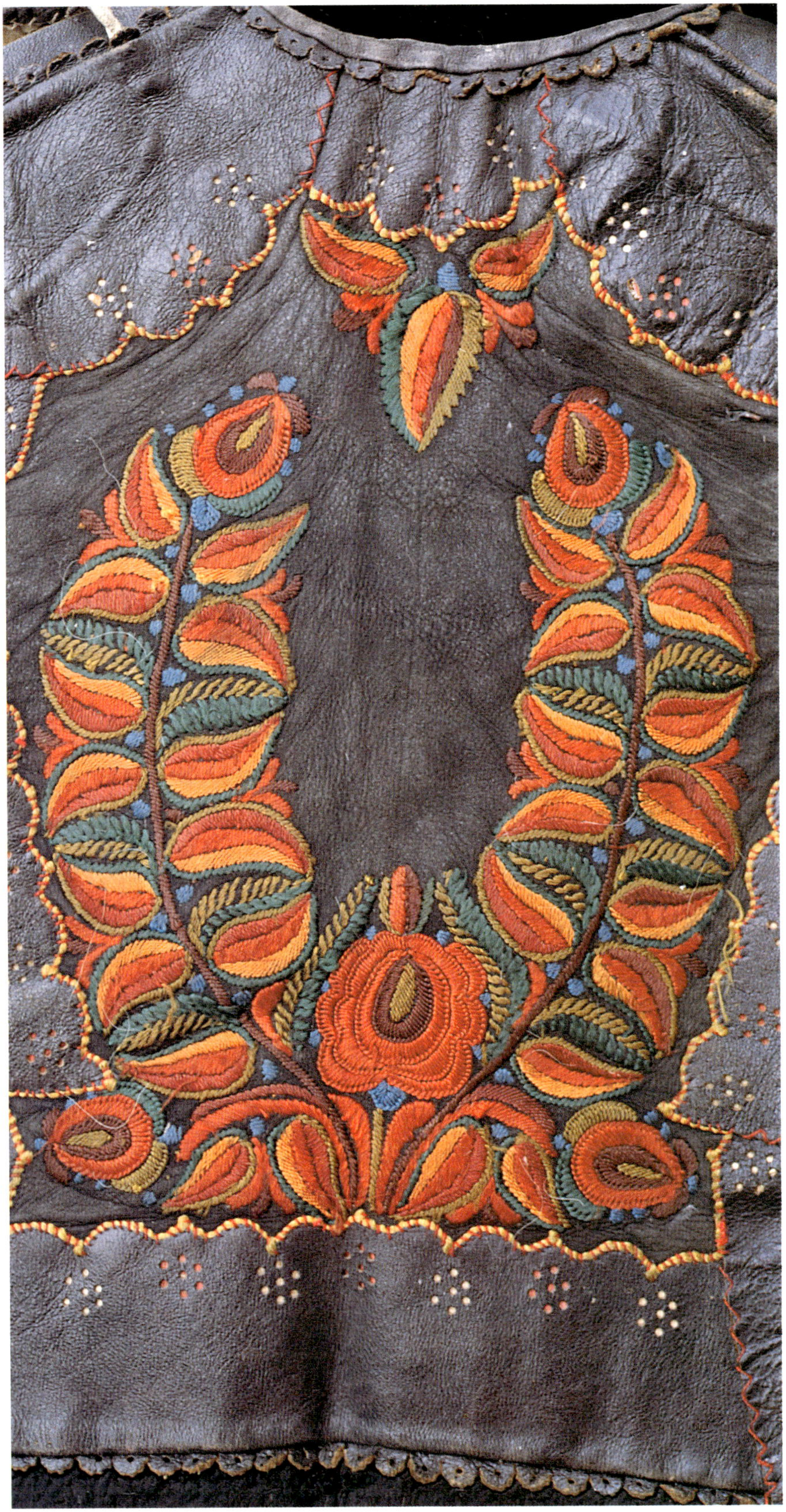

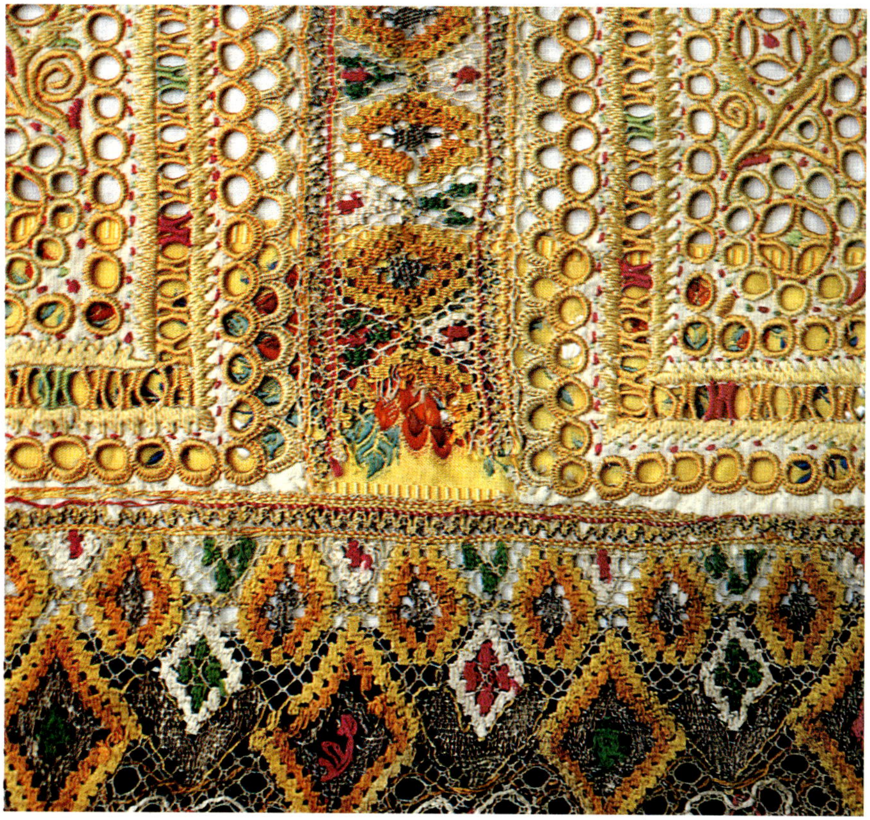

◁ 53 *Haube einer verheirateten Frau, Piestany, Slowakei. Die Kombination Bohr- und Klöppelspitze sowie Seidenband mit Blumendessin, die hier den Rand ziert, ist für die tschechoslowakische Stickerei typisch.*

▽◁ 54 *Bettvorhang Kutnice, Trnava, Slowakei. Durchbruch- und Spannstichstickerei. Zum Schutz der Wöchnerin und des Neugeborenen vor bösen Geistern wurden beide für vierzig Tage hinter einen bestickten Vorhang gebettet. Die Durchbruchstickerei gestattete der Mutter den Blick in den Raum. Die Motive waren symbolisch, hier die Fruchtbarkeitstulpe.*

▽ 55 *Ärmellose Männerjacke, Trencianske Tepla, Slowakei. Kettenstich mit Seidengarn, rote Zickzackapplikation an den Säumen auf schwarzem Tuch. In Osteuropa sind die Muster auf Kleidungsstücken aus Wolle archaischer als auf denjenigen aus Leinen.*

▷ 56 *Hochzeits-Taschentuch, Russland. Goldstickerei auf feinem Leinen. Das Überreichen von den von der Braut bestickten Taschentüchern an spezielle Hochzeitsgäste ist in einem Grossteil Nord- und Osteuropas ein alter Brauch.*

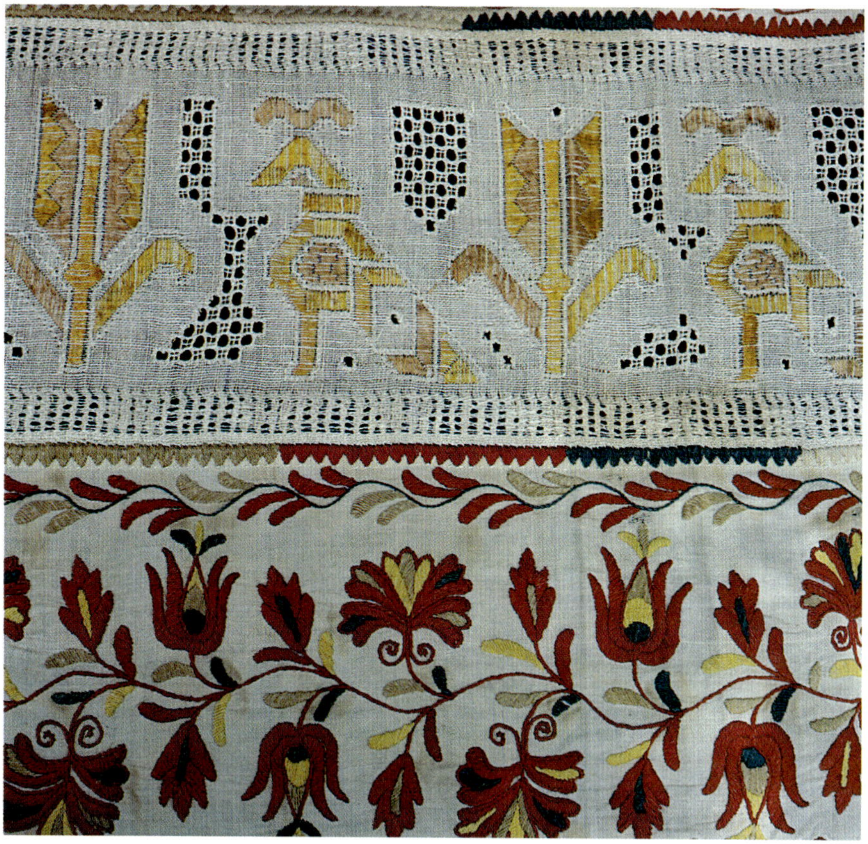

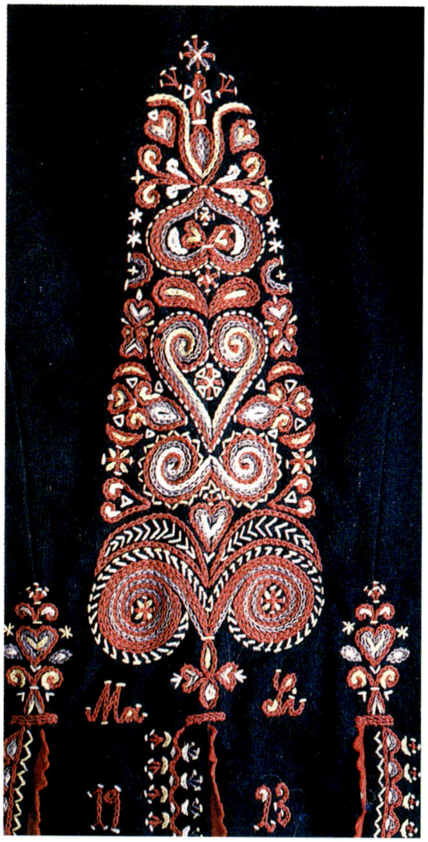

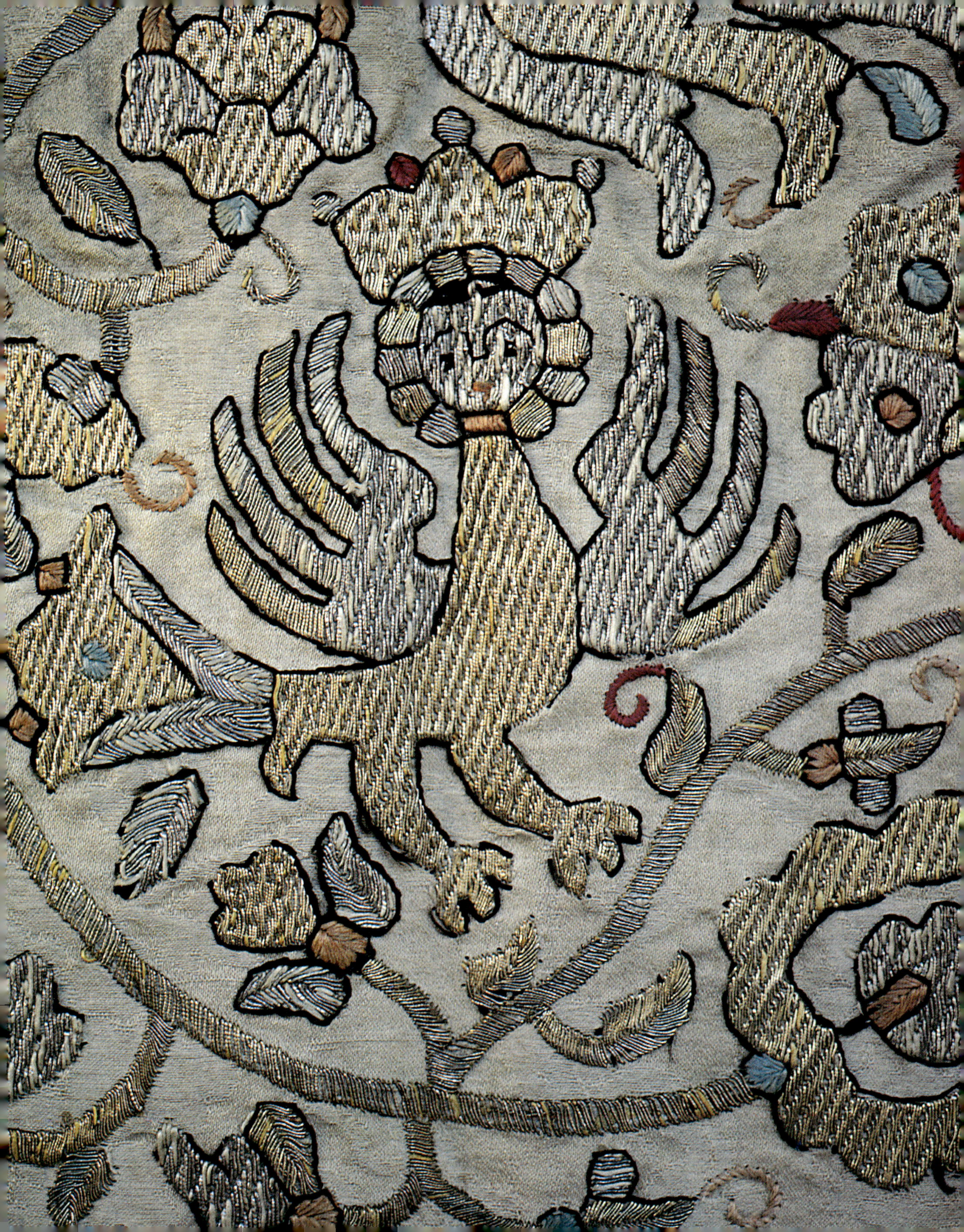

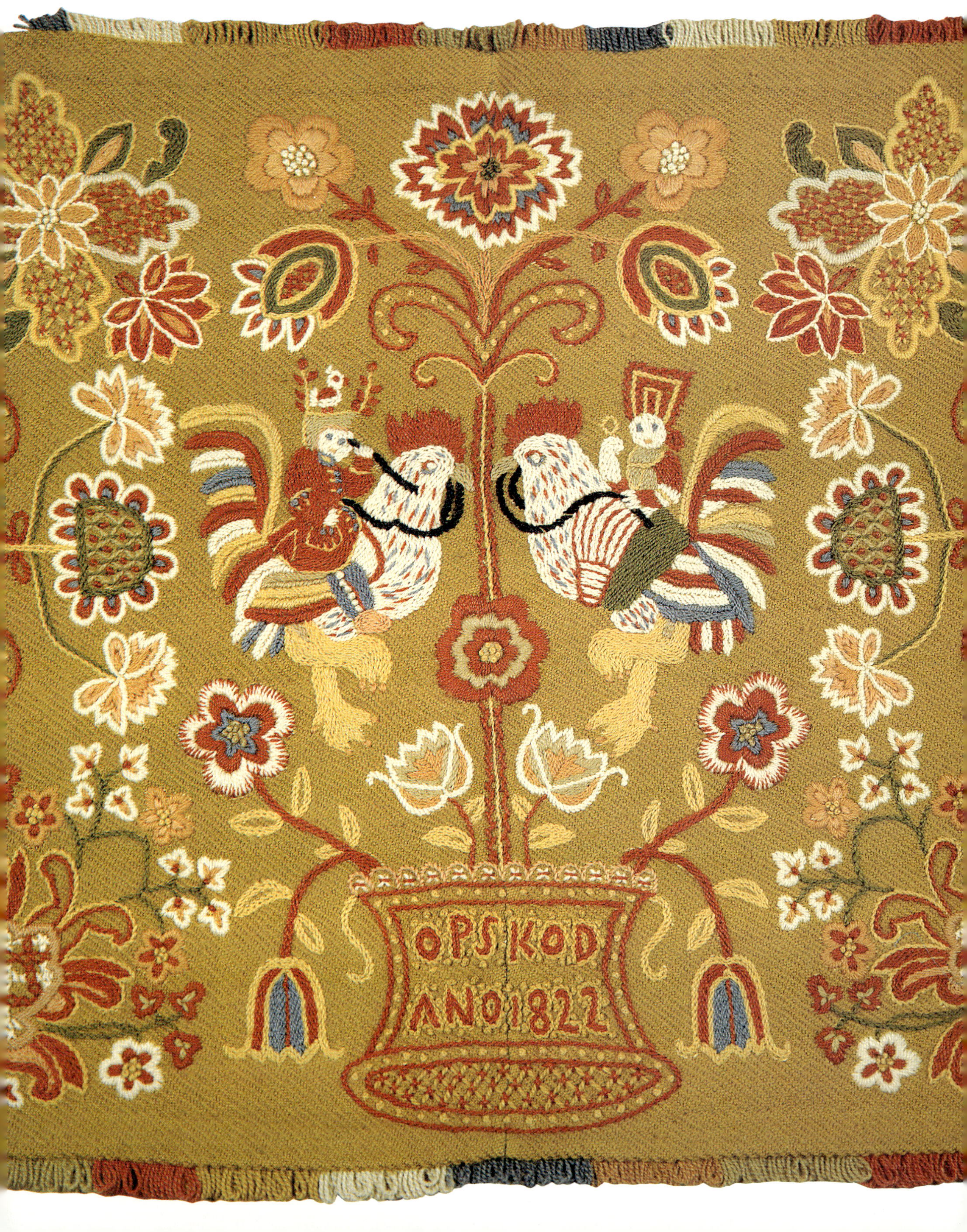
OPSKOD
ANO1822

Skandinavien
◁ 57 Bankkissen, Dänemark. Ketten-, Stiel- und Spannstich, Wollgarn auf Tuch. Der Lebensbaum, hier in Form einer Blumenvase mit den Fruchtbarkeitssymbolen Tulpen, Nelken und Rosen.
Westeuropa
▷ 58 Stickerei für Herrenweste, Frankreich, 1. Hälfte 18. Jh. Tamburierter Kettenstich, Seidengarn auf Seidengewebe. Solche Westen wurden in ganz Europa gefertigt. Da in England der Import von Stickereien zum Schutz der eigenen Stickindustrie verboten war, wurde Schmuggelware beschlagnahmt und verbrannt. Irgendwie entging das vorliegende Stück dieser Massnahme, denn es ist gestempelt mit: Customs House Seized Dover GR II (Zollhaus beschlagnahmt Dover GR II).
▽ 59 Tuch, Navalcan, Spanien. Unifarbenes Seidengarn auf Baumwollgewebe. Die Dorfbewohner schrieben Labyrinth-Mustern magische Kräfte zu.
▽▷ 60 Beutel, Viana do Castelo, Minho, Portugal. Glasperlen, Pailletten, Spannstich in Seidengarn auf Samt. Das Wort ‹Amor› ist typisch für portugiesische Stickereien.

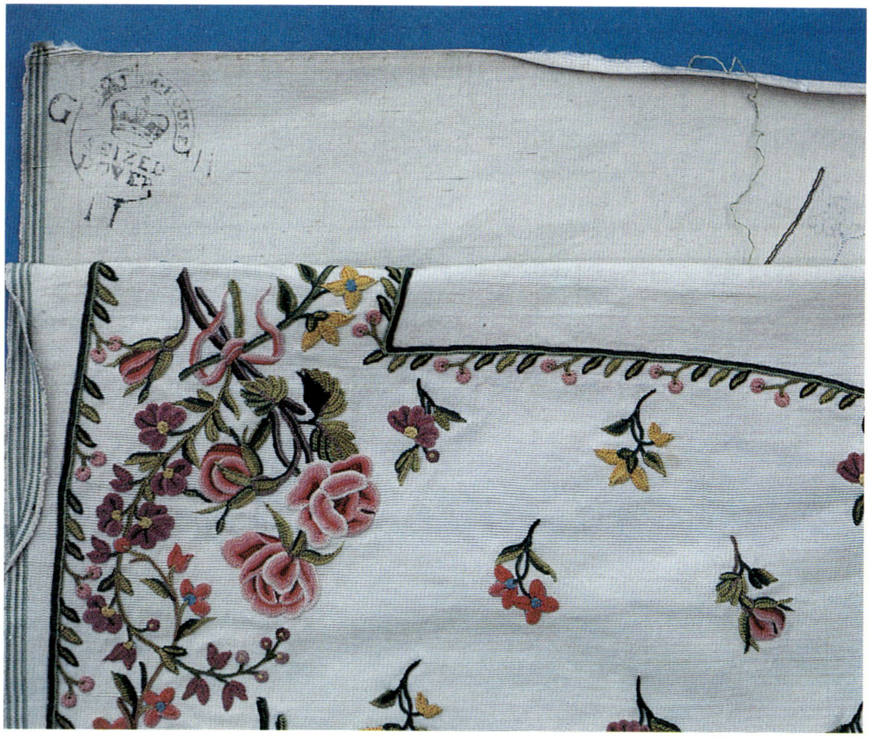

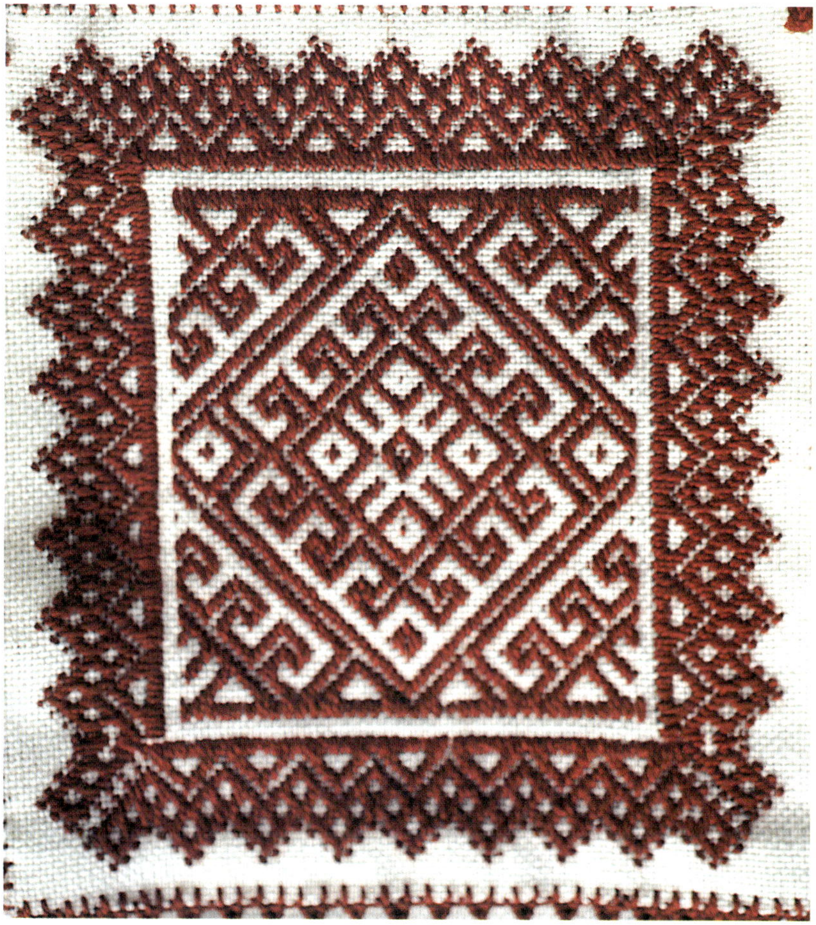

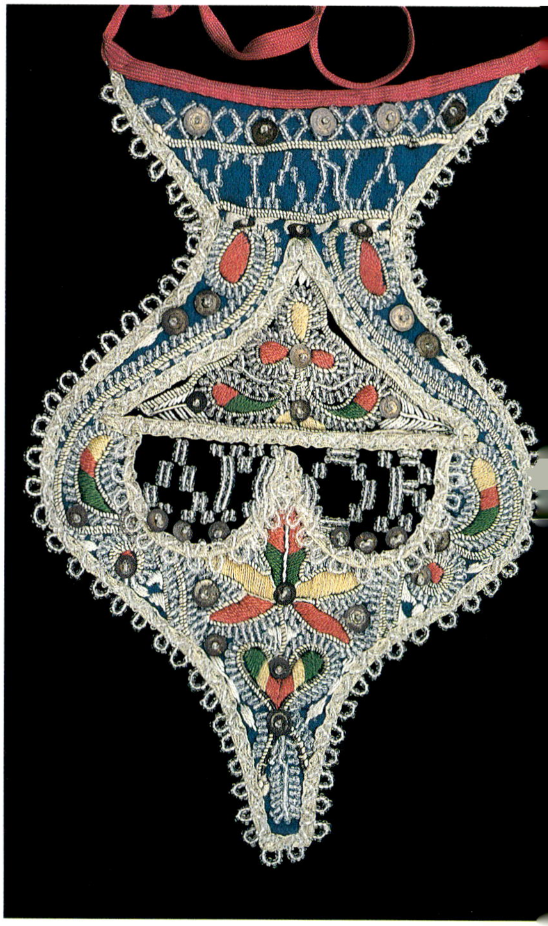

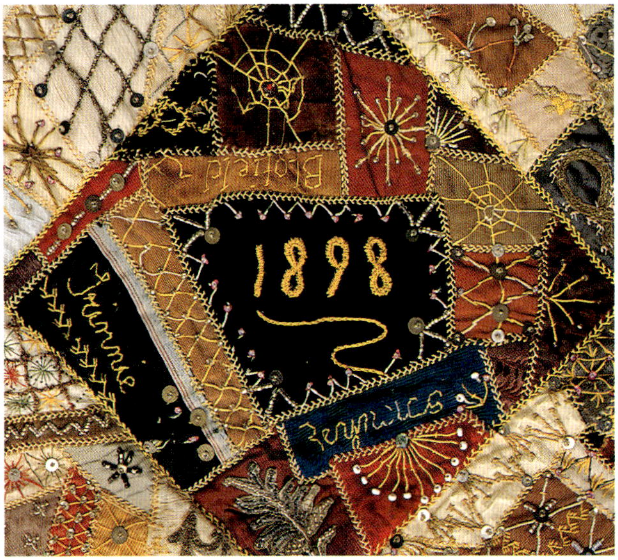

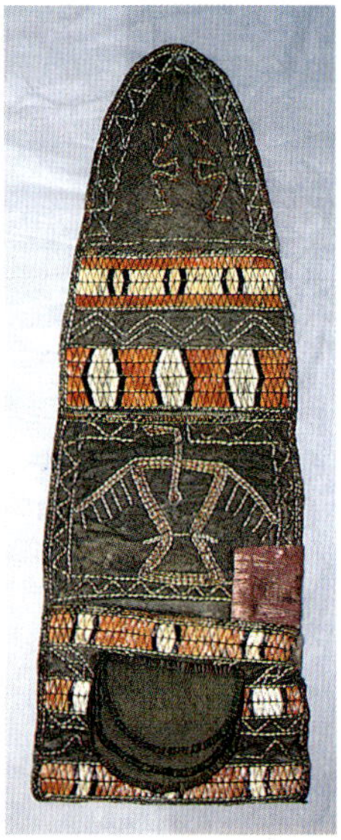

◁◁ 61 *‹Crazy-Patchwork›, Schossdecke, England (1898). Samt- und Seidenstoffe, Pailletten, Glasperlen, verschiedene Stiche. Wild zusammengesetzte Flickendecken waren in Nordamerika und in England sehr beliebt.*

Nordamerika

◁ 62 *Dreiteiliger Beutel, Ojibwa- oder Ottawa-Indianer, Nordamerika. ‹Quillwork› (Wildschweinborstenstickerei) auf Rauchleder. Der Donnervogel ist ein mythologisches Geschöpf, das mit Regen und Fruchtbarkeit in Verbindung gebracht wird.*

Zentralamerika

▽ 63 *Frauenblusen-Paneel, Mola, Kuna-Indianer, San Blás, Panama. Applikation aus verschiedenfarbigen, aufgeschnittenen Baumwollstoff-Lagen. Mola-Dessins stammen aus der lokalen Mythologie und aus dem Alltagsleben.*

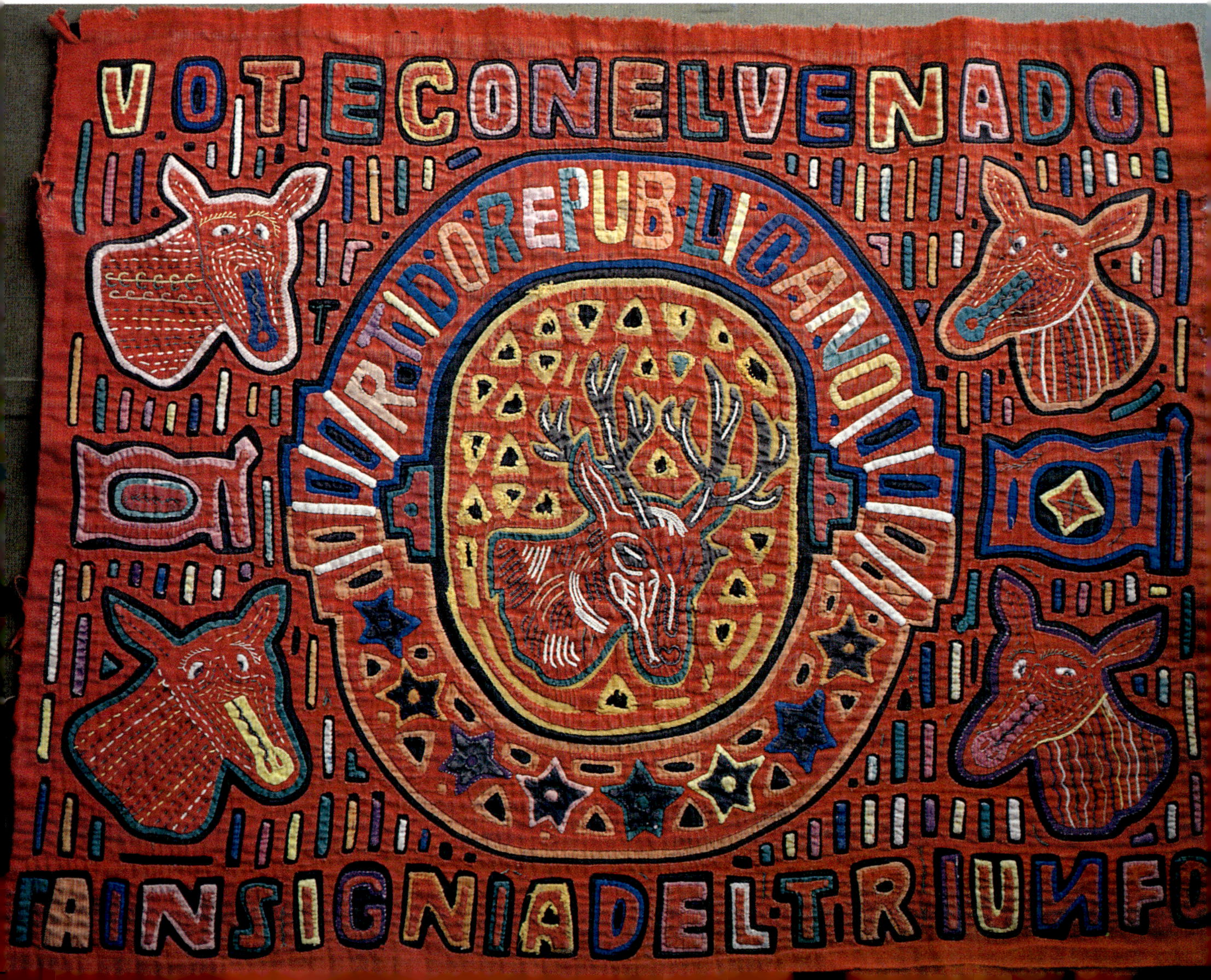

Griechisches Festland, Jugoslawien, Albanien

Trotz ethnischer Vielfalt in diesem Gebiet und der üppigen Farbpalette bei den Kostümen lässt sich Einheitliches feststellen. Geometrische Auszählmuster, meist in Wolle und in Kombination mit Durchbrüchen, schmücken die Kanten, vor allem die Stulpen der Leinenhemden mit dinarischem Schnitt. In Griechenland sind die Hemden oft ärmellos, und sie können aus indigoblauer Baumwolle oder aus Wolle sein. Die weissen Leinenhemden aus Attika haben am Saum eine breite, dicht bestickte Borte, auf der *47*
stilisierte Gottheiten abgebildet sind.

In den westjugoslawischen Bergen arbeitet man den Kreuz- oder Spannstich in kupferbrauner, blauer und grüner Wolle. Weiter nördlich sind die Muster eher floral, und der pannonische Blusenstil sowie weisse Leinenröcke lösen die Hemden ab. Kopftücher und andere Kopfbedekkungen sind mit bunten Blumen in Seide oder mit geometrischen Mustern in Kreuzstich bestickt, Filzjacken und -mäntel mit Astralmotiven, Spiralen, dem Lebensbaum und Soutache-Applikationen. In Thrakien sind wollene Schürzen und Kleider im gleichen archaischen Stil gearbeitet. Glänzende Materialien, die böse Geister abwehren sollen, ergänzen die Stickerei der meisten Kostüme, vor allem in Jugoslawien. Städtische Stickereien sind im türkischen Stil gehalten: Mäntel mit Goldstickereien und Tücher für den Hausgebrauch mit Blumendessins.

Bulgarien

Das leinene Unterhemd, das zur bulgarischen Tracht – bestehend aus Kleid, Schürze, Kopftuch sowie einem Bolero mit türkischer Goldstickerei – gehört, zeichnet sich durch diskrete Stickereien am Saum, am Brustvorderteil und an den Ärmeln aus, die alle verschiedene Dessins und unterschiedliches Stickmaterial aufweisen. So kann zum Beispiel ein dichtes geometrisches Auszählmuster in Baumwolle auf den Ärmeln mit einem *49*
lockeren Dessin von stilisierten Pflanzen in Wolle auf dem Saum ergänzt sein. Ein Kleid kann dinarisch geschnitten sein und einen Stehkragen haben, oder es kann einen seitlich geknöpften Verschluss, ein gesmoktes Brust- und Rückenzierfeld, gerade Ärmel sowie bestickte Borten am Rist und auf halber Höhe haben. Auf diese Weise erscheint die Stickerei auf der Brust, auf den Achseln und in einem senkrechten Feld auf den Ärmeln. Die Farben sind gedeckt, wobei ein sanftes Rot dominiert. Die Stickstiche sind Kreuz-, Schräg- und für die kleinen Hakendessins, die meistens ein Motiv umgeben, verdoppelter Vorstich. Häkel- oder *Oya*-Bordüren kommen ebenfalls oft vor. Auch findet man Wollmäntel mit archaischer Musterung und Kopfputze mit Quasten.

Rumänien

Ein Charakteristikum rumänischer Stickerei ist die Ausgewogenheit: Eine füllige, reich bestickte Bluse wird mit gewobenem dunklem, geradem Rock und Schürze getragen; Felder mit dichter Stickerei wechseln mit weniger dichter Stickerei in Reihen, dunkle Farben wechseln mit hellen und Kreuzstich in Seide wechselt mit Kettenstich in Metall.

Sehr wichtig ist die pannonisch geschnittene Bluse in weissem Krepp, ursprünglich in Leinen, seit dem 19. Jahrhundert jedoch in Baumwolle. Die Verteilung der Stickerei ist auffällig; am dichtesten ist sie an den Armkugeln. Der Ärmel selbst ist mit lockeren schrägen oder senkrechten Reihen mit Einzelmotiven bestickt. Dazwischen liegt eine schmale kontrastierende Querborte mit Durchbruchstickerei oder einer hellen Stepparbeit. Die Muster sind geometrisch, bisweilen auch floral. Das siebenbürgische Kostüm, aus einem groben Bauernleinen, ist schwarz und weiss bestickt und hat Durchbruchstickerei.

Das Unter- oder Hängerkleid ist manchmal bestickt, Kopftücher ebenfalls, Männerhemden sind mit Weissstickerei versehen. Die Kissenbezüge, die bei besonderen Gelegenheiten, zum Beispiel bei Hochzeiten, mit den Kleidern im besten Zimmer ausgelegt werden, weisen ebenfalls Stickereien auf. In der ganzen karpatischen Bergregion werden Mäntel aus Schafpelz und aus Wolle mit floralen Dessins in Ateliers bestickt.

Ungarn

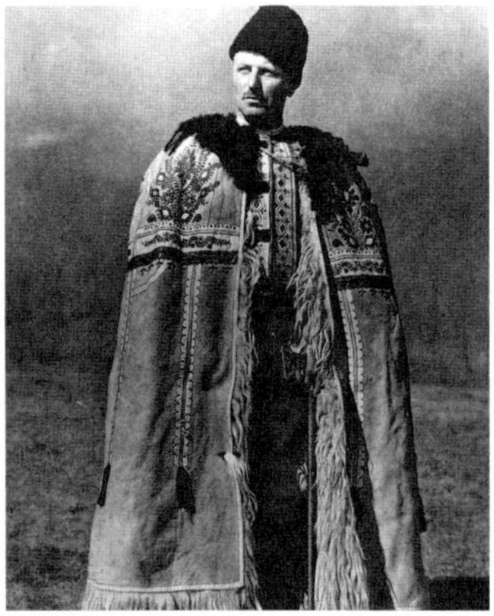

Der bestickte Schaffellumhang der osteuropäischen Hirten dient dem Landmann als Sitzgelegenheit und Bett. Er isst auf ihm, und er kann darauf Fleisch trocknen. Und wenn man einen fiebrigen Jüngling darin einwickelt, so ist das Fieber nach drei Tagen vorbei. Das Allerbeste ist ein schöner, mit Gemsen bestickter Suba, *ein Festumhang, in dem man sich an Sonntagen zeigt.*

Ungarische Stickerei kann man wie folgt zusammenfassen: Tulpen, Granatäpfel, Nelken und Rosetten osmanischen Ursprungs sind mit dicken *51*
Baumwoll- oder Wollfäden grob gestickt, zum Teil beleben kleine Vögel das Dessin. Am häufigsten wird der Spannstich gestickt, und man findet ihn oft in Kombination mit weisser Durchbruchstickerei. Unifarbener quadratischer Kettenstich, ursprünglich aus Kalotaszeg (heute Rumänien) ist ebenfalls sehr beliebt. Kräftige Farben werden von den Jungen, gedeckte
Farben von den Alten getragen. Am bekanntesten sind die floralen Sticke- *52*
reien aus Mezökövesd, die um die Jahrhundertwende auch für den Handel angefertigt wurden.

Ein Höhepunkt der ungarischen Stickereien sind die floralen Arbeiten auf Jacken, Mänteln und Umhängen aus Schafpelz oder auf den wollenen
Friesmänteln. Ursprünglich ausgeführt als weisse und rote Ledersoutache *50*
mit fernöstlicher Ornamentik, lösten später Seiden- und Wollstickerei die alten Dessins ab.

Bei den leinenen Hängerkleidern und Blusen sind hauptsächlich die Ärmel bestickt. Sie sind extrem weit und an den Schultern gerafft. Die Stickerei, meist mit dichter geometrischer Musterung, erstreckt sich in einer Borte über den Oberarm. Oft ist sie mit Weissstickerei kombiniert. Auf diese Weise sind auch die Säume von Schürzen, Röcken und Unterröcken ornamentiert. Kopftücher sind meist verziert mit einer graziösen Weissstickerei oder weissen Applikationen. Bettlaken wurden mit Blumen- und Vogelmotiven bestickt.

Tschechoslowakei

In der Tschechoslowakei treffen Ost und West aufeinander. Im Westen, in Böhmen, ist die Stickerei auf Kostümen längst von gekauften Borten, Litzen und von einem Übermass von maschineller Lochstickerei (Bohrspitze) abgelöst worden. Heute sind nur noch die Weissstickerei und die Klöppelspitzen-Bordüren auf Schärpen und Schürzen von Bedeutung. Im südöstlichen Mähren und in der Slowakei im Osten findet man Stickerei vor allem auf Blusen und Schürzen, die man leicht auch an den farbigen Klöppelspitzenbesätzen, an den Seidenbändern mit Blumendessins und an den Bohrspitzen erkennen kann. Die Blusen im pannonischen Schnitt, mit oder ohne Schultersaum, reichen oft nur bis unter den Busen. Die Ärmel sind sehr füllig, mit einer Rüsche, und sind häufig kunstvoll gefältelt. Die Kragen, meist Stehblenden, sind ebenfalls bestickt und haben oft einen Kordeldurchzug, eine Klöppelspitze oder einen Hohlsaum. In Kyjov, Mähren, haben die Blusen kurze Ärmel und grosse viereckige Kragen, die mit schwarzen Blumenmotiven bestickt sind.

Faltenröcke, die vorne offen sind, sind meist auf dem hinteren Taillenband mit geometrischen Mustern bestickt. Dazu wird eine mit naturalistischen Blumen bestickte Schürze getragen. Die Hauben sind, dem Stil des

Dorfes entsprechend, gleich wie die Blusen bestickt. Die leinenen Männerhemden haben dicht mit geometrischen Mustern bestickte Borten sowie florale Motive auf den Ärmeln und um den Brustschlitz.

Typische Techniken sind: aus der Piestany-Gegend Lochstickereien in Gelb und in Orange; aus Cicmany Muster in buntfarbenem Spannstich, *53*
kombiniert mit Durchbruchstickerei; aus Trnava Metall- mit Weissstickerei; aus Detva und Zvoln mit tamburiertem Kettenstich umgebene Lochstickerei; aus Rybany farbige Wollstickerei; aus Mähren slawischer Ringknotenstich in Gelb und Orange. Die Muster sind geometrisch und floral, können aber auch gegenständige Vögel und den Lebensbaum darstellen. *54*

Schaffellmäntel haben farbige oder rote Lederapplikationen oder gestickte Blumendessins und sind weniger überladen als diejenigen der Ungarn. Wollene Filzmäntel sind mit archaischen Motiven dekoriert, wie zum Beispiel mit den von Hörnern hergeleiteten Herzen sowie mit Litzen und *55*
Troddeln. Die vorderen Taschen der wollenen Männerhosen sind mit Blumen bestickt; ein Trachtenstil, den man von Polen bis Süddeutschland vorfindet.

Ostslowakei, Ukraine, Polen

In den Gegenden jenseits der Karpaten sind die wichtigsten Stickereiartikel die von den Mädchen für ihre Aussteuer und für ihren Bräutigam gearbeiteten Leinenhemden, die mit bunten Blumen in Kreuzstich bestickt sind. In den eigentlichen Karpaten werden ebenfalls die bereits erwähnten bestickten Schaffell- und Wollmäntel hergestellt und in Polen Männerhosen im selben Stil. In der Ukraine sind die langen, an beiden Enden mit Göttinnen oder Blumen bestickten häuslichen Zeremonialtücher aus Leinen bekannt.

Russland

So wie in der Ukraine wurden ähnliche Tücher auch in Russland an Wegkreuzungen, an Birken und im Heim über der Ikone sowie über Spiegeln drapiert. Die Motive sind meist figürlich und rot gestickt. Sie stellen die Muttergöttin und andere mythologische Figuren dar. Später jedoch wurden die Tücher auch mit mehrfarbigen Darstellungen von Zeitgenossen tamburiert. Auch Schürzen zeigen diese Motive. Leinene Bettvorhänge und Hochzeitslaken sind mit einer breiten, in Felder unterteilten und mit verschiedenen Szenen bestickten Borte versehen, an die oft noch eine Klöppelspitze genäht ist.

Auf den Kostümen findet man weniger Stickerei als anderswo in Nord- und Osteuropa. Die Leinenkleider sind von pannonischem Schnitt oder einem dinarischen mit einem seitlichen Verschluss, oder sie haben einen hochtaillierten Rock. Die Stickerei, fast ausschliesslich in Rot, ist in Borten auf den Ärmeln, den Manschetten, am Halsauschnitt und am Saum angebracht. Sie wechselt ab mit ebenfalls roten Broschiermusterstreifen oder mit Stoffapplikationen.

Goldstickerei gibt es auf den steif gepolsterten, um die Taille getrage- *56*
nen Rollen und den versteiften Teilen der Hauben, die in der Form von einer Gegend zur anderen variieren. Stickereien mit echten Perlen kommen in grossem Masse vor, vor allem auf russischen Kirchengewändern. Andere russische Stickereien sind im westeuropäischen Stil gearbeitet.

Skandinavien

‹M K Anno 1680›, ‹BJE 1756›: Solche Angaben auf schwedischen Kissenbezügen verraten bei den skandinavischen Stickereien den westeuropäischen Einfluss und damit auch eine ganz andere Motivation als bei Stickereien, denen gesellschaftliche Bräuche und Traditionen zugrunde liegen. Die ersteren sind sehr persönlich und sind der Modeströmung einer Zeit angepasst. Modelbücher aus Italien und Deutschland kamen ab dem 17. Jahrhundert in Skandinavien auf. Vor allem das Prunkleinen, wie Bettdekken und Behänge, Kissenbezüge, Tücher, Hemden, Schürzen und Schals, wurde mit solchen Modelbuch-Motiven in Durchbruch- und roter Kreuzstichstickerei gearbeitet.

Örtlich zuschreibbare traditionelle Stickereien sind vor allem in Wolle gefertigt. Die Bettvorhänge und Wandbehänge sowie die Kissen für die harten Holzbänke in Bauernhäusern und Schlitten sind mit langen Spann- *57*
stichen in Wolle mit abgestuften Farbtönen, in Schweden zusätzlich mit französischen Knötchenstichen, bestickt. Die Ornamentik besteht aus Blumenbuketts, Tulpen, Rosen, Nelken, Granatäpfeln sowie Achtzacksternen mit kleinen Vögeln, Pferden, Hirschen und Figurinen, die normalerweise um ein Zentralmotiv angeordnet sind; sie ist geschnitzten und bemalten Bauernmöbeln sehr ähnlich. In Norwegen findet man solche Dessins auf Hauben, Röcken und Mieder, wobei die Blumen meist ohne Stiele dargestellt sind, ähnlich wie in Ungarn. Auf Island sind die gleichen Motive im Spaltstich gearbeitet und schmücken dort den Saum von wollenen Festtagskleidern.

Mit Spannstichen imitierte Broschurmuster haben in Island und in Norwegen bei den Sargdecken von Telemark eine lange Tradition. Applizieren ist eine weitere Technik. Sie wird für die am Gürtel angehängten Beutel und für schwedische Kissen verwendet. Auch bei den Lappen kommt die Applikationstechnik vor, zusammen mit einer Stickerei, für die verzinkte Fäden verwendet werden. Die auf ihren blauen Wollkostümen applizierten roten Tuchstreifen sind weiss, gelb und grün bestickt. In Karelien, im Osten von Finnland, sind die Hemden im orientalischen Stil mit Haken- und Zahnmustern bestickt.

Westeuropa

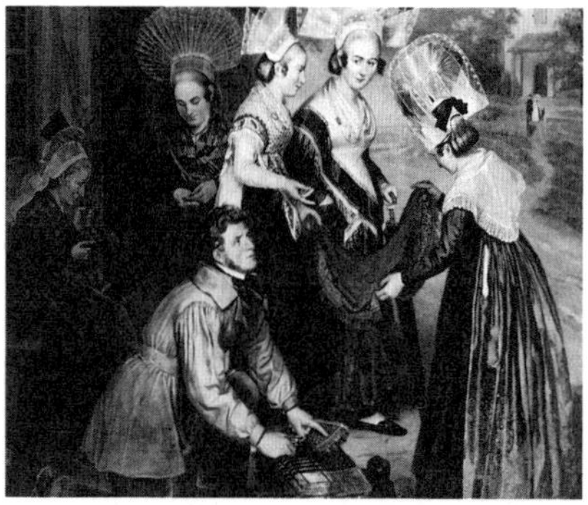

Zwar konnte sich die Haube der ländlichen Tracht in Westeuropa erhalten, doch zogen die Frauen gekaufte Textilien für ihre Kleidung zum Besticken vor. Zu diesen gehörten die Kaschmirschals, die im 19. Jahrhundert von fliegenden Händlern in ländlichen Gebieten von Frankreich verkauft wurden.

Eine Stickerei aus Westeuropa lässt sich eher durch Datum und Namen identifizieren als durch den Ursprungsort. Sticken war eine klösterliche und eine städtische Sitte, ein Beruf oder eine Freizeitbeschäftigung. Der Stil der Stickerei unterlag den Gesetzen von Mode und Handel und war nicht in einem Glauben und in gesellschaftlichen Ritualen verwurzelt. Damit stehen diese Arbeiten ausserhalb des Rahmens dieses Buches.

Die Tatsache, dass Material gekauft werden konnte und dass die seit 1523 gedruckten Modelbücher in ganz Europa gehandelt wurden, resultierte in einer gewissen Uniformität der Stickerei von Skandinavien bis nach Spanien. Die Mode von städtischer und höfischer Kleidung wurde vom vermögenden Mittelstand aufmerksam und fast überall kopiert. Für *58*
die Landbevölkerung von Westeuropa, für die strenge Vorschriften das Schmücken ihrer Kleidung regelten, brachte erst die Französische Revolution wirtschaftliches Fortkommen und persönliche Freiheiten. Sie begann ebenfalls – im Gegensatz zu Osteuropa, wo die wirtschaftlichen Verhältnisse dies verunmöglichten – mit käuflich erwerbbaren Materialien die städtische Mode zu kopieren. So wurden die Ausgangskleider mit Bändern und Besätzen geschmückt. Die Mühe der Handarbeit machte man sich nur noch bei den Hauben in Weissstickerei, bei Schürzen und Brusttüchern, bei den Kopfbedeckungen mit Goldstickerei sowie bei der Leinenwäsche mit roter Kreuzstichstickerei.

Nur in abgeschiedenen Gegenden, zum Beispiel in Bergtälern, überlebte die Stickerei im ursprünglichen Sinn. In einigen Gebieten, speziell in der Bretagne, wurde sie zur Kennzeichnung einer bestimmten Gruppe verwendet. Städtische und kirchliche Stickereien aus Spanien und Portugal folgten zwar der westeuropäischen Strömung, die geografische Isolation bewirkte jedoch, dass die Stickereien der Iberischen Halbinsel im grossen und ganzen traditionell blieben.

Spanien

Zusammen mit Sizilien war Spanien die arabisch-islamische Pforte zu Europa, und das widerspiegelt sich in den typischen Merkmalen der spanischen Stickerei: verschlungene Muster mit einfachen Stichen und beschränkte Farbwahl. Der Stickboden war meist Leinen, die Stickfäden waren schwarze Wolle, honiggelbes und blaues Leinen oder rote oder grüne Flockseide. Damit wurden Männerhemden und -hosen, Frauenblusen und -hemden, Mess- und Leichentücher sowie das Schauleinen für das Hochzeitsbett gearbeitet. Alle diese Stickereien kommen aus der westlichen und südlichen Region um Madrid, weisen jedoch von einer Stadt zur anderen oder einem Dorf zum anderen merkliche Unterschiede auf. Bei- *59*
spiele sind die Flechtmuster von Navalcan und die Assisistickerei in Flockseide, die man besonders auf den Achseln, um den Hals und auf den Stulpen der Hemden und Blusen aus der Sierra Morena findet. Der Schnitt ist meist gerade, mit einem runden oder eckigen Halsausschnitt und mit bauschigen Ärmeln, die oft zum Hals und zu den Stulpen hin gesmokt sind. Die Leinenhemden für den Bräutigam wurden auf der Brust mit wunderschönen Durchbrucharbeiten und Stopfhohlsäumen mit honigfarbigen Seiden- oder Leinenfäden sowie mit den Initialen in rotem Kreuzstich unter dem Halsausschnitt bestickt. Die feinsten Arbeiten stammen aus Lagartera in der Provinz Toledo, wo die Blusen links und rechts auf der Brust schwarze Spiralen in Wolle, umgeben von kleinen floralen Streumotiven, haben. Auf den Ärmeln der Frauenblusen aus Salamanca sind asiatische Tiermotive in schwarzer Aussparmusterung abgebildet. Die gleichen Motive erscheinen in Pastellfarben auf Tüchern.

Die leinenen Renaissance-Borten von Avila, die in häuslichen und kirchlichen Behängen eingesetzt wurden, unterscheiden sich von denjenigen in Azemmour in Marokko in Stichart und Farbe. Die Muster zeigen die gleichen Lebensbäume, flankiert von Vögeln in Aussparmusterung. Die Positivpartie ist jedoch entweder mit schwarzer Wolle in Spannstich oder in sanftgrüner, blauer oder roter Seide in Kreuzstich, in Durchbruch oder im osmanischen Stich gearbeitet. Die Azemmour-Borten hingegen sind mit dem geschlossenen Kreuznahtstich gestickt. Die Motive sind oft in der gleichen Farbe oder schwarz konturiert.

Die sogenannten Spanischen Schals wurden früher aus Manila importiert und später in Ateliers in Andalusien kopiert. Sie sind einfacher und farbiger als die chinesischen Originale.

Portugal

Portugal ist das einzige Land in Westeuropa, in dem die Handstickerei noch eine kommerzielle Bedeutung hat. Das Leitmotiv ist Sentimentalität. Die Herstellung der Leinenwäsche ist eng verbunden mit der Symbolik von Liebe und Treue, und so sind denn die wichtigsten Motive auf den leinenen Kleidern Herzen und Blumen, ein Wappen, das Wort *Amor,* *60*
Initialen und Daten, und zwar immer rot gestickt. Die verwendeten Stiche sind: Spannstich, Kreuzstich und Durchbrüche sowie Bouillon- und Lochstich in Guimaraes in Rot, Weiss und Blau. Die üblichsten so geschmückten Gegenstände sind Hemden für den Bräutigam, die auf der Brust Weissstickerei und einen rot gestickten Spruch aufweisen; Frauenblusen, die weniger reich, meist blau bestickt und auf den Achseln gesmokt sind, sowie das Schauleinen für das Hochzeitsbett und das Waschbecken. In

Minho sind die Taschentücher für den Liebsten mit rot gestickten Liebessprüchen und -wünschen geziert.

Die gestickten Teppiche aus Arraiolos, die auch heute noch angefertigt werden, stehen in bezug zu Portugal als Handelsnation. Es sind Kopien von Perserteppichen. Eine zweifarbige Borte, meist graubraun und blau, bisweilen auch kastanienbraun, kontrastiert mit einem Feld in umgekehrter Farbordnung. Die ehemals persischen Dessins sind später von Tieren und Blumen abgelöst worden.

Bettdecken aus Castelo Branco bestehen aus bestickten Leinenbahnen, deren Musterung – Anlegetechnik mit Flockseide – auf die indischen *Palampor* zurückgeht. Blickfang ist das Mittelmedaillon mit einem Paar oder einem Baum, grosszügig umgeben von Blumen und Vögeln. Ihr Inspirationsquell waren die indo-portugiesischen Quilts aus dem 17. Jahrhundert – Kunstwerke mit Darstellungen aus der indischen Mythologie oder aus der Bibel.

Nordamerika

Das Beste, was Amerika an Nadelarbeiten zu bieten hat, sind seine Quilts.
Sie sind aus der Notwendigkeit entstanden, jedes Fetzchen Stoff zu ver- *61*
wenden, und aus Freude der Pionierbevölkerung am gesellschaftlichen Zusammensein. Die Stickereien entsprachen, zwar mit einer zeitlichen Verzögerung, der westeuropäischen Mode, wurden jedoch mit weniger Sticharten, einfacheren Dessins, gröberem Material, aber mit mehr Lebhaftigkeit und mehr Charme ausgeführt. Sehr beliebt waren Mustertücher und Petit-Point-Stickerei.

Nicht nur die eingewanderten Amerikaner folgten den europäischen Modeströmungen, sondern auch die Indianer übernahmen florale Motive
aus Europa. Die geometrischen und mythologischen Muster mit Elchhaa- *62*
ren und Wildschweinborsten (Quillwork) wurden mehr und mehr durch hübsche, mit pastellfarbenen Glasperlen gestickte Blumenmotive verdrängt, auf Stoff genauso wie auf Häuten und auf Rinden. Viele Artikel wurden bestickt: Jacken, Hemden, Mokassins, Handschuhe, Sättel, Beutel und Taschen. Bereits im 18. Jahrhundert bestand ein Markt für Indianersouvenirs, wie zum Beispiel Schachteln und Scherenbehälter.

Zentralamerika

Von den Mayas, den Azteken, den Inkas und von noch früheren Zivilisationen stammen einige der besten Webtraditionen der Welt, die zum Teil auch heute noch von manchen Frauen in Zentral- und Südamerika praktiziert werden. Der Dekor auf den unzugeschnittenen Kleidungsstücken in handgewobener Baumwolle oder Wolle, wie Ponchos, Tücher, Wickelröcke und Gürtel, ist meist broschiert, und die Stickerei kam erst auf, als die Geschicklichkeit der Weberinnen nachliess.

Mexiko

Stickereien findet man am ehesten auf gewerblich hergestelltem Stoff; sie sind von Europa inspiriert. Die traditionelle Tunika, der *Huipil,* und der Schal *Quexquemetl* von Mexiko haben broschierte geometrische Muster mit stilisierten heiligen Tieren und Vögeln. Im Gegenteil dazu sind die weissen Baumwollblusen mit viereckigem Halsausschnitt und kurzen Ärmeln europäischer Herkunft; sie weisen eine Fülle von grossen Blumen-, Vogel- und Tiermotiven, in Kombination mit Achtzacksternen, auf und

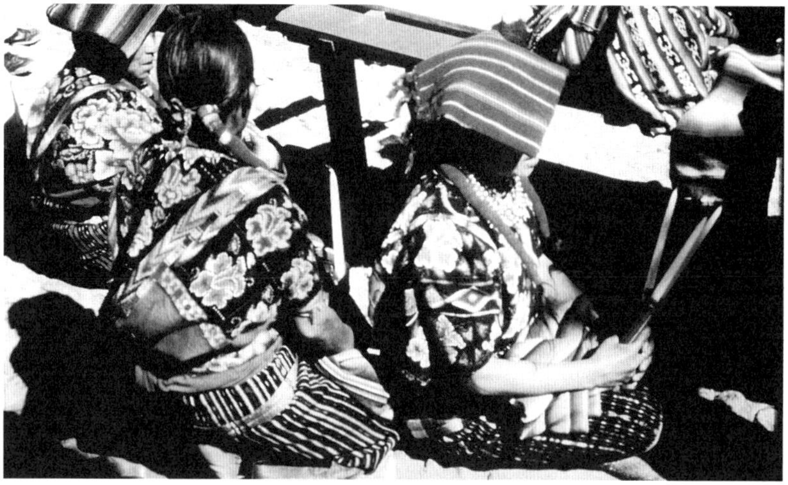

Mädchen aus Chichicastenango sitzen auf dem Markt und verkaufen buntbestickte Blusen zum Fertignähen. Ihre gewobenen Hüllkleider haben an den Nähten wechselnde Farben, eine Anordnung, die man in vielen Teilen der Welt sieht.

zwar in einer Mischung von bunten Farben und mit Spannstichen. Die Häkelborten sind hingegen weiss. Die Rüschenröcke mit üppigen Blumen und die goldbestickten Anzüge wurden von den Stierkämpfen und Fiestas in Andalusien übernommen.

Auf einigen Kleidungsstücken findet man Negativmuster in gedämpfteren Farben und mit Kreuzstichornamenten, die eine Broschur nachahmen. Die Stile variieren, und obwohl die Männerkleidung meist einfach ist, gehören bestickte Festtagshemden und Taschen dazu. Die letzteren sind notwendig, da die Gewänder keine Taschen haben. Sie sind mit geometrischen und mit Tiermotiven bestickt.

Guatemala

Die guatemaltekischen Textilien zeichnen sich vor allem durch kunstvolle broschierte Webereien aus. Stilisierte Vögel und Tiere werden mit exakten Diagonalen dargestellt. Pflanzenformen und Zickzackmotive, Schlangen symbolisierend, in harmonisch abgestimmten Farbkombinationen, zieren die Kleidungsstücke, die aus geraden Stoffbahnen genäht sind. Stickereien auf den *Huipils*, ob symbolisch oder floral, sind weit weniger bedeutungsvoll.

Panama

Auf der Welt einmalig sind die Blusenpaneele der Kuna-Indianer auf dem *63*
San-Blás-Archipel, die sogenannten *Mola*. Verschiedenfarbige und unterschiedlich grosse Stofflagen (rot dominiert) werden dazu so aufgeschnitten und umgenäht, dass verschiedene Dessins aus der lokalen Mythologie, Vögel und Tiere, aber auch Themen aus der heutigen Welt wie eine Zigarrenschachtel oder ein politischer Wahlspruch entstehen.

Südamerika

Die bolivianischen und peruanischen Textilien verraten die hervorragende Handfertigkeit der Inkas und früherer Völker beim Weben. Symbole wie Sonne, der heilige Kondor, Schlange und Jaguar wurden gewoben und nicht gestickt. Doch 1925 wurden in der Paracas-Region, an der peruanischen Küste, einige der weltältesten Stickereien gefunden. Auf dieser

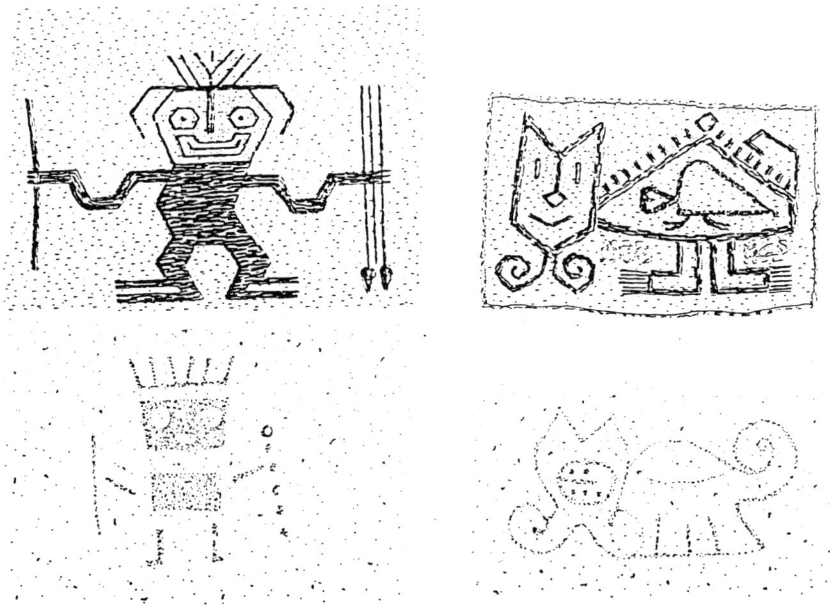

Stickereien aus der Paracas-Nekropole in Peru stellen dieselben Motive dar wie die Nazca-Scharrbilder in der Wüste. Die Figur mit dem stacheligen Kopf, Unku, *auf einem Hemd ähnelt den drei Figuren einer Felsritzung aus dem Ingenio-Tal, und das Feliden-Motiv auf einem Umhang erinnert an die riesige Figur in der Wüste bei der Stadt Ica.*

fast niederschlagsfreien, wüstenähnlichen Halbinsel bestand ungefähr von 600 bis 200 v. Chr. die Totenstadt der dortigen Bevölkerung. Ihre Elite wurde, vorbereitet für das nächste Leben, als Mumienbündel beigesetzt, in dem oft Hunderte von Textilien enthalten waren. Diese waren vor allem gewoben, aber auch mit lebhaften Farben in Wollfäden mit Stiel- und mit Knötchenstich bestickt. Raubtier-, Schlangen-, Greifvögel- und Mörderwalmotive, anthropomorphe Gestalten sowie ornamentale Ausschmükkungen zieren diese Textilien, die zusammen mit Waffen und Trophäenköpfen den Toten beigegeben wurden. Sie geben uns noch viele Rätsel auf; sie verkörpern wohl religiöse Ideen und könnten auf kultische Anlässe sowie auf die Opferpflicht des Menschen hinweisen. Die Motive gleichen einigen der überdimensionierten Bildern mit Tierfiguren in der nahegelegenen Wüste, die nur aus der Luft erkennbar sind. Es sind die rätselhaften Nazca-Scharrbilder, deren heiliger oder astrologischer Zweck noch unentdeckt ist. Die Paracas-Textilien sind von solchem Reichtum, dass es scheint, als ob Sein und Haben der Lebenden fast gänzlich im Dienste der Toten gestanden hätten.

Die dekorative Kraft des Kults

Die Muttergöttin

Identifizierung eines kultischen Ursprungs

Wenn der Zweck und die Muster der Stickereien eines Stamms oder einer Agrarbevölkerung mythologischen Ursprungs sind, gibt es einige gemeinsame Merkmale. Höchstwahrscheinlich befinden sich dann die Muster auf Gegenständen, die bei Übergangsritualen wie Eheschliessung oder Tod eine Rolle spielen, oder sie sind assoziiert mit etwas Symbolischem, wie zum Beispiel mit Frauenhaar. Die Stickereien stammen oft aus einer abgeschiedenen oder ethnisch anders strukturierten Gegend eines Landes, wie den nördlichen russischen Steppen oder den barbarischen Provinzen Chinas. Ein gesticktes weibliches Wesen wird eher eine Göttin als sonst eine Frau darstellen, vor allem, wenn noch weitere Symbole dabei sind wie Zickzack, Vögel, Winkel, Kröten oder eine zudienende Gestalt. Meist ist die Figur Teil eines symmetrischen Musterrapports oder sie ist selbst ein solches Muster, in einer rituellen Stellung abgebildet, oft etwas haltend, was wie ein Zweig aussieht. Die Formveränderung – eine Frau, die halb Baum, Vogel oder Biene ist, oder statt der Beine einen Sockel hat – weist ebenfalls auf einen kultischen Ursprung hin.

Solcher Symbolismus ist jedoch nicht immer klar erkenntlich. Die primitive Mythologie ist ein komplexer Versuch, Fruchtbarkeit, Leben, Tod und kosmische Schöpfung zu erfassen und kann nicht als eine Folge von Einzelkulten verstanden werden. Deshalb vereinigen sich die Muster verschiedener Ursprünge. Die Fruchtbarkeitsgöttin kann zu einem Lebensbaum umgewandelt oder mit Hörnern dargestellt werden. Der Mond kann eine männliche oder weibliche Gottheit sein; die Sonne ist ein Jäger oder eine Lebensspenderin. Mythen ergänzen sich oder sind je nach Kultur gegensätzlich: Einige wurden durch die Wanderung eines Volkes verbreitet, die meisten stammen jedoch aus denselben menschlichen Grundbedürfnissen und Instinkten und überdauerten Tausende von Jahren. Das Bild der Muttergottheit hielt sich bis ins klassische Griechenland und ging in die dortigen Göttersagen ein. Im Christentum wurde dann daraus der Marienkult.

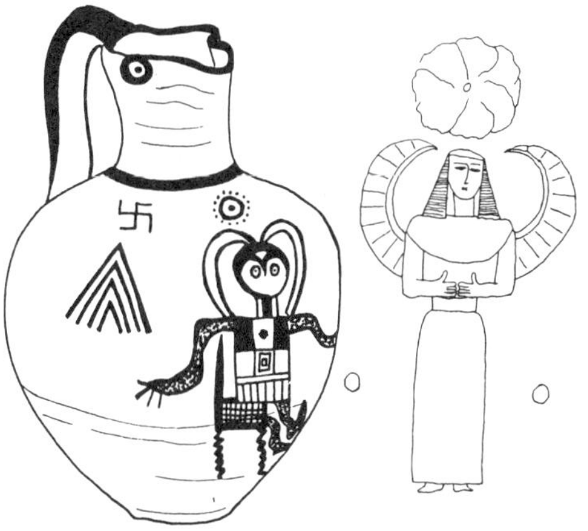

Die Figur einer Göttin auf einem zypriotischen Krug von 700–600 v. Chr. und auf Metallplatten aus Ostgriechenland von 720–520 v. Chr. wird von mythologischen Symbolen begleitet, denen man später auch auf Stickereien begegnet.

Ursprünge des Kults der Muttergöttin

Die Vorstellung der Erde als einer gebärenden und nährenden Mutter ist weltweit verbreitet. Fast ohne Ausnahme existierte in jeder Volksgemeinschaft ein Mythos über die Erschaffung der Welt. Meist liegt darin die Grundidee einer in Hingebung empfangenden, Leben spendenden Erde in Form einer Göttin, die von einer potenzierten männlichen Kraft befruchtet wird. Diese kann in der Gestalt eines Vogels (als Verbindung zwischen Himmel und Erde), einer Schlange oder einer Kröte auftreten.

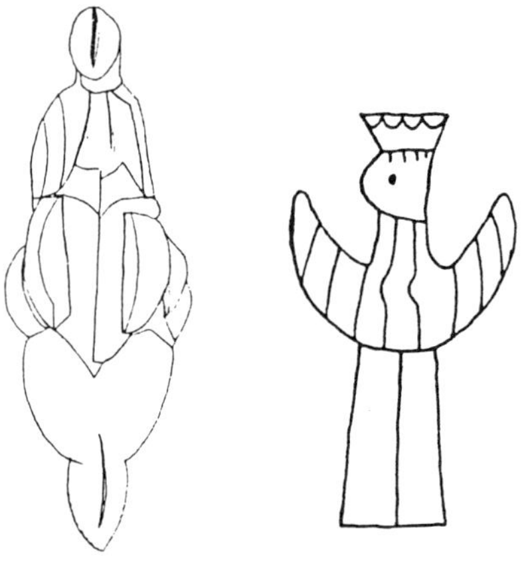

Die Stickereien aus Bekalta in Tunesien erinnern an die Rhombusform der Lespugue-Venus aus Elfenbein aus dem Aurignacien (um 30 000–25 000 v. Chr.), und der keilförmige Kopf der mykenischen Göttin von 1300–1200 v. Chr. kommt in ähnlicher Form auf bestickten russischen Zeremonialtüchern vor.

Die frühesten von Menschenhand geschaffenen Idole – paläolithische Kultfiguren aus Mammutzähnen von 30 000 v. Chr. – stellen eine solche Göttin dar, die Mutter Erde als Lebensspenderin und Symbol der Fruchtbarkeit. Aus der neolithischen Periode, ab etwa 5000 v. Chr., fand man solche Kleinplastiken in Asien und im Nahen Osten, nämlich von vorindoeuropäischen, matriarchalischen Völkern in Alteuropa sowie von den kykladischen und kretisch-mykenischen Zivilisationen. Die Terrakotta- oder Bronzeidole stammen hauptsächlich aus Gräbern oder aus Sanktuarien, und der genaue Verwendungszweck ist nicht bekannt. Diejenigen aus den Sanktuarien waren wahrscheinlich Opfergaben als Ersatz für andere Opfer oder für die Opferbringenden. Einige standen an einem geheiligten Ort in der Behausung zum Schutz von Herd und Wohnung. Nicht alle sind Abbilder der Muttergöttin. Sie können auch eine Priesterin oder eine Anbetende darstellen. Oft sind sie rot geschmückt und symbolisieren so das Mysterium des Blutes.

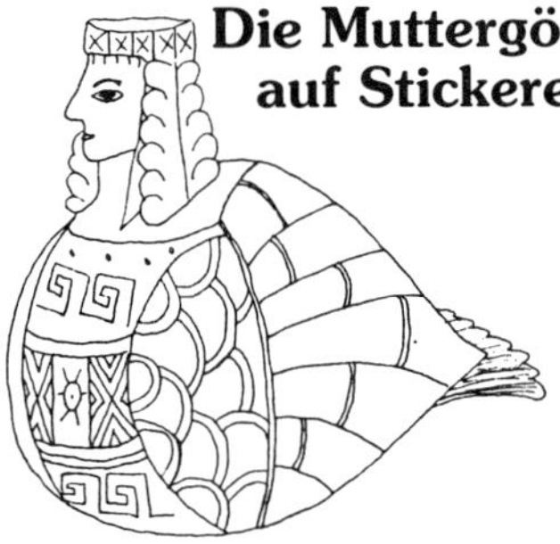

Die Muttergöttin auf Stickereien

Im alten Europa, das sich von der Adria und der Ägäis bis nach der Ukraine und Polen erstreckte, waren Statuetten der Muttergöttin allgemein in Gebrauch, und vor allem in der Mittelmeergegend und in Russland kommt die Muttergöttin in der Stickerei sehr oft vor. Die heidnische Mythologie überlebte im Mittelmeerraum bis in die Zeit des klassischen Griechenlands. Dann wurde sehr viel von der früheren ägäischen Zivilisation übernommen, und zwar von den Thraziern, den Bewohnern des achämenidischen Grosskönigtums, das sich bis zum Hindukusch erstreckte. Diese verehrten die Erdmutter und stellten sie im 4. Jahrhundert v. Chr. in ihren Silberschmiedearbeiten auf einem Löwen reitend dar. Nicht verwunderlich, dass auf griechischen Stickereien viele Beispiele dieser von der Erdmutter abgeleiteten Figuren, zum Beispiel einen Zweig haltend, auf Kissenbezügen und Tüchern von Skyros und von den Kykladen vorkommen; diese Inseln waren im 3. Jahrtausend v. Chr. die Heimat einer blühenden Zivilisation. Sitzende Figuren mit einem Zweig in der Hand findet man auch auf Kissen und Bettvorhängen im nordwestlichen Epirus, einer Gegend, die eine römische, byzantinische und dann eine florierende osma-
nische Provinz war. Auf Attika sind die Säume der Frauenhemden fast *66*
immer mit einer vereinfachten Version der Göttin bestickt.

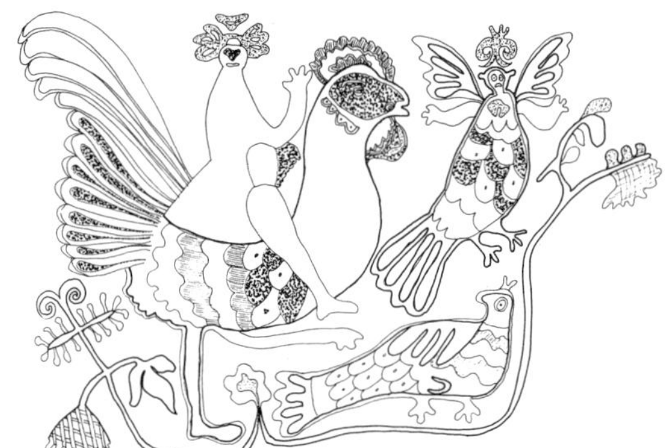

Hier hat die Vogelgöttin oder Sirene ihre Form einer ostgriechischen Parfümflasche aus Terrakotta, von etwa 640 v. Chr., geliehen. Es ist dieselbe Form wie die der Sirenen aus der russisch-heidnischen Mythologie: Sirine und Alkonoste.

Auf frühen Darstellungen erschien die Urmutter mit eiförmig verlängertem Hinterteil, was ihr ein vogelähnliches Aussehen verlieh; es wurde durch die Beigabe eines Schnabels noch betont. Die Verbindung der Göttin mit Vögeln kommt sehr häufig vor und findet sich dementsprechend oft auch auf Stickereien in dieser Form. Auf Skyros besteht sie zur Hälfte aus einer Vogelform, und in Russland haben die Vogelsirenen, bekannt als Sirine und Alkonoste, Frauengesichter und exotisches Gefieder. Sie sind die Vögel aus alten Legenden, die mit ihrem Gesang die Heiligen im Paradies bezauberten.

Das älteste erhaltene Textil mit der Abbildung der Muttergöttin ist der grosse Filzbehang, den man in einem der Hügelgräber von Pazyryk im Altai-Gebirge von Südsibirien fand. Über Jahrhunderte lief Wasser in die Grabkammern, vor allem dort, wo Grabschändungen stattgefunden hatten, und gefror in der Tiefe zu dauerndem Eis. So wurden die Gegenstän-

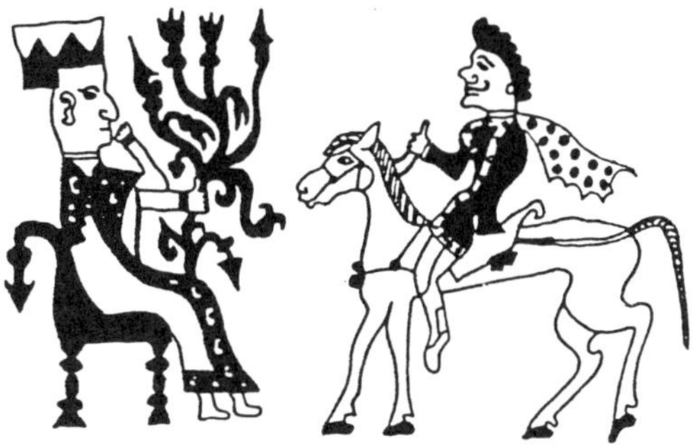

Die auf dem grossen Pazyryk-Filz dargestellte sitzende Göttin mit einem heiligen Zweig, der sich ein Reiter nähert, ist ein Motiv, das in verschiedenen Gestalten und Veränderungen auf Stickereien aus vielen Ländern vorkommt.

de aus dem 7. bis 2. Jahrhundert v. Chr. unter anderen der Filzteppich, konserviert. Das sich wiederholende Hauptmotiv stellt eine thronende Erdmutter, einen magischen Zweig haltend, dar. Man nimmt an, dass es sich um ‹Tabiti›, Göttin des Herdes und deshalb des Feuers und der Fruchtbarkeit, handelt, der die Russen bereits zu vorskythischer Zeit Opfer brachten. Ihr nähert sich ein Reiter auf einem Pferd, wahrscheinlich ein Verehrer. Auf späteren gestickten Darstellungen ist die Urmutter in vielen Ländern zusammen mit einem Reiter abgebildet.

Anthropomorphe Figuren in der westlichen Stickerei sind nicht von Göttinnen abgeleitet, sondern stammen aus der Bibel, aus Holzschnitten oder von zeitgenössischen Szenen. In den 30er Jahren erschien in der englischen Stickerei ein neues Motiv: die Biedermeierdame. Die Stroh- *67*
dachhäuschen und Stockrosen, die zu ihr gehörten, entsprangen dem nostalgischen Wunsch nach dem einfachen Landleben, hervorgerufen durch den damals aufkommenden Reihenhäuserbau und die Stadtrandsiedlungen. Die Dame selbst hingegen war ein Anachronismus. Es waren nicht Modestiche aus dem 19. Jahrhundert, die die Stickerinnen kopierten, sondern bäuerliche Arbeiten, die dieselben idyllischen Vorstellungen von Sicherheit in einer sich verändernden Welt erweckten. Könnte man den Ursprung der Dame nicht in einem Zusammenhang mit anderem bäuerlichen Brauchtum sehen, das zurückgeht auf die Fruchtbarkeitsmythen der Altsteinzeit?

Die Pose der erhobenen Arme

Die Pose der Muttergottheit hatte überall eine rituelle Bedeutung. Oft wurde sie mit erhobenen Armen oder gespreizten Beinen oder von vorne, symmetrisch flankiert von Tier- oder Pflanzenformen, abgebildet.

Das Erheben der Arme ist eine instinktive Geste der Selbstverteidigung und eine eingeprägte Geste der Unterwerfung. Oft steht sie auch im Zusammenhang mit einer Opferdarbringung und bei einem Naturvolk, wie dem der Pygmäen, mit der Anbetung der Sonne. Die Götter der Mayas *68*
hielten ihre Arme hoch, um den Himmel zu tragen. Beim Tanz ist dies ebenfalls eine wichtige Bewegung – vogelköpfige, tanzende Frauen sind in dieser Stellung auf Aurignac-Felsbildern, in Pêche-Merle, Frankreich, dargestellt. Oft wurden beim Tanzen zur Identifikation mit einem Tier dessen Bewegungen imitiert.

Auf Stickereien findet man die weibliche Figur mit erhobenen Armen *69*
fast überall. Sie gleicht den frühen tönernen Idolen, zum Beispiel denen aus dem neolithischen Iberia, aus Ägypten, Alteuropa und Indien. Die gleiche Form erscheint auf alten tunesischen Schnitzereien, auf modernen Stickereien und beim Ritual einer Hochzeitszeremonie. Darstellungen
wie auf phönikischen Reliefs auf den Stelen von Karthago, die die Göttin *64*
Tanit mit erhobenen oder ausgestreckten Armen, oft stilisiert zu einem Kreis mit linienförmigen Händen und zu einem Dreieck als Körper zeigen, findet man so auch auf gestickten Frauenhochzeitsgewändern. Eine Darstellung der Erdmutter ist auch die moderne Braut in Tunesien an ihrem *Jelwa,* wo sie am vierten Tag ihrer Hochzeit mit sieben Tuniken als Göttin bekleidet und verschleiert wird. Das äusserste Gewand ist von der schweren Goldstickerei ganz steif, und darüber kommen noch Boleros mit Goldstickerei, ein Kopfputz und der zur Aussteuer gehörende Schmuck. Für diesen Höhepunkt der siebentägigen Hochzeitszeremonie steht sie erhöht mit erhobenen Armen, die Handflächen zu den Gästen gekehrt, um in ihrer Gegenwart entschleiert zu werden. Anschliessend wird die Ehe vollzogen. Diese Handlung wird auf ein längst vergessenes Fruchtbarkeitsritual zurückgeführt und soll den ‹Bösen Blick› abwenden – die Hände sind zum Schutz erhoben. Dies geht eindeutig auf den phönikischen Göttin-

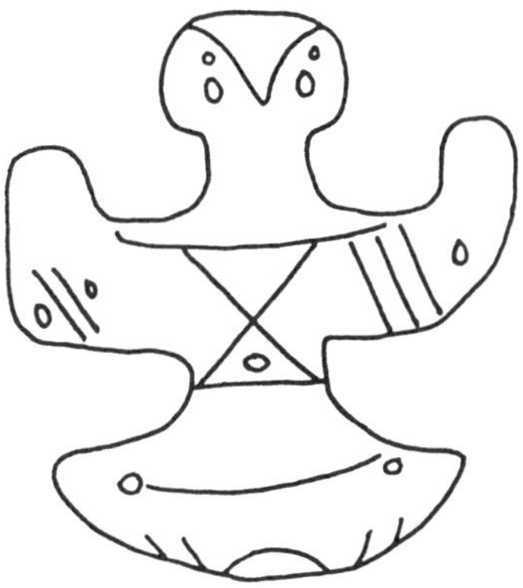

Ein Terrakotta-Idol, die Göttin mit erhobenen Armen darstellend, von Razgrad, Bulgarien, datiert etwa 4000 v. Chr. Spätere minoische und mykenische Idole stellen die Göttin in derselben Pose dar. Sie wurde zu einem beliebten Stickmotiv.

nenkult zurück. Das entsprechende Stickmotiv wird aber normalerweise als ‹die Braut an ihrem *Jelwa*› und nicht als die Göttin Tanit bezeichnet.

Im russischen Hauptland und der Ukraine hat sich noch bis vor kurzer
Zeit der rituelle Gebrauch von Stickereien, deren Verwendung und Motive 65
eindeutig heidnischen Ursprungs sind, erhalten. Die russischen Zeremonialtücher wurden an Wegkreuzungen und an Birken aufgehängt, und sie zeigten einen Dekor mit archaischen Motiven, hauptsächlich das Motiv der Muttergottheit mit erhobenen Armen und oft mit riesigen Händen, um Böses fernzuhalten. Dieselben Motive finden sich auf ukrainischen Tüchern, genannt *Ruschnik,* die über Ikonen, Kreuze und an die Wand gehängt werden, um Böses fernzuhalten.

Auf westeuropäischen Stickereien sind sehr oft weibliche Figuren mit erhobenen Armen dargestellt. Die übliche Interpretation ist, dass es sich um Tanzende oder um die klugen und die törichten Jungfrauen handle, wahrscheinlich eine christliche Version des heidnischen Motivs.

Die Stellung der gespreizten Schenkel

Die Stellung der gespreizten Schenkel, wie ein Buch geöffnet und die
Genitalien wie bei einer Geburt zur Schau stellend, findet man praktisch
überall in der naiven Kunst. Als doppelschwänzige Meerjungfrau ging sie 70
mit den Renaissance-Mustern in die angewandte Kunst Europas über. 71
Bisweilen verfügt sie über ein männliches Gesicht; als solche findet man
sie zum Beispiel auf den bestickten Röcken von Kreta. 73

Kröten hocken ebenfalls in dieser Stellung und sind auch ein Fruchtbarkeitssymbol. Die Empfängnis wurde von den Primitiven nicht verstanden, und da ein abortierter Fötus einer Kröte gleicht, glaubten sie, dass diese Kreaturen in den Leib der Frau kröchen, um sie zu befruchten. Daraus entstand der Glaube an Kröten als Schutz vor Unfruchtbarkeit, und sie werden deshalb auch heute noch in Südosteuropa Maria als Votivgabe dargebracht.

Das Anhängsel zwischen den Beinen verwirrt das Bild noch weiter. Es wurde als Echse angesehen und als solche, wie die sich häutende Schlange, als Symbol des wiederkehrenden Lebens verehrt. Formen mit gespreizten Beinen und erhobenen Armen, die oft eine verwirrende Mischung von männlich und weiblich sind, Kröte und Echse, werden von den Dajak auf Borneo auf ihre Kleidung gestickt; wahrscheinlich auf diejenige von Medizinmännern, deren Kräfte sich in den Motiven auf ihren Kleidern widerspiegeln. Solche Motive, umgeben von anderen echsenähnlichen Kreaturen, werden mit Kaurischnecken auf die Röcke der Sumba-Indonesier gestickt. Diese Röcke bildeten einen wichtigen Teil der weiblichen Mitgift. Später wurden sie oft als Grabbeigabe zusammen mit der Frau beigesetzt.

In ihrer Rolle als Lebensspenderin wird die Göttin meist frontal dargestellt, zusammen mit Tieren, Pflanzen und Insekten, die aus ihrem Leib
wachsen oder ihren Körper umgeben. Ihr weiter Rock, wahrscheinlich das
übergrosse Hinterteil und den übertrieben grossen Bauch früherer Statu- 72
etten andeutend, ist oft umgeben oder bedeckt mit Vögeln, Tieren oder ‹Tochter›-Gottheiten. Bei den Luristanbronzen von ungefähr 1000 v. Chr. stellen diese Kreaturen einen Teil ihrer Gestalt dar, hingegen als Abbildungen auf griechischen Vasen aus der archaischen Periode sind sie ordentlich rings um die Göttin aufgereiht. In der frühen iranischen Kunst wurde

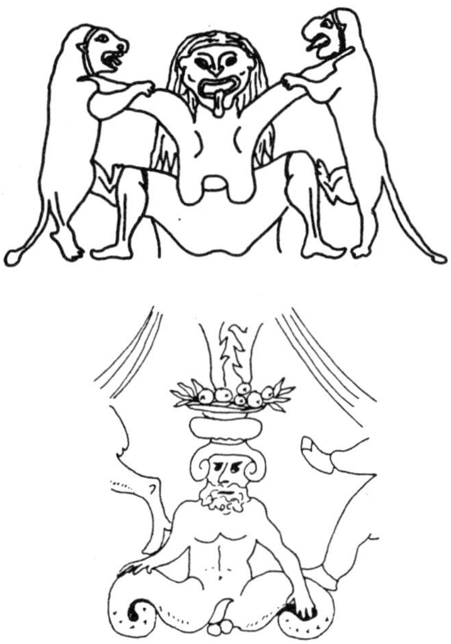

Die Göttin mit gespreizten Schenkeln, von Löwen flankiert, ist auf einem etruskischen Bronzewagen dargestellt. Man findet sie in weiblicher und männlicher Form in der italienischen Kunst aus dem 16. Jahrhundert.

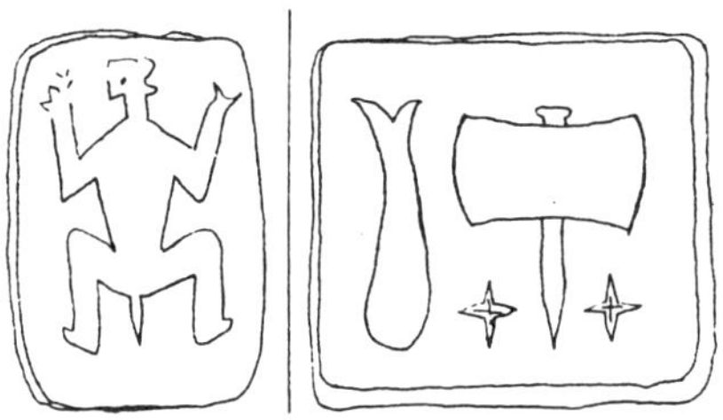

Auf den minoischen Siegeln von 1700–1450 v. Chr. sind eine eidechsenähnliche Figur sowie Fisch und Axt eingraviert. Sie werden mit der Schöpfung in Zusammenhang gebracht.

die Göttin, auf beiden Seiten Tiere haltend, als Königin der Tiere dargestellt. Als Fruchtbarkeitsgöttin projiziert sie ihre Kräfte durch Pflanzen und Tiere. Deren Gegenwart, mit ihr zusammen auf Stickereien, helfen, sie zu identifizieren, so wie dies auch hinzugefügte kosmische Symbole wie Swastika und Doppelaxt tun.

Die Akolythen

Die Tiere, die die Fruchtbarkeit der Göttin symbolisieren, wurden später 74
ihre Akolythen: Die Göttin wurde zusammen mit Vögeln, Hunden oder Löwen, mit einem sich nähernden Reiter mit einem magischen Zweig oder einem Korb voll Früchte dargestellt, wie zum Beispiel in der Kunst der Sumerer im 4. bis 3. Jahrtausend v. Chr. Das sogenannte ‹Boxer›-Motiv auf englischen Mustertüchern aus dem 17. Jahrhundert ist davon abgeleitet.

Das Motiv des Reiters in einer Jagdszene ist naturalistisch. Wenn der Reiter jedoch mythologischen Ursprungs ist, findet man ihn stilisiert mit erhobenen Armen. Die Beugestellung der Beine des Pferds ist charakteristisch: Das Tier allein, mit gebeugten Beinen, erscheint auf russischen Tüchern und holländischen Mustertüchern. Jedoch nur mit der Technik von Zählmustern lässt sich dies nicht erklären.

Das Pferd selbst – das bevorzugte Tier, zum Beispiel in der nordischen vorchristlichen Mythologie – wurde bei vielen Gelegenheiten durch eine exotischere Kreatur, wie Stier, Drachen, Elefant, Hahn oder Katze, ersetzt. Auf den Stickereien von Kutch und Gujarat sowie auf den bengalischen *Kantha* reitet die indische Muttergottheit Devi auf einem Elefanten.

In der minoischen und alteuropäischen Mythologie bedeutete eine Säule viel eher die Versinnbildlichung der Muttergöttin, als ein kosmologisches Symbol, das die Weltachse darstellt, wie in anderen Kulturen. Als Säule wurde sie, flankiert von erhobenen Löwen oder Greifen, zum Motiv, das über ganz Europa durch die Modelbücher der Renaissance verbreitet wurde. Viel öfter noch hat sie sich statt zur Säule zum Lebensbaum gewandelt, mit Hütern oder anbetenden Tieren oder Vögeln, dem Bindeglied zwischen den Wassern der Erde und den Himmeln.

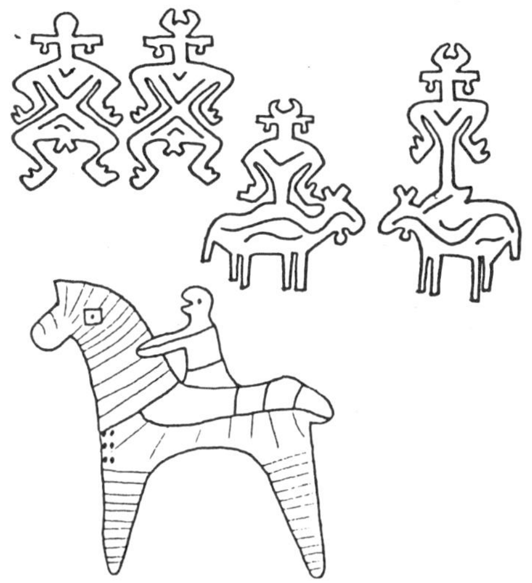

Adoranten mit Pferden kommen sowohl auf ländlichen, chinesischen Stickereien vor als auch auf griechischen Terrakotta-Figuren von 580–550 v. Chr.

▽ *Die Muttergöttin in indischer Form, Devi, ist auf einem Elefanten reitend dargestellt. Auf einer türkischen Stickerei wurde sie zur Säule, die von einem berittenen Adoranten flankiert wird.*

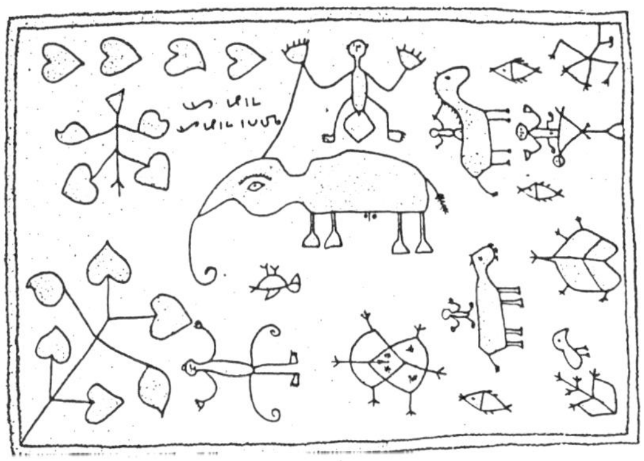

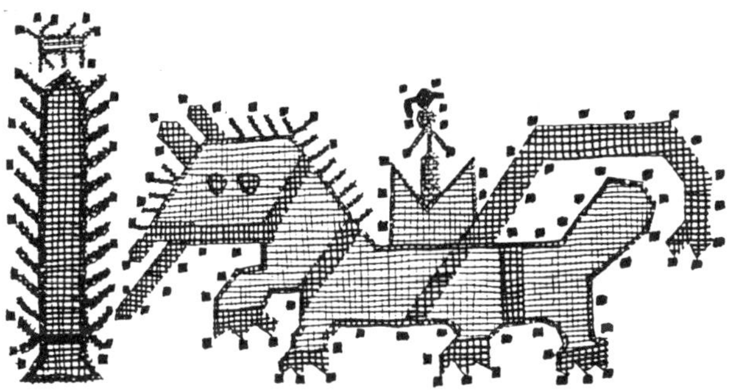

Zugehörige Symbole

Es gibt verschiedene Symbole, die mit der Muttergöttin in Verbindung gebracht werden. Ein sehr wichtiges Symbol ist das Wasser. Das Geheimnis des Lebens sieht man im Wasser der Geburt und somit der kosmischen Schöpfung, ausgedrückt mit Winkel- und Mäandermustern. Das Schiff ist 76
das schützende Gefährt durch das Meer des Lebens und damit auch ein beliebtes Motiv auf Stickereien. Meerjungfrauen sind die Hüterinnen der Gewässer, oft mit einem Spiegel in der Hand. Sie sind zum Beispiel ein Motiv auf englischen Mustertüchern. Der Fisch symbolisiert die Kraft des 77
Wassers als Ursprung und Erhalter des Lebens und steht dafür als Symbol der Seele. In Bengalen werden Fische als Fruchtbarkeitssymbole auf die *Kantha* einer heiratsfähigen Tochter gestickt. Ein Filzbehang von ungefähr 100 v. Chr., den man in der Nekropole von Noin Ula, Mongolei, fand, ist mit Schildkröten und Fischen bestickt – wohl kaum passende Kreaturen für die Wüste Gobi. Krokodile werden ebenfalls oft wegen ihrer Verbindung mit Geistern verehrt, von denen man annimmt, dass sie sich, wie die Krokodile, in den Winkeln eines Flusses verstecken.

Regen, der Leben und Fruchtbarkeit für Tier und Saat bringt, wurde mit der Milch der Göttin in Verbindung gebracht und mit parallelen Linien und Dreiecken symbolisiert. Solche Muster auf den Brüsten von Figurinen, die während einer längeren Trockenperiode im 6. Jahrtausend v. Chr. entstanden, lassen eine solche Verbindung vermuten. Heutige Hochzeitskleider aus Sada im Nordjemen haben über der Brust ebenfalls Dreiecke und Linien aufgestickt.

Fruchtbarkeit

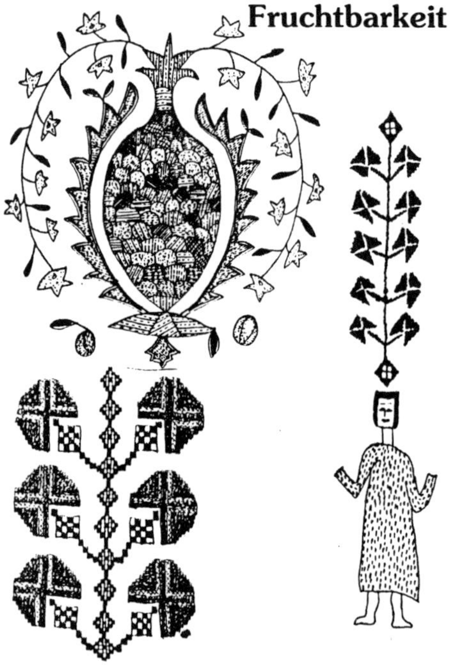

Fruchtbarkeitssymbole beinhalten den Granatapfel, ein allgegenwärtiges Motiv – wahrscheinlich stellt er auch den Paradiesapfel dar – und die Nelke. Die syrische stilisierte Nelkenreihe, die unter der Bezeichnung ‹Bahngeleise› bekannt ist, findet man bereits auf koptischen Stickereien.

Kürbisse und Äpfel, die man am Erntedankfest auf dem Kirchenaltar häuft, geschmückte Ostereier, die biblische Geissel der unfruchtbaren Frau – die Fruchtbarkeit des Bodens und der Frauen war für die Menschheit immer von grösster Wichtigkeit. Der früheste geheiligte Bezirk war dort, wo Frauen gebärten. Als Symbol wurde er mit einem Rhombus, oft mit einem Punkt in der Mitte, dargestellt. Bei Statuetten der Göttin im alten Europa fand man dieses Muster, zum Teil in Vier geteilt, über dem Bauch oder auf dem Kopf eingeritzt, und als solches Zeichen kommt es auch auf Stickereien vor.

Symbole, die für die Fruchtbarkeit stehen, sind weltweit verbreitet und sind so üblich, dass sie ihren ursprünglichen Sinn verloren haben. Am eindeutigsten ist der Granatapfel mit seinen saftig-roten Samen. In der 78
Stickerei kommt er oft von der Rose abgeleitet vor, eingekreist von einem glockenförmigen oder gezackten Blatt im *Saz*-Stil aus der osmanischen Kunst. Obwohl im Westen die Tulpe bloss als wertvolle Blume gestickt wurde, ist sie doch in anderen Kulturen mit ihrer Form, die an die weibliche Vulva erinnert, auch ein weiteres Fruchtbarkeitssymbol und wurde als solches, wie die Nelke, oft zusammen mit dem Granatapfel dargestellt. Die Nelke ist das am häufigsten vorkommende Motiv bei Stickereien aus Nordsyrien. Sie ist zu einem Sechseck stilisiert und ist als Blume kaum noch erkennbar. Dieses syrische Muster fand man in einer koptischen Stickerei aus dem frühen Mittelalter eingefügt. Alle Muster auf dieser Stikkerei sind religiös: Kreuze, Schriftzüge, eine Figur – wahrscheinlich der heilige Georg als Drachentöter – und naive Figuren, vermutlich in Andachtsstellung. Folglich hatte die Nelke damals auch eine religiöse Bedeutung.

Grundsymbol der weiblichen Potenz ist selbstverständlich das Schamdreieck, das bei primitiven Statuetten übertrieben und auf prähistorischen Felszeichnungen auch nur als solches dargestellt wurde. Als geometrisches Muster ist es so üblich geworden, dass es heute praktisch ohne symbolischen Gehalt ist, ausgenommen es werde als Potenz-Talisman getragen. Gestickte Dreiecke wie auch Silberamulette wurden oft an

Kindermützen über dem Ohr aufgenäht. Wahrscheinlich dachte man in vielen Ländern an die schützenden Kräfte des Dreiecks, wenn man auf bestickte Kostüme Winkel in gestreiftem Stoff applizierte.

Der Lebensbaum

Der Lebensbaum ist fast überall eines der am häufigsten vorkommenden Motive. Während die Muttergöttin oft bis zur Unkenntlichkeit in einem der 82
anthropomorphen Motive steckt, so scheint praktisch fast jede Blattform und jeder Blumentopf den Lebensbaum darzustellen. Meist ist dem auch so.

Der Baum ist eines der stärksten Symbole. Seine Wurzeln reichen in die Unterwelt, sein Stamm und die Zweige verbinden Erde und Himmel. Er ist Abbild aller drei Welten. Sein Lebenszyklus breitet sich in jeder Jahreszeit vor unseren Augen aus, als Symbol von Geburt, Reife, Tod und Wiedergeburt, verkörpert in Blatt, Knospe und Frucht. Seine Fruchtbarkeit ist vergleichbar mit der Fruchtbarkeit der Frau, und sein Saft wurde vom primitiven Menschen der Milch der Frau gleichgesetzt.

Es gibt viele Varianten des Lebensbaums. Es ist jedoch die Fruchtbarkeit, die er darstellt, und folglich die Verkörperung der Göttin mit den sie 84
umgebenden Verehrern oder Hütern, die man auf Stickereien findet. Der Baum kann aber auch als Halbgöttin gezeichnet sein: als Blumenvase, als Brunnen oder als ein Symbol aus der örtlichen Ikonografie, wie zum Beispiel der Adler oder das Herz. Es kann sich um ein einfaches lineares 89
Muster handeln, das einen speziellen Baum darstellt, wie zum Beispiel eine Palme, oder das eben Wachstum und Fruchtbarkeit versinnbildlicht. Wird der Lebensbaum als tatsächlicher Baum dargestellt, so wird dieser stilisiert, um seine mythologische Bedeutung erkennbar zu machen. Folglich weisen Blättermuster oder einfache Zweige weit eher auf den Lebensbaum hin, als auf einen wirklichen Baum mit Stamm und belaubten Ästen.

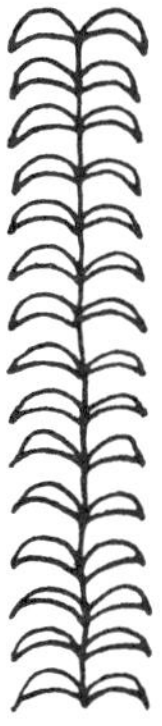

Das Palmblattmuster eines kretischen Goldgehänges von 1700–1500 v. Chr. überlebte als weitverbreitete Form des Lebensbaummotivs.

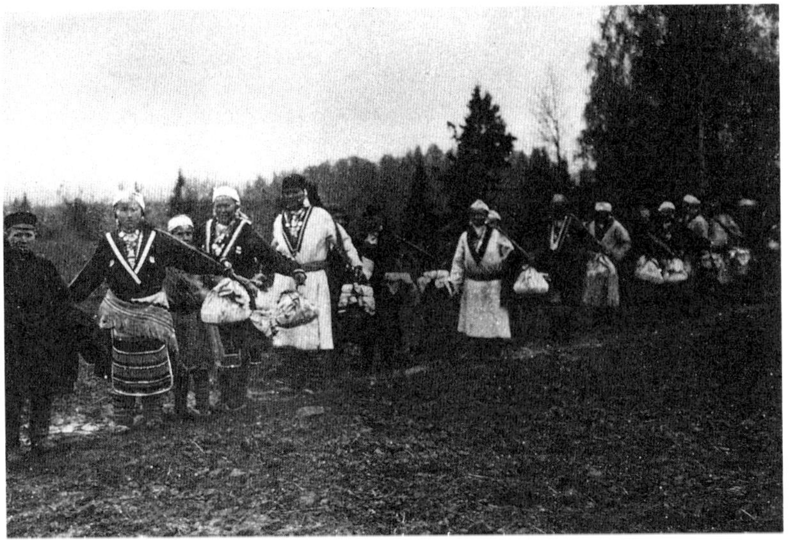

Tscheremissen aus Sibirien in Festtagstracht kehren aus einem geheiligten Gehölz zurück. Das Aufhängen von Tüchern in Bäumen und das Opfern von Glasperlen waren in Russland bekannte Rituale.

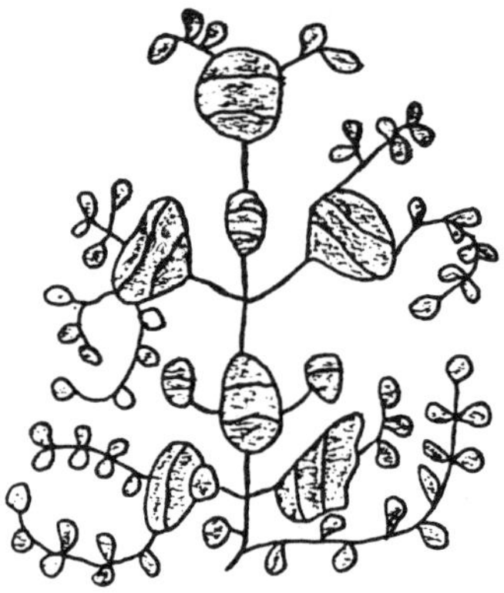

Die Lebensbaum-Version aus Qutayfé in Syrien findet man auch auf ländlichen Stickereien aus Korea.

Den Lebensbaum, versteckt in einer Pflanzenform mit jedem Blatt in einer anderen Farbe, kann man in den bäuerlichen *Min-soo*-Arbeiten von Korea finden sowie in der Stickerei von Südsyrien, wo die Bäume von den Phönikern als heilig verehrt wurden, wie auch in Ungarn und in Portugal. Oft findet man diese Pflanzenformen als Kreuz. Bäume wurden auch mit der magischen Kraft einer Wegkreuzung in Verbindung gebracht. Das *85*
Kreuz ist nur eine der Betrachtungsweisen des Baums als Mitte des Universums, das *Axis mundi,* eine Mythologie, die aus dem 4. oder 3. Jahrtausend v. Chr. datiert und die vor allem bei den nordischen und den zentralasiatischen Völkern eine wichtige Rolle spielte. Vom Baum als zentraler Säule strahlt das Kreuz in alle vier Richtungen: oben/unten, rechts/links. In Jugoslawien konnte die vorslawische Verehrung von Baum und Säule noch zu Beginn dieses Jahrhunderts festgestellt werden. Der Baum als Säule kommt in der Stickerei selten vor, obwohl einige Renaissance-Versionen dieses Motivs auf den unifarbenen Borten aus Sizilien, in Azemmour/Marokko, Parga/Griechenland und Avila/Spanien, gearbei- *86*
tet wurden. Diese sind häusliche Stickereien oder wurden, im Fall von Avila, auch als Altardecken benutzt.

Der Baum der Grossen Göttin

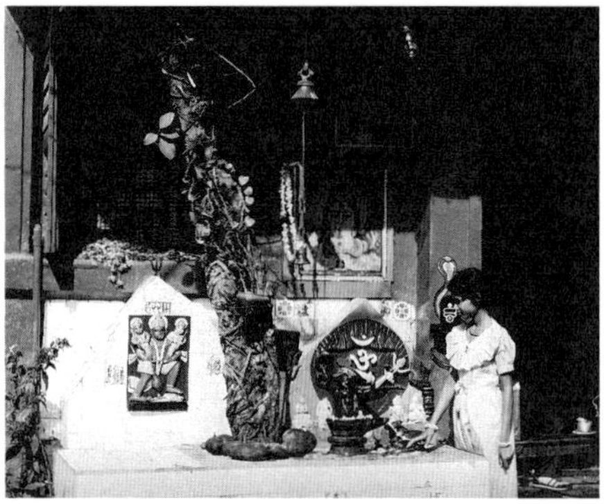

In Kalkutta hat man diesen Baum auf einem Gehsteig stehen lassen. Zum Altar gewandelt, wird er von Vorübergehenden verehrt.

Den einfachsten heiligen Ort schuf der Mensch durch die Einfriedung von Baum, Fels und Wasser. Der Fels beherbergte die Kraft der Göttin, und das Wasser symbolisierte ihre Rolle in der kosmischen Schöpfung. Solche Haine wurden von der Harappa-Kultur im Indusgebiet (Pakistan) bei der Grossstadt Mohenjo Daro aus dem 2. Jahrtausend v. Chr. gefunden und waren auch noch zur Zeit Buddhas üblich. Bäume, die von Steinen umgeben sind, werden in Indien noch heute verehrt und eingezäunt. Eine Strasse, die dort hindurchführt, muss um diese herum angelegt werden.

Der die Göttin symbolisierende Baum ist ein Motiv, das in künstlerischen Darstellungen altindischer, mesopotamischer, ägyptischer und ägäischer Zivilisation vorkommt. Der Baum wurde oft zusammen mit Adoran- *87*
ten, Vögeln oder Fabeltieren dargestellt. Von dorther fand er Eingang in die angewandte Kunst, und er kann für sich in Anspruch nehmen, in all seinen Variationen das wohl bekannteste Dessin zu sein. Je nach Gegend können die ihn umgebenden Tiere verschieden sein – zum Beispiel war das Pferd ein beliebtes Objekt bei vorchristlichen Kulten. Meist handelt es *88*
sich jedoch um Fabelwesen wie Drachen und Greif und nicht um bekannte Tiere. In islamischen Ländern kam sehr oft der Fisch hinzu; er erschien bereits in der mesopotamischen Kunst zusammen mit dem heiligen Baum. Vögel kommen ebenfalls oft vor, meist der symbolische Pfau orientalischen Ursprungs oder der Hahn, von dem man annimmt, dass er die Nachtgeister vertreibe und der ein Symbol der Sonnen-Mythologie ist. *83*
Der kosmische Baum und die kosmische Göttin stehen auch in engem Zusammenhang mit der Schlange, Hüterin der Unterwelt und der Heiligtümer. Sie ist eines der vielschichtigsten Symbole, und sie wird auch mit dem Regen und dem Haar in Verbindung gebracht.

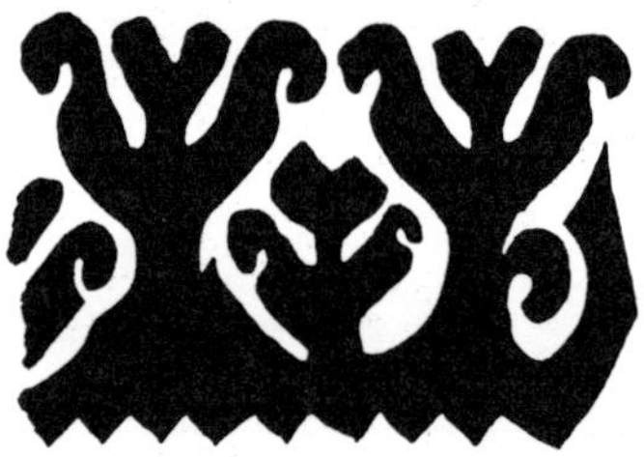

Die Göttin mit erhobenen Armen, stilisiert zu einer Baum- oder einer Pflanzenform, kann man auf den Manschetten eines Totenhemds aus Martovce in der Tschechoslowakei erkennen.

Rituale, die den Kult des Baums mit dem der Göttin verbanden, überlebten in Russland und in der Ukraine bis zum Zweiten Weltkrieg. Eine allein in einer Lichtung stehende Birke wurde auserwählt, die Göttin zu verkörpern. Sie wurde in Frauenkleider gehüllt, und das rituelle Tuch wurde an einen ihrer Äste gehängt. Das Tuch wurde aber auch um das Kreuz an einer Wegkreuzung im Dorf gelegt. Auf diesen Tüchern war die Göttin als solche oder zum Baum gewandelt dargestellt, sie wurde aber immer in Rot gestickt. Solche Umgestaltungen sind auf bäuerlichen Stickereien allgemein üblich. Zum Beispiel auf den Hemdsäumen aus der Gebirgsregion von Stanke Dimitrov in Bulgarien. Genauso zweideutig sind die im Dorf Martovce in der Tschechoslowakei üblichen Frauen-Totenhemden. Deren

Ärmelbündchen weisen eine ausgestreckte Hand auf und sind in schwarzem Taft appliziert. So nennt man dieses Motiv ‹Vier Finger›.

Symbole anstelle des Baums

Der Baum der Grossen Göttin wurde als nie endender Akt der Schöpfung
auch mit Blumen, Pflanzen und Gewässern symbolisiert. In der sumeri- 81
schen Kunst wurde der Baum durch eine aus einer Vase wachsende Pflan-
ze ersetzt. Diese Version des Lebensbaummotivs, dem ebenfalls Adoran- 90
ten oder Wächter zugesellt sind, ist das Lieblingsmotiv der europäischen
Volkskunst. Bezeichnenderweise sind die Blumen immer diejenigen, die 91
mit der Erdgöttin in Verbindung gebracht werden: Nelken, Tulpen, Rosen,
oft sind Granatäpfel beigefügt. Manchmal ist die Blumenvase durch das
Wassersymbol eines Brunnens ersetzt.

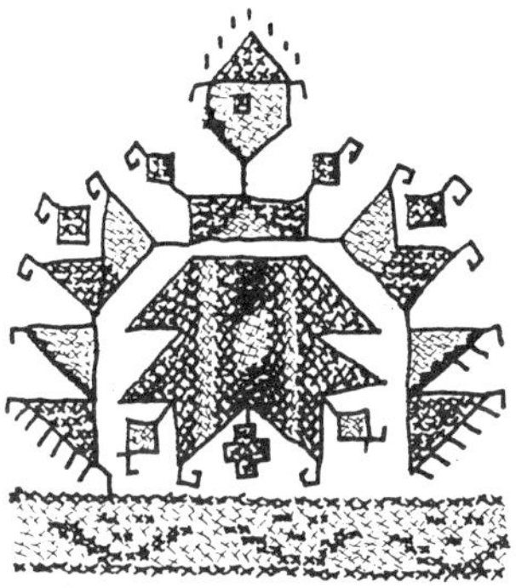

Der Baum der Göttin wurde am Saum der Hemden aus Stanke Dimitrov und Samokov in Bulgarien zu einer Pflanze; er ist aber immer noch erkennbar.

Nicht nur wird der Baum durch Symbole des Wassers (das für Leben und Fruchtbarkeit steht) ersetzt, sondern er wird in einigen Stickereien auch mit Motiven der lokalen Ikonografie dargestellt. Der Adler mit einem oder mit zwei Köpfen ist ein Beispiel. Dieses alte Sonnensymbol, das für die Kraft der Himmelsgötter steht und später zum Wappentier und Sinnbild der Habsburger wurde, kann den Baum auf spanischen und russischen Stickereien ersetzen, so wie auf den Stickereien von Zentral- und Osteuropa das Herz den Baum ersetzt.

Der umgekehrte Baum

Der kosmische Baum der primitiven Mythologie wurde bisweilen auch als
Kehrbild, mit seinen Wurzeln die Kräfte aus dem Himmel zur Erde leitend,
dargestellt. Auf den ersten Blick hat man den Eindruck, als ob bei den
umgekehrten Blumenvasen auf einem Hochzeitskleid aus Thano Bula 92
Kahn in Sind das Muster nicht verstanden worden wäre. Es gibt jedoch so
viele Beispiele von Stickmustern, bei denen der Lebensbaum auf den
Kopf gestellt erscheint, dass kaum anzunehmen ist, es handle sich um
einen Irrtum. Es gibt viele Versionen der Kiefer oder der Palme mit einem
mittleren Stamm und mit davon ausgehend abwärtsstrebenden Linien.
Die Dattelpalme als Sinnbild für Reichtum erscheint in dieser veränderten
Form auf vielen Stickereien aus der arabischen Welt.

Der Baum der Erkenntnis

Die Fruchtbarkeit des Baums, seine Fähigkeit, geboren zu werden, zu
leben, zu sterben und wieder geboren zu werden, versinnbildlicht damit
auch den unermesslichen Schatz der Unsterblichkeit. Im alten Babylon
wurde dieser Schatz von Schlangen gehütet. Die Vorstellung von den zwei
Bäumen, von denen einer die Unsterblichkeit verkörpert, die durch den
zweiten, streng bewachten Baum der Weisheit erreicht werden kann, ge-
hörte zum mythologischen Glauben. In der Bibel versteht man darunter
den Baum der Erkenntnis mit der Schlange, der Adam und Eva das Para-
dies kostete, und als solcher wurde er im 19. Jahrhundert zu einem belieb- 93
ten Ornament auf englischen Mustertüchern. Auch in Skandinavien ist
dies ein gern gesticktes Mustertuch-Motiv. Es erscheint jedoch im Verhält-
nis zu den anderen Dessins immer verkleinert.

Der regenerierte Baum, Symbol des Frühlings, der in Europa mit Hunderten von verschiedenen Volksbräuchen zelebriert wird, zum Beispiel mit geschmückten Sträuchern oder mit dem Tanz um den Maibaum, erscheint erstaunlicherweise kaum auf Stickereien, mit Ausnahme des Maibaum-Motivs auf schwedischen Mustertüchern.

Gleich wie die Fruchtbarkeitssymbolik die Verehrung des Baumes und damit der Göttin beinhaltet, wird der Baum auch mit der Mythologie der Jagd in Verbindung gebracht. Für den Steinzeitjäger stellte er die Mitte des Kosmos dar, und der Schamane, Mittler zwischen den Geistern der Tierwelt und den menschlichen Jägern, besteigt den kosmischen Baum auf seiner Reise durch Leiden und Wiedergeburt.

Die Jagd

Die Steinzeitmenschen waren Jäger und Sammler. Nahrung, Kleidung und sogar Schutz boten ihnen die grossen Herden, die in den während den verschiedenen Kälte- und Wärmeperioden sich verändernden Landstrichen herumzogen. Da die Tiere für ihr Überleben elementar waren, gaben sie ihnen eine Seele, und wenn sie ein Tier töteten, sorgten sie durch magische Riten vor, dass seine Wiedergeburt möglich war. In den grossen Höhlen von Nordspanien und von Südwestfrankreich stellten die Steinzeitmenschen die Tiere und ihre Kräfte symbolisch und abstrahiert dar. Bei diesen Jagddarstellungen gibt es auch Bilder von übereinander gezeichneten Tieren mit sichtbaren inneren Organen. Ein Ochse mit zurückgeworfenem Kopf wird von einer räuberischen Gestalt angegriffen. Ein Schamane mit einem Hirschgeweih nimmt tanzend dessen Identität an.

Für die primitiven Jäger war der Tod immer etwas Gewalttätiges, und sie nahmen an, dass der Grund Magie und nicht ein natürliches Phänomen sei. Dem mussten sie mit einem Ritus entgegenwirken. Das Revier dieser Jäger erstreckte sich von Kantabrien bis nach Sibirien sowie bis hinüber nach Nord- und Südamerika. Nach über 30 000 Jahren findet man Spuren steinzeitlicher Jagdriten auf Stickereien dieser Gebiete: von Spanien bis Sibirien das Motiv des Angreifers und des gejagten Tiers mit Körpermalen; die Symbolik der Hörner, die die magische Kraft des entsprechenden Tiers repräsentieren; die Rolle des Schamanen und der spirituelle Aspekt der Vögel.

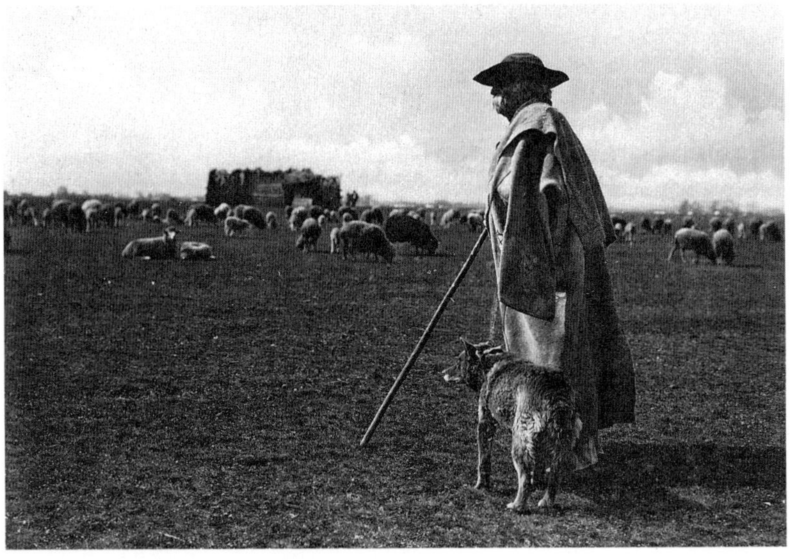

Die Steppen, Heimat der früheren Jägernomaden, erstrecken sich von Asien bis ins ungarische Tiefland. Sie waren schon immer eine Gegend, in der Völkerwanderungen ost- und westwärts stattfanden. Auch die Mongolen durchquerten sie auf ihrem Eroberungszug nach Europa. Hirten aus dem ungarischen Tiefland tragen bestickte Fell- und Wollmäntel, deren falsche Ärmel auf einen asiatischen Ursprung hinweisen.

Der Angreifer und sein Opfer

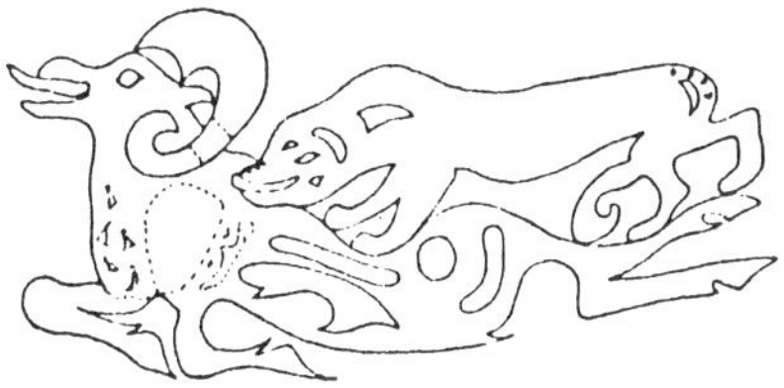

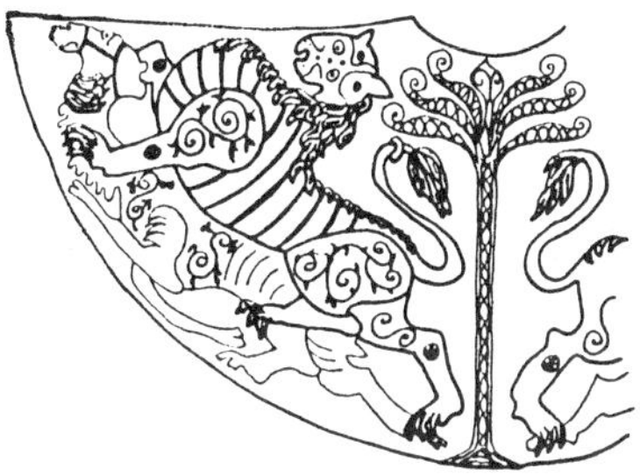

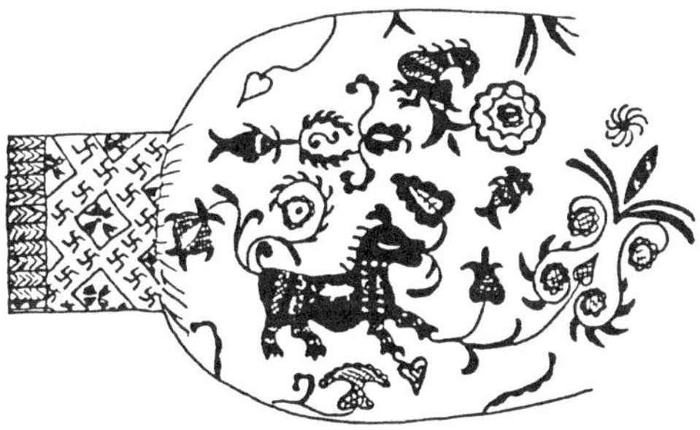

Paläolithische Dekors mit gejagten Tieren und ihren Angreifern, beide mit Körpermalen, sind uns auf Textilien aus dem Pazyryk, auf dem Krönungsmantel aus Sizilien und auf Stickereien aus Salamanca überliefert.

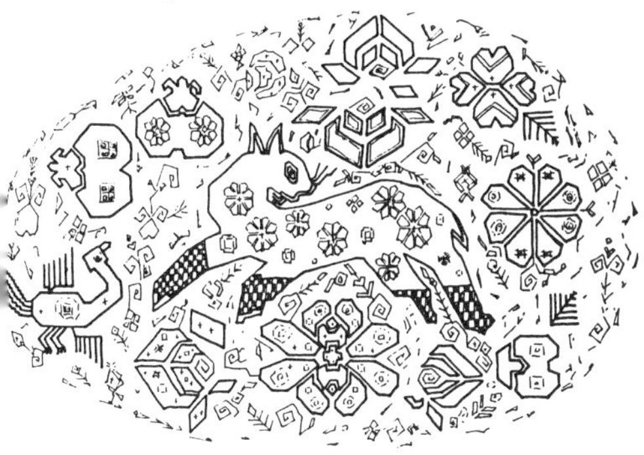

Der zurückgeworfene Kopf ist ebenfalls ein Motiv aus dem Paläolithikum, das auf Stickereien überlebt hat, zum Beispiel auf den blau-weissen ländlichen Arbeiten aus China.

Das bekannteste Beispiel einer Stickerei, auf der das paläolithische Motiv des gejagten Tiers mit seinem Angreifer dargestellt ist – in diesem Fall ein Kamel und ein Löwe –, ist der Krönungsmantel der heiligen römischen Kaiser, der wahrscheinlich 1133–34 in Palermo für Roger II. von Sizilien hergestellt wurde. Bemerkenswerterweise sind Sizilien und Spanien die zwei Stellen, durch die die Araber und damit die orientalische Kultur nach Europa eindrangen. In Spanien sind es Stickereien aus der kleinen Universitätsstadt Salamanca, auf denen man das paläolithische Dessin mit dem gejagten Tier findet: den Kopf zurückgeworfen, durch einen Kragen vom Körper getrennt – ebenfalls eine Darstellung aus der islamischen Kunst –, mit leeren Stellen auf dem Körper, die ursprünglich die Organe des Tiers darstellten. In diese Felder sind Swastika oder andere Symbole gearbeitet, die auch als Silberamulett getragen werden, wie zum Beispiel Forelle oder Herz. Über dem Kopf ist meist eine Krone und im Maul ein gebogener Blütenzweig gestickt. Das Tier kann liegend oder aufspringend, mit Ranken und Blumen dargestellt sein, das heisst, mit den üblichen Fruchtbarkeitssymbolen wie Nelke, Tulpe, Granatapfel, aber auch Lotus, Papyrus oder Palme.

Das Motiv des gejagten Tiers mit zurückgeworfenem Kopf wird in Sala- *94*
manca auf bestimmten Zeremonialtüchern verwendet, die mit Seide in zarten Farben bestickt sind. Diese Tücher braucht man bei Prozessionen als Balkon- oder Fensterdraperien, als Prunkdecken über Truhen oder zum Abdecken von Brot und Früchten am Hochzeitstag. Die Ärmel der leinenen Frauenhochzeitsblusen, Halsausschnitt und Manschetten des Männergewands sowie Messtücher sind mit denselben Motiven bestickt, jedoch in schwarzer Wolle, die kleinen Figuren auf den leeren Körperstellen zuweilen in Rot und Blau.

Einige der Filz-Schabracken (Satteldecken) von Pazyryk von ungefähr 400 v. Chr. zeigen dasselbe Tier mit zurückgeworfenem Kopf und leeren Stellen auf dem Körper sowie mit einem Angreifer, oft mit einem Löwen oder einem Adler. Die Dessins bestehen aus applizierten oder inkrustierten Leder- oder Filzstückchen, die mit einer Schnur konturiert sind, und aus Details mit wollenem Kettenstich. Die Tiere dieser Kampfszenen sind meist geflügelt und gehörnt, und die leeren Stellen auf ihren Körpern sind oft in Form von Satzzeichen wie Punkten oder Kommas dargestellt. Dieser Stil ist typisch für die Tierkunst der Skythen, Verwandten des Pazyryk-Volks.

Auf den Stickereien der Ionischen Inseln sind die leeren Stellen des Körpers von Hirschen oder anderen Tieren mit weiterem Rotwild oder Vögeln bestickt. Denselben Stil, bei dem verkleinerte Versionen des Tiers auf seinem Körper erscheinen, findet man auch auf Textilien der Paracas-Kultur. Dieser Stil ist auch immer noch auf den Textilien von Guatemala ersichtlich.

Das verfolgte Tier mit zurückgeworfenem Kopf ist ein häufig vorkommendes Motiv in einem Teil der bäuerlichen Stickerei in der chinesischen Provinz Szetschuan. Diese indigogefärbten Baumwollstickereien, bei denen sich wie beim Weben Schuss und Kette folgen und die fast die ganzen Musterflächen ausfüllen, weisen nur wenige Elemente in Reservetechnik auf; sie entsprechen im Stil den Stickereien der Miao-Völker, die in Südwestchina und in Nordthailand leben. Diese Stickereien, meist Vorhänge für das Hochzeitsbett, werden mit Figuren in Rosettenmotiven in Kreuzstich mit indigoblauem Baumwollfaden auf grober weisser Baumwolle ausgeführt.

Gehörnte und geweihte Tiere

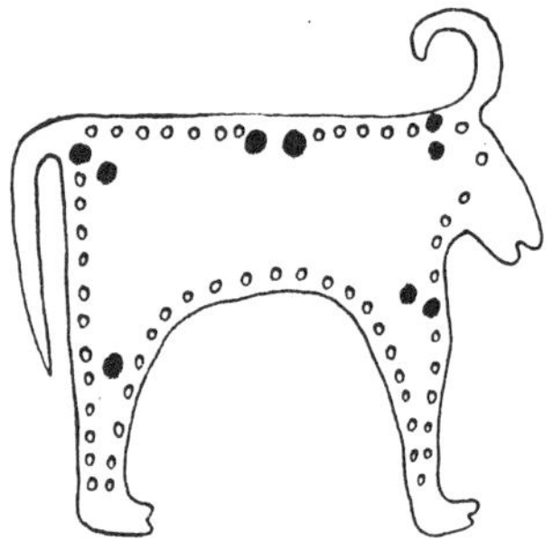

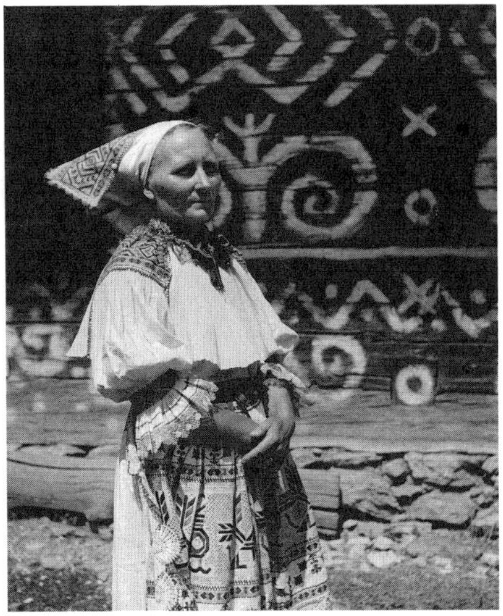

Die talismanische Kraft der Hörner ist bei der Goldplatte mit Ochse aus Varna eindeutig; ebenso beim Häuserschmuck in Cicmany, Tschechoslowakei, der sich auch in der Stickerei des Dorfes widerspiegelt.

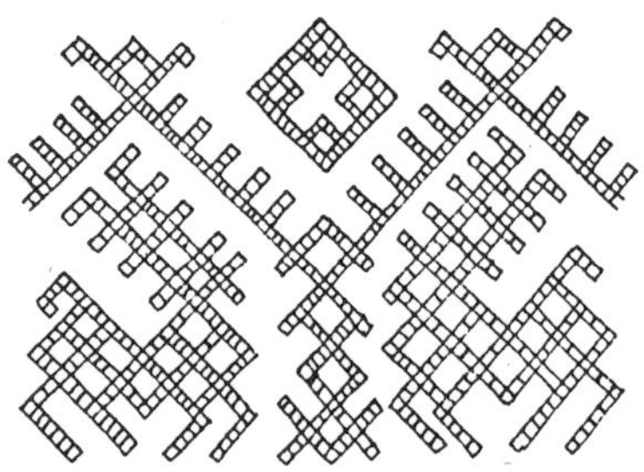

In finnischer und russischer Stickerei sind Geweihe und Hirsche bis zur Unkenntlichkeit stilisiert wie zum Beispiel auf dem Kopftuch aus dem Erzengel-Distrikt, das zur Aussteuer der Braut gehörte.

Für die primitiven Jägervölker hatten die bedeutendsten Tiere Hörner oder ein Geweih. Die Hörner von Widdern und von Ziegen wurden von den reitenden Steppennomaden vielfältig genutzt. Diese Tiere waren, nach dem Pferd, ihre kostbarste Habe. Wildschaf, Hirsch, Karibu und Ren waren ihre wichtigste Jagdbeute. Sie wurden nicht nur wegen ihrem Fleisch und ihrer Haut verehrt, sondern auch weil sich an ihnen durch Abwurf und Neuwuchs ihrer Geweihe das Mysterium der Wiedergeburt manifestierte. In anderen Gegenden wurde Büffeln, Bisons oder Stieren Hochachtung gezollt. Noch heute werden von Afghanistan bis nach Spanien Geweihe oder Hörner zum Schutz über der Haustüre aufgehängt.

Frühes Beispiel eines gehörnten Tiers als Votivgabe oder als Amulett ist die auf 4500 v. Chr. datierte Darstellung eines Ochsen in Form einer Goldplatte, die man in Varna/Bulgarien fand. Die Löcher in der Platte könnten darauf hinweisen, dass sie auf Stoff genäht war.

Von Geweihen oder Hörnern abgeleitete Motive kommen auf Stickereien aus Nord- und Osteuropa, vor allem aber aus Zentralasien vor, wo man sie auch auf Teppichen, Filzen und Ikaten findet. Stickereien mit Haar der Nordamerika-Indianer zeigen ebenfalls Zeichnungen mit gebogenen Hörnern; nach 1860 wurden dann aber von Europa inspirierte florale Muster vorgezogen. Obwohl beides seinen Ursprung in gehörnten und geweihten Tieren hat, werden Geweih und Hörner vermehrt stilisiert: das Geweih zu Zickzack- und die Hörner zu zwei gebogenen Linien, selbst zu einer Herzform.

In Westeuropa ist der Hirsch ein Stickereimotiv ohne weitere symbolische Bedeutung und deshalb naturalistisch ausgeführt. Im Modelbuch von 1597 von Sibmacher ist er liegend, mit mächtigem Geweih dargestellt, und in dieser Pose ist er zu einem Lieblingsmotiv auf Mustertüchern geworden.

Tiere mit Geweih

Von Tieren mit Geweih macht man in der Stickerei zweierlei Gebrauch: Zum einen wird die Form des Geweihs als Ornament, zum anderen werden die Haare des Tiers als Stickmaterial verwendet.

Naturbedingt findet man das Geweih als Motiv hauptsächlich in Stickereien aus Sibirien, Nordrussland und Finnland, und zwar immer in stilisierter Form, selbst als ineinandergreifendes Zickzackmuster. Die sibirischen Mordwinen und Tscheremissen bestickten ihre leinenen Hemdkleider mit solchen Mustern fast flächendeckend, zusammen mit weissen und blauen oder roten Glasperlen, Goldborten, silbernen Scheiben und Pailletten. Zudem wurden alle Nähte und der breite Saum mit rotem Stoff appliziert. Zum Kleid gehörte ein Kopfputz mit herunterhängenden Leinenbändern mit roten Swastika-Applikationen.

Haarstickereien waren etwa bei zwei Dritteln der nordischen Völker bekannt, und zwar in einem Gebiet von Skandinavien bis zu den Küsten Kanadas, wo das europäische und das asiatische Ren sowie der amerikanische Karibu, beide der Gattung *Rangiver,* und der Elch heimisch sind. Vermutlich entstanden die Haarstickereien damals, als diese Tiere gejagt wurden und nicht domestiziert waren. In Amerika wurde Elchhaar dem Karibuhaar vorgezogen. Diese Stickereien werden oft mit ‹Quillwork›, das sehr ähnlich ist, verwechselt. In Sibirien verarbeitete man vor allem Rentierhaar. Man findet es oft zusammen mit Glasperlentechnik und Malerei. Die besten Arbeiten stammen von den Aleuten, wo Haare zusammen mit Fischhaut und Darmmaterial der Meersäugetiere für Stickereien Verwendung fanden. Nur bei den Lappen existiert keine Tradition der Haarstickerei, vermutlich wegen dem frühen Handelsaustausch mit Skandinavien.

Sie verzieren ihre Kleidung mit breiten farbigen Tuchstreifen, und für die Stickerei verwenden sie unter anderem mit Zinn umwickelte Sehnen.

Vielen Haarstickereien werden magische Kräfte beigemessen. Das gewählte Haar ist weiss und stammt vom Hals des Tiers. Die feinste Qualität war für einige sibirische Ethnien heilig, und man glaubte, dass damit magische Kräfte auf die Kleidung der Schamanen übergingen. Bei den Montagnais-Indianern aus Nordostkanada geben die Matten aus Birkenrinde mit Karibuhaarstickerei die Anzahl der vom Besitzer getöteten Karibu an. Sie waren speziellen Zeremonien vorbehalten, vor allem dem *Makuscham,* einem Männerritus der Jagdmagie.

Gebogene Hörner

Hörner, wie diejenigen des Widders, Büffels, Bisons, Stiers und der Ziege,
können als Motiv nach innen oder nach aussen gebogen sein und enden
oft in Spiralen. Auf neolithischen Gefässen aus China findet man zum
Beispiel beide Versionen in Kombination mit Mond- und Wassersymbo-
len. Auf Stickereien und auf Filzen und Teppichen kommt das Widder-
hornmotiv vor allem bei den zentralasiatischen Völkern vor. Es wird auch *95*
als Amulett auf den hohen, bestickten Hauben der verheirateten Frauen
von Stämmen in Kohistan getragen. Die Haubenhöhe hängt von der An-
zahl Knaben ab, die eine Frau geboren hat. Und wenn sie in ihrem Dorf
als Wahrsagerin gilt, wird sie vorne auf der Haube aufgenäht ein silbernes *96*
Amulett in Form von Widderhörnern tragen.

Das Widderhornmotiv kommt westlich über die Steppen hinaus noch bei den halbnomadischen Sarakatschanen Griechenlands vor. Vor allem findet man das Motiv auch auf Stickereien der selbstgefertigten Wollkleider von schafzüchtenden Bauern Osteuropas, bei denen sich auch andere Archaismen erhalten haben. Ein Beispiel ist die traditionelle ländliche Kleidung aus dem ehemaligen Königreich Montenegro, die sich von der städtischen, ganz im türkischen Stil gearbeiteten Kleidung aus seiner Hauptstadt Cetinje, stark unterscheidet. Vor dem Ersten Weltkrieg war Cetinje ein blühender Aussenposten des osmanischen Reiches mit einem Dutzend oder mehr reich ausgestatteten ausländischen Botschaften. In ihrer westlichsten Ausformung in den Stickereien von Ungarn und Bulgarien findet man die Hörner als kleine Haken am Rand der Motive meist in Schwarz ausgeführt.

Das in Ost- und Mitteleuropa bekannte Herzmotiv könnte auf das Wid- *97*
derhornmotiv mit nach innen drehenden Spiralen auf chinesischen Gefäs-
sen zurückzuführen sein. In der tschechoslowakischen Stickerei kommt
ein Dekor, der halb dieses Horn-, halb Herzmotiv ist, sehr oft vor. In Al-
penländern hat sich das Herz als sentimentales Motiv etabliert und wird in
der Volkskunst westeuropäisch naturalistisch, jedoch weiterhin mit den
symbolischen Granatäpfeln, Rosen, Nelken und Tulpen, dargestellt. Die
westlichste Grenze des Vordringens asiatischer Völker dürfte wohl die
Region sein, in der dieses stilisierte Hornmotiv ein naturalistisches Motiv
wird.

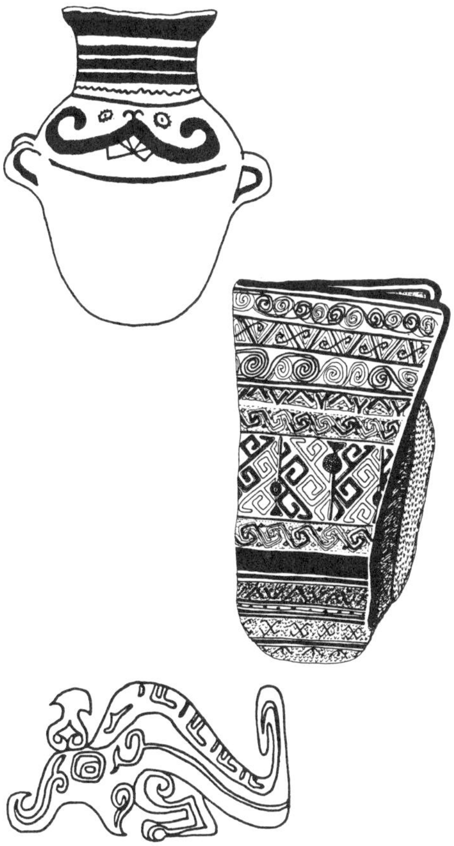

Gebogene Hornformen schmücken neolithische Gefässe aus China und Kleider aus dem ländlichen Jugoslawien, wie hier einen wollenen Hüttenfinken (Mitte). Die nach innen gekrümmten Hörner auf der Zeremonialbronze (unten) aus der Chou-Dynastie (1050–771 v. Chr.) erinnern an eine Herzform.

Hörner als Kopfputz

Das Aufsetzen eines gehörnten Kopfschmucks ist Teil des Schamanenrituals. Dadurch nimmt der Schamane Verbindung mit der Geisterwelt auf. Der tanzende Schamane mit gehörntem Kopfputz der paläolithischen Felsbilder hat bis heute überlebt. Menschliche Köpfe mit zu Hörnern frisierten Haaren oder mit gehörntem Kopfputz gibt es auf Steinidolen von 1000 v. Chr. aus den russischen Steppen. Die ägyptische Göttin der Liebe, Hathor, wurde auf Grabbildern mit Kuhhörnern, die eine Sonnen- 99
scheibe halten, dargestellt. Die südiranischen Sassaniden-Könige trugen einen Helm mit einem Horn, der die Sonne aufhielt, was auch noch auf einer Malerei aus dem 3. Jahrhundert n. Chr. zu sehen ist. Auf den Höhlenbildern von Khocho, Turfan, aus dem 9. bis 10. Jahrhundert n. Chr. tragen die Uigurenfrauen Frisuren mit zwei Hörnern. Als die Spanier nach Mexiko kamen, zeichneten sie einheimische Frauen, die eine Haartracht mit zwei Hörnern trugen. Und bei der bestickten Kopfbedeckung in der Slowakei hat sich dies bis heute erhalten.

Im Hrontal, Niedere Tatra, haben einige Dörfer, obwohl jeweils nur wenige Kilometer voneinander entfernt, ihren Dialekt und ihre Haartracht 98
bewahrt, auch wenn dieser Brauch dort langsam am Aussterben ist. Jedes Dorf hat seinen eigenen Stil bei der Kopfbedeckung mit ein oder zwei Hörnern, unter der das Haar vorgängig auf eine komplizierte Art gewunden werden muss. An vielen Orten verbindet man das Suchen eines als Stütze für das Haar notwendigen Zweigs mit einem Ritual. Im Feld arbeitende Frauen bedecken ihren Hut mit einem schwarzen Schal, den sie dann beim Kirchgang oder bei einem speziellen Anlass ablegen. Die alten Frauen im Hrontal erwarten, dass man sie in den am schönsten bestickten Kleidern und mit ihrem Kopfschmuck beerdigt. Sie befürchten jedoch, dass bei ihrem Tod niemand mehr weiss, wie man ihr Haar frisieren muss, damit man sie mit dem Hut bekleidet, dessen Hornsymbolik sie mit der spirituellen Welt verbindet, beisetzen kann.

Kopfputze mit Hörnern waren in Russland, Bulgarien, Rumänien, Siebenbürgen und Albanien üblich. In Russland wurden sie von den ärmsten Bauern getragen. Martha Wilmot teilte in ihren Reisebeschreibungen vom Anfang des 19. Jahrhunderts mit, dass die Mutter des neunjährigen Mädchens, das ihr als Dienerin gegeben wurde, ein Kopftuch trug und dass sie damit über den ärmsten Bäuerinnen stand, die eine Kopfbedeckung mit Hörnern trugen. In der Moldau mussten die Frauen für den Kirchgang immer einen Kopfputz mit Hörnern tragen, aber auch wenn sie Korn mahlten und das Brot für die Heilige Kommunion buken.

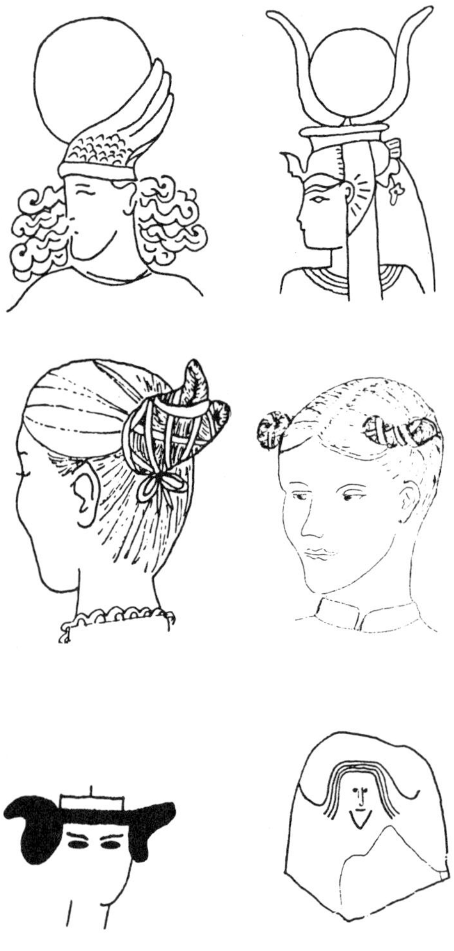

Ursprünge des einhörnigen Kopfschmucks und Haarstils findet man bei den Sassaniden-Königen, diejenigen des doppelhörnigen bei der Göttin Hathor. Doppelhörnige Haartrachten sind uns auf Höhlenmalereien der Uiguren aus dem 10. Jahrhundert und auf Steppen-Steinidolen von etwa 1000 v. Chr. überliefert.

Schamanismus

Das wichtigste Beispiel dafür, dass der Schmuck den Träger mit den magischen Kräften des Wesens, das er symbolisiert, ausstattet, ist der Schamane. Auf die Jägervölker des Paläolithikums zurückgehend, überlebt der Schamanismus im arktischen Norden, in Korea, in einigen Staaten Südostasiens, bei den Ainu und bei den Aborigines in Australien und Afrika sowie bei den Indianern Nordamerikas und auch in Südamerika. Für diese

Leute ist die ganze Natur beseelt, und der Schamane ist Mittler zwischen dem Dies- und dem Jenseits.

Den Schamanen kennt man an seiner speziellen Tracht und deren Verzierung. Das Geweih, das er trägt, und die Anhängsel von verschiedenen Tieren verleihen ihm die Fähigkeiten dieser Tiere. Sie bringen ihn in Ein- 100
tracht mit ihnen, und er übernimmt ihre Kraft. Die Anhängsel können Glocken zum Erwecken der Seele, Jagdtrophäen, Amulette, die in der islamischen Welt Koranverse enthalten, sowie Tücher mit rot gestickten Geweihmotiven sein. Der gestickte Dekor auf der Schamanenkleidung ist mit geheiligter weisser Rentierwolle gearbeitet. Die Musterung besteht aus einem ‹Überskelett› aus Rippen und anderen Knochen, den symbolischen Tod des Schamanen und seine darauffolgende Wiederauferstehung darstellend.

Mystische Tiere auf frühen Stickereien stehen in Verbindung mit dem Schamanismus, wie zum Beispiel der Jaguar. Als Nachtjäger gehört er in den Schamanismus Nord- und Südamerikas. In vielen nordischen Ländern glaubt man, dass der Bär ein menschlicher Ahne und ein Hüter sei. 101
Er wird von den Ainu verehrt, deren Applikationen den Bär darstellen, sowie von den Giliak in Sibirien. Bei der Zeremonie, bei der ein Mann in einen anderen Stamm einheiratet, sind die Männer aufgefordert, den Bären zu töten. Dazu werden Kostüme getragen mit gestickten Spiralmustern, die das Tier symbolisieren. Von Hirschen und Vögeln wird angenommen, dass sie die Seele zum Himmel tragen. Bei den meisten Schamanenritualen werden berauschende Substanzen eingenommen, wie zum Beispiel Fliegenpilz. Die Reise ins Jenseits in der darauffolgenden Trance wird mit dem Hirsch in Verbindung gebracht. Wesen, von denen angenommen wird, sie seien die Inkarnation einer Seele, wie zum Beispiel 160
Eidechse, Kröte oder Biene, vor allem aber Vögel, sind ebenfalls mystisch.

Vögel

Fast überall stellen Vögel die geistige Welt dar. Sie sind Boten des Himmels und der Sonnengötter, und sie tragen die Seelen der Verstorbenen ins Jenseits, wo diese ebenfalls zu Vögeln werden. Die Ugrier in Sibirien tatauieren sich Vögel auf die Schultern, damit die Seele im Körper bleibt; sie schnitzen sie auf die Wiege, damit das Neugeborene im Schlaf nicht in den Wäldern herumwandere, und als Symbol der ungeborenen Seelen sticken sie Vögel auf die Brautkleider aus Fischhaut.

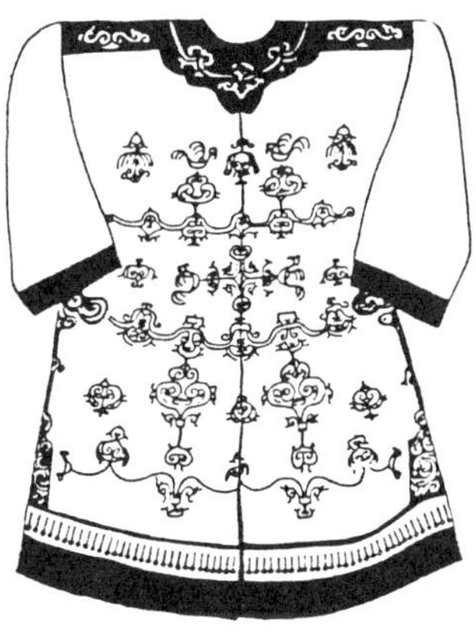

Das klassische Symbol der sibirischen Giljak-Braut ist der Lebensbaum mit Vögeln, die die ungeborenen Kinder darstellen.

Auch in Südostasien glaubt man, dass der Geist eines Verstorbenen die Gestalt eines Vogels annehme. Deshalb findet man Menschen mit Vogelköpfen als Motiv auf den rituellen Frauensarong von Lampung in Sumatra. Sie sitzen in den Totenschiffen, die eines der typischen Stickmotive dieser Sarong sind. In Borneo wird der Nashornvogel verehrt und kommt als einfache Stickerei auf Bekleidungsstücken aus Rindenstoff und auf Zeremonialbehängen vor.

Vögel sind auf der ganzen Welt eines der am häufigsten vorkommenden Motive, oft zusammen mit dem Lebensbaum oder mit Astralsymbolen und Blumen als Zeichen der Fruchtbarkeit. Sie können ein einfaches Glückssymbol sein, aber auch Ausdruck eines Geisterglaubens, der, obwohl vom ganzen Stand angenommen, etwas Persönliches und Geheimnisvolles bleibt, wie zum Beispiel der Donnervogel der Amerika-Indianer. 102
Dieser, normalerweise als liebenswertes Wesen der höheren Welt verehrt, das Regen und Fruchtbarkeit bringt, das aber auch die Dämonen der Unterwelt mit Blitzen vertreibt, ist zum Donnervogel-Muster geworden, das mit Zickzack kombiniert wird.

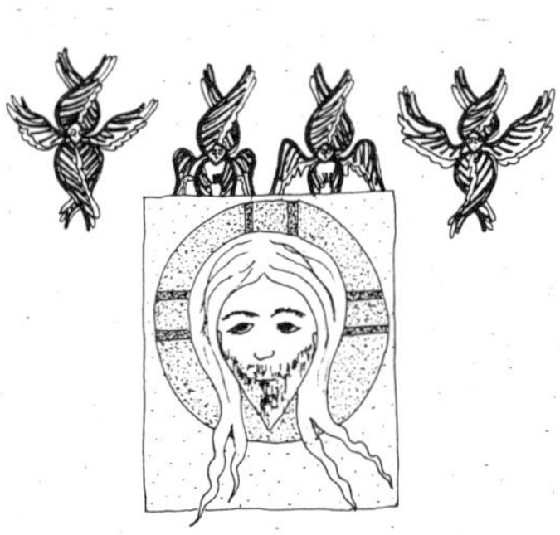

Vögel werden als Ornament wegen ihrer allgemeinen Symbolik oder wegen ihrer spezifischen Eigenschaften dargestellt: Adler und Kondor für Kraft, der Pfau als stolze Schönheit oder der Hahn als Herold des anbre- *103*
chenden Tages. Den Hahn, von dem man annimmt, dass er die üblen Nachtgeister vertreibt, findet man oft zusammen mit Solarsymbolen oder mit dem Lebensbaum, da das Wiedererwachen des Tages die Wiederkehr der Jahreszeiten widerspiegelt. Meist wird der Hahn als gegenständiges Paar, zwischen dem manchmal ein Bezugssymbol steht, abgebildet.

In der christlichen Religion übernehmen Engel die symbolische Rolle von Vögeln als Himmelsboten, und auf mancher Stickerei sind Engel nur verkleidete Vögel.

Den Engeln auf der Altarfront aus Russland von 1389 sieht man an, dass sie ursprünglich Vögel waren.

Die Sonne

Ursprünge des Kults

In einem kleinen ruhigen Garten des alten Karthago, heute in einem Residenzbezirk von Tunis, liegen zerbrochene Stele um ein Heiligtum, auf dessen Altar erstgeborene Söhne zur Verehrung des Sonnengottes Baal Hammon und der Fruchtbarkeitsgöttin Tanit geköpft wurden. Der Sonnengott, der als Opfer Menschenblut verlangte, gehörte auch zum Kult der Mayas, während es für die alten Ägypter, die auch grosse Sonnenverehrer waren, die Wohltat und die positiven Aspekte der Sonne waren, die verehrt wurden: die lebensspendenden Strahlen und tägliche Wiedergeburt. Für die Steinzeitjäger war die Sonne der grösste Jäger unter ihnen. Nach jeder Nacht tötete er die Sterne, versicherte sich jedoch das Überleben ihrer Seelen, damit sie am nächsten Abend wiederkehren konnten.

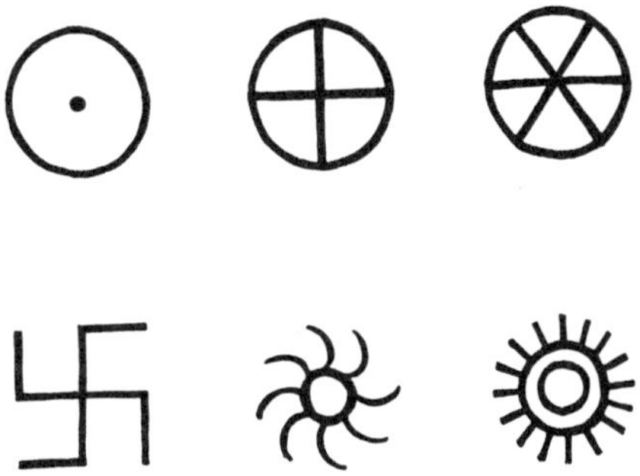

Nicht jede primitive Sonnenanbetung führte ausschliesslich zu einem Sonnenkult. Fast zwangsläufig war sie mit der Anbetung des Monds verbunden. Der Mond mit seinem Zu- und Abnehmen, seinem Einfluss auf Ebbe und Flut und seiner mystischen Relation zum weiblichen Monatszyklus war in gewissen heidnischen Mythologien dominanter. Bei den meisten Zivilisationen wurde die Sonne als männlich und der Mond als weiblich betrachtet. Dies konnte jedoch auch umgekehrt sein, was sich noch heute in einigen europäischen Sprachen niederschlägt.

Die Piktogramme, mit denen in der darstellenden Kunst auf einfachste Weise die Sonne gezeichnet wird und die man fast überall auf der Welt auf Stickereien findet, kamen bereits auf Felsbildern vor. Konzentrische Kreise waren ursprünglich Lunarsymbole. Durch ein zusätzliches Kreuz wurden daraus Solarsymbole. Der einfache Kreis mit einem Kreuz ist ebenfalls solar, da er damit die vier Himmelsrichtungen beinhaltet. Die Spirale kann kreative Kraft ausdrücken, symbolisiert aber auch Sonne und Mond. In dieser Form war sie vor allem in der skandinavischen Bronzezeit, bei den Kelten und bei den Wikingern wichtig. Der Kreis mit einem mittleren Punkt sowie das Sonnenrad mit Haken- und mit geraden Strahlen kommen bereits auf Felsbildern vor.

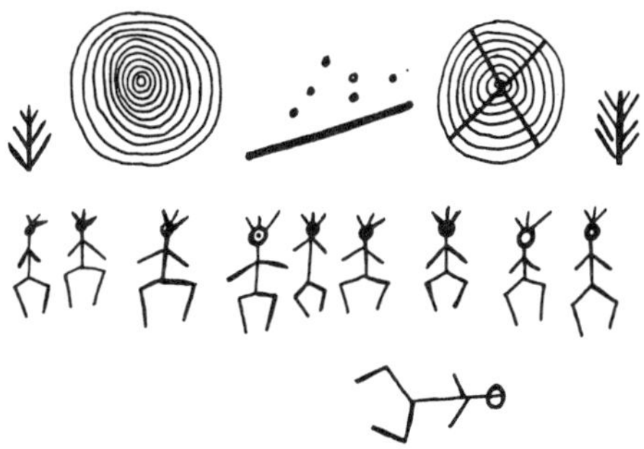

Für eine kultische Zeichnung haben die sibirischen Buriaten für die Sonne aus alten Piktogrammen gevierteilte Scheiben gewählt und sie mit dem Mond und dem Lebensbaum sowie anderen schamanistischen Symbolen kombiniert.

Die Swastika, ein anderes Sonnensymbol, jedoch ein komplexeres, da es Bewegung und Veränderung beinhaltet, tauchte bereits 4000 v. Chr. auf, zusammen mit der Rosette als Solarzeichen. Die Rosette wurde unter anderem auch mit den offenen Blättern der Lotusblüte gebildet, einer Blume, die vor allem in der ägyptischen und der Hindu-Mythologie mit der Sonne in Verbindung gebracht wurde.

Der Vierzackstern stand bei den Sumerern für den Sonnengott Schamasch. Später wurde daraus das Malteser-Kreuz. Der Achtzackstern, der sehr oft auf Stickereien vorkommt, repräsentiert seine Begleiterin, die Mondgöttin Gula.

Fortsetzung Seite 105

Die dekorative Kraft des Kults

Die Muttergöttin

▷ 64 Hochzeitshaube, Bekalta, Tunesien. Die rhombenförmigen Figuren der drei Göttinnen erinnern an die prähistorische in Lespugue gefundene Venus. Die erhobenen Arme sind eine rituelle Pose, die die Braut an ihrem Hochzeits-Jelwa einnimmt, wenn sie ihren Gästen in dieser Haube vorgestellt wird. Begleitsymbole sind Sonne und Fisch.

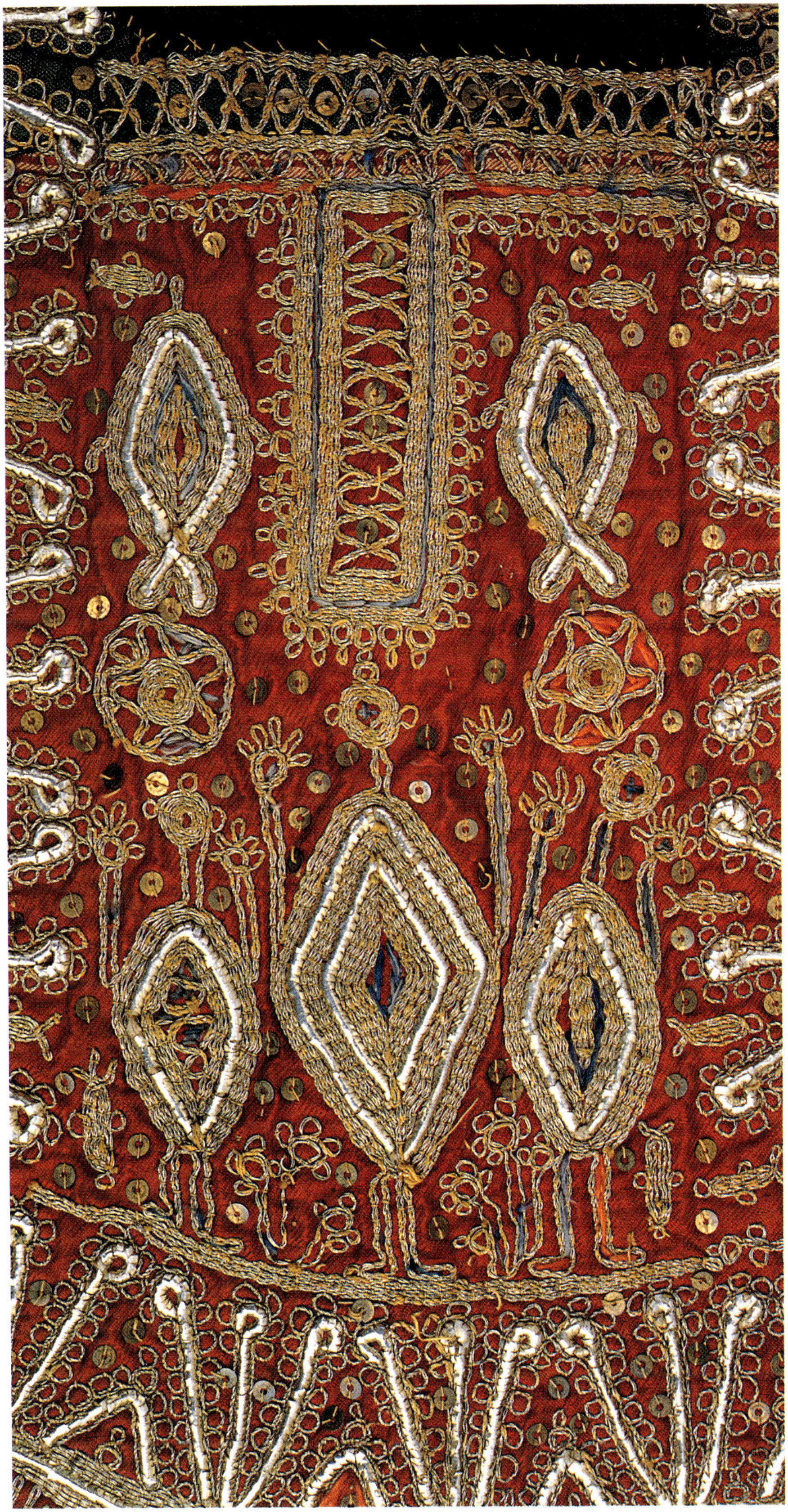

▽ 65 Zeremonialtuch, Russland. Russische Tücher, die in Birken oder an Wegkreuzungen aufgehängt werden, sind reich mit Darstellungen der Erdgöttin, fast immer ganz in Rot, bestickt. Meist wird sie in verschiedene Stadien der Wandlung zur Pflanzenform und mit erhobenen Armen gezeigt. Die Göttin kann leicht an den sie begleitenden Vögeln, Achtzacksternen, Swastiken, Zickzacken und an der wechselnden Musterung erkannt werden.

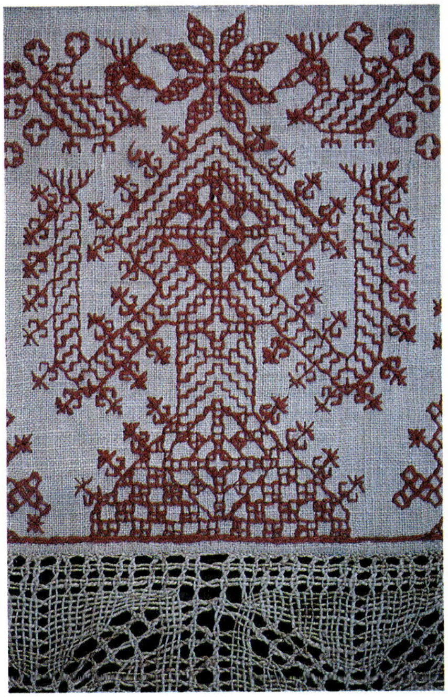

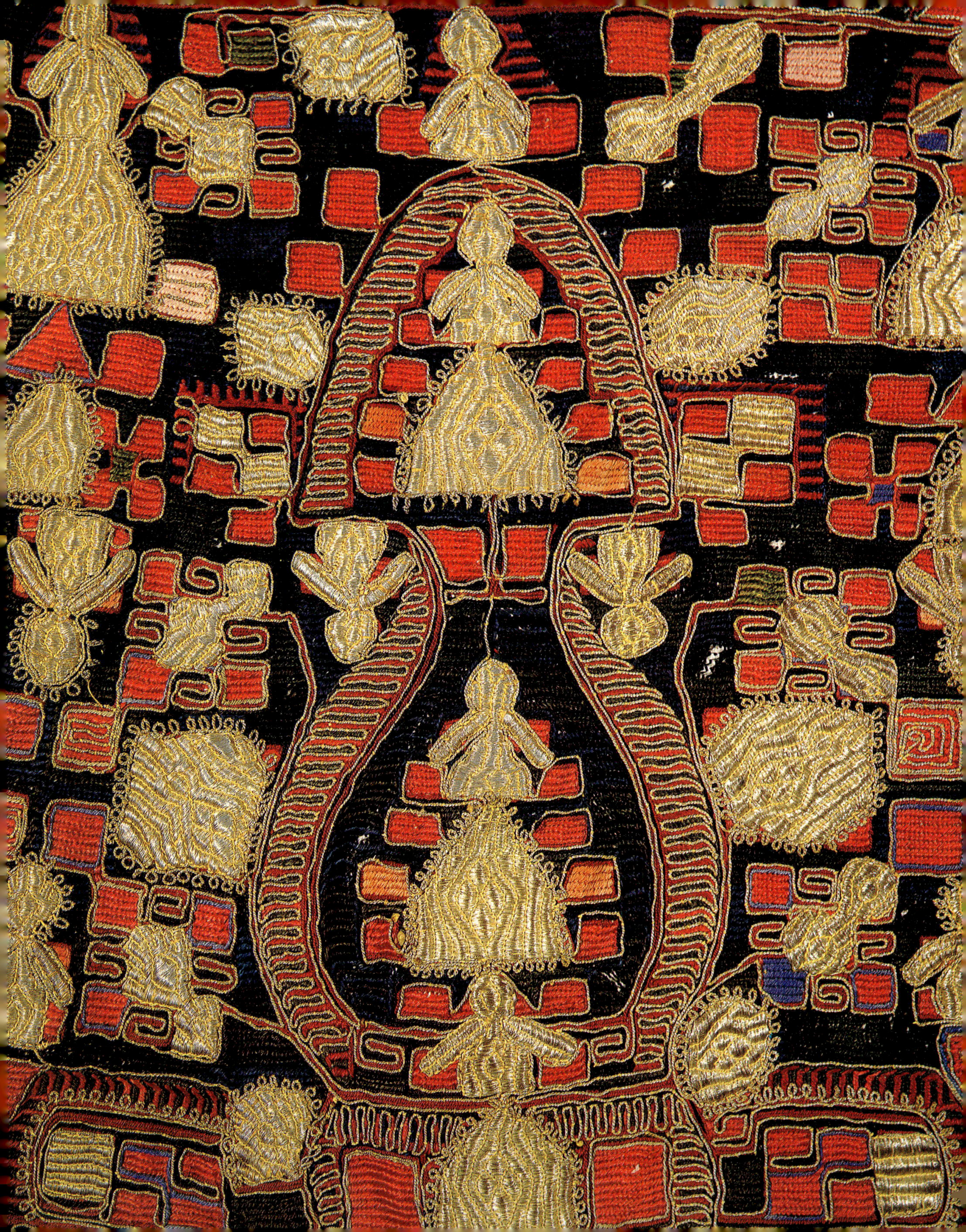

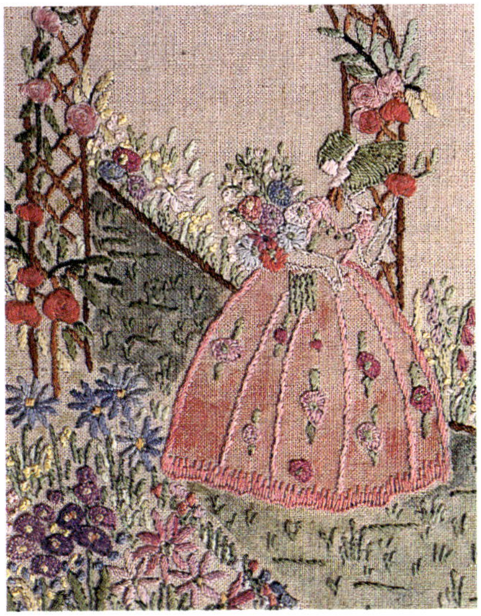

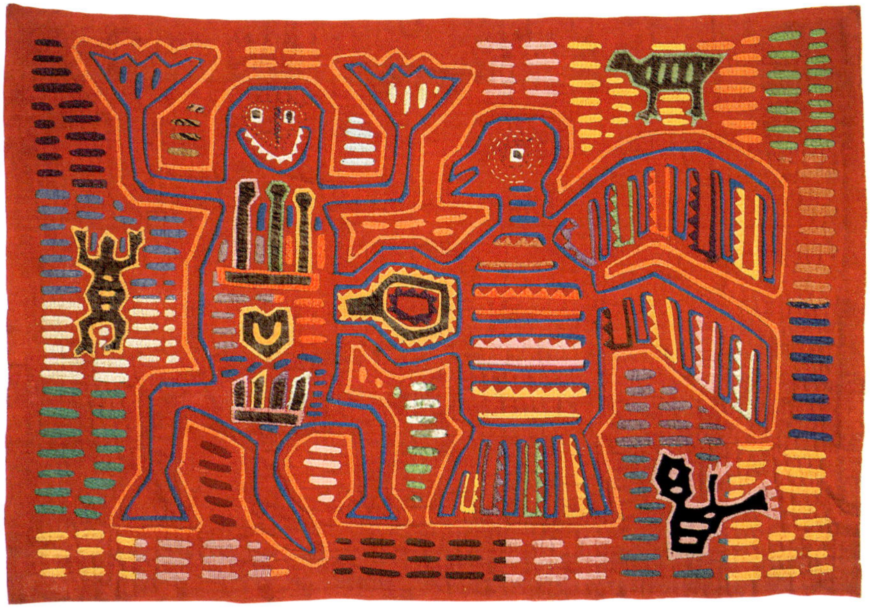

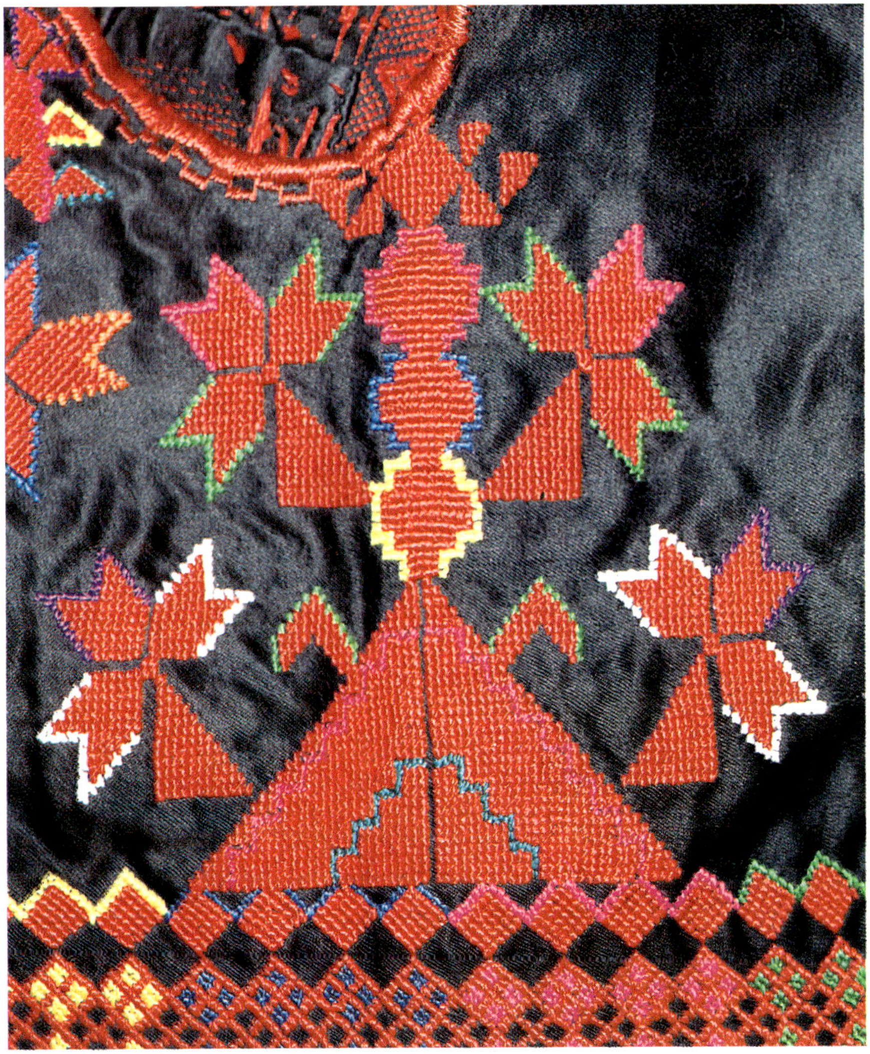

◁ 66 Frauen-Hochzeitsgewand, Attika, Griechenland. Auf Hochzeitsgewändern ist eine meist von einer Phallusform umrahmte Fruchtbarkeitsgöttin dargestellt, und zwar eindeutiger als auf Alltagskleidern. Normalerweise wurden solche Arbeiten von professionellen Stickerinnen ausgeführt, wobei jeweils die eine für die Seidenstickerei, die andere für die Goldstickerei verantwortlich war.

△ 67 Bild, England, um 1930. Die Motive aus dieser Zeit entsprangen der romantisierten Sehnsucht nach dem Landleben; bei der Biedermeierdame handelt es sich jedoch um einen Anachronismus. Könnte sie – mit dem Blumenstrauss im Arm – nicht ebensogut von der Grossen Göttin, die ihren geweihten Zweig hält, abgeleitet werden? Dies nicht zuletzt aufgrund von Beispielen aus der ländlichen Stickerei, die es damals galt, nachzuahmen.

△▷ 68 Mola, Kuna-Indianer, San Blás, Panama. Bei manchen Mola ist das Thema obskur. Eidechsenähnliche Geschöpfe und erhobene Arme lassen sich mit der Göttin in Verbindung bringen, während der zahnbestückte Mund in beiden Teilen Amerikas den Tod als Teil des Lebens symbolisiert. Vier Streifen beziehen sich auf die acht Schichten des Himmels und der Unterwelt der Kuna-Mythologie.

▷ 69 Frauengewand, Saraqib, Syrien. Darstellung der Göttin mit erhobenen Armen. In Syrien hing die Verehrung der Göttin mit dem phönikischen Kult zusammen und ist auch auf Keramiken des 13. Jahrhunderts aus Raqqah und Hama, auf denen die Göttin ein Dekorelement ist, zu sehen.

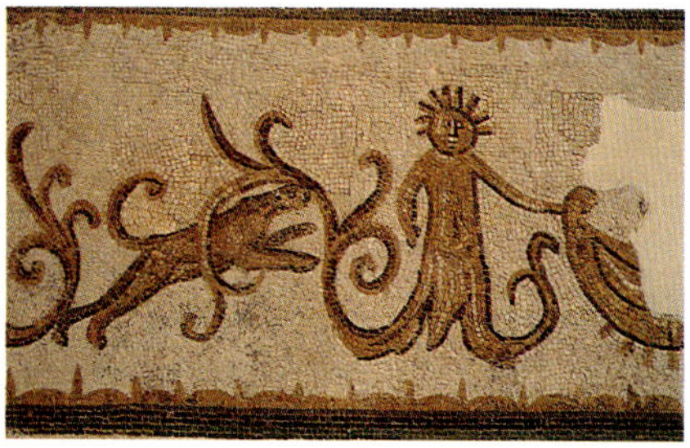

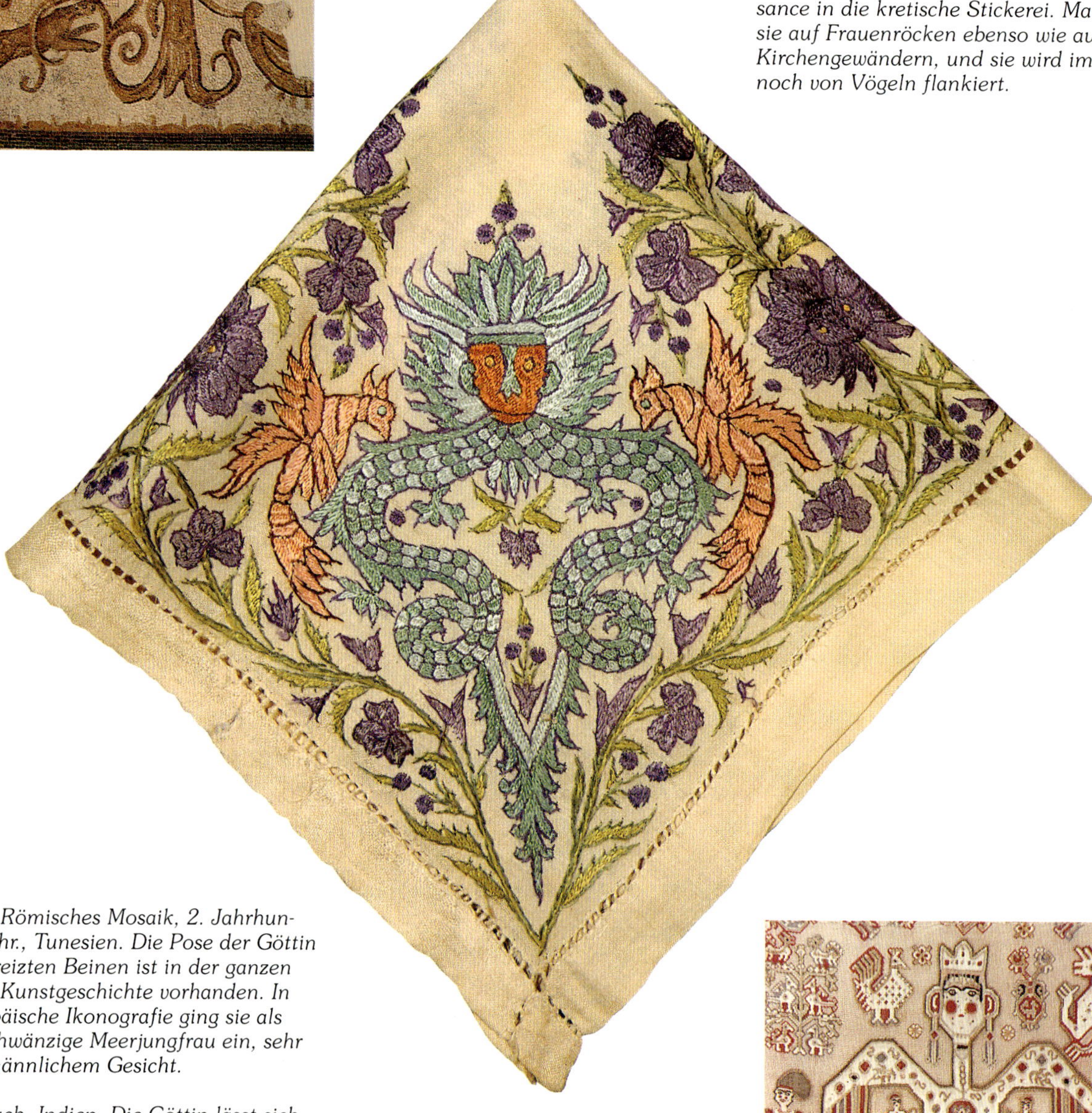

△△ 70 Römisches Mosaik, 2. Jahrhundert n. Chr., Tunesien. Die Pose der Göttin mit gespreizten Beinen ist in der ganzen früheren Kunstgeschichte vorhanden. In die europäische Ikonografie ging sie als doppelschwänzige Meerjungfrau ein, sehr oft mit männlichem Gesicht.

△ 71 Tuch, Indien. Die Göttin lässt sich noch als doppelschwänzige, von Vögeln flankierte Meerjungfrau ausmachen. Die Tiere in ihrer Begleitung, die ihre Fruchtbarkeit darstellen, wurden in der späteren Kunstgeschichte ihre Akolythen.

▷ 72 Tuch, Ionische Inseln, Griechenland. Die Figur der Göttin mit den um sie angeordneten Tieren und Pflanzen kommt auch auf griechischen Vasen vor. Mit Flügeln oder mit Armen gleicht sie Votiv-Figurinen von den Kykladen aus dem 3. Jahrtausend v. Chr. Die dazugehörenden Blumen sind die üblichen Fruchtbarkeitssymbole: Tulpe und Nelke.

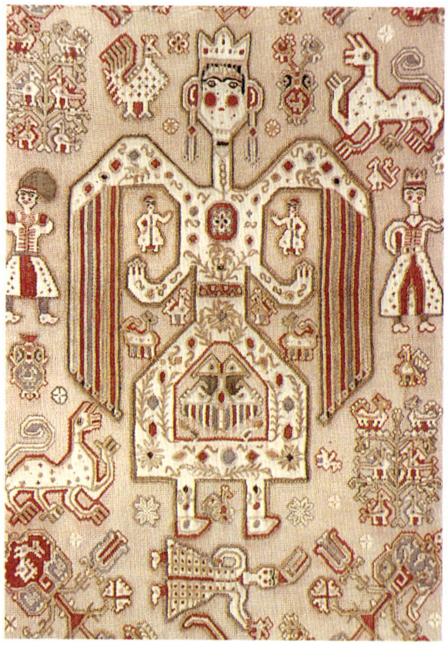

▷ 73 Rocksaum, Kreta. In der europäischen Form als Meerjungfrau mit gespreizten Beinen kam die Göttin ursprünglich durch die Mustervorlagen aus der Renaissance in die kretische Stickerei. Man findet sie auf Frauenröcken ebenso wie auf Kirchengewändern, und sie wird immer noch von Vögeln flankiert.

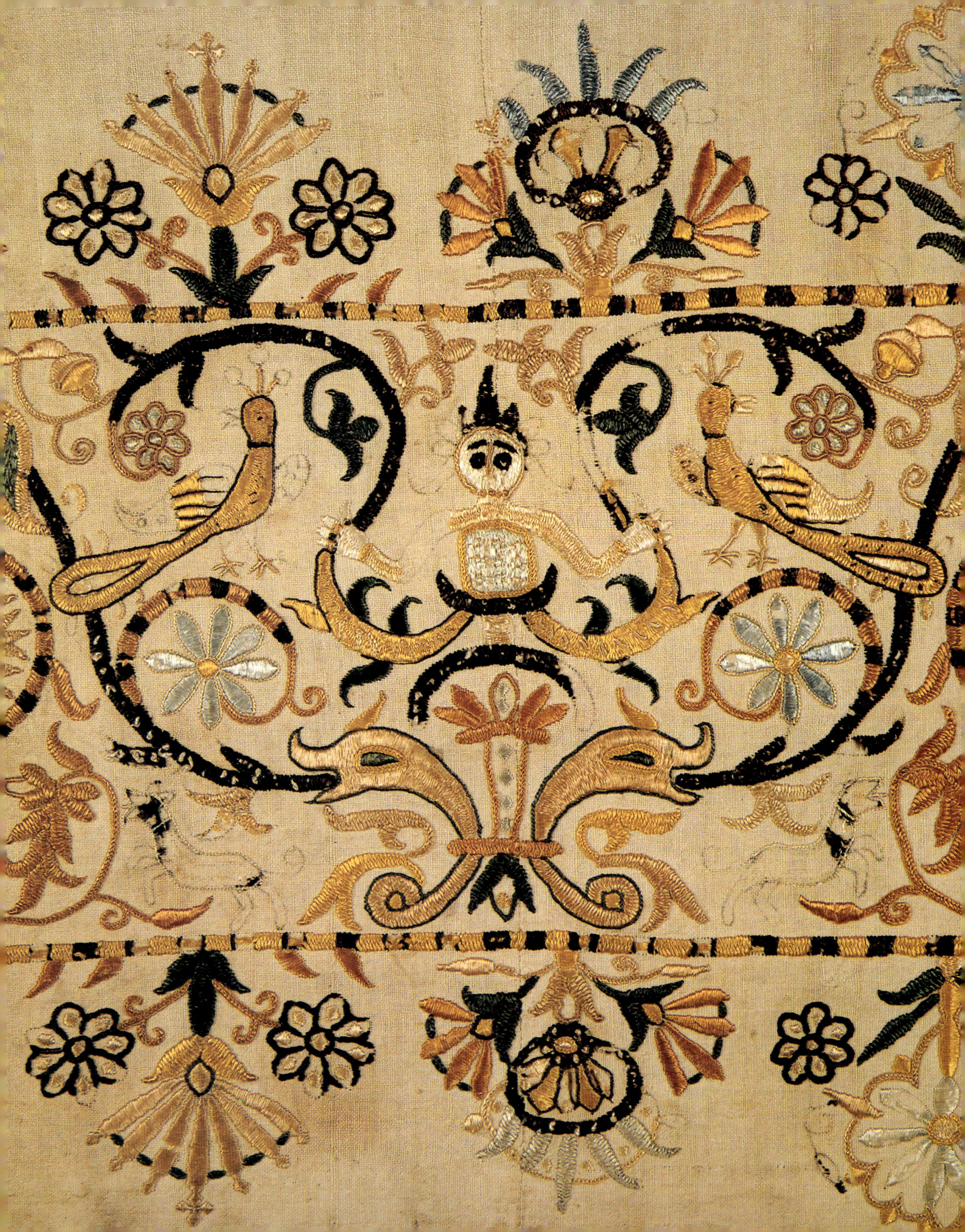

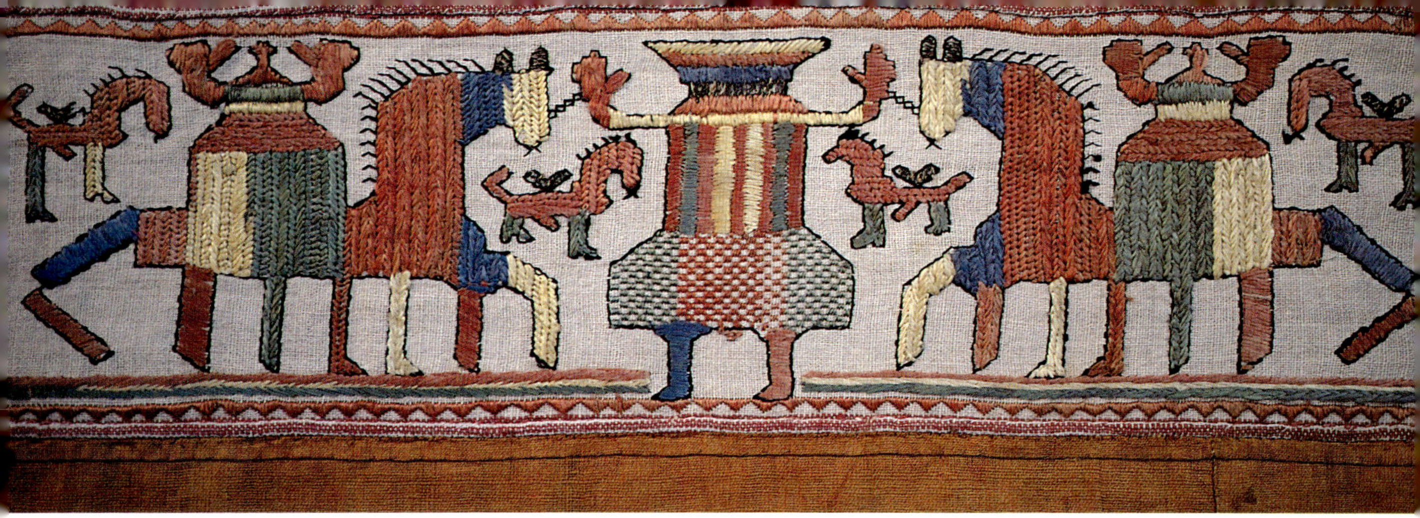

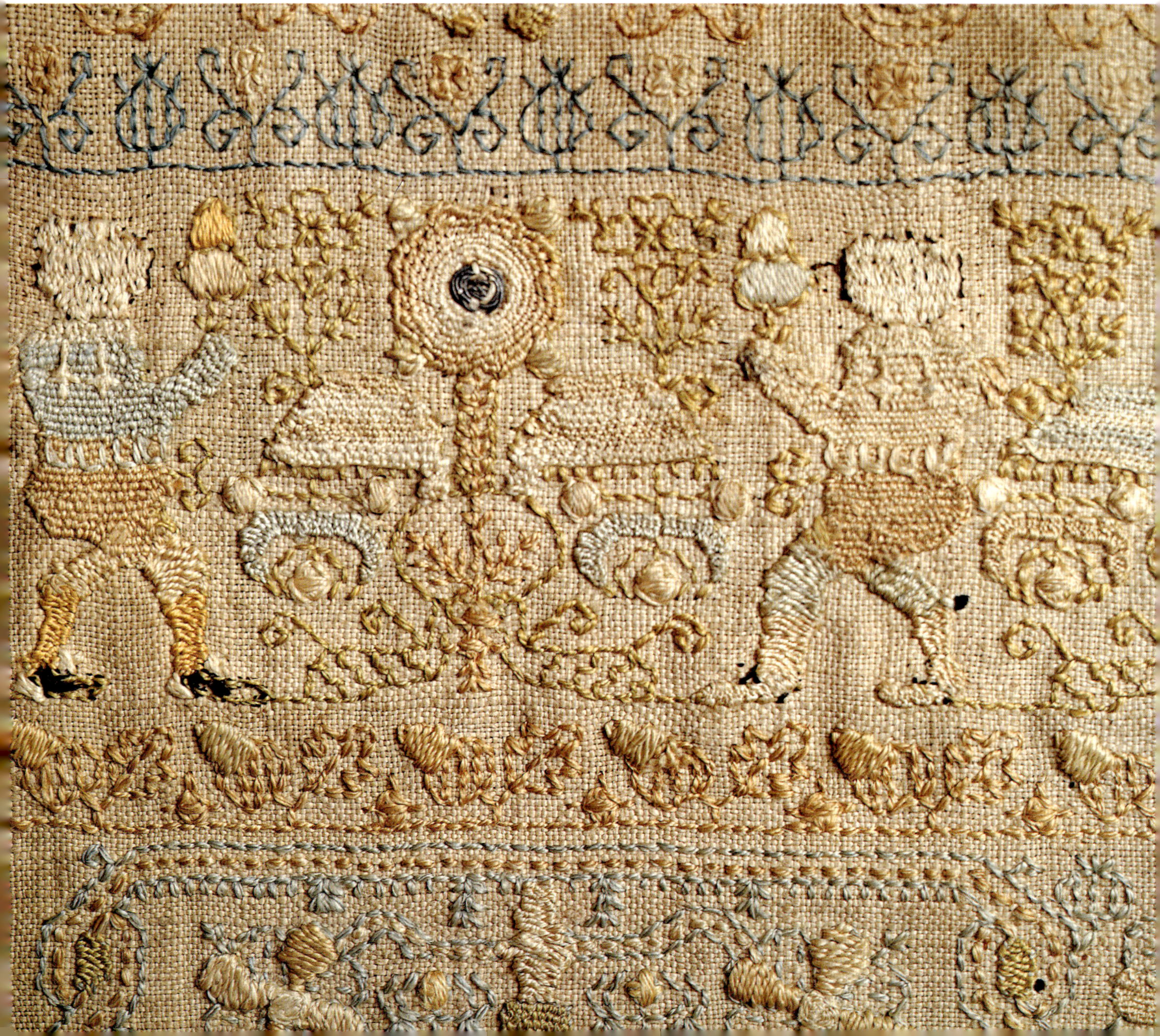

◁ 74 Zeremonialtuch, Russland. Die Göttin hat erhobene Arme, und die abgeflachte Kopfform gleicht minoischen Figuren der Göttin. Der Reiter erinnert an denjenigen, der sich auf dem grossen Filz aus Pazyryk, datiert um 500 v. Chr., der Göttin nähert.

▽◁ 75 Mustertuch, England, Mitte 17. Jahrhundert. Eine veränderte Form des Adoranten mit geweihtem Zweig tauchte auf englischen Mustertüchern im 17. Jahrhundert als sogenanntes ‹Boxer›-Motiv auf. Die Göttin hat sich meist zu einer Pflanzenform verändert, deren anthropomorphe Züge offensichtlich sind.

▷ 76 Zeremonialtuch, Russland. Wasser als Teil des Geburtsvorgangs und deshalb Teil der kosmischen Schöpfung, wird mit der Göttin in Zusammenhang gebracht. Das Lebensschiff, das durch die kosmischen Gewässer segelt, ist eines ihrer Attribute; es ist ein bekanntes Stickmotiv.

▽ 77 Mustertuch, England, Mitte 17. Jahrhundert. Meerjungfrauen als Hüterinnen der kosmischen Gewässer, oft einen Spiegel haltend, sind ein Motiv auf englischen Mustertüchern aus dem 17. Jahrhundert.

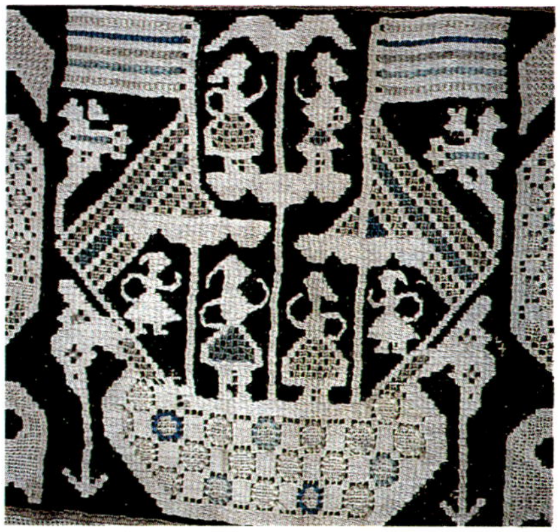

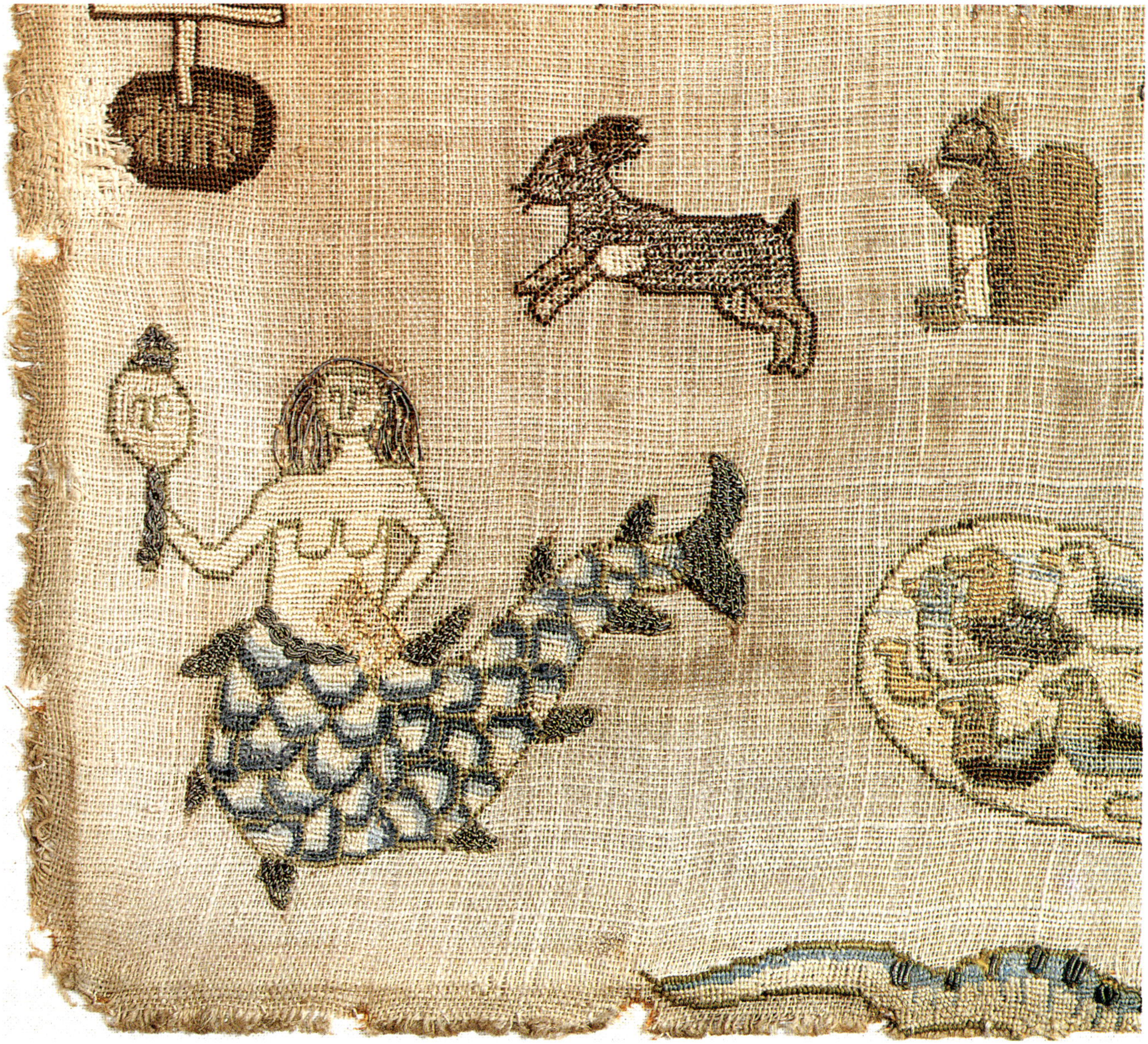

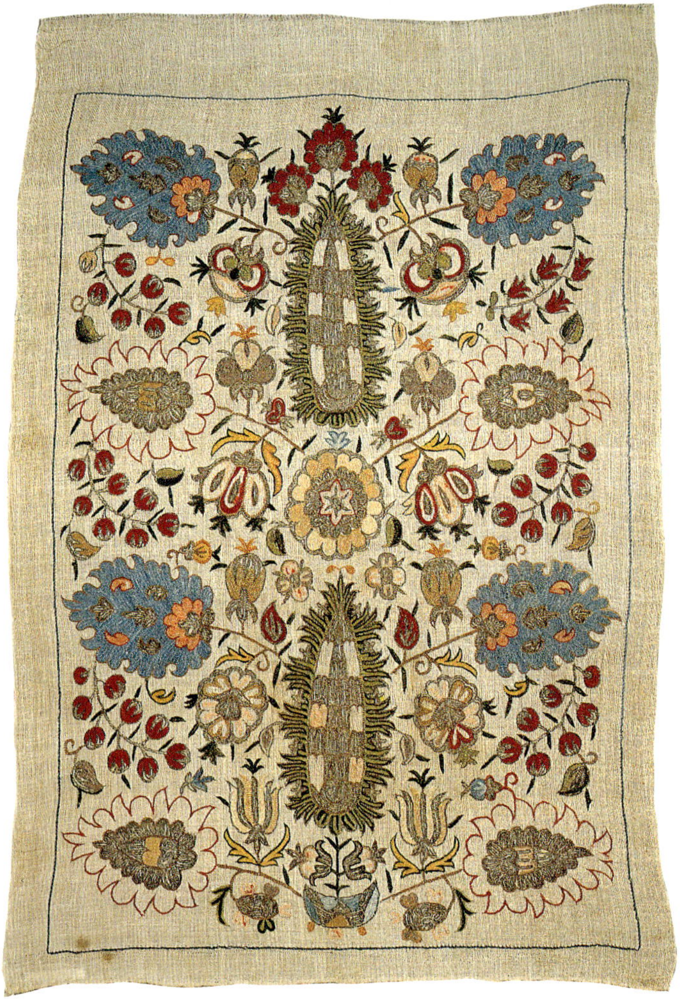

◁ 78 Borte eines Handtuchs, Türkei. Symbole, die die Fruchtbarkeit der Göttin darstellen, kommen sehr oft vor. Die Tulpe, die der weiblichen Vulva gleicht, sowie der Granatapfel mit seinen blutroten Samen sind eindeutig. Die Zypresse stellte nach phönikischer Überlieferung den Lebensbaum dar.

▽ 79 Bettzeugdecke, Usbek-Lakaien, Afghanistan. Um Fruchtbarkeit darzustellen, wird sehr oft die Nelke zusammen mit dem Granatapfel oder der Tulpe gestickt, und das Kreuz ist auch eine Darstellungsform des Lebensbaumes.

▽▽ 80 Tuch, Russland. Zeremonialtücher, auf denen die Göttin dargestellt ist, wurden im 19. Jahrhundert durch Tücher mit moderneren Figuren ersetzt. Fruchtbarkeitssymbole wie Granatapfel und Nelke sowie flankierende Tiere gehörten jedoch weiterhin dazu.

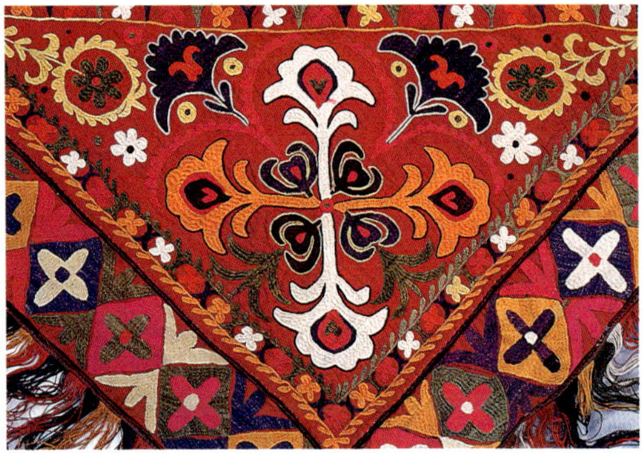

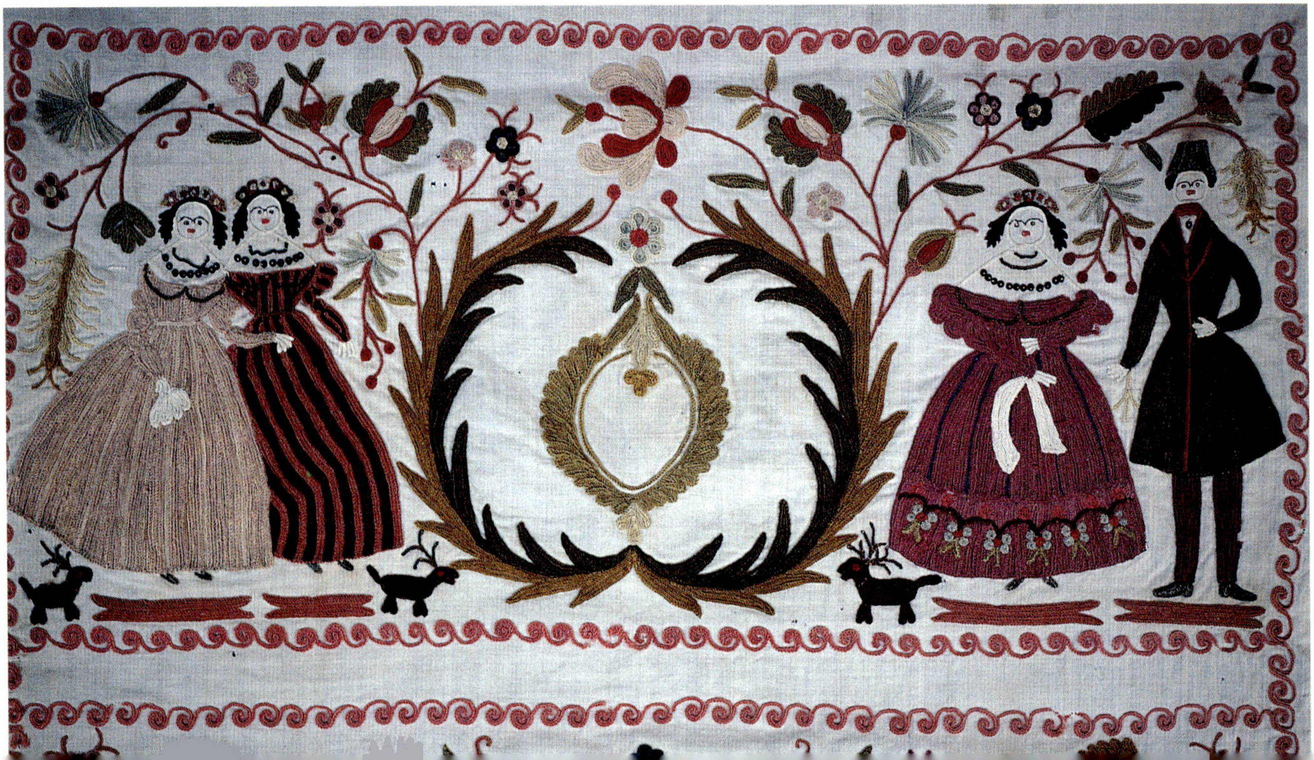

Der Lebensbaum

▷ *81 Tuch, osmanisch, vermutlich Balkan. Der Lebensbaum in Form eines Blumentopfs oder einer Vase entstammt der sumerischen Kunst. Die Blumen waren meist die mit der Fruchtbarkeit in Zusammenhang stehenden, und der Baum war weiterhin von Vögeln und Figuren umgeben. Hier sind es zusätzlich noch Granatäpfel. Dieses Stück erinnert an die Nakshe aus Aserbeidschan mit ihrer Version des Lebensbaumes, an die Susani aus Taschkent, durch die Granatäpfel an die archaischen Muster aus Samokov in Bulgarien und der Stickereistil an die Rocksäume aus Kreta.*

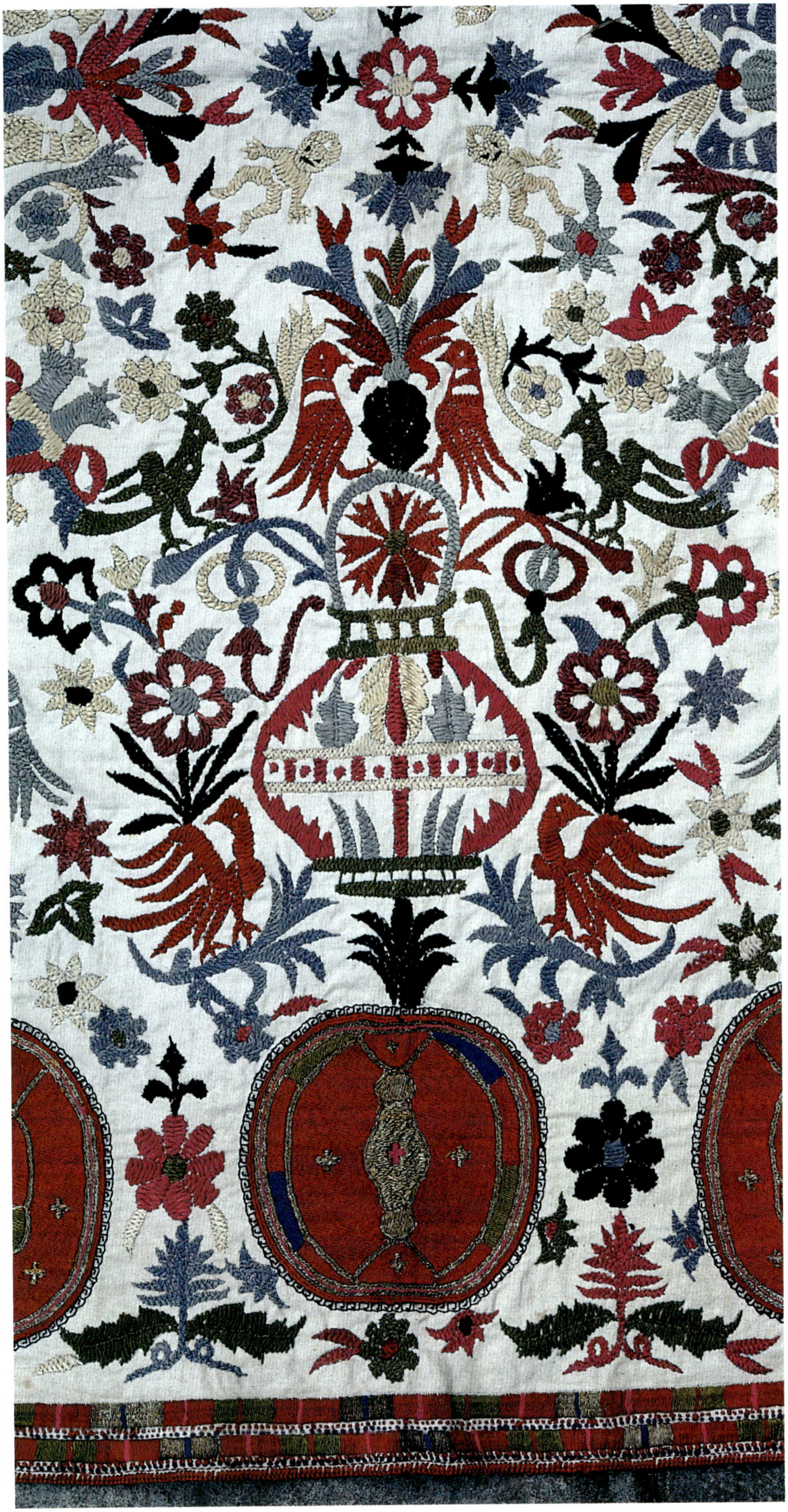

▽ *82 Tasche, Afghanistan. Der Lebensbaum in seinen verschiedenen Gestalten ist fast überall eines der in Stickereien am meisten vorkommenden Motive. Auf die einfachste Form reduziert, soll er hier den Tascheninhalt beschützen. Das an einer wichtigen Stelle plazierte Spiegelstückchen, die bunten Farben und die Quasten sind von gleicher Bedeutung.*

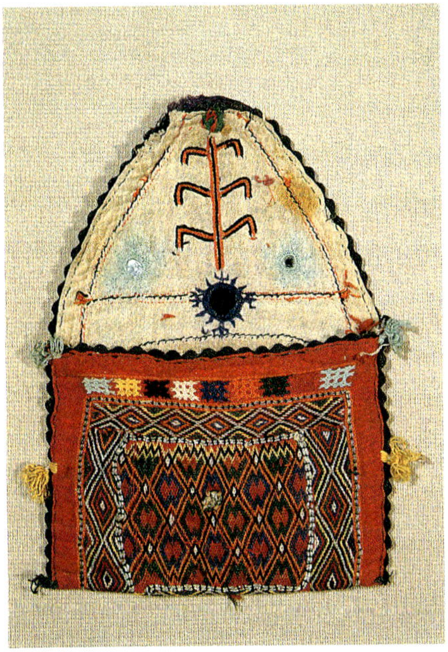

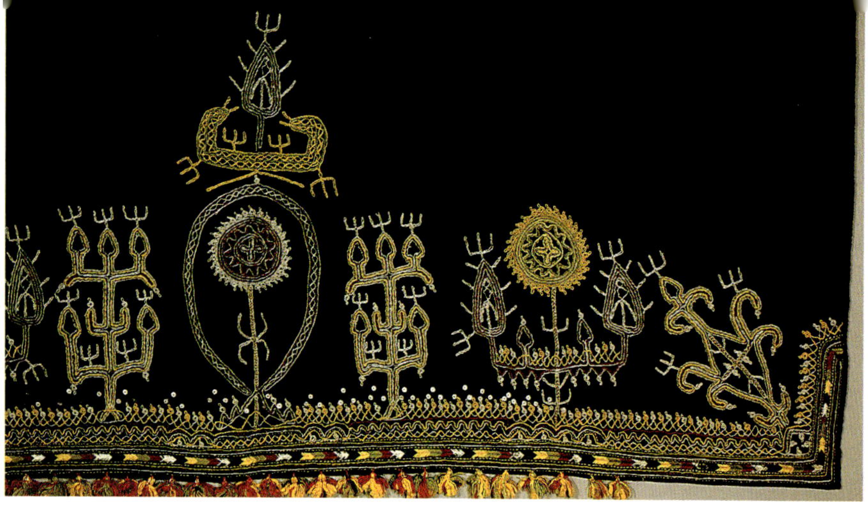

◁ 83 Hochzeitsschal, El-Djem, Tunesien. Die archaischen Muster auf den wollenen Hochzeitsschals aus El-Djem, Sfax und Ksour Esaf in Tunesien stellen den Lebensbaum mit Schlangen als Hüterinnen und Solarsymbole dar, Motive, von denen man glaubt, dass sie die Braut vor bösen Geistern schützen.

▽◁ 84 Bettdecke, Castelo Branco, Portugal. Solche Decken wurden in dieser Kleinstadt seit dem 17. Jahrhundert, als Portugal noch in Indien vertreten war, hergestellt. Ende des 19. Jahrhunderts, als eine Krankheit die Seidenraupen vernichtete, wurde die Produktion eingestellt. Viele sind, wie die indischen Palampor, mit dem Lebensbaum, der auf einem Berggipfel wächst, sowie mit Granatäpfeln, Nelken und kleinen Vögeln bestickt.

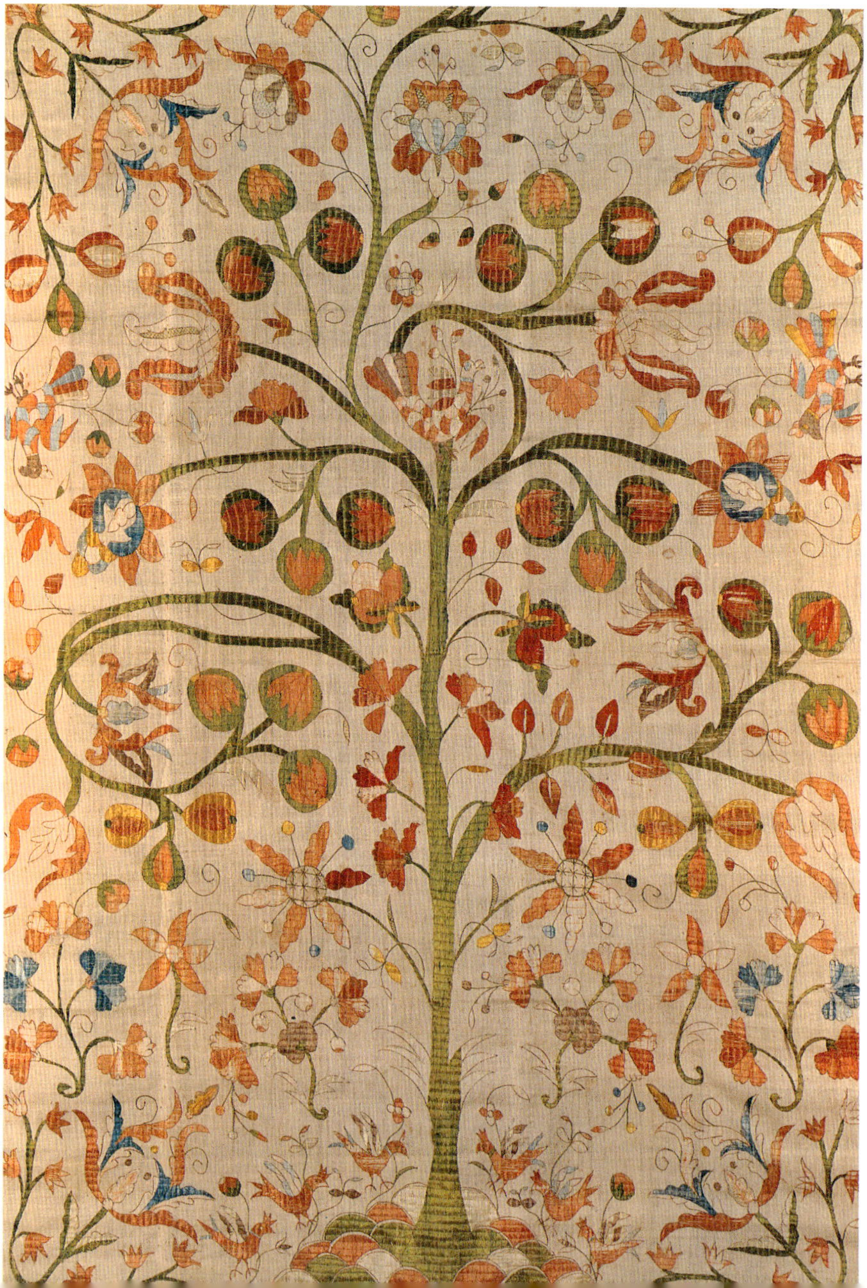

▽ 85 Hochzeits-Kopfbedeckung, Patzun, Guatemala. Bäume wurden mit den magischen Kräften der Wegkreuzung in Verbindung gebracht, und das Kreuz ist die Betrachtungsweise des Baumes als Weltachse. Die flankierenden Vögel und die anderen Tiere weisen darauf hin, dass dieses guatemaltekische Motiv von einer anderen Kultur übernommen wurde.

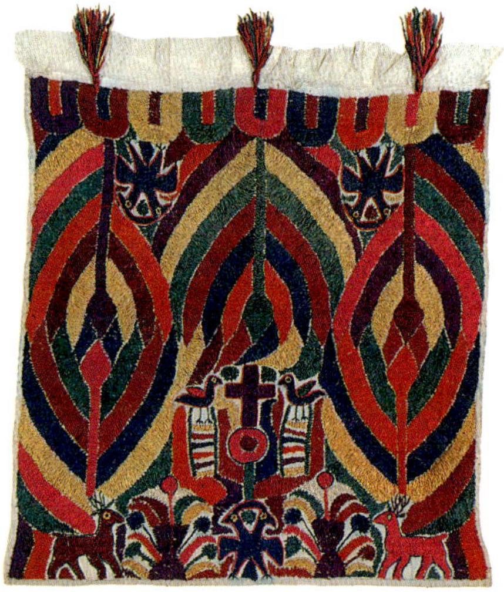

▷ 86 *Tuch, Azemmour, Marokko. Von der Vase mit Nelken ist hier der Lebensbaum zur einfachen stilisierten Nelke, in einer anderen Version zur Säule geworden. Beide werden von Vögeln flankiert.*

▷▽ 87 *Zeremonialtuch, Russland. Als Ausdruck des Früchte tragenden Baumes und dadurch seiner Fertilität, trug der Lebensbaum oft die Göttin in seinem Geäst. Symbolische Motive des Doppeladlers, des Hahns, der Nelke und weiterer Göttinnen umgeben den Baum. Ein Herz bildet jedoch seinen Stamm, was wiederum aus dem Widderhornmotiv hergeleitet sein könnte.*

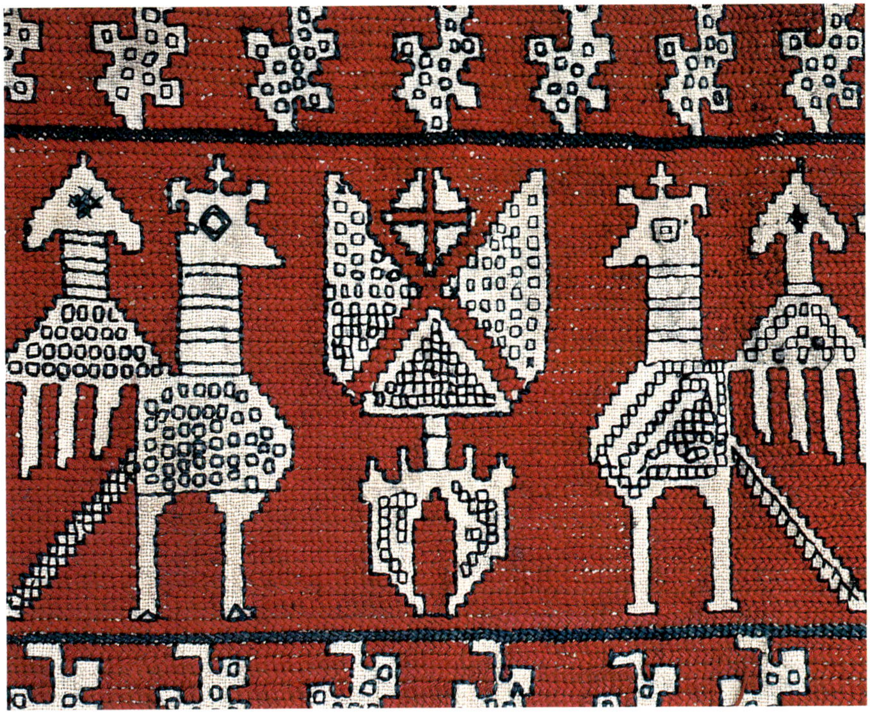

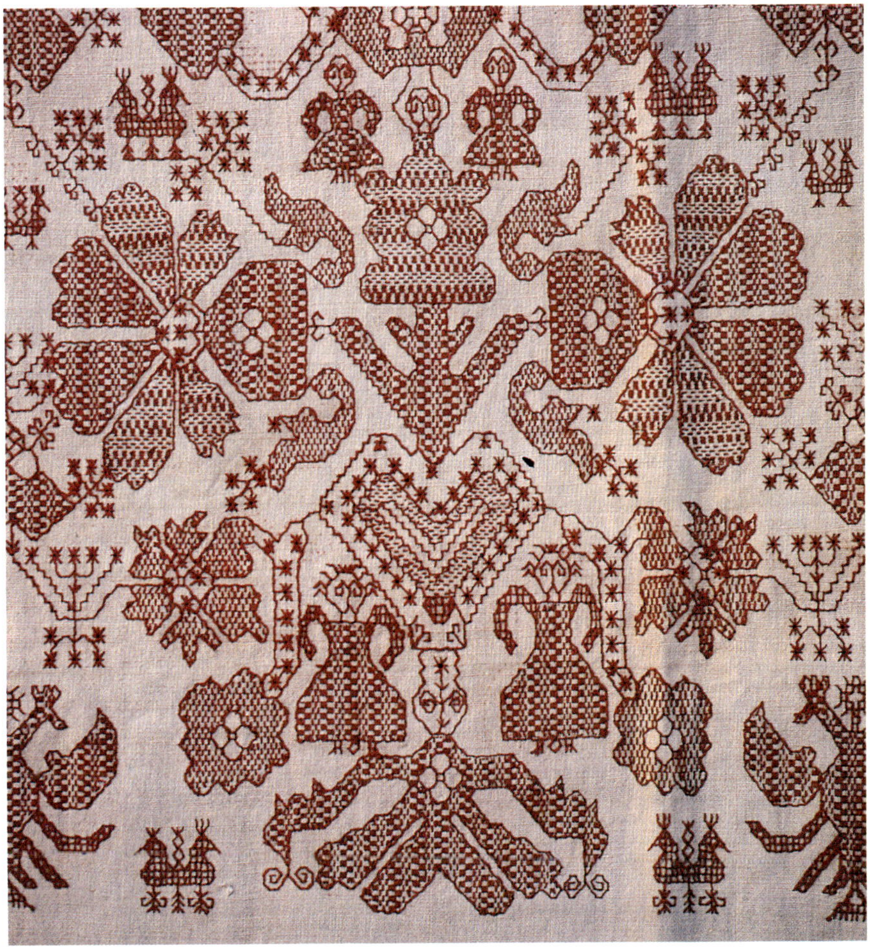

▽ 88 *Kissen für Hochzeitsschlitten, Schweden. Der Baum, anstelle der Göttin, ist oft von Adoranten oder von Vögeln oder anderen Tieren flankiert, die je nach Ort wechseln können. Das Pferd stammt aus vorchristlichen Kulturen; es konnte ein Solar- oder ein Lunarsymbol sein.*

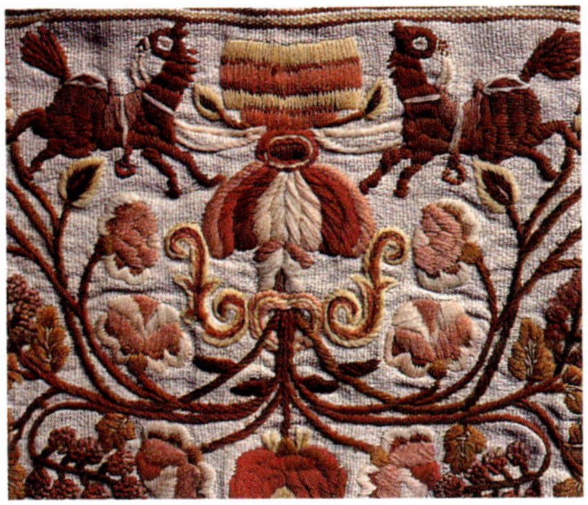

▽ 89 Frauenhaube, Rybany, Slowakei. Das Herz als Teil des Lebensbaumes, mit dem symbolischen Granatapfel sowie mit gegenüberstehenden Vögeln, wurde in Ribany mit Woll- oder schwerem Seidengarn auf die Hauben und Blusen gestickt. Bisweilen ersetzte eine Solarrosette das Herz.

▷ 90 Frauenbluse, Djerba, Tunesien. Das Baummotiv in Form einer Vase mit Pflanzen oder Blumen, vor allem Nelken, und noch mit flankierenden Vögeln, wurde durch die aus Europa stammenden Mustervorlagen verbreitet. Es wurde zum beliebtesten Motiv der europäischen Volkskunst und beeinflusste so auch den Mittleren Osten und Nordafrika.

▷▷ 91 Frauenkleid, Ramallah, Palästina. Der Lebensbaum in Form einer Blumenvase mit Vögeln stammt aus europäischen Musterbüchern. Im späten 19. Jahrhundert wurden solche Bücher von Quäkern nach Ramallah gebracht, die dort Schulen gründeten und auch das Sticken förderten. Die traditionellen Muster aus Palästina sind geometrisch.

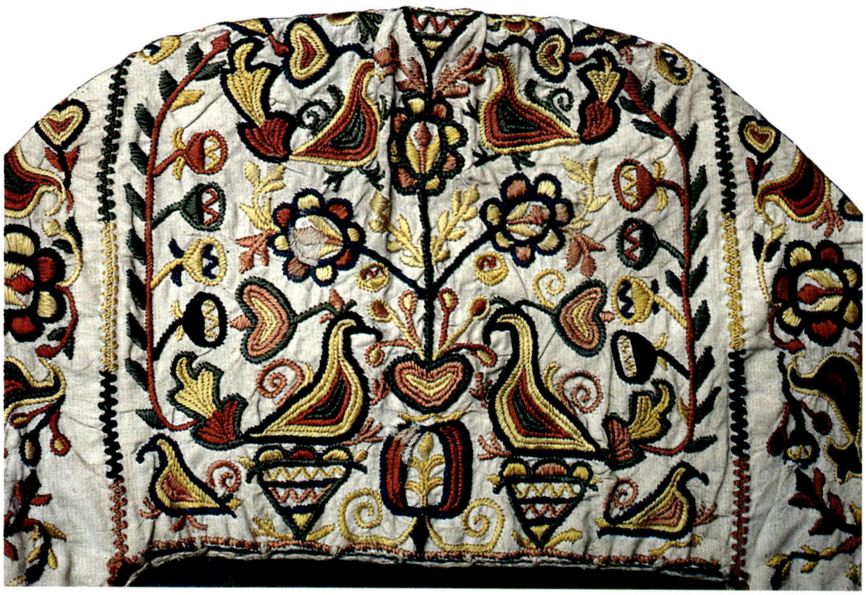

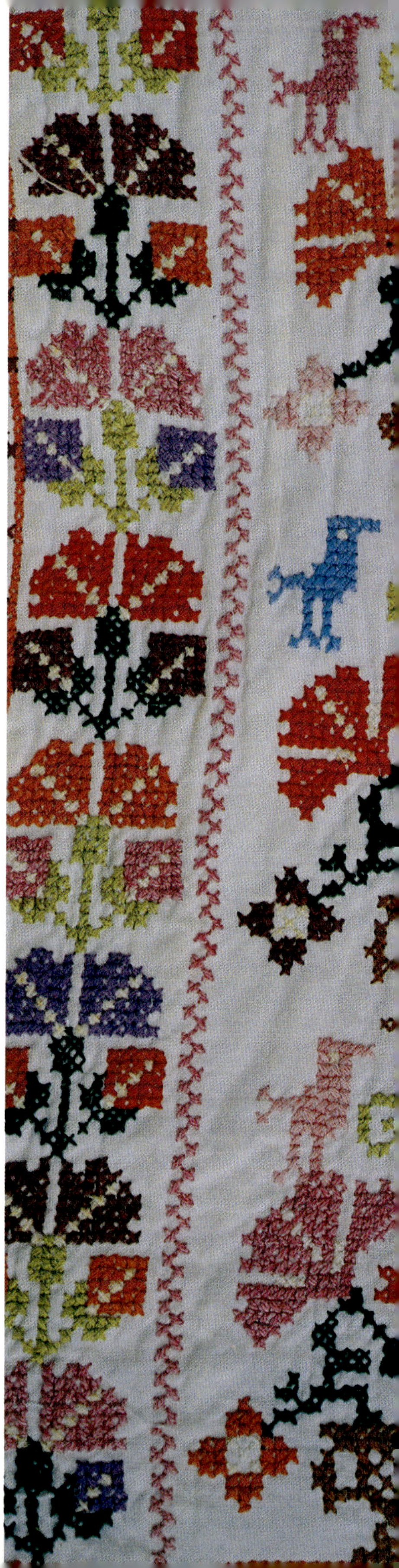

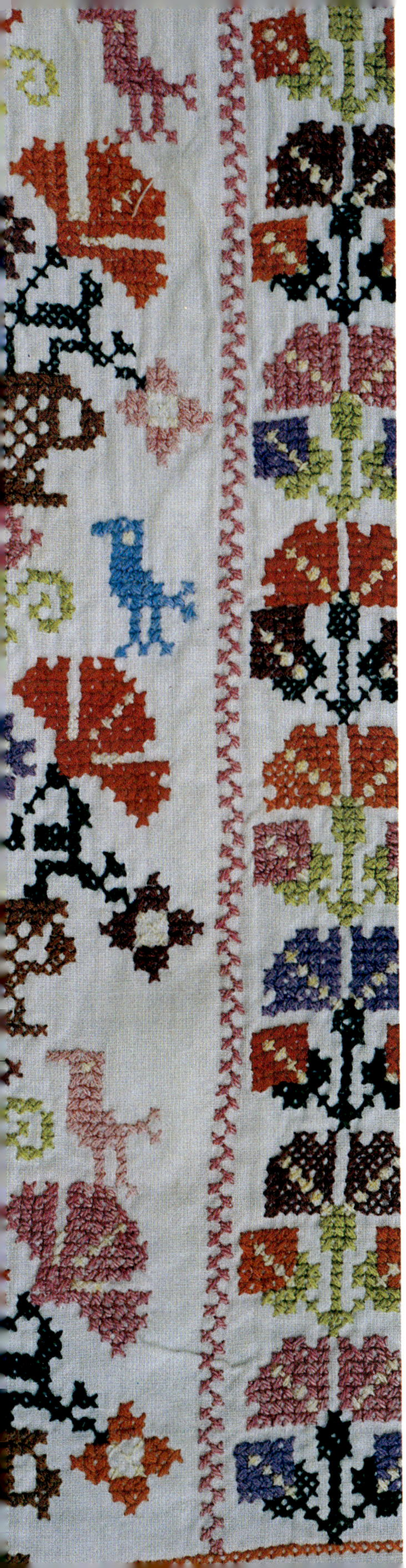
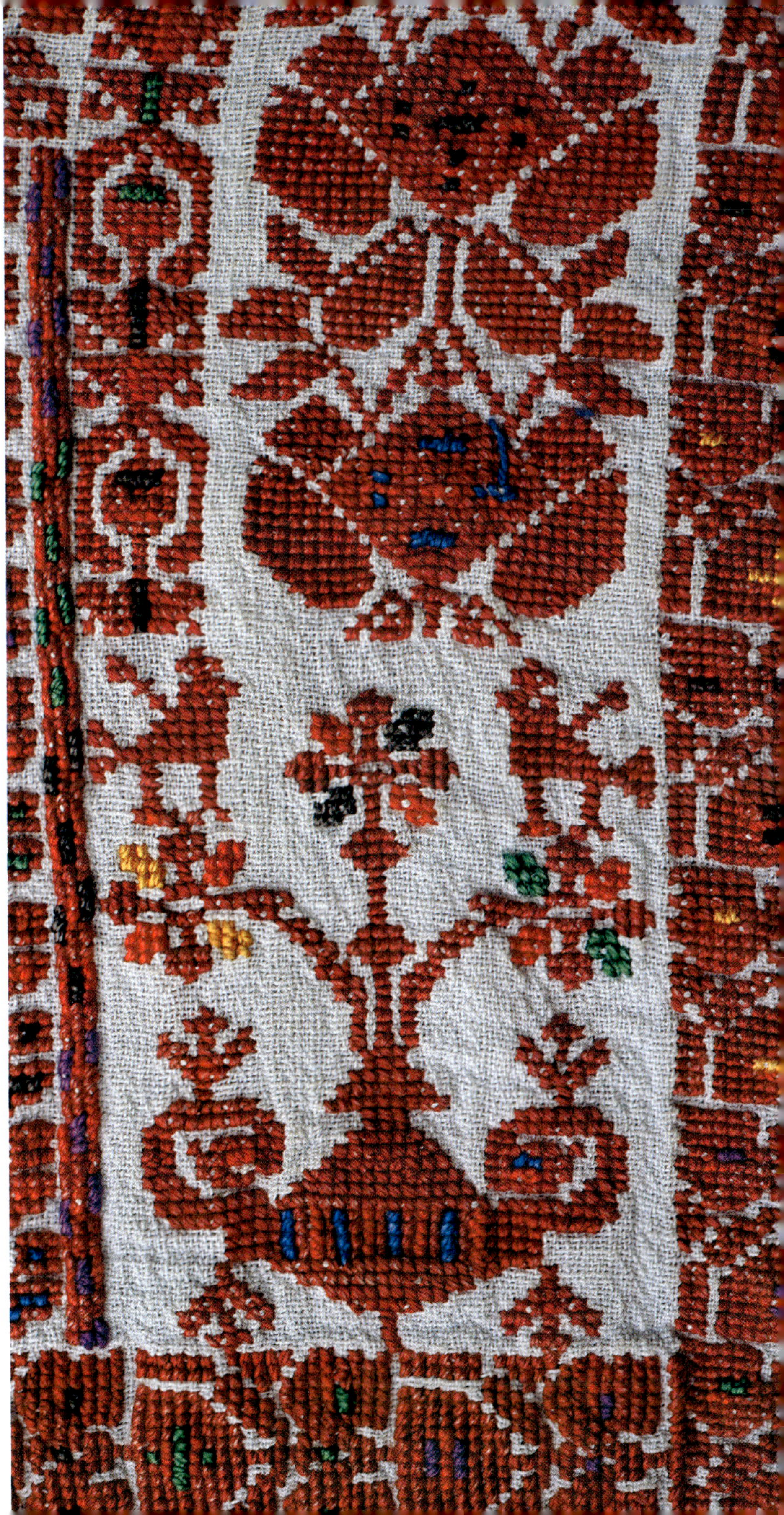

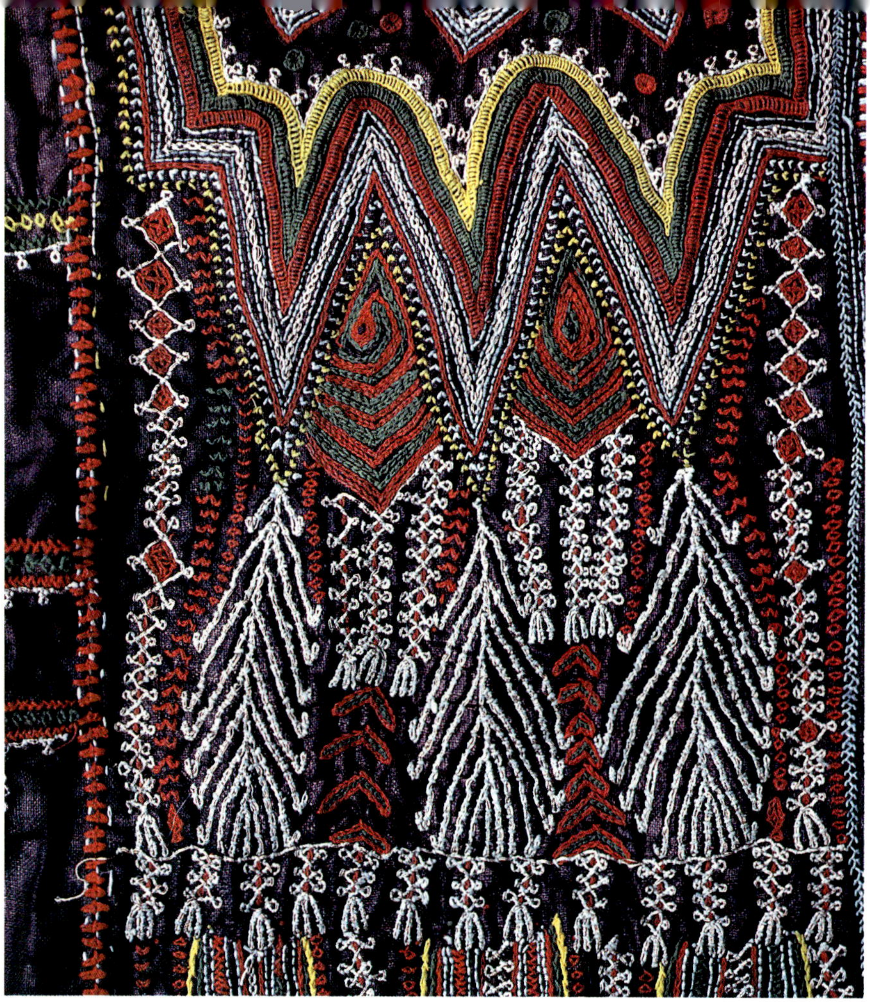

◁ 92 *Frauengewand, Kuhlan, Jemen. Der kosmische Baum alter Naturreligionen wurde manchmal auch umgekehrt dargestellt, mit seinen Wurzeln die Kräfte des Himmels zur Erde leitend. Die Bäume, oft Kiefer oder Dattelpalme, werden mit einem Stamm als Zentrum und davon ausgehenden, nach abwärts strebenden Linien dargestellt, oder sie weisen die Form einer umgekehrten Blumenvase auf.*

▽ 93 *Mustertuch, England (1826). Der biblische Baum der Erkenntnis bildet auf vielen englischen Mustertüchern aus dem 19. Jahrhundert das Zentralmotiv. Er ist naturnaher, jedoch immer noch von Vögeln, anderen Tieren und auch von Nelken flankiert.*

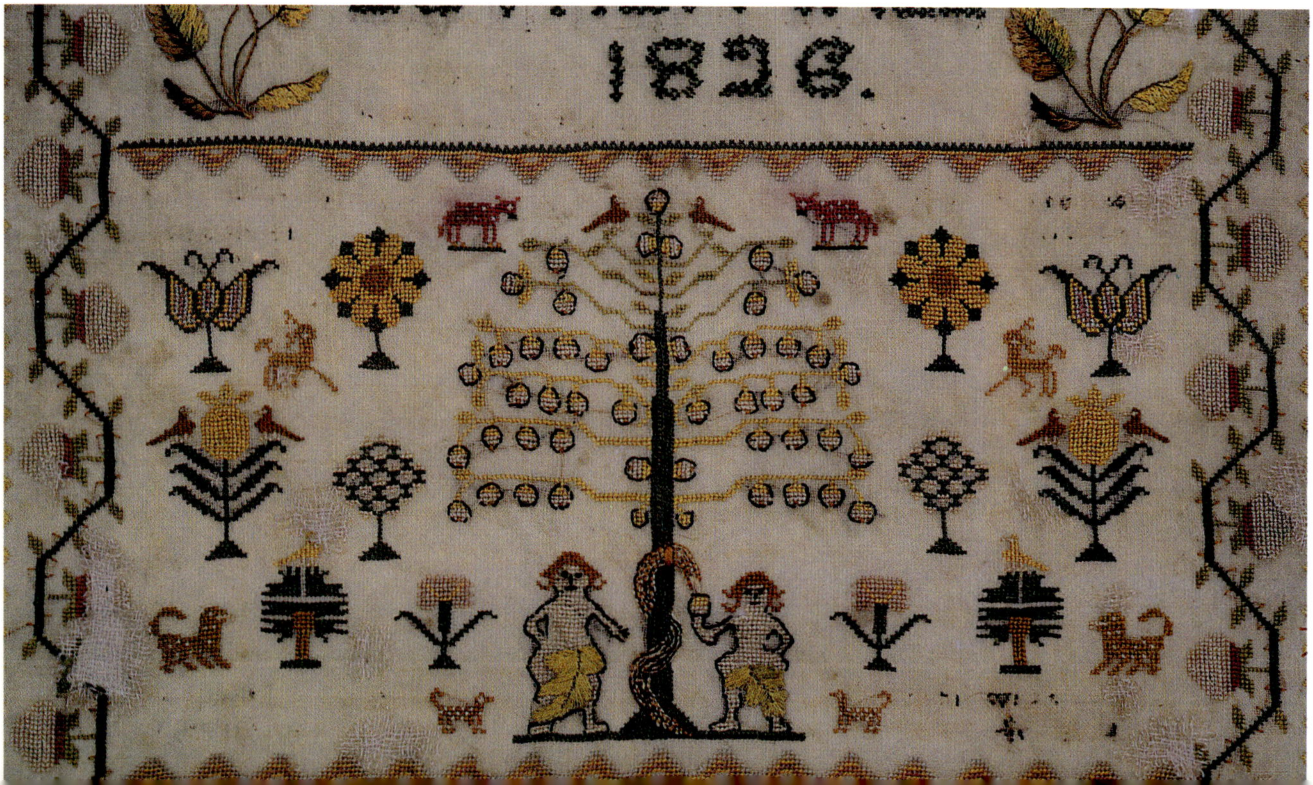

Die Jagd

▷ 94 Decke, Salamanca, Spanien. Die paläolithische Zeichnung des gejagten Tieres, mit zurückgeworfenem und mit dem durch einen Kragen vom Rumpf getrennten Kopf – eine Darstellung, die auch in der islamischen Kunst vorkommt –, finden wir auf Stickereien aus der Stadt Salamanca in Spanien. Oft kommt das Motiv zusammen mit Forellen und Swastiken vor, Symbole, die auch als Silberamulette getragen werden. Die Stickerei findet man auf leinenen Hemdkleidern mit schwarzem Wollgarn und auf Zeremonialtüchern mit pastellfarbigem Seidengarn ausgeführt.

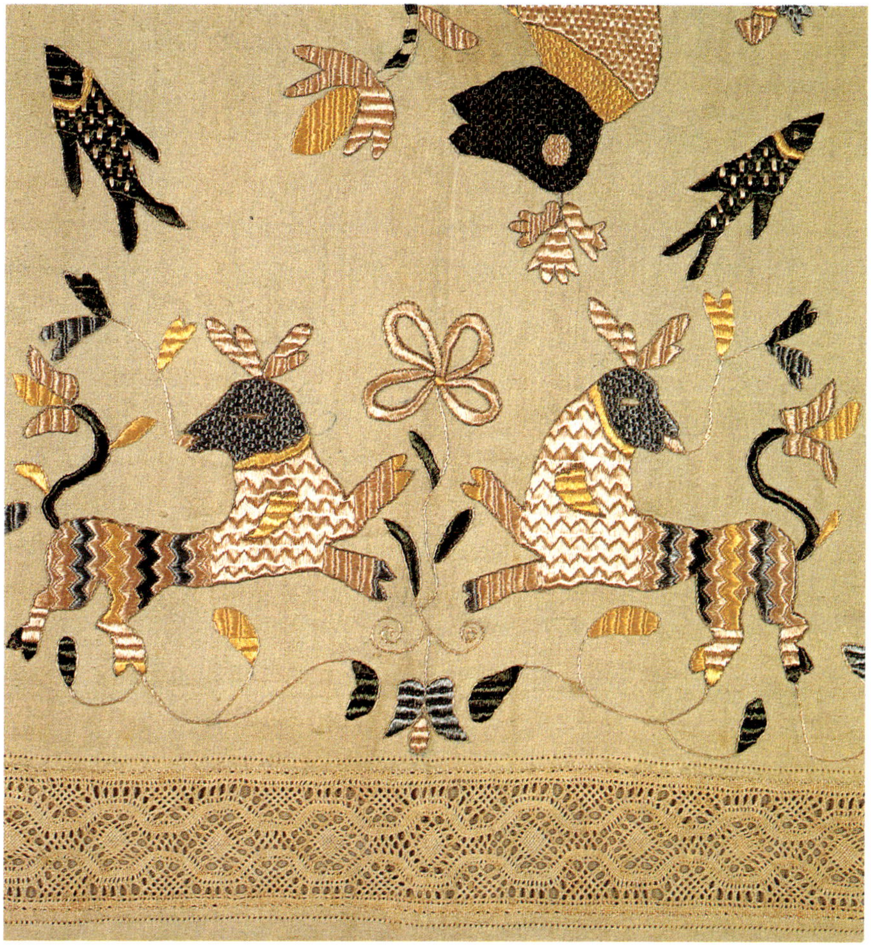

▽ 95 Hirtenmantel, Nuristan, Afghanistan. Das auf zentralasiatischen Teppichen und Filzen allgegenwärtige Widderhornmotiv kommt auch auf Stickereien vor und ziert hier in lockerer Anordnung die schweren Wollmäntel der Hirten aus Nuristan. Dazu kommen noch Wirtel solaren Ursprungs. Gehörnte Tiere sind für das Auskommen asiatischer Völker lebenswichtig, und sie werden auch heute noch zum Schutz über Türen angebracht.

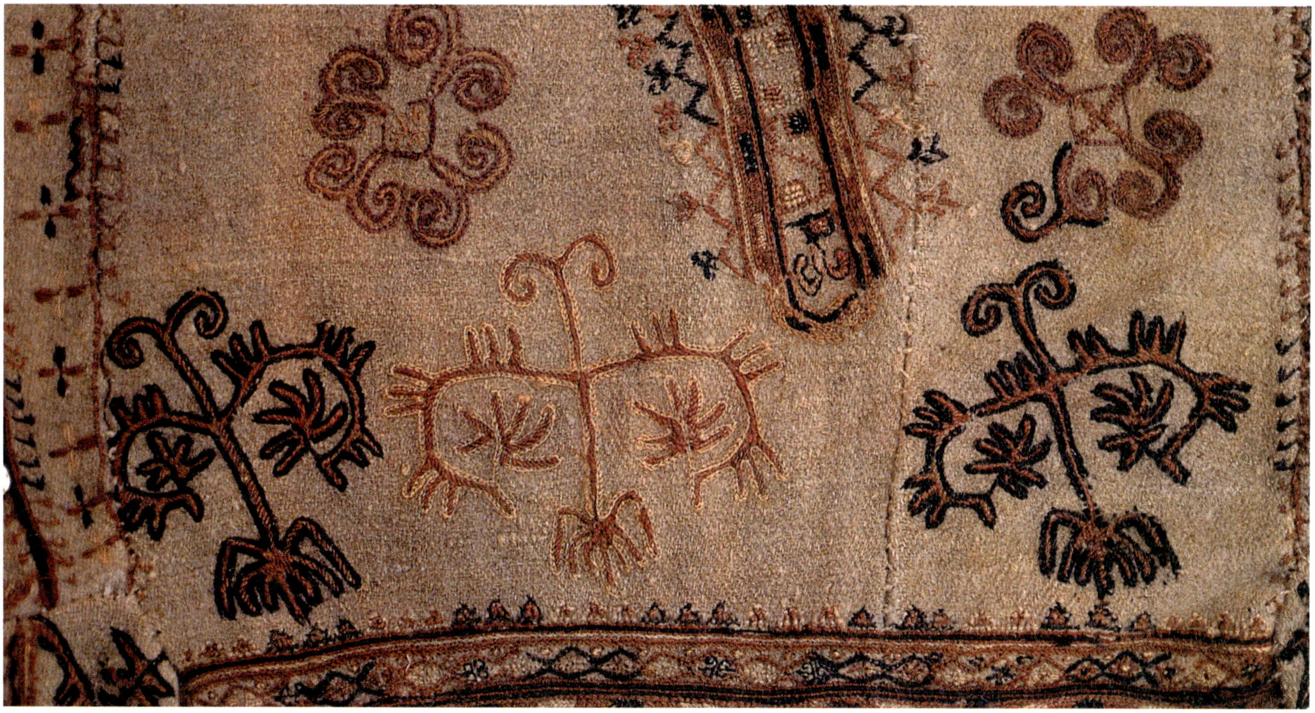

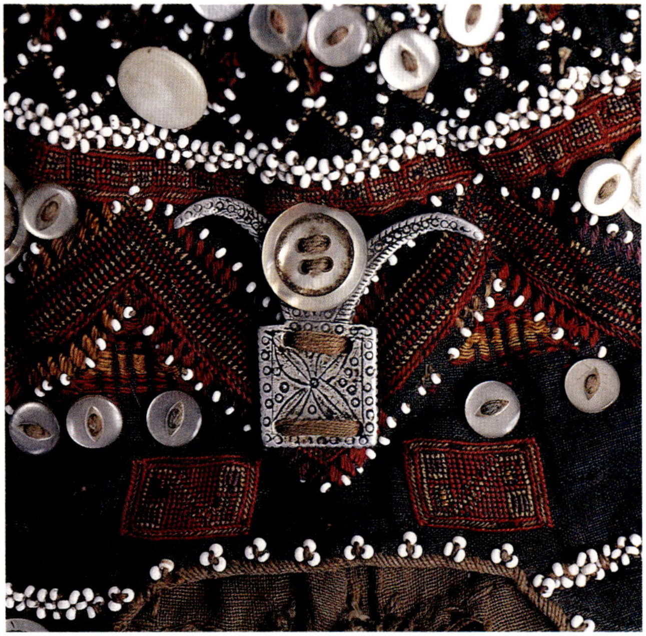

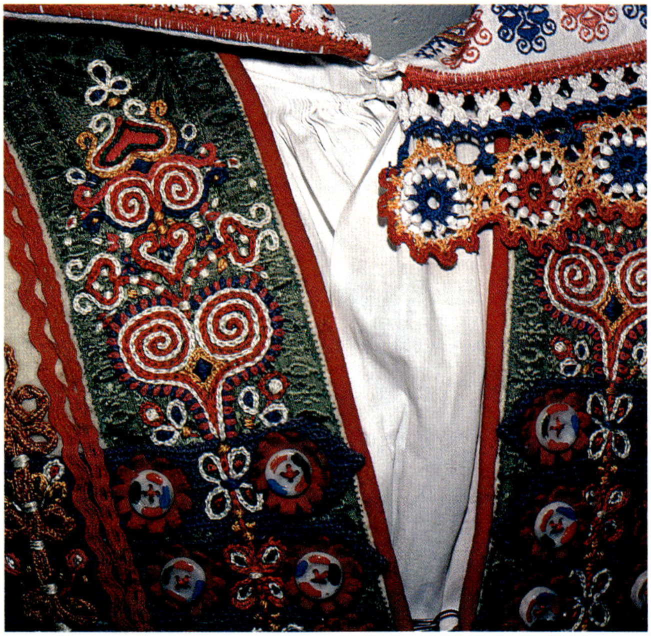

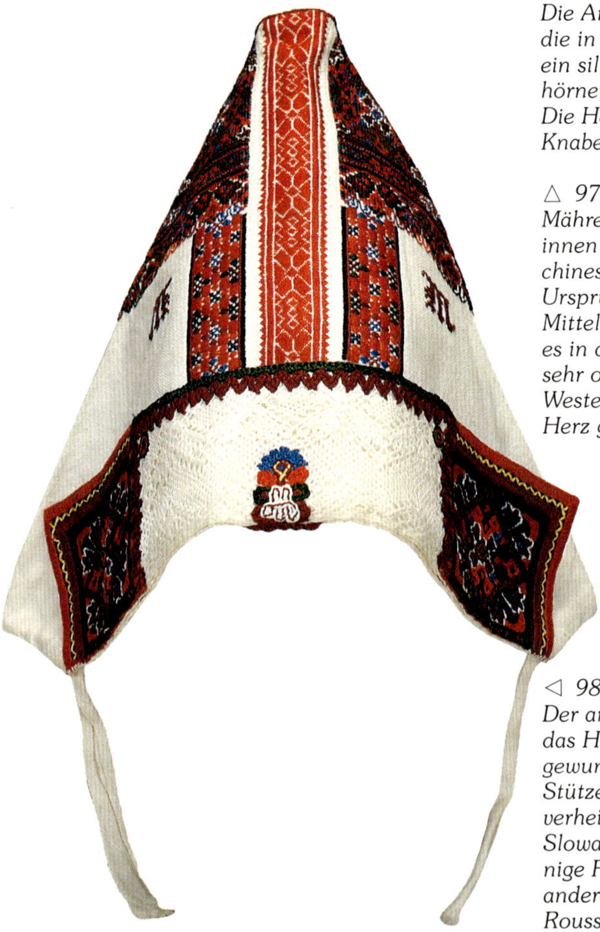

◁△ 96 Frauenhaube, Kohistan, Pakistan. Die Angehörige eines Kohistan-Stammes, die in ihrem Dorf als Wahrsagerin gilt, hat ein silbernes Amulett in Form von Widderhörnern vorne auf ihrer Haube aufgenäht. Die Haubenhöhe hängt von der Anzahl Knaben ab, die sie geboren hat.

△ 97 Mädchenbolero, Luhacovice, Mähren. Das Widderhornmotiv mit nach innen drehenden Spiralen kommt auf chinesischen Gefässen vor und könnte der Ursprung des Herzmotivs von Ost- und Mitteleuropa sein. In dieser Form kommt es in den Stickereien der Tschechoslowakei sehr oft vor, während im Alpengebiet von Westeuropa das Motiv ein naturalistisches Herz gewesen ist.

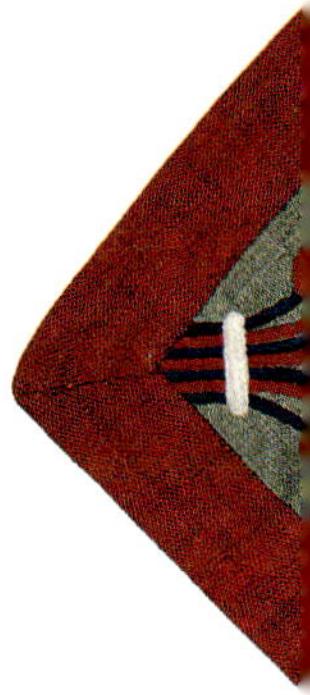

◁ 98 Frauenhaube, Polomka, Slowakei. Der archaische, gehörnte Kopfputz, wobei das Haar zu einem oder zwei Hörnern gewunden werden muss, oft mit hölzerner Stütze, überlebt noch in den Hauben der verheirateten Frauen des Hrontales in der Slowakei. Einige Kopfputze zeigen einhörnige Formen, wie diejenigen von Polomka, andere zweihörnige wie diejenigen von Rousse in Bulgarien.

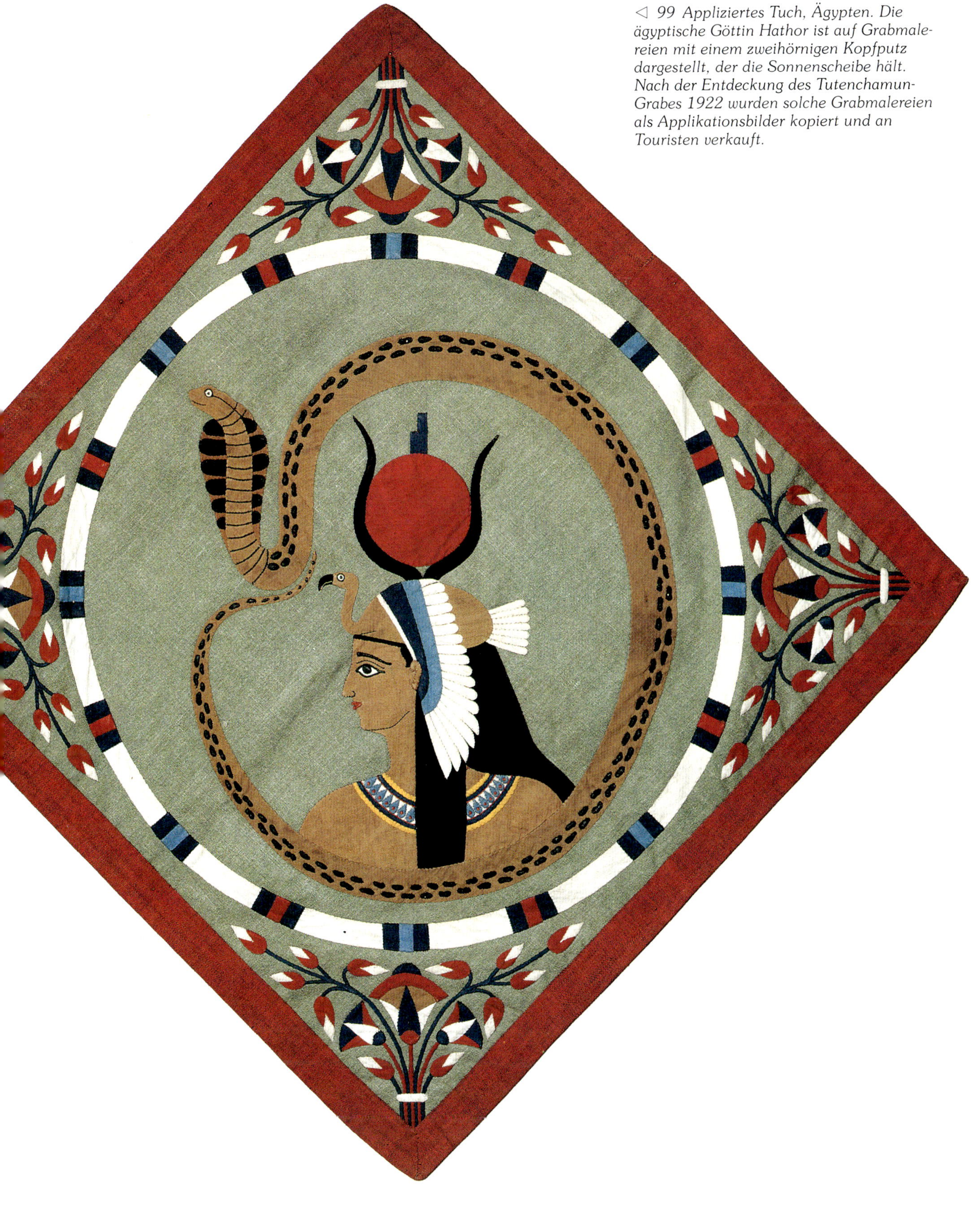

◁ *99 Appliziertes Tuch, Ägypten. Die ägyptische Göttin Hathor ist auf Grabmalereien mit einem zweihörnigen Kopfputz dargestellt, der die Sonnenscheibe hält. Nach der Entdeckung des Tutenchamun-Grabes 1922 wurden solche Grabmalereien als Applikationsbilder kopiert und an Touristen verkauft.*

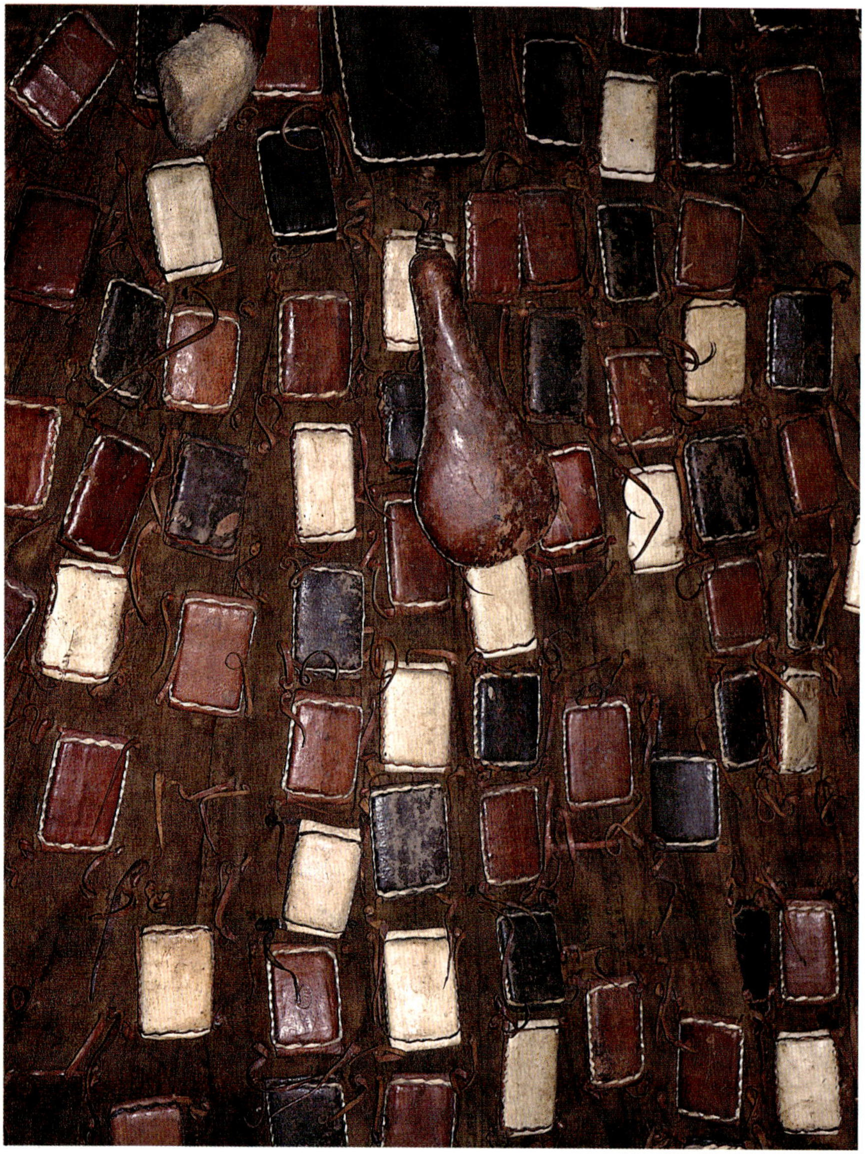

◁ 100 *Kriegsmantel, Aschanti, Ghana. Jäger, Krieger und Schamanen nähen Talismane auf ihre Kleider. Der Schamane, der aus den paläolithischen Jäger-Sammler-Völkern hervorgeht, identifiziert sich durch diesen Schmuck mit der Welt der Tiere; der Jäger trägt ihn zu seinem Schutz.*

▽◁ 101 Hosensaum, Ainu, Japan. Der Bär war für die Ainu der Geselle des Schamanen und menschlicher Ahne und Hüter. Stilisiert ist er auf den Kanten ihrer Kleidung dargestellt.

▽ 102 *Tasche, Ojibwa- oder Ottawa-Indianer, Nordamerika. Der Donnervogel ist ein mythologisches Wesen, das Blitz und Donner sowie den Frühjahrsregen verursacht. Als Geister der Lüfte kämpft er gegen Unterwassergottheiten wie den Panther. In Stickereien wird er oft zusammen mit einen Zickzackdekor, als Sinnbild des Blitzes, dargestellt.*

▷ 103 *Torbehang,* Sakhyo Toran, *Kanebi-Kaste, Kutch, Indien. Vögel werden oft als Symbole für die Attribute ihrer eigenen Spezies gewählt. Der Pfau ist nicht nur ein Vogel von grosser Schönheit, sondern er wird auch mit dem Sonnenkult in Verbindung gebracht, und er ist gleichzeitig das Tragtier von Sarasvati-, der Hindugöttin der Weisheit, Musik und Dichtkunst. Solche Behänge schmücken in Indien bei speziellen Gelegenheiten Eingangstore.*

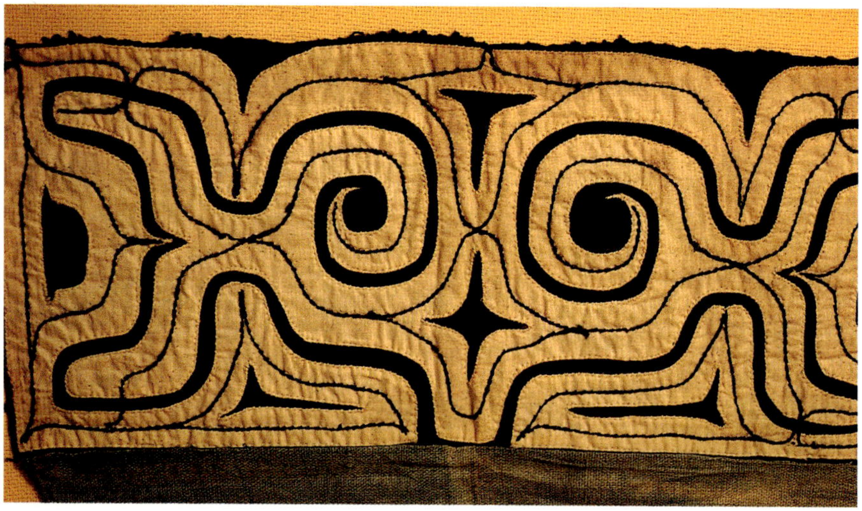

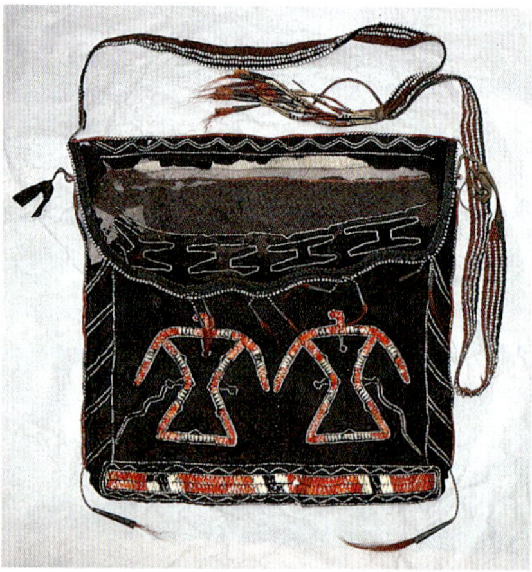

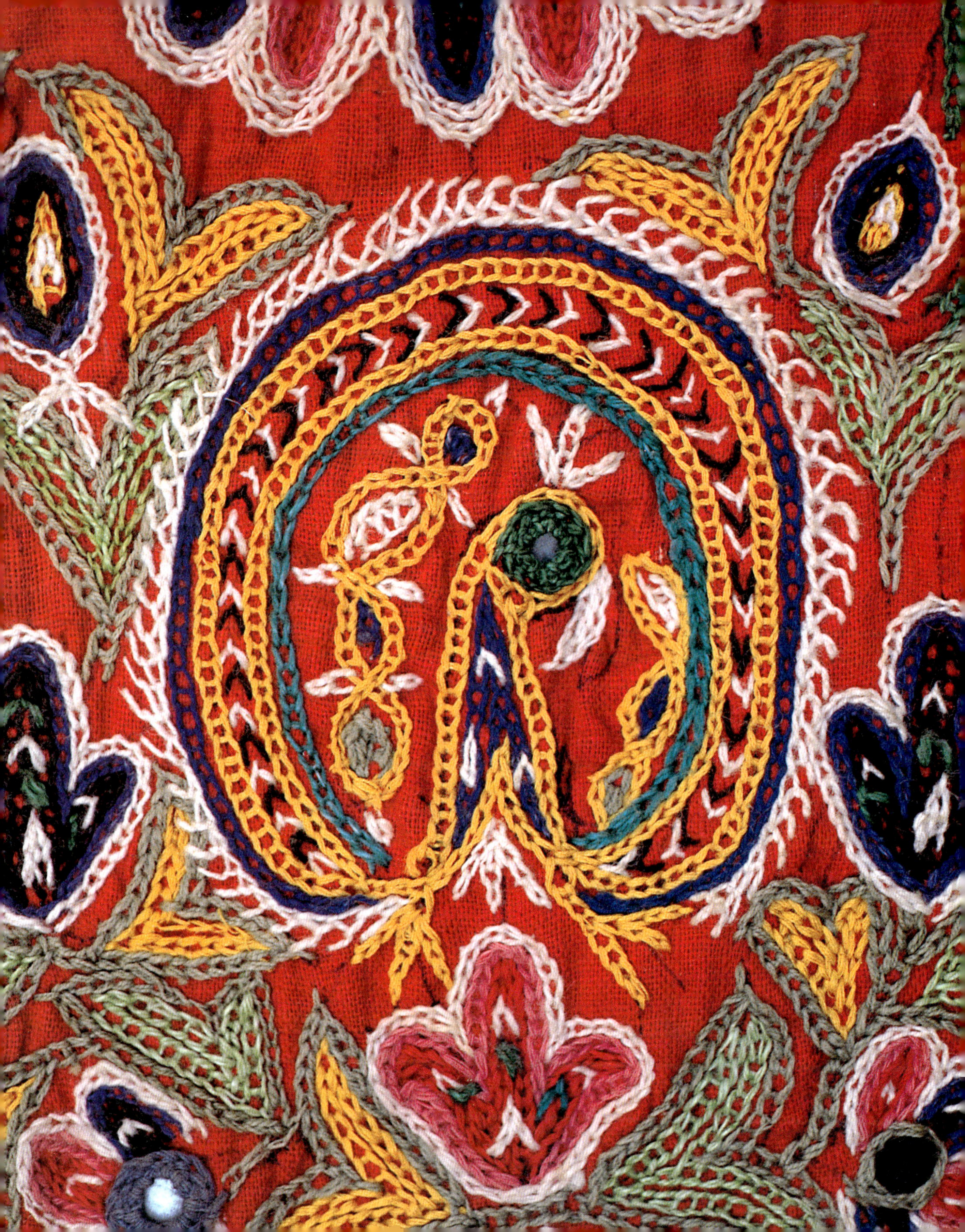

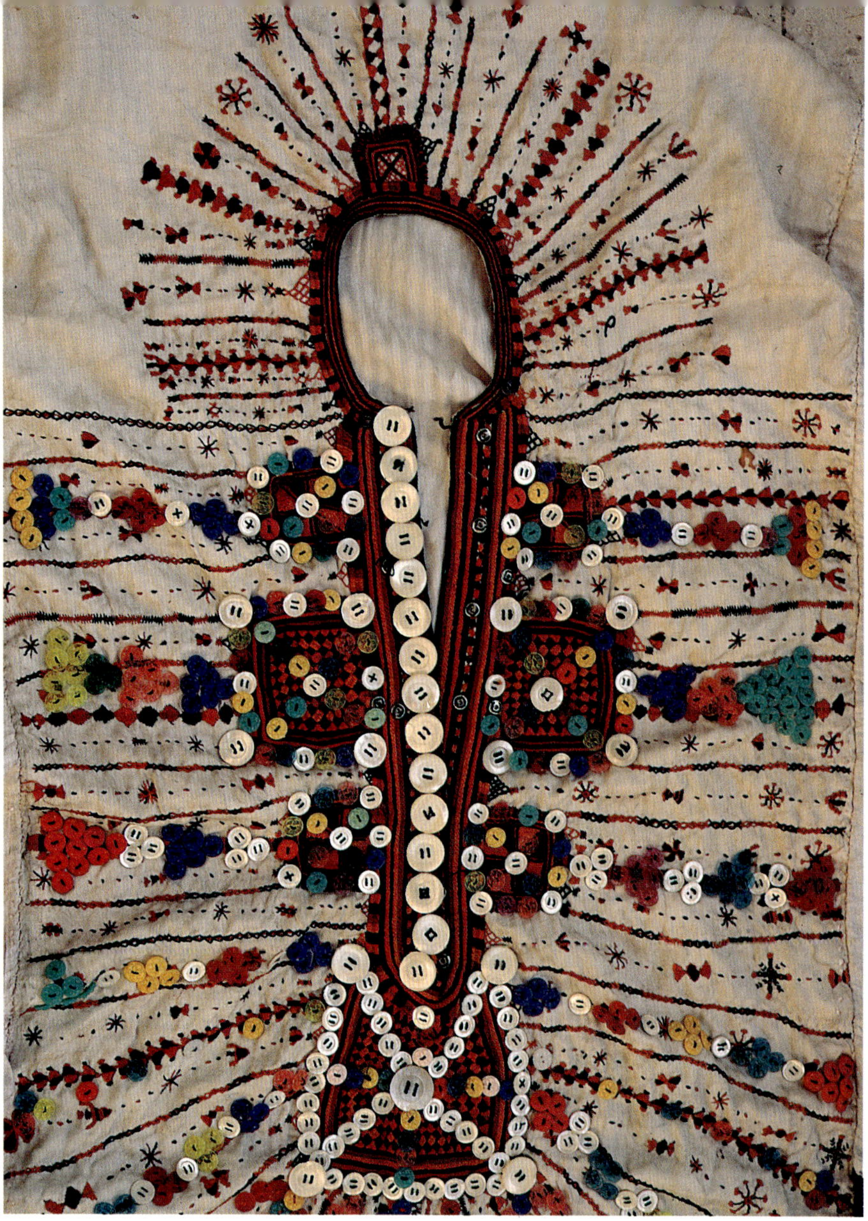

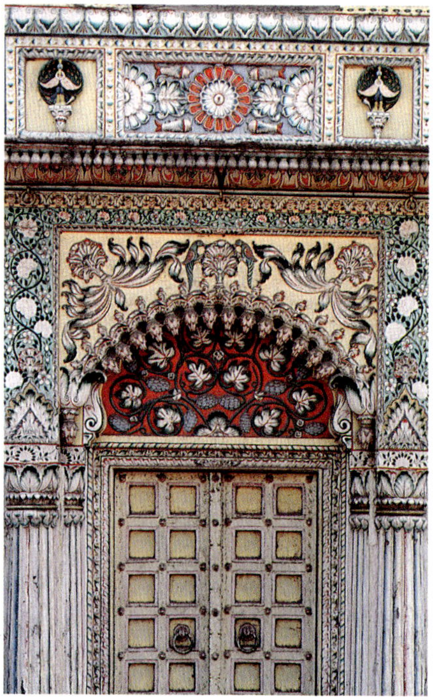

Die Sonne

△ 104 Eingangstor, Benares, Indien. In vielen Teilen der Erde sind an Gebäuden, vor allem über Eingangstüren, Schutzsymbole wie Hörner, Fische, Hände, Kreuze, Rhomben, Rosetten und Swastiken eingemeisselt oder aufgemalt. Einige dieser Schutzsymbole entstammen der Sonnenmythologie.

△◁ 105 Hochzeitskleid, Siwa-Oase, Ägypten. Die schwarzen und weissen Hochzeitskleider aus Siwa sind auf der ganzen Vorderseite mit einem Sonnendessin bestickt. Von sieben Musterblöcken um den Halsausschnitt strahlen Kettenstichreihen sowie Solarsymbole und aufgenähte weisse Perlmutter- oder farbige Plastikknöpfe.

▽◁ 106 Hochzeitsschal, Ksour Esaf, Tunesien. Auf Hochzeitsschals kommen zum Lebensbaum noch fremdartige anthropomorphe Figuren, Halbmond und Sonne hinzu, die die Braut vor bösen Geistern schützen sollen.

▷ 107 Mustertuch, Mexiko. Die Solarmythologie stand im Zusammenhang mit dem Mond. Bei Stickereien im europäischen Stil erwecken jedoch Sonne und Mond, zusammen mit Kruzifix und anderen katholischen Symbolen wie IHS, die Assoziation mit der im Lukas-Evangelium erzählten Verdunkelung des Himmels beim Tod Christi.

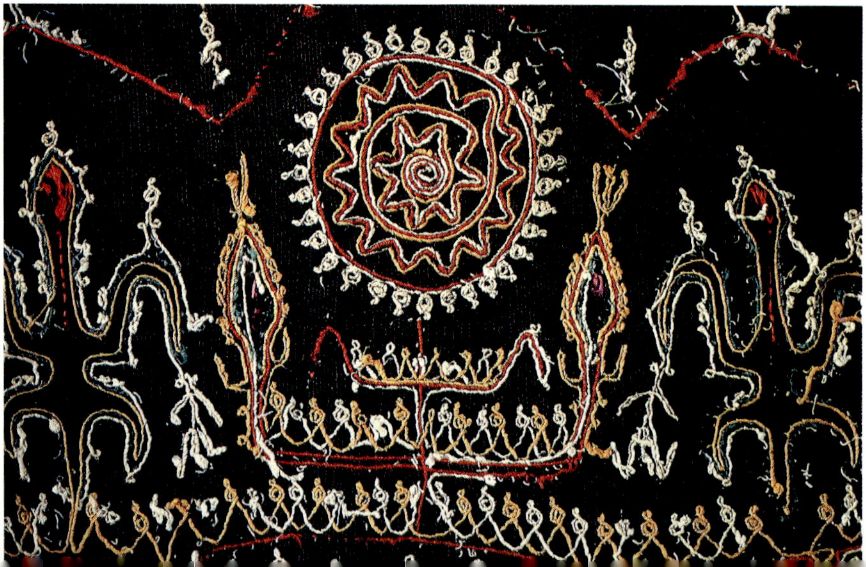

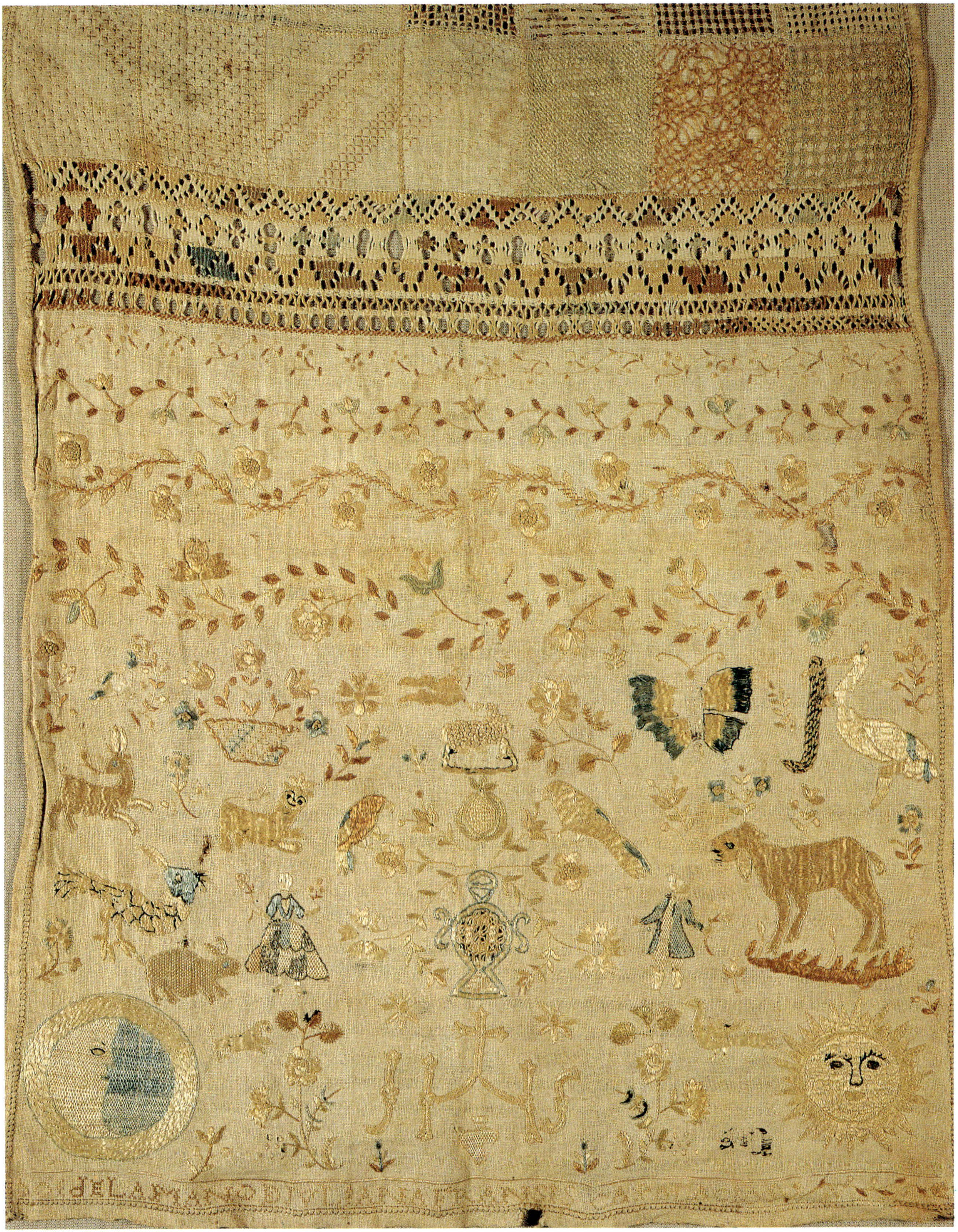
DELAMANO

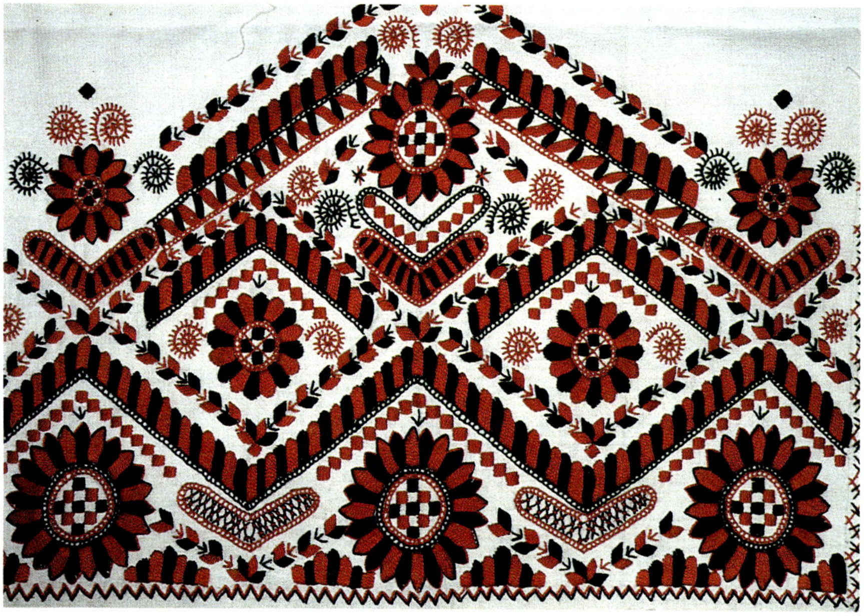

◁ 108 Prunktuch, Buzsak, Ungarn. In europäischen Stickereien kommen von der Sonne stammende Motive vor allem in Form von Rosetten vor. Im Dorf Buzsak, am Plattensee, werden diese zusammen mit Haken-Spiralformen gestickt. Die Spirale ist ein verwandtes Symbol der Sonne und drückt auch Kreativität aus.

▽◁ 109 Ärmel eines Hemdkleides, Samokov, Bulgarien. Die Ärmel der leinenen Frauenhemdkleider aus den bulgarischen Kleinstädten Samokov und Stanke Dimitrov sind mit einem Solarmotiv in Kombination mit Spiralen bestickt, und sie haben immer ein kammähnliches Muster. Auf frühen Paracas-Textilien bedeutete dieses Muster Regen.

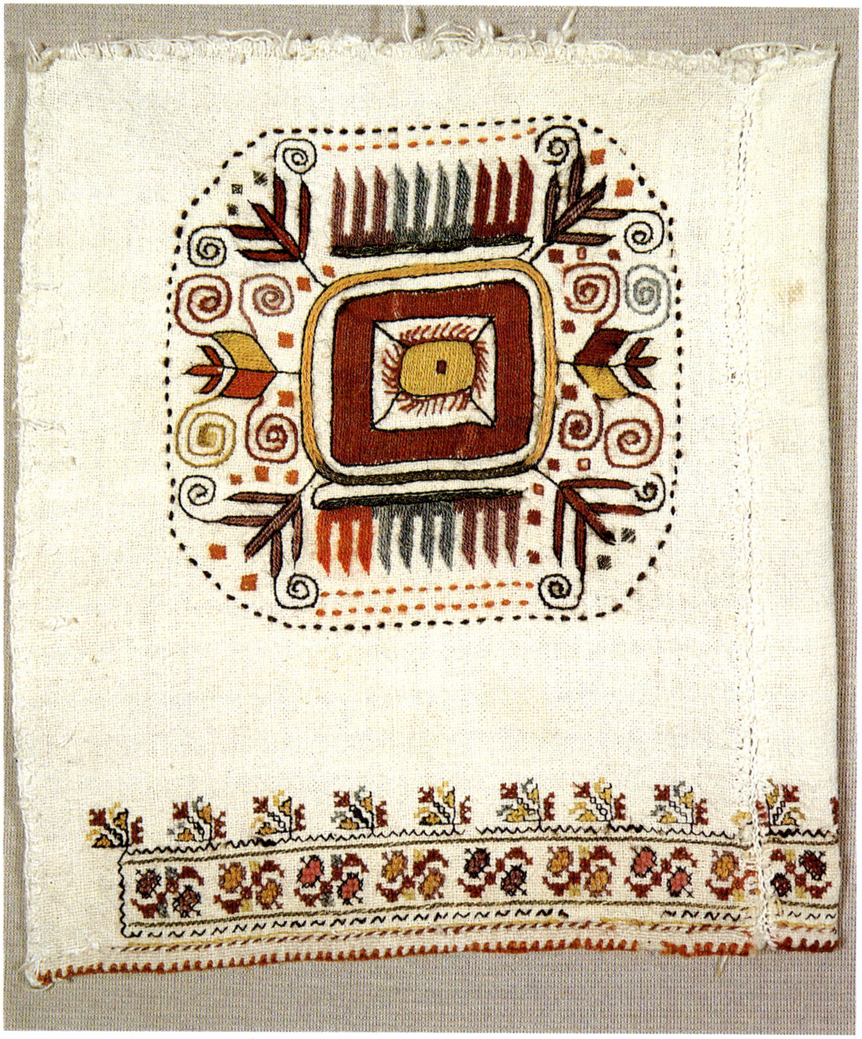

▽ 110 Susani, Taschkent, Usbekistan. Obwohl die Muster der Susani als floral betrachtet werden, sind die ‹Blüten› auf denjenigen von Taschkent grosse, ungemusterte rote Scheiben mit solarem Aspekt. Die Susani von Pskent sind jedoch offensichtlich solaren Ursprungs, da ihr Dessin aus Sonnen, Monden, Sternen und andern Astralsymbolen besteht.

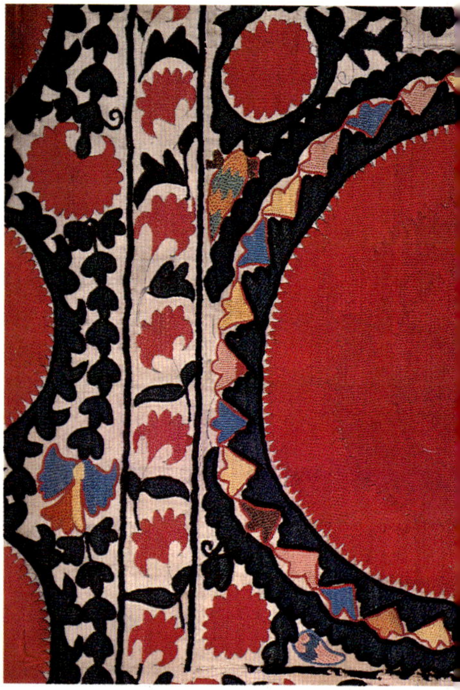

▷ *111 Tuch, Usbek-Lakaien, Afghanistan. Viele Zeltbehänge, Bettzeugdecken und Mitgifttücher der Usbek-Lakaien sind mit Solarsymbolen, in Form von Kreisen mit Protuberanzen, bestickt. Auf dem vorliegenden Tuch kommt das Motiv zusammen mit einem herzförmigen Dessin mit Tulpen auf dessen Innenfläche, Symbol der Fruchtbarkeit, vor.*

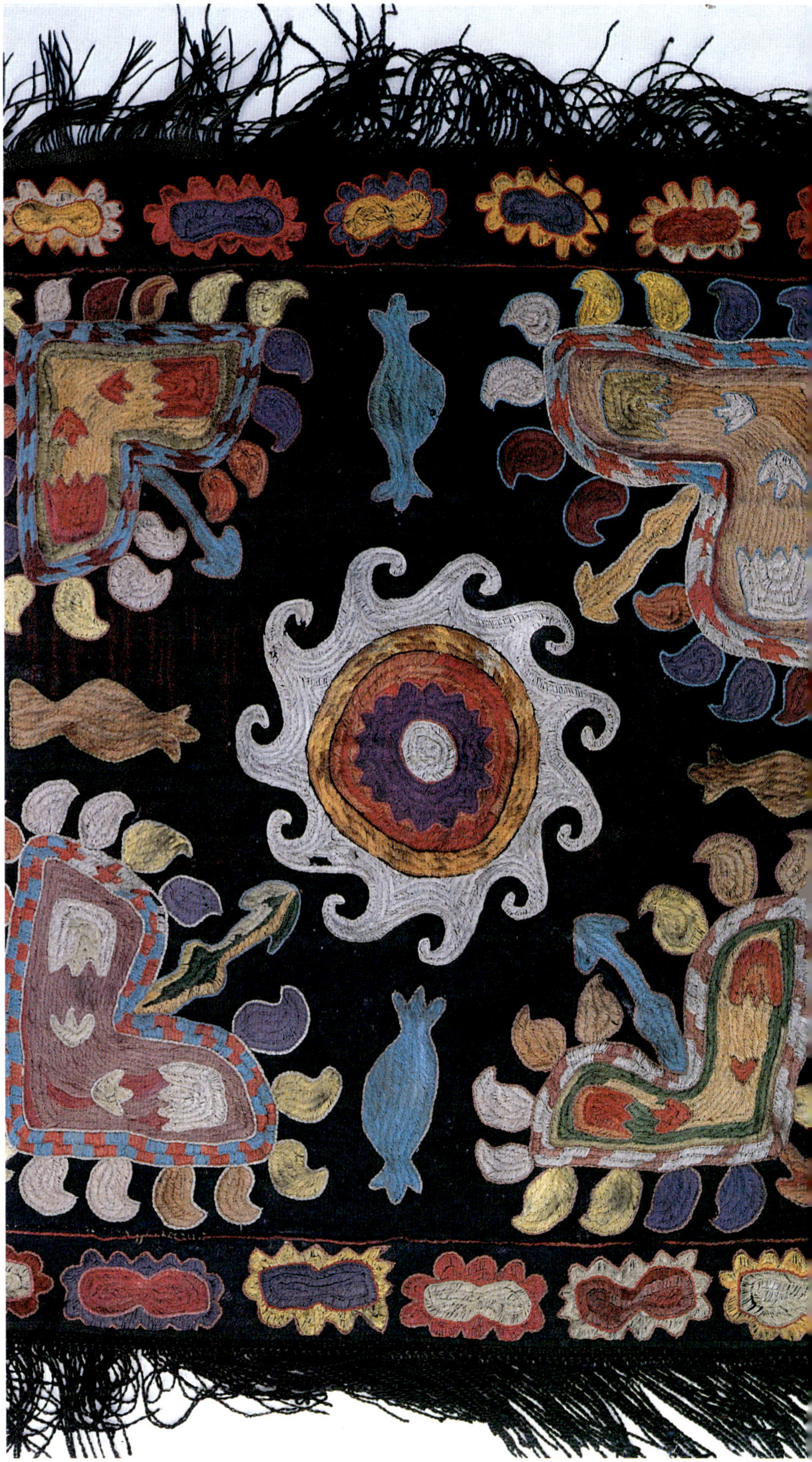

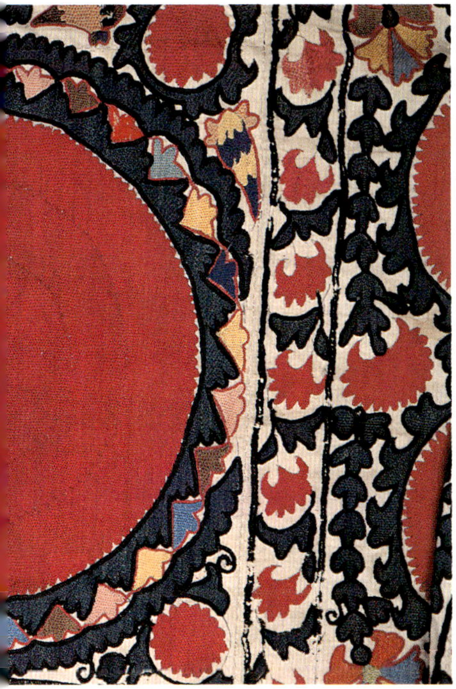

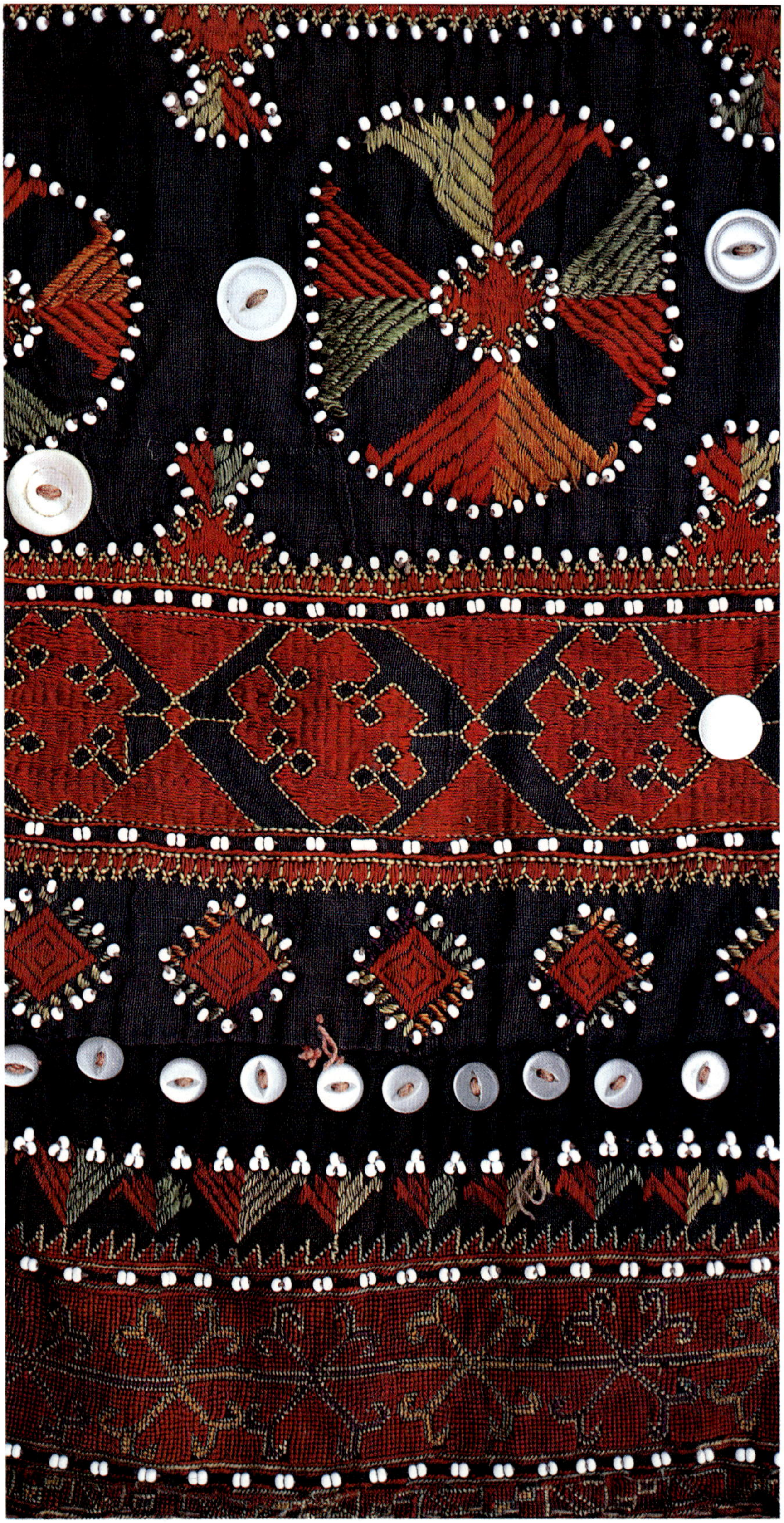

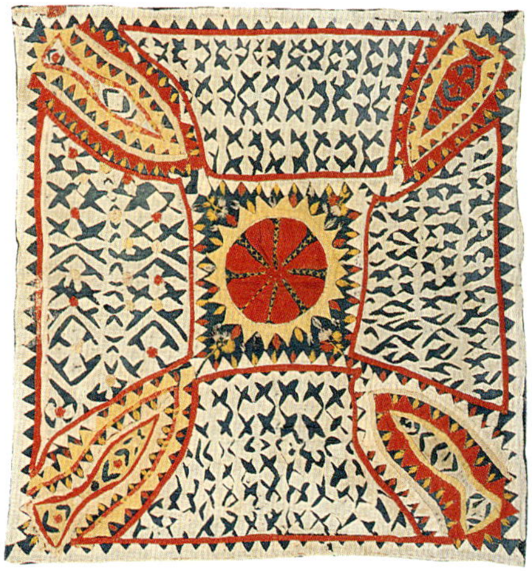

△ 112 Hochzeitsbaldachin, Rajasthan, Indien. Die bei Hochzeiten in Rajasthan verwendeten Baldachine haben als Mittelmotiv eine Sonnenscheibe. Der Lotus, ebenfalls ein Solarsymbol, ist eine Variante davon und man findet ihn auf Baldachinen aus Gujarat und auf den Kantha aus Bengalen.

◁ 113 Frauenkleid, Kohistan, Pakistan. Die auf Frauenkleidern und Kinderjacken aus Kohistan gestickten Sonnenscheiben gleichen Mustern aus dem 5. Jahrtausend v. Chr. und später, die man entlang der Karakorumstrasse in Felsen gehauen gefunden hat. Damals existierte in diesem Gebiet ein blühender Sonnenkult. Die Muster sind immer mit weissen Glasperlen konturiert. Zusätzlich sind noch Knöpfe, Münzen und Metallscheiben aufgenäht.

▽ 114 Frauenrock, Bansali-Kaste, Kutch, Indien. Die Bansali, eine Hindu-Bauernkaste, glauben, dass sie vom Sonnengott Surya abstammen. Ihre Frauen tragen gelb- oder orangefarbige, mit Sonnenscheiben bestickte Röcke.

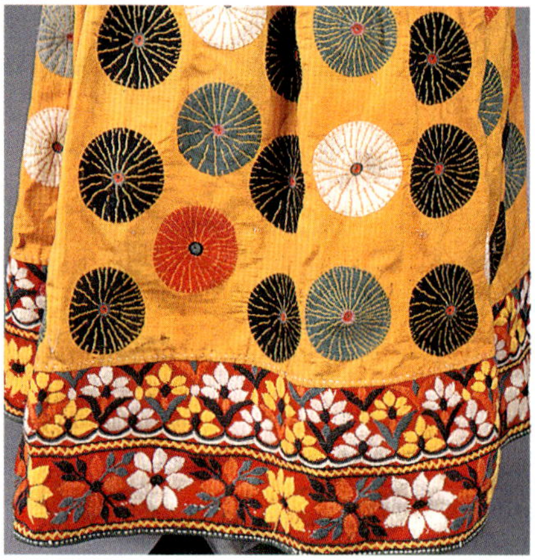

Die Axt war ein Attribut der Himmelsgötter und war in Ägypten ein Solarsymbol. Die Doppelaxt stellte wahrscheinlich die Verbindung des Himmelsgottes mit der Erdgöttin dar. Magische Kräfte wurden ihr von Völkern so verschieden wie die der Yoruba in Afrika und der Minoer auf Kreta zugeschrieben. Es gibt verschiedene Auslegungen ihrer Bedeutung und ihrer Herkunft. Zum Beispiel glaubt man, sie stelle die Flügel der Göttin dar sowie die Zu- und die Abnahme des Mondes; immer aber wird sie mit Fruchtbarkeit in Verbindung gebracht.

Die Sonnenverehrung kommt in vielen Gegenden der Welt in verschiedenen Arten auf Stickereien vor:

Nordafrika

Ägypten. Ägyptische Stickereien, von denen man annimmt, sie stehen mit dem Sonnenkult in Verbindung, sind diejenigen von Siwa, einer Oase in der westlichen Wüste. Bei der einst wichtigen Raststätte auf dem einzigen Weg durch die wasserlose Wüste, inmitten von Palmen- und Olivenhainen, befinden sich alte Sonnentempel. Das Gebiet ist noch von den ursprünglichen Berbern und Beduinen besiedelt, die ihre eigenen Sprachen behalten haben und die bekannt waren für die Verehrung des Sonnengottes Amun-Re.

Die Mädchen von Siwa werden mit ungefähr vierzehn Jahren verheiratet, und die Familie der Braut näht alle Kleider. Für die Hochzeit und die wenigen anderen Gelegenheiten, bei denen eine Frau aus dem Haus tritt, wie zum Beispiel zur Teilnahme an einer Hochzeit, an einer Beerdigung oder zum Besuch der Mutter eines Neugeborenen, werden sieben Unter- *105*
kleider getragen: ein weisses, ein rotes, und dann ein schwarzes, ein gelbes, ein blaues, ein oranges und ein grünes in Seide sowie darüber das bestickte weisse oder schwarze Hochzeitskleid.

Dieses weite Überkleid mit weiten Ärmeln ist auf der ganzen Vorderseite mit einem Dessin von Sonnenstrahlen bestickt. Kettenstichreihen um den Halsausschnitt – oft sieben an der Zahl – sind von sieben Blöcken mit fast flächendeckender Stickerei eingefasst, je drei auf den Seiten und einer in der Mitte, bisweilen mit abschliessenden mehrfarbigen Quasten. Von diesen aus gehen Reihen von feiner Stickerei mit kleinen Mustern, vor allem als Astraldessins: Malteser-Kreuz, kleine Sterne, laufende Spiralen, Doppelaxt. An jeder Ecke der Blöcke und dem Halsausschnitt entlang sind weisse Perlenknöpfe eingestickt. Auf einigen Kleidern ist auch die ganze Front mit Knöpfen bestickt, oft in Dreiergruppen, was bei anderen Völkern, wie dem der Naga in Assam, Sterne darstellt. Die dominanten Farben Gelb, Orange und Rot gehören zur Sonne. Manchmal kommen noch Grün, Blau und Schwarz hinzu, die, zusammen mit den weissen Perlenknöpfen, die sieben Farben der Siwa-Stickerei bilden. Die gleichen Farben, mit Purpurrot anstelle von Schwarz, sind die sieben Farben der Freude, die in der Sindhi-Stickerei mit der Sonne in Verbindung gebracht werden. Bei neueren Arbeiten sind die Perlen- durch Plastikknöpfe er- *1*
setzt, aber normalerweise bleibt die Farbwahl dieselbe. Ähnliche Stickereien zieren die Kopftücher und die Hosen, die mit den Kleidern zusammen getragen werden.

Ägyptische Applikationsbilder der Göttin Hathor, mit der Sonnenscheibe zwischen den Hörnern, rühren nicht von der ehemaligen Verehrung her, sondern sind lediglich Kopien von Grabgemälden, die seit der Entdekkung des Grabes von Tutenchamun für Touristen produziert werden.

Tunesien. Über das flache Küstengebiet mit den wie Soldaten aufgereihten Olivenbäumen erhebt sich bei El-Djem, wie die Kathedrale von Char- *106*
tres über den Kornfeldern der Beauce-Region, das sechstgrösste römische

Amphitheater. Die Bräute von El-Djem und dem nicht weit davon entfernten Ksour-Esaf, einem ärmlichen Lehmhüttendorf mit ungeteerten schmalen Strassen, tragen sieben weisse Tuniken, eine Jacke und eine Haube, alle mit reicher Goldstickerei; dazu ein Kopftuch in indigo- oder hennagefärbter Wolle, mit archaischen Motiven bestickt. Der Ursprung der meisten dieser Motive, die Pflanzen, Reptilien oder Menschen gleichen, ist nicht feststellbar. Eindeutig sind jedoch die Darstellungen von Sonne und Mond. Die Stickerei ist in einer breiten Bordüre an der über die Stirne fallenden Kante des Tuchs angelegt, gearbeitet in dicken Fäden in Anlegetechnik. Darunter folgt eine Reihe Quasten, die das Gesicht umrahmt. Solche Brauttextilien waren ein Geschenk der Mutter an die Tochter.

Amerika

Viele nordamerikanische Indianerstämme betrachten die Sonne als Gott der Schöpfung und bringen ihr Opfer dar. Sonnensymbole sind ein weitverbreitetes Stick- und Tatauierungsmotiv der Irokesen und Algonkin.
Zentral- und Südamerika. Von der Sonnenanbetung der Azteken, der Inkas und der Mayas blieben in den Stickereien kaum Spuren zurück, obwohl in den broschierten Geweben von Guatemala und Bolivien das Sonnenmotiv, zum Rhombus stilisiert, oft vorkommt. Gestickte präkolumbianische Umhänge aus Mexiko wurden mit Sonnenstrahldessins verziert. Unter dem europäischen Einfluss jedoch fand das Sonnenmotiv nur noch
selten Anwendung und wurde dann zusammen mit dem Mond und ka- *107*
tholischen Symbolen dargestellt.

Vor allem auf den schwarzen Männerkostümen aus Chichicastenango in Guatemala hat das alte Sonnenmotiv überlebt. Seitlich an der Hose befestigt hängt ein Stück heller Baumwolle, das sogenannte Ohr, bis zum Knie hinunter. Darauf sind Solardessins gestickt, die das Alter und die Manneskraft seines Trägers verraten. Das attraktivste Muster, das *Ma Kij* oder spanisch *Abuelo Sol* (Grossvater Sonne), zeigt eine grosse Sonne mit Strahlen sowie zusätzlich Blumen und Blätter. Es wird von virilen Männern zwischen fünfundzwanzig und sechzig getragen. Einem impotenten Mann ist das Tragen dieses Schmuckes verwehrt. Für die Burschen von der Pubertät bis fünfundzwanzig besteht das Muster aus zwei einfacheren, übereinanderliegenden Sonnen. Die obere Sonne stellt den älteren Mann dar, der vor dem jüngeren Vorrang hat. Ab dem Alter von sechs Jahren trägt der Knabe eine einfache Sonne mit Strahlen und einem Kreuz darunter. Um dieses werden Strahlen gefügt, sobald er in die Pubertät kommt. Auf der kurzen schwarzen Wolljacke, die zu den Hosen getragen wird, befindet sich unter dem Halsausschnitt eine in Kettenstich gestickte Sonne. Bis ungefähr in die dreissiger Jahre wurde das Kostüm täglich getragen, heute ist es jedoch nur noch Festtracht. Die Stickerei wird von Männern ausgeführt, und die Sonnensymbole werden langsam von Blumen und Vögeln verdrängt.

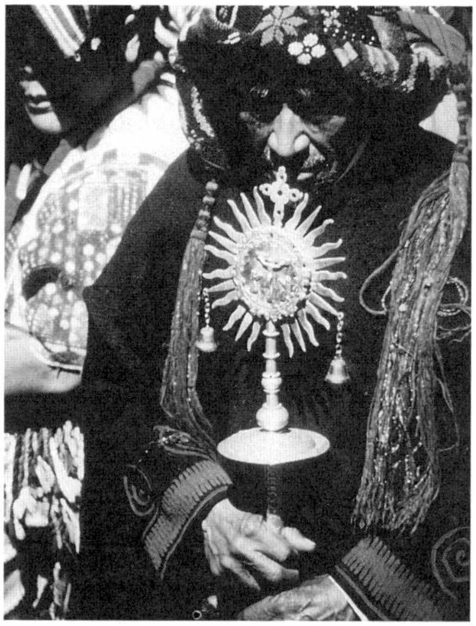

Bei der Prozession in der Nacht von Allerseelen sind die Männer von Chichicastenango in ihre Kostüme mit Solarmotiven gekleidet. Sie tragen Bilder von Santo Tomás und der Sonne. Das Feuerwerk wird erst gezündet, nachdem die Magier konsultiert worden sind.

Europa

In Europa kommen Motive, die von der Sonne stammen, hauptsächlich als Rosettenform vor. In Russland allerdings erscheint die Sonne auf den Zeremonialtüchern, die mit der Grossen Göttin verbunden sind, in der Form des galoppierenden Pferdes, womit ihr Weg über das Himmelszelt symbolisiert wird; oder als prachtvoller Feuervogel, zum Ruhme des Wunders des wiederkehrenden Frühjahrs am Ende des langen, dunklen Winters. Der Sonnenvogel war bereits in der Steinzeit ein Solarsymbol. *108*

In der Bretagne stammt das Motiv ‹Pfauenfeder›, das auf den bestickten Jacken von Pont-Aven vorkommt, von einem indoeuropäischen Symbol, das man erstmals auf den Felszeichnungen von Bohuslän (Schweden) sowie auf Fibeln und Messern aus der Bronzezeit Dänemarks fand. Das Motiv stellt die Sonne, genauer das Sonnenschiff, dar. Die Stickereien sind immer in Gelb oder Orange, Farben die eindeutig in bezug zur Sonne stehen.

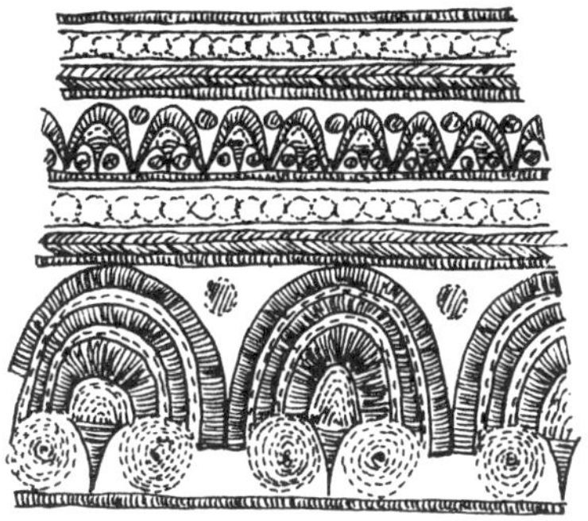

Das ‹Pfauenfeder›-Muster der Männer- und Frauenjacken von Finistère, Bretagne, stammt von prähistorischen Solarmotiven ab. Die Musterbänder sind immer gleich gearbeitet, jedoch auf der Vorderseite, die an Festtagen aussen und in der Trauerzeit innen getragen wird, dichter gestickt.

In Spanien ist Lagartera in der Provinz Toledo noch immer ein Handelszentrum für Stickereien. Seine Frauenblusen *(Gorqueras)*, die Brust und Rücken bedecken und unter den Armen gebunden werden, haben eine markante Front mit Spiralmusterung. Im Gegensatz zum Rest, der in Spann- und Rückstich bestickt ist, sind die Spiralen in einem erhabenen Stich, dem doppelten Knötchenstich *(Punto real)* gearbeitet. Darum herum und um den Halsausschnitt sind Musterrapporte mit Lebensbaum, gegenständigen Vögeln oder Tieren sowie mit stilisierten Nelken angebracht. Die ganze Stickerei ist in schwarzer Wolle ausgeführt, und der Stoff ist handgesponnenes, handgewobenes Leinen. Ähnliche Blusen aus Navalcan, einem Dorf in der Nähe, haben Muster, die auf dem Labyrinth anstelle der Spirale beruhen.

Solarsymbole in Osteuropa haben ihren Ursprung meistens in Zentralasien. Sie sind oft in Wolle oder in Lederapplikation ausgeführt und erscheinen in Kombination mit verwandten Symbolen wie Haken, Spiralen und Vögeln. Die üblichste Form ist die Rosette; in der ungarischen und slowakischen Stickerei gibt es viele Beispiele davon. In Buzsak, in der Nähe des Plattensees in Ungarn, besticken die Frauen die Tücher mit schwarzen und roten Kreisen und Rosetten, in Kombination mit Hakenspiralen. In Rybany, Slowakei, hingegen sticken sie von Vögeln und Tulpen umgebene Rosetten auf die Böden ihrer Leinenhauben und auf die Ärmel ihrer Hemdkleider.

Auf Stickereien aus Bulgarien und Jugoslawien sind die von der Sonne hergeleiteten Motive noch offensichtlicher heidnischen Ursprungs. In Bulgarien sind die Ärmel der Hemdkleider aus Samokov und Stanke Dimitrov, zwei kleinen Städten in den Bergen südlich von Sofia, mit Sonnenmotiven mit kammähnlich angeordneten Strahlen und mit Spiralen bestickt. Dasselbe kammähnliche Motiv bei den Paracas-Textilien hingegen bedeutet Regen. In Jugoslawien haben sich Spiralen und Swastiken auf den ärmellosen Wollmänteln aus Serbien, Kroatien und Montenegro zu einem Motiv mit vier Haken entwickelt, das verwandte Symbole wie Hörner, Sterne, Dreiecke, Zickzacke und S-Formen beinhaltet. Diese Musterarrangements sind in Kettenstich auf Stücke handgewobenen Tuches in Rot, Blau oder Grün gestickt, die anschliessend auf das Kleidungsstück genäht werden. *109*

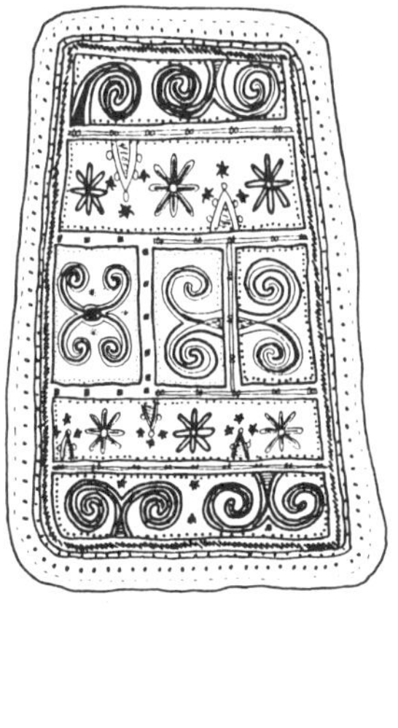

Das ‹Vier-Haken›-Motiv, das von der Swastika stammt, ist in Kettenstich auf wollenem Tuch (Grada) gestickt und auf der Hüfte der serbischen Frauenjacke (Sadak) *appliziert.*

Zentralasien

Tragbare Habe in Form von Textilien gehört zum Nomadenleben der Völker, die durch die weiten zentralasiatischen Steppen ziehen und die erst jetzt beginnen, sesshaft zu werden. Von Bedeutung sind vor allem Filze und Teppiche. Weniger wichtig sind Stickereien. Alle weisen jedoch Solarmotive auf, die rund, in Form von Scheiben und Wirteln oder als Kreis im Kreis (auf Filzen ein Muster gegen den ‹Bösen Blick›) oder als Ornamentband des Schneckenmotivs, genannt ‹Laufender Hund› oder ‹Welle› in Erscheinung treten. Dieses umkehrbare Muster wird als mystisch angesehen, weil es die Magie der Dualität von Leben und Tod, Hell und Dunkel, Weiblich und Männlich, Sonne und Mond beinhaltet. Es ist ein Muster, das man bereits auf neolithischen Töpfereien aus Alteuropa fand.

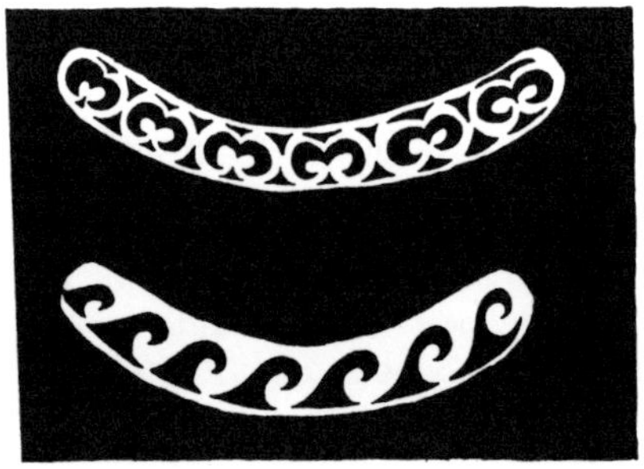

Auf den Pazyryk-Textilien findet man die mystischen Muster des fortlaufenden Widderhorns und des ‹Laufenden-Hund›–Schneckenmotivs, die mit der Sonne und dem Mond assoziiert werden.

Die gesuchtesten Stickereien sind die *Susani* der Usbeken, einer Gruppe verschiedener Völker, die sich hinter Khan Usbek versammelte, als er im 14. Jahrhundert die zentralasiatischen Steppen eroberte. Die *Susani,* grosse Behänge oder Bettdecken und wichtigstes Aussteuergut, stammen aus dem Gebiet von Buchara und Nurata im Westen bis nach Taschkent und Pskent im Osten.

Zusammengenäht aus Bahnen von ungebleichtem Baumwoll- oder Leinenstoff, sind sie vor allem mit verschiedenen Rot- und Rosatönen sowie mit Tupfern von kontrastierenden Farben bestickt. Die Stickerei besteht aus Bilderstichen und Kettenstichen. Die meisten Muster sind floral und sind mit Ranken und Blättern zu einem Gitterwerk in einem Mittelfeld mit Bordüren vereint. Weiter östlich sind die Muster eher solaren als floralen Ursprungs. Bei den *Susani* aus Taschkent sind die Blumen zu roten run- *110*
den Scheiben geworden, die das Mittelfeld fast vollständig füllen, und die Ranken und Blätter sind auf Protuberanzen an den Kreisen reduziert. In Pskent sind die Muster mit Sonnen, Monden, Sternen und anderen Solarsymbolen eindeutig astral.

Während des ersten Drittels des 20. Jahrhunderts flohen sehr viele Usbeken von Russland nach Afghanistan, wo sie weiterhin als Nomaden leben konnten. Unter ihnen befand sich eine wilde, sehr kämpferische Gruppe zu Pferd, die sogenannten Lakaien. Die Kleider ihrer Frauen und die kleinen quadratischen Deckchen zum Einpacken von Geschenken, die von den Mädchen für ihre Aussteuer gearbeitet werden, sind bestickt mit Solarmotiven in Form von Wirteln, zusammen mit Widderhorn-, Haken- *111*
und Wellenbandornamenten sowie mit Spiralen und Sternen. Ähnliche Motive, Scheiben mit Protuberanzen, Hörner, Spiralen und Kreise sowie Fische und exotische, nicht näher identifizierbare Pflanzenformen sind auf Stickereien der Kalmücken üblich, einem Volk, das im Norden des Kaukasus lebt.

Ein weiterer Räuberstamm, die Teke-Turkmenen, waren dafür bekannt, dass sie jeweils nach Persien eindrangen, um Frauen und auch Männer zu stehlen. O'Donovan, der 1880 die Oase Merv besuchte, beschrieb sie als Rohlinge und unverbesserliche Taugenichtse, von denen man verlangte, dass sie ihre Schwerter und Gewehre beim Torwächter ablegten, bevor man sie in die Stadt einliess; nur ihre Messer durften sie behalten. Die Stickereien ihrer Frauen weisen Swastiken auf den Stulpen der Hosen auf, die sie für ihre Aussteuer arbeiteten. Sie sind mit denselben ineinandergreifenden Stichen *(Kesdi)* wie die Tulpen- und Hakenmotive auf ihren Umhängen gearbeitet.

Indien und Pakistan

Über die hohen Übergänge durch den Hindukusch, den Pamir und den Karakorum, heute von Staatsgrenzen zerschnitten, führten früher die Seidenstrassen von den Wüsten nach dem Industal und dem indischen Subkontinent. Anlässlich der Sprengung der neuen Karakorum-Strasse durch zerklüftetes Terrain sind Felsbilder aus dem 5. Jahrtausend v. Chr. und später bekanntgeworden. *112*

Die ältesten Petroglyphen stellen Szenen einer prähistorischen Jagdmagie dar, spätere, aus dem 1. Jahrtausend v. Chr., Tiere, die dieselben Charakteristika aufweisen wie diejenigen in der Kunst der Skythen. Durch die Verbreitung des Buddhismus im 1. und 2. Jahrhundert n. Chr. wurden die alten mit neuen, dem buddhistischen Themenkreis zugehörigen Zeichnungen ergänzt. Im 9. und 10. Jahrhundert scheint eine Auflehnung gegen den Buddhismus stattgefunden zu haben, denn von damals datieren die überdeckenden, groben Einmeisselungen, die Äxte, auf einem Pferd stehende Gottheiten oder Mythengestalten, vor allem aber dekorierte Sonnenscheiben, wahrscheinlich Sonnensymbole, darstellen. Nicht nur hatten viele Jahrhunderte vorher einwandernde Stämme vom Westen her die Sonnenverehrung in dieses Gebiet gebracht – den phönikischen Baal Hammon, den griechischen Helios und den sumerischen Schamasch –, sondern zu jener Zeit, als die Felsbilder entstanden, existierte auch ein blühender Sonnenkult in Kaschmir und in dem in der Steppe gelegenen Multan, dessen Sonnentempel das wichtigste Heiligtum der ganzen Region war.

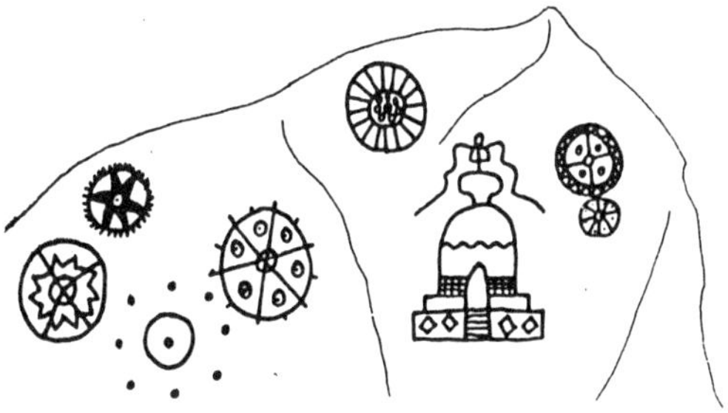

Entlang der Karakorumstrasse befinden sich Felsblöcke, auf denen über Jahrhunderte Solarscheiben, Jagdszenen, Reiter, Figuren, Tiere, Äxte und buddhistische Stupa eingeritzt und -gemeisselt wurden.

Kohistan. In Kohistan, dem Gebiet, das an das Tal grenzt, wo die Strasse durchführt, gleichen die Stickmotive auf den Frauen- und Kinderkleidern den Solarzeichen der Felsbilder, entweder in Form eines quadrierten oder eher eines sektorierten Kreises. *113*

Die Ornamente bedecken die weiten Ärmel sowie das Brustteil der schwarzen Frauen-Baumwollkleider. Ihre kurzen, schwingenden Röcke mit Hunderten von dreieckigen Einsätzen sind nicht bestickt. Auf den Achseln ist meist ein ausserordentlich komplexes Kreisornament gearbeitet, ebenso in der Mitte des V-förmigen Ansatzes auf dem Hinterkopf der Frauenkopfbedeckung sowie auf Blusen und Kinderjacken.

Spannstich-Stickerei in Flockseide mit diagonal sichtbaren Stoffäden, die zum Herausheben von Detailornamenten mit Kreuzstich überstickt ist, findet sich vor allem an den Kanten von Kleidern. Die vorherrschende Farbe ist Rubinrot mit gelben, orangen und grünen Tüpfelchen. Alle Motive sind mit weissen Glasperlen konturiert und zusätzlich mit weissen Knöpfen herausgestrichen. Die Kleider sind mit einem Blümchendruck oder mit blauer Baumwolle gefüttert und mit Bleikügelchen oder alten Reissverschlüssen eingefasst.

Swat. Im Tal des Swat, der in diesem Gebirge entspringt, besticken die Frauen die ganze Front ihrer schwarzen Baumwollkleider, die Schultern und die Stulpen. Die Ornamente sind mehr rhomben- als kreisförmig mit vielen Hornmotiven. Die Stickerei mit Spannstichen mit diagonal sichtbaren Stoffäden ist mit kräftigrosa Flockseide, konturiert mit gelbem zweifachem Vorstich, mit Tupfern in Grün und Weiss ausgeführt.

Sind. Der grösste Fluss, der in diesen Bergen entspringt, ist der Indus. In seinem Gebiet lagen Harappa und Mohenjo-daro, frühgeschichtliche Stadtkulturen. Im unteren Industal, in Sind, wurden Gräber gefunden, die im 15. Jahrhundert und später entstanden. Die wichtigsten befinden sich in dem in der Wüste gelegenen Chaukhandi. Die Gräber sind mit in verschiedene Felder eingeteilten Reliefs geschmückt. Zum Teil sind die Ornamente geometrisch, zum Teil sind es Rosetten, die die Sonne symbolisieren. Die letzteren sind oft so zweigeteilt, dass sie wie auf- oder untergehende Sonnen aussehen. Auf den Männergräbern ist häufig ein turbanähnlicher Aufsatz aus Stein hinzugefügt. Dieser Brauch gleicht demjenigen der Türken, bei dem der Turban eines Verstorbenen über dessen Sarkophag plaziert wurde. Die Frauengräber sind mit Mustern von Halsbändern und Ohrringen geschmückt.

Die Sind-Bevölkerung hat viel vom frühen animistischen Geisterglau- 2
ben bewahrt, und die Muster von den Gräbern werden auch heute noch von den Frauen in ihren Stickereien aufgenommen, vor allem bei der Händlerklasse der Lohana und bei den Jat, Hirten, von denen man annimmt, dass sie ursprünglich aus Iran/Irak zugewandert sind. Die Vorderseiten der rückenfreien Blusen *(Choli)* sind in Gruppen mit Rosetten, auch halben, durchsetzt mit geometrischen Dessins, bestickt. Dabei dominieren vor allem die Spiegelapplikationen, die die Rosettenmitte bilden und auch die bestickte Fläche definieren.

Gujarat. Viele derselben Stämme, Hindu und Muslime, Hirten und sesshafte Bauern, leben beidseits der politischen Grenzen von Indien und Pakistan. In Gujarat haben sie aus dem altindischen Glauben an den Sonnengott Surya in ihren Stickereien das Kreis- und Swastikasymbol übernommen. Vor allem die Kanebi, Hindubauern, sticken Sonnen zusammen mit Swastiken, Tanzenden und Pfauen auf ihren Röcken und den Borten ihres *Sadlo,* einem Umschlagtuch, das man den Frauen am Ende ihres ersten Jahres als verheiratete Frau schenkt. Die Kanebi kombinieren orientalischen Flechtstich in weisser Baumwolle mit offenem Kettenstich in Gelb, Grün und Rosa.

Die Bansali, eine andere bäuerliche Hindugruppe aus dem Kutch, glau- 114
ben, dass sie von Surya abstammen. Die Frauen tragen Röcke mit Sonnenkreisen, die mit Vorstichen auf gelben oder orangen Baumwollstoff gestickt sind.

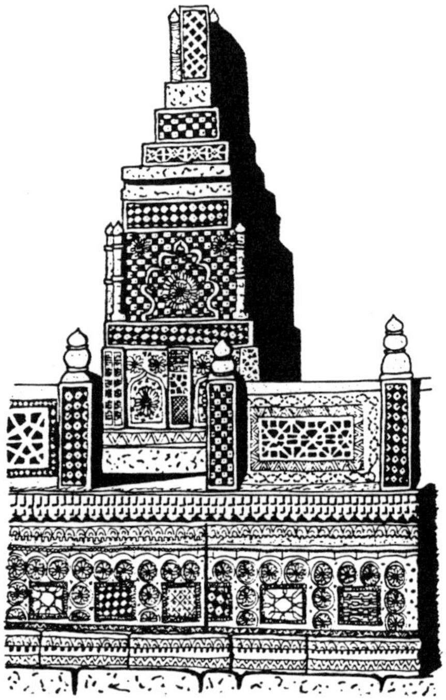

Die Wüstengräber von Sind sind mit geschnitzten Rosettenmustern geschmückt, die die Sonne symbolisieren und die an die Spiegelapplikationen auf den Blusen der Frauen aus Sind erinnern. Opfer an die Geister bestehen aus Stoffetzchen, Haar, toten Tieren oder ihrer Haut und werden über dem Grab oder am nächsten Busch aufgehängt.

Religionen und ihre Symbole

Taoismus

Die grossen Religionen entstanden alle zwischen 500 v. Chr. und 500 n. Chr., mit Ausnahme des Islam, der nach der Flucht Mohammeds von Mekka nach Medina, auf das Jahr 622 n. Chr. zurückgeht. Innerhalb dieser strukturierten Weltreligionen ist der Zweck der meisten bestickten Textilien das Schmücken von Kirchen, Tempeln, Moscheen und Synagogen. Gegenstand dieses Buches sind nicht diese typischen Zeremonialstickereien, sondern die Muster und Einflüsse dieser Religionen auf die Profantextilien. Der grösste Einfluss religiöser Philosophie auf säkulare Stickereien hat in China stattgefunden, wo Konfuzianismus, Taoismus sowie Buddhismus nebeneinander existierten. Vor allem taoistische Zeichen, aber auch andere religiöse Symbole aus chinesischen Glaubensrichtungen, findet man auf fast allen chinesischen Stickereien, auch auf den für den Export bestimmten, obwohl sie dort für den Käufer bedeutungslos sind.

Die Taoisten, ursprünglich Alchimisten, folgen der Lehre Laotses, eines Philosophen, von dem man annimmt, dass er um 500 v. Chr. lebte. Die Gewänder der Priester sind reich bestickt mit Motiven wie dem weiblich/männlichen Dualsystem des Yin und Yang, das von den acht Trigrammen umgeben ist, dem mystischen Komplex aus je drei gebrochenen und ungebrochenen Linien, die auch auf profanen Kostümen zu finden sind.

Die Acht Taoistischen Heiligen werden als Unsterbliche bezeichnet, weil sie das Recht hatten, am Pfirsichfest der Hsi-wang-mu, der ‹Königinmutter des Westens›, sich mit der Unsterblichkeitsfrucht vollzuessen. Jeder der acht Heiligen hat ein Attribut, das meist, und vor allem auf Kleidern, für sich allein dasteht. Das beliebteste Attribut ist der Flaschenkürbis *115*
– auch eine wichtige Ausrüstung der taoistischen Magier. Es gehört zu Li T'ieh-kuai, Schutzpatron der Kranken. Von ihm wird angenommen, dass er ein Schamane war, der auf die Welt zurückkehrte, um im Körper eines Krüppels zu leben. Er wird deshalb mit einer Krücke dargestellt. Sehr oft ist sein Gesicht blau. Ein anderes beliebtes Symbol ist der Fächer von Chung-li Ch'üan, Schutzherr der Militärs, vielleicht weil sein Fächer den Bannern gleicht, unter denen das Mandschu-Heer organisiert war. Die anderen Heiligen sind Lü Tung-pin mit Schwert, Ho Hsien-ku mit Lotus, Han Hsiang-tse mit Flöte, Chang Ko-lao mit Bambusröhre, in der zwei Stäbe stecken, Ts'ao Kuo-chiu mit Klanghölzern sowie Lan Ts'ai-ho mit Blumenkörbchen.

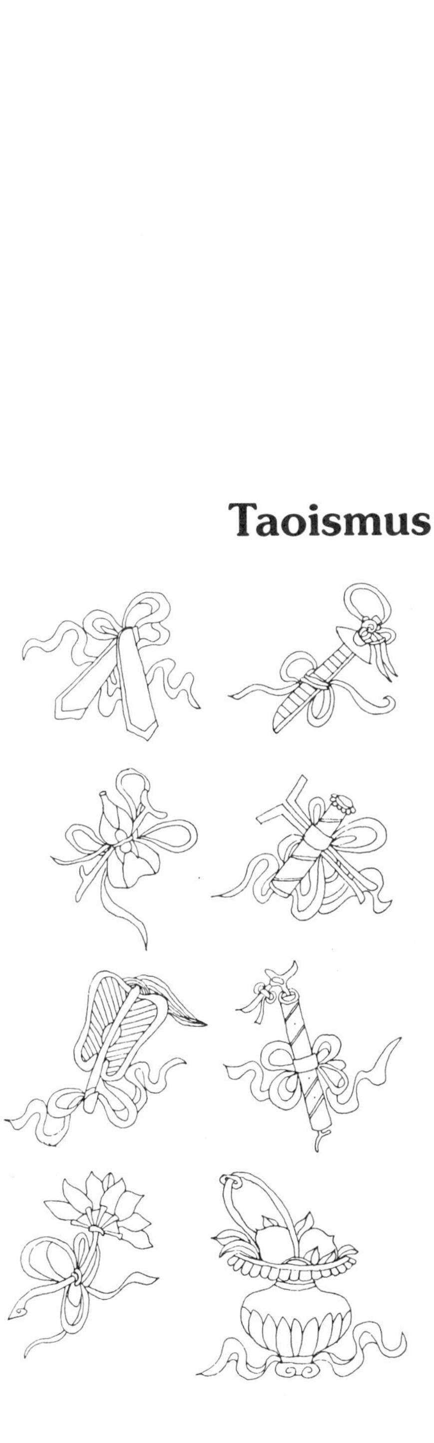

Attribute der Acht Taoistischen Unsterblichen.

Chinesische Sprache und Gesellschaft

Wegen den unterschiedlichen Tonlagen der chinesischen Sprache können zwei lautgleiche Wörter einen Doppelsinn haben. Daraus ergeben sich verschiedene Möglichkeiten für die symbolische Darstellung von zwei di- 116
vergenten Dingen. Dafür gibt es in der Stickerei viele Beispiele. *Fu* bedeutet Fledermaus, phonetisch gleich, aber tonal verschieden ‹viel Glück›. Ebenso symbolisieren der Fisch ‹Überfluss und Reichtum›, der Karpfen ‹Vorteil, Erfolg›, Schmetterling und Chrysantheme ‹langes Leben› und die Vase ‹Ruhe und Frieden›.

Das chinesische Leben und Denken ist von Symbolen geprägt. Von der Ahnenverehrung verspricht man sich Zutritt zur Insel der Seligen. Der Wunsch nach langem Leben und vielen Söhnen wird mit günstigen Symbolen für Langlebigkeit und Glück ausgedrückt. Von den Verstorbenen nimmt man an, dass sie unter Kiefern und fliegenden Kranichen in ewiger Seligkeit weiterleben. Kiefern und Kraniche sind deshalb als Symbol für 117
ein langes Leben besonders beliebt. Wolken als solche oder als Wolkenberge oder -bänder garantieren den Unsterblichen die Reise durch die Himmel und symbolisieren folglich Langlebigkeit. Sie können auch als der Wunderpilz *Ling-chih* gesehen werden.

Die Attribute von verschiedenen Tieren waren jeweils für den die Stickerei Tragenden bestimmt. Die Mandarinente bedeutet eheliches Glück. Der Pfau, ein geschützter Vogel, ist heilig und symbolisiert Schönheit und Würde. Das gleiche gilt für den Fasan und den Eisvogel. Der Hahn wird verehrt, weil man von ihm wie bei der Sonnenmythologie annimmt, dass er die üblen Nachtgeister vertreibe. Die Wachtel stellt Tapferkeit dar. Der *Ch'i-lin,* ein geweihtes hirschähnliches Fabeltier, jedoch mit drachenähnlicher Haut, ist eine Gestalt der guten Vorzeichen.

Die Jahreszeiten werden mit Blumen dargestellt. Sie sind vor allem bei den informellen Gewändern beliebt. Für den Winter stehen die Drei Freunde – Bambus, Kiefer und Pflaumenblüte. Für den Frühling ist es die Schwertlilie, die Magnolie oder Pfingstrose, für den Sommer Lotus oder Pfingstrose und für den Herbst Chrysantheme.

Die offizielle Robe am Kaiserhof, der *Chi'i-fu* oder die Drachenrobe, ist ein Symbol in sich. Der Dekor ist ein fantastisches Porträt des Universums. Wasserwellen am Kleidersaum stehen für den kosmischen Ozean 118
mit einer Wolkenbank. Die vordere Mitte, die Rückseite und die Seiten stellen die vier Himmelsrichtungen dar, von denen sich ein Berg mit drei Gipfeln erhebt, den Ursprung der Welt symbolisierend. Auf dem restlichen Kleid, umgeben von Wolken und Glücksmotiven, sind neun Drachen dargestellt, das alte Symbol für die kaiserliche Macht. Acht Drachen sind sichtbar (die Zahl, die mit den Sinnbildern des Taoismus und des Buddhismus in Zusammenhang steht). Der neunte Drache, der die männliche Potenz symbolisiert, ist unter dem Überschlag versteckt. Der Mann im Kleid stellt die Weltachse dar.

Der Drache ist im wesentlichen ein chinesisches Tier. Zuerst erscheint er eher in der Form einer Schlange auf rituellen Shang-Bronzegefässen von ungefähr 1400 v. Chr. Die Beutetiere mit zur Seite gekehrtem Kopf der zentralasiatischen Nomaden scheinen später in diese Drachenform übergegangen zu sein, wie Hirsche, Pferde und vor allem Tiger. Dieser sich windende Drache, halb Schlange, halb Tiger, gehörte zu einem altchinesischen Glauben, der das Universum in fünf Elemente unterteilte. Zu jedem Element gehörte eine Farbe, ein Tier und eine Weltrichtung. Der grüne Drache wohnte im Osten, der weisse Tiger im Westen, der rote Vogel im Süden und Schildkröte und Schlange stellten zusammen den Kämpfer des Nordens dar. Sie waren Teil einer früheren Kosmologie: Auf einem Spiegel aus dem 7. Jahrhundert v. Chr. fand man den Kosmos in vier Richtungen unterteilt.

Bis zur T'ang-Dynastie, im 7. Jahrhundert n. Chr., wurden der Drache

und der rote Vogel zu den glückverheissendsten aller Tiere. Als solche wurden sie in der Architektur, auf Kleidern und im Kunsthandwerk dargestellt. Mit der Zeit ist der rote Vogel mit dem Fabelvogel mit exotischen Schwanzfedern (dem *Feng Huang*) vereinigt worden. Der Feng Huang
figurierte bereits auf bronzenen Ritualgefässen um 1000 v. Chr. Diesen *119*
vereinigten Vogel nennt man gewöhnlich Phönix. Er ist jedoch nicht der Phönix der westlichen Mythologie, der aus der Asche steigt. Er wird mit der Kaiserin und dem Weiblichen verbunden und ist das Komplement zum Drachen, der die kaiserliche Macht und somit die Männlichkeit symbolisiert. Man findet beide Fabeltiere auf Frauen- und Männergewändern.

Buddhismus

Die Heilslehre Buddhas – Buddha wurde ungefähr im 6. Jahrhundert v. Chr. in Indien geboren – beruht auf Selbstdisziplin und Verzicht, durch die man das *Nirwana* und damit Entlassung aus dem immer wiederkehrenden Zyklus des Leidens durch Geburt, Alter, Tod und Wiedergeburt erreichen kann. Die Lehre wurde durch wandernde Bettelmönche verbreitet. Sie erreichte ungefähr im 1. Jahrhundert n. Chr. China über die Handelsstrassen zwischen Ost und West für Seide, Elfenbein, Glas und Pferde. Hier fand man die ersten Stickereien, die im Zusammenhang mit dem Buddhismus stehen.

Die zentralasiatische Region, durch die diese Handelswege führten, ist heute fast gänzlich Wüste. Dem war jedoch nicht immer so. Erst durch den Gletscherrückzug trockneten fruchtbare Gebiete aus, und Sand begrub die Städte und Klöster. Zu Beginn dieses Jahrhunderts wurden sie entdeckt. Erzählungen von im Wüstensand verlorenen Städten hatten westliche Archäologen herausgefordert. Sir Aurel Stein erreichte 1907 als erster die Oasenstadt Dun-huang (Tunhuang) in der Wüste Gobi, wo Tausende von buddhistischen Höhlentempelanlagen dem Reisenden auf der alten Seidenstrasse Schutz gewährten. In einem dieser Tempel, der von einem alten buddhistischen Mönch bewacht wurde, befand sich eine kleine Bibliothek, die seit dem 11. Jahrhundert zugemauert war. Stein konnte den Mönch überzeugen, ihm die Bibliothek zu öffnen. ‹Im fahlen Licht der flackernden Lampe› erkannte er Stapel von Manuskriptrollen und Seidenmalereien.

Unter den durch das aride Klima seit dem 8. Jahrhundert erhaltenen Textilien befanden sich einige Stickereien. Bei der wichtigsten Arbeit handelte es sich um einen predigenden Buddha, ausgeführt mit aneinandergereihten Strahlen- und Kettenstichen in dicker, stumpfer Flockseide auf einem mit Seide gefütterten Hanfstickboden. Die Farben sind weiche Beige- und Orangetöne mit blauen Tupfern.

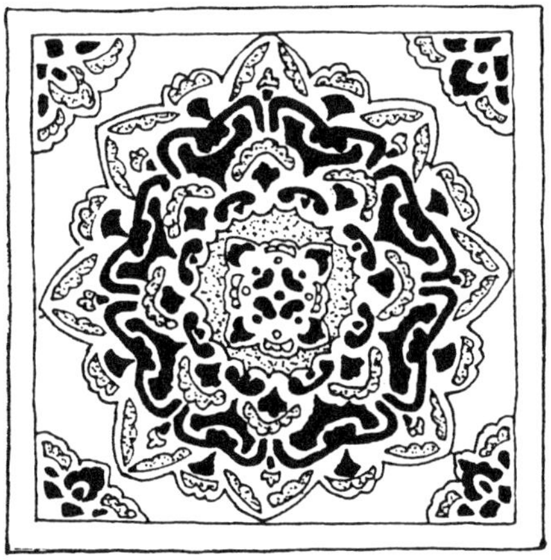

Ein Lotusmuster aus dem 8. bis 9. Jahrhundert n. Chr. befindet sich an der Decke eines buddhistischen Höhlentempels von Dun-huang in der Wüste Gobi.

Der buddhistische Glaube war vor allem im Tibet stark, und als die Muslime die Klöster in Nordindien zerstörten, blieben im Tibet die religiösen Schriften unberührt. An hohen Festtagen werden die riesigen Klöster mit grossen Stickereien behängt. Die *Thanka,* enorm grosse lamaistische Rollbilder, werden über den Fassaden aufgehängt. Darauf sind Dämonen oder Gottheiten in Applikationstechnik, in Stoff oder vergoldetem Kartonpapier, mit Schnur, Yak- oder Pferdehaar konturiert, dargestellt. Für die rituellen Tänze binden sich die Lamas Schürzen vor, die mit denselben Dekors und in den gleichen Techniken geschmückt sind.

Das Leben Buddhas ist ein Thema der Darstellungen auf den birmesischen *Kalaga.* Diese Stickereien werden bei Festlichkeiten in Tempeln aufgehängt oder zieren die Ochsenkarren, mit denen die Leute zu den religiösen Festen fahren. Es handelt sich um Applikationsarbeiten, bei denen die Figuren für mehr Plastizität unterlegt sowie mit Zackenlitzen und Pailletten herausgestrichen werden.

Bis vor kurzem wurden in der Mongolei noch Buddha-Darstellungen *120*
zum Schmücken des Hausaltars gestickt. Das mit dem Sticken eines Buddha-Porträts verbundene Ritual verlangt vorgängiges Fasten, Händewaschen und das Anzünden von Räucherstäbchen in einem für das Arbeiten reservierten ruhigen Raum. Der Buddha selbst unterliegt festgelegten Regeln, Begleitmotive können jedoch frei gewählt werden. Sie werden mit den abgebrannten Räucherstäbchen vorgezeichnet.

Sehr oft findet man auf Stickereien den Buddhismus nur in Symbolen dargestellt. Eines der wichtigsten ist der Lotus. Obwohl er vorwiegend mit dem Buddhismus assoziiert wird, ist er auch ein mächtiges und kompliziertes Weltsymbol der Sonne. Mit seinen Wurzeln im Schlamm, seinem Stengel im Wasser und seiner Blüte in Luft und Sonne bedeutet er schöpferische Kraft. Da sich seine Blütenblätter bei Sonnenaufgang öffnen und bei Sonnenuntergang wieder schliessen, steht er auch für Wiedergeburt und Unsterblichkeit.

Mit den Reisenden und ihrer Handelsware wanderte der Lotusdekor über Zentralasien, wo er in der buddhistischen Architektur in der Form des vom Westen übernommenen Akanthus und der Halbpalmette dargestellt wurde. Deshalb ist der Lotusdekor, vor allem derjenige mit halboffenen Blättern, nicht immer als solcher erkennbar. Die Blütenblätter des geöffneten Lotus bilden eine Rosette und gleichen oft einem Solarsymbol.

Die Lotusrosette stellt das wichtigste Zentraldekorationsmotiv an den Decken der Höhlentempel von Dun-huang dar. Ebenso ist sie das wichtigste Zentraldessin auf den Tüchern, mit denen die Braut ihre Aussteuergegenstände bedeckt, und auf den Hochzeitstraghimmeln von Kathiawar, *3*
wo sie in Begleitung von Sternen und anderen Mustern, deren Ursprünge Sonnenkulte sein könnten, erscheint. Auf den bengalischen *Kantha* bildet
der Lotus fast ausnahmslos das Zentralmotiv. Mit der Verwendung von *121*
getragenen Saris für dieses Textil wird auch das buddhistische Thema der Rückführung in den Kreislauf aufgenommen. Die Kantha werden als Bettdecken, zum Bedecken von etwas Wertvollem oder als Sitzunterlage für Hochzeitsgäste verwendet. Der Lotus als Zentralsymbol wird oft von einem Lebensbaum in jeder Ecke und von mehreren Schmuckborten begleitet. Im Mittelfeld hat es weitere Symbole, meist solaren oder Hindu-Ursprungs sowie Darstellungen von alltäglichen Gegenständen wie Kämmen und Spiegeln.

Auf chinesischen Stickereien kommen die Acht Kostbarkeiten des Buddhismus vor, jedoch weniger häufig als die Attribute der taoistischen Acht
Unsterblichen. Die beliebtesten sind die Lotusblüte, der Ewige Knoten und *122*
die Heilige Vase.

Die Vase wiederum zählt auch zu den Hundert Altertümern. Zu diesen gehören unter anderem Bücher, Kalligrafiematerial sowie die Acht Säkularkostbarkeiten. Viele dienen der Gelehrsamkeit, und andere haben ihren Ursprung im Konfuzianismus. Von ihnen findet man auf Stickereien vor allem: den Dreifuss, die Kupfermünze mit einem viereckigen Loch in der Mitte, die Zwei Bücher, den Rhombus, das Rhinozeroshorn sowie das Juwel oder die Perle.

Einige Verwirrung mit der Buddha-Ikonografie herrscht bei chinesischen Stickereien. Buddhas Jünger, die *Lohan,* erscheinen bisweilen als die Acht Taoistischen Unsterblichen und Buddhas Hunde, die *Fo,* waren ursprünglich Löwen. Der Löwe, Sinnbild von Kraft und Hüter heiliger Gebäude im Mittleren Osten, kam von Westen her nach China. Mit dem gleichen Symbolgehalt wurde der Löwe von dem zur buddhistischen Ethik

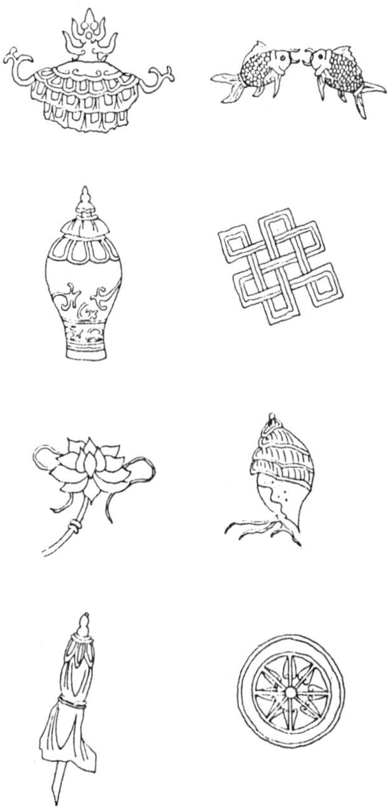

Die Acht Buddhistischen Kostbarkeiten.

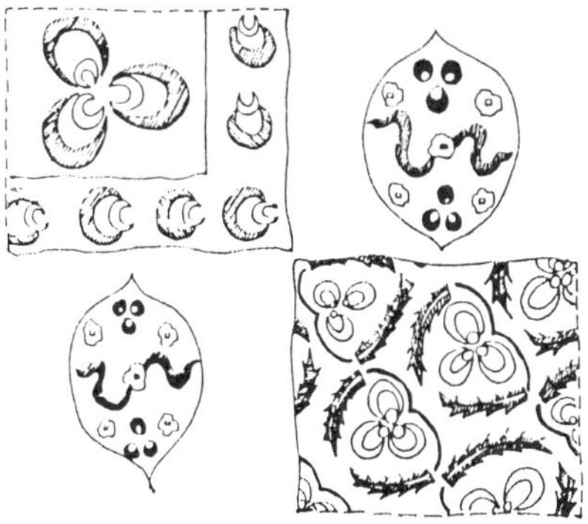

Varianten des buddhistischen Cintemani-Motivs auf türkischen Stickereien aus dem 16. und 17. Jahrhundert.

bekehrten Mogulfürsten Ashoka, von dem die Verbreitung des Glaubens im 3. Jahrhundert nach Osten ausging, verwendet. Der Löwe als Hüter wurde von da an zu Füssen des Buddha dargestellt, wie auch auf der Stickerei aus dem 8. Jahrhundert aus Dun-huang. Später entwickelten sich die Löwen in anschmiegsame Hunde mit einer Halskrause anstelle der Mähne. Oft sind sie als ein Paar sich jagende Hunde um ein Juwel in Flammen abgebildet.

Das Motiv des Juwels oder der Perle in Flammen sitzt oft auf der Zungenspitze eines Drachen und ist somit Symbol für die kaiserliche Schatzkammer. Die Perle symbolisiert auch die Trilogie des Buddhistischen Juwels: Buddha selbst, seine Lehre *Dharma* und der Mönch- und Nonnenorden *Sangha,* von dem die Lehre verbreitet wurde.

Drei solche Perlen oder Juwelen mit Wellenlinien oder -bändern, die ursprünglich Wolkenbänder waren, wurden unter dem Mongolenfürsten Timur (1336–1405), der von Samarkand aus sein grosses asiatisches Reich aufbaute, zu einem wichtigen Dekorelement. Gezeichnet als drei Kugeln, kam das sogenannte *Cintamani* (Buddhas Augen) mit den Turkvölkern in die Türkei, wo es ab dem 16. Jahrhundert zu einem häufig anzutreffenden Ornament der osmanischen Kunst wurde. Bei Textilien, unter anderem auch bei den Stickereien, scheint es vor allem dem Palast vorbehalten geblieben zu sein. Auf Gemälden aus der Zeit sind Sultane mit Gewändern abgebildet, auf denen dieser Dekor zu sehen ist. Ihre Militärs und andere Hofbeamte hingegen tragen Kleider mit Musterkompositionen aus verschiedenen Elementen. Das Muster wurde dann unter dem Namen ‹Leopardenflecken› und ‹Tigerstreifen› bekannt und hatte die Bedeutung von Macht. Durch die Schattierung einer kleineren Perle in der grossen entstand ein Halbmond, ein passendes Wahrzeichen für das islamische Volk in der Türkei.

Ein beliebtes Motiv türkischer Profanstickereien ist ein kleines Haus mit einem Baum, bekannt als ‹Moschee und Zypresse›. Das Fehlen eines Minaretts und die dazugestellten Bäume weisen jedoch darauf hin, dass es sich nicht um eine Moschee, sondern um den buddhistischen-kosmologischen-himmlischen Kiosk *Harmiká* handelt, in einem Park am Wasser
gelegen. Dieser Kiosk stellt die fünf Richtungen dar, das heisst, die vier *123*
Weltrichtungen, die zu den vier kosmischen Meeren führen, und die fünfte, die Kuppel, das Sinnbild Buddhas unter dem Himmelszelt. Malereien aus dem 8. und 9. Jahrhundert der Uiguren, einem türkischsprachigen Volk in Zentralasien, zeigen den aus dem kosmischen Ozean sich erhebenden Weltenberg, darüber dieselbe Himmelskuppel, unter der die Heiligen meditieren. In der Kunst und in den Schriften der Uiguren wird das Paradies als eine Gruppe von solchen Kiosken in einem Garten vorgestellt, wo Heilige sich in Beschaulichkeit an den Ufern des kosmischen westlichen Ozeans ergehen.

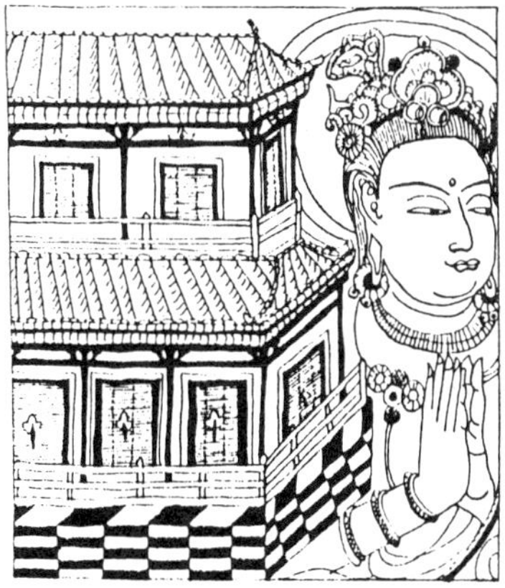

Kunst und Literatur des turk-uigurischen Königreichs Koco in Ostturkestan (850–1212 n. Chr.) und von Dun-huang (911–1016 n. Chr.) stellen das Paradies als eine Gruppe von himmlischen Kiosken an den Ufern des kosmischen Ozeans im Westen dar, wo Fruchtbäume Juwelen und Perlen tragen und wo die Heiligen meditieren.

Der Kiosk mit seiner religiösen Bedeutung ging bei der Islamisierung der Türkei verloren, blieb jedoch in der Architektur erhalten. Die Osmanen, statt die byzantinische Architektur zu übernehmen, bauten Kioske in eingefriedeten Gärten am Wasser, wie den Topkapi-Palast und andere Gebäulichkeiten am Bosporus, die im 19. Jahrhundert als Stickmotiv beliebt wurden.

Die weltliche Bedeutung der Kuppel als Zentrum der Macht blieb in den gewölbten Zelten, die unter der Herrschaft des osmanischen Reichs eine wichtige Rolle spielten, erhalten. Der erste Turkstamm, der Anatolien erreichte und der den Grundstein zur späteren osmanischen Zivilisation legte, waren die Seldschuken, ursprünglich bewaffnete Hirtennomaden, die in Rundzelten aus Filz, in den sogenannten Jurten, hausten. Die Osmanen lebten vorerst ebenfalls in Zelten, und auch nach der Erbauung von Brussa (heute Bursa) als ihrer Residenz, verbrachten die Sultane einen Teil des

Jahres auf der Wanderung. So ging, wenn der Herrscher sein Zelt mitnahm, auch sein Thron oder der Sitz seiner Macht mit ihm. Auf türkischen Miniaturen sieht man Sultane in bestickten Zelten, beim Empfang von Geschenken oder bei militärischen Aktionen, in luxuriös hergerichteten Lagern. Ihre bestickten Prunkzelte, die als Kriegsbeute zurückblieben, nachdem Kara Mustafa Pascha 1683 die Belagerung Wiens aufgeben musste, versetzten die Westeuropäer in grosses Erstaunen. Das ‹Zelt mit Bäumen› wurde bei osmanischen Stickereien zu einem weiteren wichtigen Motiv.

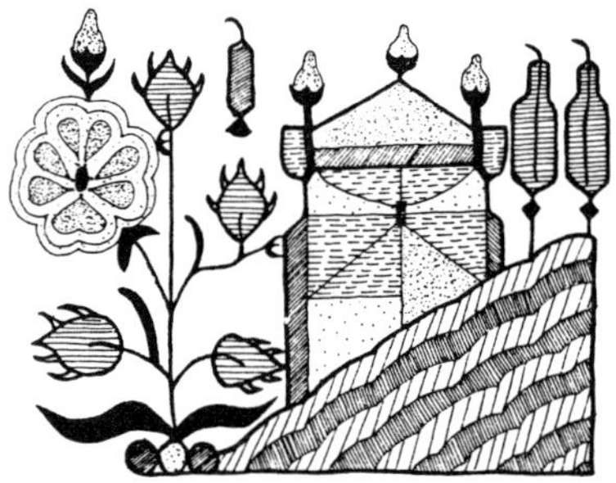

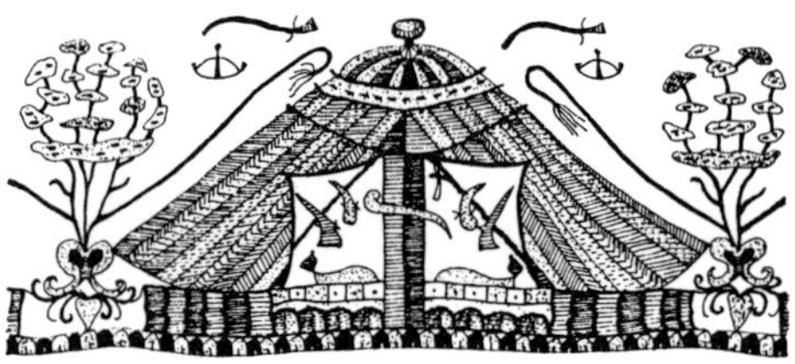

Der buddhistische Kiosk mit Bäumen und Wasser sowie das Kuppelzelt als weltlicher Sitz der Macht waren in der Türkei im 19. Jahrhundert beliebte Motive auf Servietten und Tüchern.

Hinduismus

Zum indischen Alltag gehört das tägliche Schmücken der Hindugötter. Davon zeugen die kleinen Schreine an den Wegen und die intimen Hausaltäre, auf die gelbe Blumen, Glasperlen-Armbänder und missgestaltete Kiesel gestreut werden. Die Hindureligion entstand aus der Götterwelt der Drawida im Industal, wobei einige Götter dieser frühen Zivilisation übernommen wurden: Indra, Herr des Himmels; Surya, der Sonnengott; Agni, der Feuergott. Die Drawida wurden ungefähr 1500 v. Chr. durch den Einbruch indoarischer Nomadenstämme, vermutlich aus Südrussland, die das indoeuropäische Sanskrit sprachen, verdrängt. Wie alle indoeuropäischen Stämme, waren auch die Indo-Arier in eine soziale Dreierhierarchie gegliedert: Priester *(Bramana),* Krieger und Handwerker. Dazu kam die eroberte Bevölkerung. Später kam noch eine fünfte Gruppe hinzu, die in Armut lebenden Stämme, die ‹Unberührbaren› *(Paria).* Daraus dürfte sich das Kastensystem entwickelt haben, das auch heute noch die indische Gesellschaft prägt.

Der Hinduismus entwickelte sich danach aus dem alten indischen Schrifttum, den Weden; aus den Brahmanen-Neuerungen; aus dem Wiedergeburtsgedanken, der ungefähr 500 v. Chr. auftauchte; aus dem Glauben an einen allgegenwärtigen, universellen göttlichen Geist, der sich in allem Leben manifestiert, sowie aus den klassischen Epen, der um 300 v. Chr. entstandenen *Mahabharata*. In diesen Epen werden Legenden von Hunderten von Göttern erzählt, von denen Wischnu der Gute, der sich als Krishna der Liebhaber manifestiert, Schiva der Furchtbare und die Grosse Göttin in verschiedenen Formen das wichtigste Dreiergespann bilden. Die Grosse Göttin ist ursprünglich immer die primitive Mutterfigur. Sie kann jedoch auch Wischnus Partnerin Lakshmi, Schivas Gattin Parvati, Krishnas Geliebte Radha oder die zerstörerische Göttin Kali sein.

Auf bildlichen Stickereien wird vor allem die Krishna-Legende erzählt. Krishnas Gesichtsfarbe ist oft blau, Ausdruck der Heiligkeit und drawidischen Ursprungs. Als junger Kuhhirt tanzte Krishna mit Hirtenfrauen *(Gopis)*. Er benutzte dazu seine göttliche Möglichkeit, jede der Tänzerinnen glauben zu machen, sie sei die einzige, mit der er seine Liebesspiele treibe. Auf den im Industal gefundenen Siegeln sind ebenfalls tanzende Göttinnen dargestellt. Von ihnen könnten die Gopis herrühren. Auf Kleidern werden Krishna und die tanzenden Gopis oft in der Form von fünf ineinandergreifenden Flechtmustern (Vierecke) dargestellt, Sinnbild für die händehaltenden Tänzer. *125*

Tempelbehänge der Hindu und Jain, besonders von Spendern für ihre Sekte bestellt, imitieren die gemalten Behänge mit ihren mythologischen Erzählungen. Sonst haben nur zwei der vielfältigen indischen Stickereien narrative Themen: Die Friesbänder *(Pachhitpati)* der Halbinsel Kathiawar in Gujarat und die kleineren Ritualtücher *(Rumal)* aus Chamba im Pandschab.

Die im 18. und 19. Jahrhundert von Hofdamen gestickten Rumal zeigen Szenen aus den Hindu-Epen, wahrscheinlich inspiriert von Gemälden auf Palastwänden, auf denen vor allem Krishna-Legenden dargestellt waren. Die Tücher wurden zum Einpacken von Geschenken an Gottheiten oder zu Hochzeiten verwendet. Meist waren es Vierecke aus feinem, gebleichtem Baumwollstoff, bestickt in gedämpften Farben in doppeltem Spannstich.

Kathiawar-Häuser haben zwei Räume. Im einen wird gelebt, im anderen werden Textilien ausgelegt und aufbewahrt. Für den letzteren bestickten die Frauen für den obersten Balken ein Friesband, auf dem jeweils Göttersagen dargestellt sind, in denen vor allem Krishna als legendärer Herrscher des Fürstentums Kathiawar vorkommt. Episoden aus seinem Leben sind mit Darstellungen des Sonnengotts sowie von Landschaften, Tieren und anderen Hindu-Gottheiten vermischt. Sind sie von Frauen des Kathi-Stamms gestickt, so kommen vor allem der Hexenstich und Spiegelapplikationen auf Baumwollstoff vor. Friesbänder von professionellen Mochi-Stickern – ursprünglich Schuhmacher –, deren feine Stickereien schon von Marco Polo gepriesen wurden, wurden in dem mit einem Häklein *(Ari)* ausgeführten Kettenstich gearbeitet.

In Gujarat werden häusliche Stickereien vor allem für die Aussteuer gearbeitet. Die Frauen stellen deshalb gerne die Götter dar, die Fruchtbarkeit und Wohlstand versprechen: Krishna und Ganesa, der elefantenköpfige Sohn Schivas. Ganesa wird vor jeder wichtigen Handlung, vor
allem vor Eheschliessungen, gehuldigt. Deshalb wird er oft in der Mitte des *124*
Toran, dem Tuch, das zum Willkomm über der Eingangstüre aufgehängt wird, gestickt. Kleinere, zum Teil mit Glasperlen bestickte Ganesa geweihte Schreine werden für spezielle Gelegenheiten im Haus aufgehängt. Der Gott ist dann oft bis zur Unkenntlichkeit stilisiert, und er wird von seinen Begleitern Siddhi und Buddhi flankiert. Diese fünfseitigen Behänge rufen die wirklichen Schreine für Ganesa in Erinnerung.

Andere Hindu-Motive, die gestickt werden, sind die Attribute der Götter: der Dreizack des Schiva, der Pfau der Sarasvati, Göttin der Schreiber und Dichter, sowie ein Symbol für Glück, Liebe und Fruchtbarkeit. Die Tiere der alten Induskultur sind auch in die Hindu-Ikonografie übergegangen: Ganesa reitet auf einer Ratte, oder er wird von ihr begleitet; das Attribut von Schiva ist der Stier. Tiere als Quell heiliger Kraft und als Reiniger der Seele werden durch die heilige Kuh illustriert, dieser freundlichen Kreatur, die in Indien jeweils den Verkehr blockiert, wenn sie mampfend durch die Marktstände stapft.

Das *Mahabharata* erzählt die Legende der Götter, die das kosmische Milchmeer verbuttern, ein Bild, das sein Gegenstück in der täglichen

Quarkherstellung durch die Frauen hat. Als Motiv findet man es oft in den Randornamenten der *Sadlo* der Kanebi.

Wohl den grössten Einfluss des Hinduismus auf Stickereien hat das Kastensystem, das den Leuten untersagt, sich mit denen ausserhalb des Jati oder einer Untergruppe der Kaste zu verheiraten oder mit ihnen zu essen. Ebenso konnten die Männer nur den Beruf ihrer Väter ausüben, was auch heute noch das indische Leben beeinflusst. Fähigkeiten und Muster wurden deshalb über Hunderte von Jahren von Generationen übernommen. Stilrichtungen bei den häuslichen Stickereien sind denn auch eher kastengebunden, als dass sie von Dorf zu Dorf variieren.

Islam

Der Islam ist die jüngste der grossen Religionen. Innerhalb des ersten Jahrhunderts nach der Gründung durch Mohammed konnte sich die Religion durch den ihr anhaftenden Bekehrungseifer sehr rasch nördlich nach Palästina, Syrien, Iran, Irak, Zentralasien und westwärts nach Nordafrika, Spanien und Portugal und zum Teil bis nach Frankreich, wo Muslime 732 bei Poitiers geschlagen wurden, ausbreiten. Nachfolgende Eroberungen sicherten dem Islam eine zunehmende Machtposition von Südostasien bis nach Westafrika. Im ganzen riesigen Verbreitungsgebiet besteht eine gewisse Einheit im Kunst- und Architekturstil. Kalligrafie, Geometrie, Flechtwerk, Arabesken – all dies einem kontrollierten Flächendekor untergeordnet – sind die Markenzeichen der islamischen Gestaltungskunst. Obwohl
der Koran Darstellungen von menschlichen und tierischen Figuren nicht *126*
ausdrücklich verbietet, so hat sich dies in der Praxis doch durchgesetzt.

Stickereien aus der islamischen Welt haben in Stil und Motivwahl wenig, das speziell an die Religion gebunden ist. Doch immer gibt es den Tupfer einer falschen Farbe, das nicht beendete Muster, den falschen Stich. Damit soll gezeigt werden, dass nur Allah perfekt ist.

Das früheste Beispiel islamischer Schriftzüge in Stickereien ist der *Tiraz,* eine Textzeile in stilisierter arabischer Schrift, die als Armlochbesatz bei Herrscherroben und an Kleidern von anderen wichtigen Persönlichkeiten fast in der ganzen islamischen Welt angebracht wurde. Gewirkt oder gestickt wurden die Tiraz in ägyptischen oder jemenitischen Werkstätten während der Regierungszeit der abbasidischen Kalifen in Bagdad (750–1258 n. Chr.) und den fatimidischen Kalifen Ägyptens, Nordafrikas und Syriens (909–1170 n. Chr.). Die Inschriften sind mit rotem, mit schwarzem oder mit Silberfaden gearbeitet. Sie enthalten den Namen des Kalifen, einen religiösen Spruch, die Werkstätte sowie das Herstellungsdatum. Später, in der fatimidischen Epoche, veränderten sich diese informativen Angaben zu grossen geometrischen Mustern, Pflanzen- und Tiermotiven sowie zum Ausdruck von einfachen frommen Wünschen.

Kunstvolle islamische Ornamentierung zeigt sich am besten in den hispano-maurischen Stickereien aus Spanien, die wahrscheinlich im Ge-
biet von Granada und Toledo entstanden, als die Araber noch die Hälfte *127*
der Iberischen Halbinsel besetzten. Diese handgewobenen Leinentücher sind fast ganz überstickt mit lachsfarbener, gelber, brauner, roter und blauschattierter Flockseide. Die streng geometrischen Entwürfe, die den islamischen Fliesen gleichen, stammen von professionellen Künstlern. Die Sticker konturierten dann das Dessin mit Leinenfaden im Stielstich und füllten anschliessend die Fläche mit dem geschlossenen Kreuznahtstich.

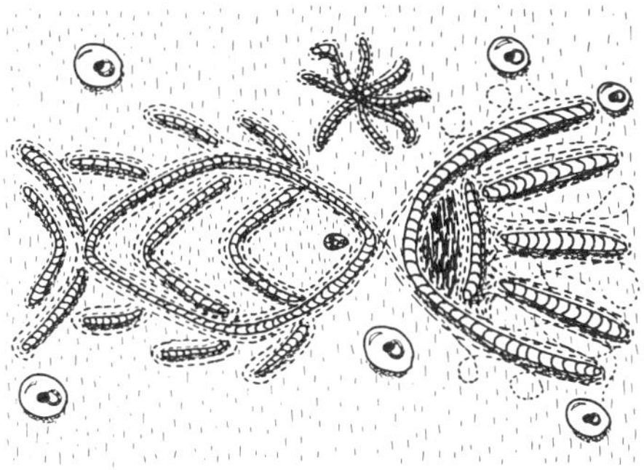

Der Fisch und die Hand Fatimas sind islamische Amulette gegen den ‹Bösen Blick› und auf Stickereien und Schmuck aus Tunesien überall anzutreffen.

Dieser Stich wurde vermutlich von den Mauren auf die Iberische Halbinsel gebracht.

Stickereien mit einem bestimmten Glaubenszweck sind die Gebetstü- *128*
cher, die die schiitischen Hazara Afghanistans anfertigen, um den für sie *Um-*
charakteristischen Gebetsstein *(Mohr)* einzuschlagen. Die *Mohr* sind aus *schlag*
gebranntem Ton und sollten aus Karbela, einem Pilgerort, stammen. Sie werden in einem Einschlagtuch aufbewahrt, das zum Gebet ausgebreitet und auf das der Stein gelegt wird. Die Stickerei ist mit Seidengarn in vielen Farben vor allem in langem Spannstich ausgeführt. Die Muster sind geometrisch und gehen von der Mitte aus oder stellen eine Moschee, Minarette oder Hände dar. Damit wird die Stelle angezeigt, wo der *Mohr* hingelegt werden soll, damit er beim Gebet mit der Stirne berührt wird. Das Tuch wird als Heiligtum betrachtet. Es sollte deshalb nie verkauft, einem anderen Zweck zugeführt und vor allem nicht in einem Haushalt benützt werden, wo es menstruierende oder schwangere Frauen gibt.

In Nordwestindien, in der abgelegenen Kutch-Region, entlang der indisch-pakistanischen Grenze, wo Hindu und Muslime zusammenleben, teilt man sich in die gleichen überlieferten Bräuche, ob sie nun hinduistischen oder islamischen Ursprungs sind. Der Bekleidungsstil ist ebenfalls übergreifend. Normalerweise unterscheiden sich jedoch die Muslimfrauen durch den Schnitt ihrer Kleider und durch die feinen Stickereien. Die Dhanetah-Frauen können bis zu drei Jahre an einem Brustzierfeld für ihren *Churi* arbeiten, das lange Kleid, das in ihrer Aussteuer das wichtigste ist. Hat die Frau bereits ihre Pilgerreise nach Mekka gemacht, so wird sie auf ihrem Kleid keine Spiegelapplikationen anbringen.

In diesem und in dem in Pakistan gelegenen Sind-Gebiet sticken die muslimischen Frauen zu ihrer Hochzeit Gesichtsmasken sowie kleine Beutel zum Aufbewahren des Korans; in Bangladesch übernimmt ein kleines Einschlagtuch diese Funktion. Der Koran, Lehre und Gesetze, die Gott Mohammed in Arabisch enthüllte, bestimmt das Leben der Muslime. Es handelt sich dabei um mehr als nur ein Buch, es ist eine Verkörperung Gottes. Sprüche daraus können vor Üblem bewahren, und man findet sie deshalb oft in Schmuck eingeschlossen. Ebenso können sie in einem Amulett auf ein Kleid genäht werden. Der fetischistische Wert bestimmter Muster ist in der islamischen Welt hoch. Der als Amulett getragene Fisch, Fatimas Hand *(Khomsa)*, Halbmond, Dreieck und Viereck schützen vor bösen Geistern. Gemalte Hände oder Fische schützen Häuser von Indien
bis Ägypten, und gestickt dominieren sie auf den tunesischen Kostümen. *6*

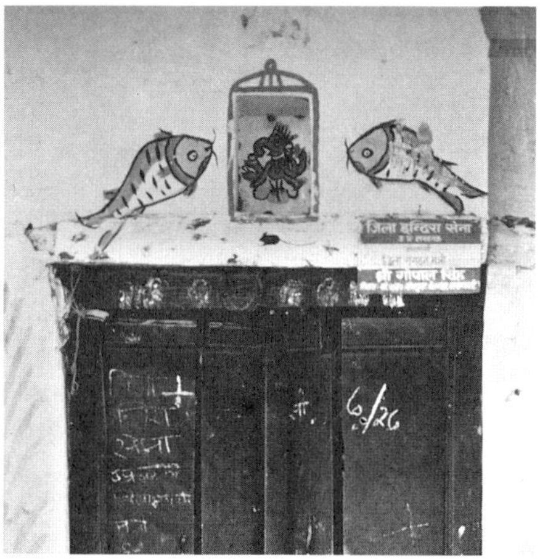

Den Fisch als Schutz, wie auch Hände, Hörner, Kreuz und Solarrosetten, sieht man oft als Schmuck einer Türschwelle.

Zoroastrismus

Der Zoroastrismus ist die von Zarathustra (Zoroaster) gestiftete altpersische Religion. Von diesem Prophet weiss man wenig. Man nimmt jedoch an, dass er im 10. Jahrhundert v. Chr. im Osten Irans lebte. Sein Glaube ist monotheistisch, mit den ethischen Dualismen von Gut und Böse, Geist und Fleisch, Licht und Dunkel, Himmel und Hölle. Er beeinflusste im wesentlichen andere Weltreligionen. Zu späteren Zeitpunkten wurden weniger wichtige Götter in die Religion aufgenommen, wie zum Beispiel der Sonnengott Mithra. Heute sind vom Zoroastrismus am ehesten noch bekannt: die Feueraltäre, das Aufhängen der Toten im Turm des Schweigens, wo sie von den Geiern gefressen wurden, sowie die Priester, respektive *Magi,* zu denen die drei Weisen aus dem Morgenland, die dem Jesuskind Geschenke überbrachten, gehören.

Während der Dynastie der Sassaniden (226–650 n. Chr.) verbreitete sich der Zoroastrismus nach Westen zum Persischen Golf und nach Osten bis Afghanistan und dem Industal. Im 10. Jahrhundert, nach den Verfolgungen durch die Muslime, liessen sich einige Parsen (eine Ablautform des Wortes Perser) an der Westküste Indiens nieder.

Im Iran bilden die Anhänger eine Minorität. Sie leben am Rande der Salztonebenen von Kerman und Yazd. Die Frauen tragen ein typisches seidenes Hemdkleid in den ausgewogenen Farben Rot und Grün mit unzähligen Tierchen, Fischen und Pflanzen, gestickt mit schwerem, vielfarbigem Seidenzwirn. Die gleichen Tiere schmücken die weiten Hosen aus kräftigfarbigen Stoffen mit abbindgefärbten Kreisen. Dazu wird ein roter abbindgefärbter Schal getragen. Bei der Hochzeit wird ein Schal aus schwarzer oder indigoblauer Seide mit dem gleichen Tierdekor sowie ei- *129*
nem grossen Sonnenmotiv oder einem Kreis mit Tieren in der Mitte getragen. Oft kommt ein Pfau auf diesen Schals vor, der denjenigen auf den Satinröcken in Gujarat ähnlich ist, wo sich viele Parsen niedergelassen haben. Die Anhänger Zarathustras tragen auch ein weisses Hemd, bestickt mit kleinen Tier- und Baummotiven in Kreuzstich.

Christentum

Die westeuropäische Kunst des Mittelalters diente der Ehre Gottes und erzählte und pries das Leben Christi und der Heiligen. Die meisten Stickereien aus dieser Zeit sind kirchlich – ein Brauchtum, das sich mit Unterbrüchen durch Reformation und Gegenreformation fortsetzte. Bei profanen Stickereien manifestierte sich vor allem im 16. und 17. Jahrhundert ein kirchlicher Einfluss. Leinen- und Straminstickereien sind im gleichen narrativen Stil gearbeitet wie andere Gegenstände der angewandten Kunst. Wie die bunten Glasfenster die Ungebildeten belehren sollten, so war dies auch der Sinn der Stickereien.

Die im 16. Jahrhundert aufkommenden Modelbücher waren die Vorbilder für biblische Darstellungen. Die Bibel-Holzschnitte von Bernard Saloman und Jean de la Tournes, 1553 in Lyon gedruckt, wurden in ganz Europa kopiert. Da Holzschnitte und Kupferstiche mit Themen aus der *130*
klassischen Mythologie und mit Allegorien genauso intensiv kopiert wurden, ist es wahrscheinlich, dass zum Zeitpunkt, als diese Bilder in die Hände der Amateurstickerin kamen, diese von ihr nur noch wegen ihres dekorativen Gehalts und nicht aus einem tiefen religiösen Glauben gewählt wurden.

Fortsetzung Seite 129

Religionen und ihre Symbole

Taoismus

▷ 115 Behang, Hongkong. Die Attribute der Acht Taoistischen Unsterblichen gehören zu den beliebtesten unter den chinesischen Motiven. Auf diesem Behang sind Lü Tung-pin mit dem Schwert und Chang Ko-lao mit Bambusröhre und Stäben dargestellt.
▷▷ 116 Behang, China. Die Chinesen glaubten an viele Götter: an den des Reichtums, der Langlebigkeit, der Küche – eine Familiengottheit, die den Tag und das Familienvermögen einteilte sowie die Stärken und Schwächen der Hausbewohner notierte. Eine weitere Gottheit war Kuan-ti, der Kriegsgott.
▽ 117 Kindermieder, China. Das chinesische Leben ist von Symbolen geprägt: Von Verstorbenen wird angenommen, dass sie unter Kiefern und fliegenden Kranichen in ewiger Seligkeit weiterleben. Deshalb sind beides Symbole für langes Leben.

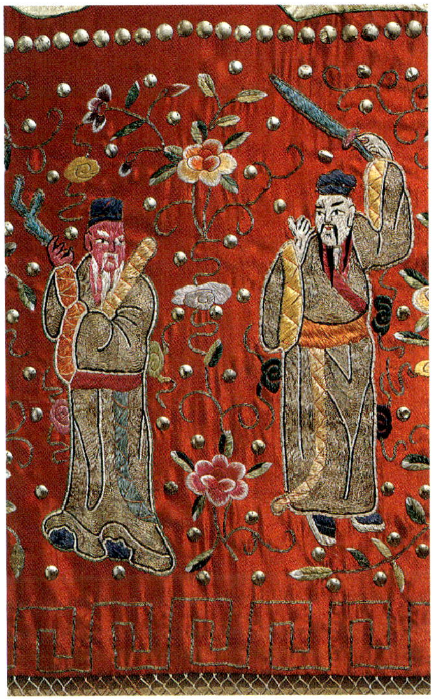

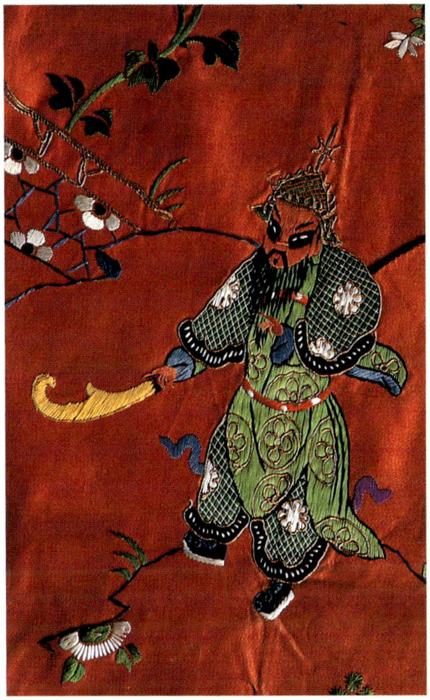

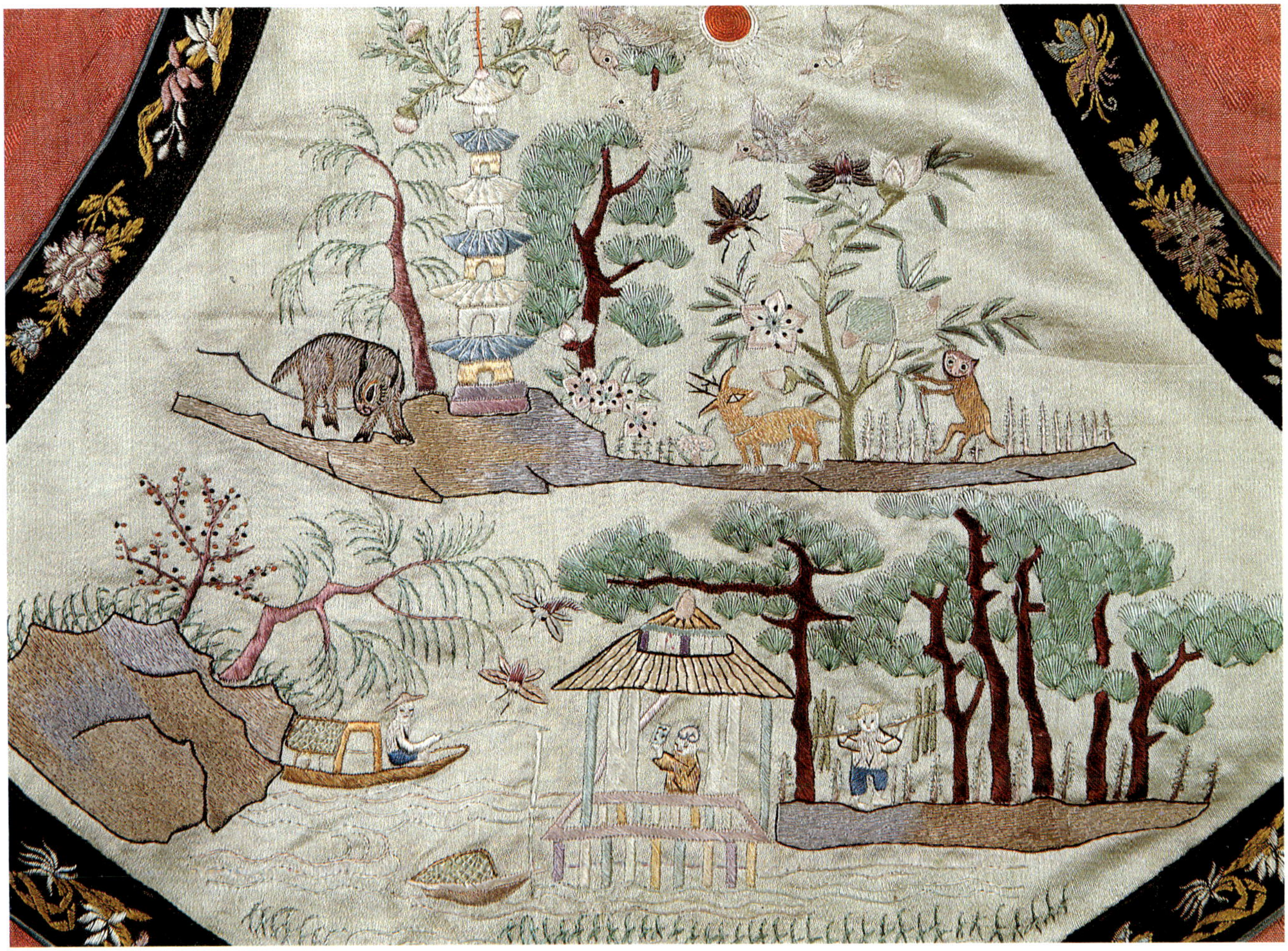

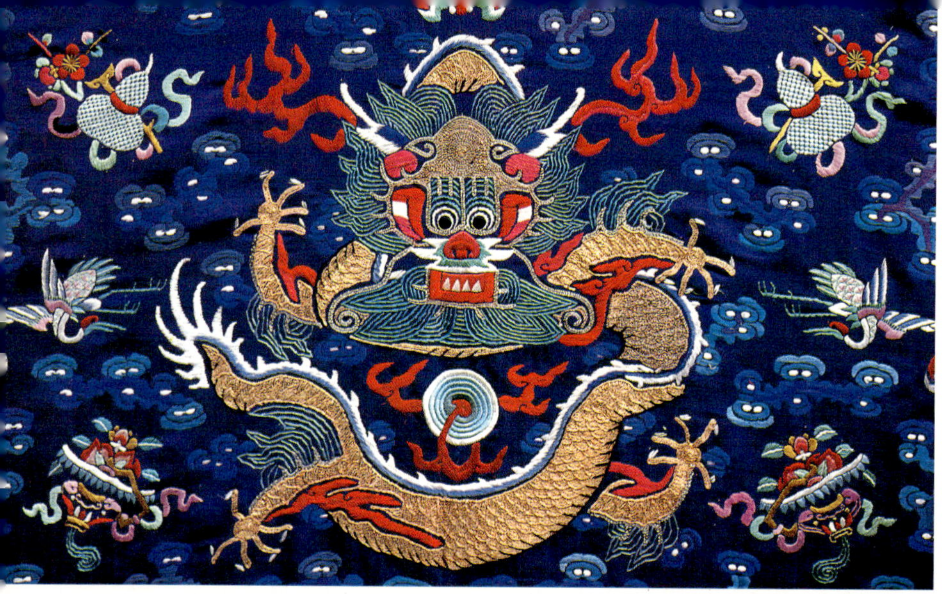

◁ 118 *Drachenkleid, Chi'i-fu, China. Die offizielle Robe am Kaiserhof ist ein Symbol in sich. Neun Drachen, das Symbol kaiserlicher Macht, sind hier zusammen mit taoistischem Flaschenkürbis und Fruchtkörbchen, mit dem Kranich und dem ‹Juwel in Flammen›-Motiv dargestellt.*

▽◁ 119 *Frauenjacke, China. Der Phönix, der zur Kaiserin gehört, kommt oft auf Frauenkleidern vor. Die Motive auf dem Damastgewebe sind taoistische Attribute.*

Buddhismus

▽ 120 *Bild, Mongolei. Der gestickte Buddha ist hier Schmuck für einen Hausaltar.*

▷ 121 Ashon, *Bengalen. Der Lotus bildet bei den* Kantha *das Mittelmotiv. Auf diesem* Ashon *ist die Hindugöttin Lakshmi und der* Ratha *dargestellt.*

▷▽ 122 *Manschette eines Kleides, China. Die heilige Vase ist ein buddhistisches Symbol; sie ist eines der Chinesischen Hundert Altertümer. Die Fledermaus ist ein Glückszeichen.*

▷▷▽ 123 *Handtuch, Türkei. Die buddhistisch-kosmologische Anlage in Form eines himmlischen Kiosk,* Harmiká, *an den Ufern eines paradiesischen Gewässers, ist ein Thema aus der Kunstgeschichte der Uiguren, einem Turkvolk in Zentralasien. Der* Kiosk *ist in türkischen Stickereien ein beliebtes Motiv.*

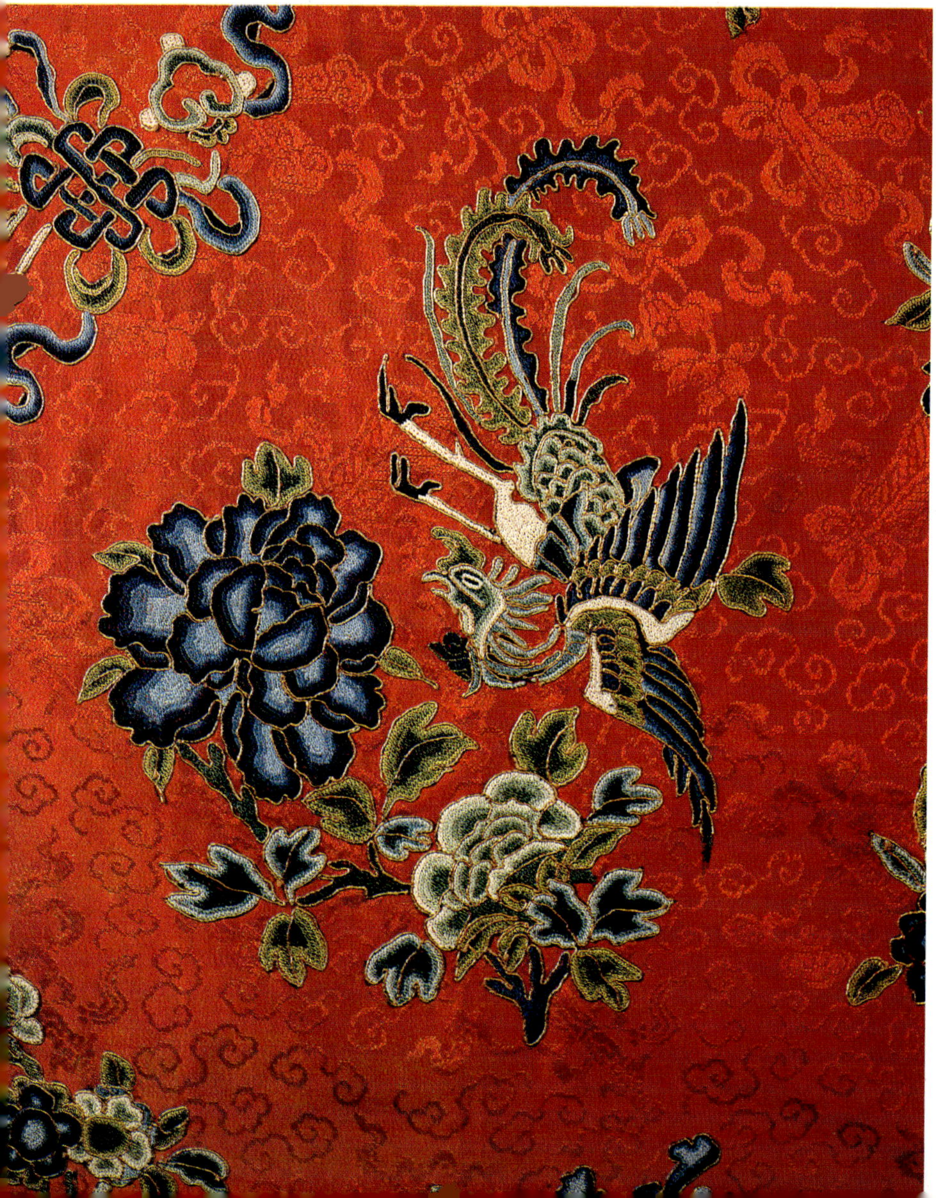

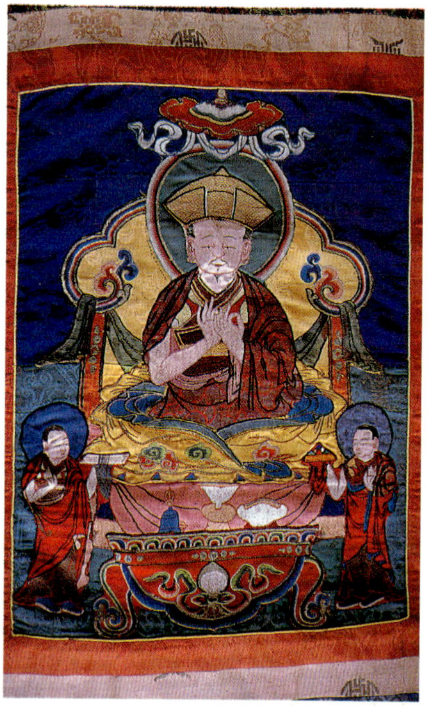

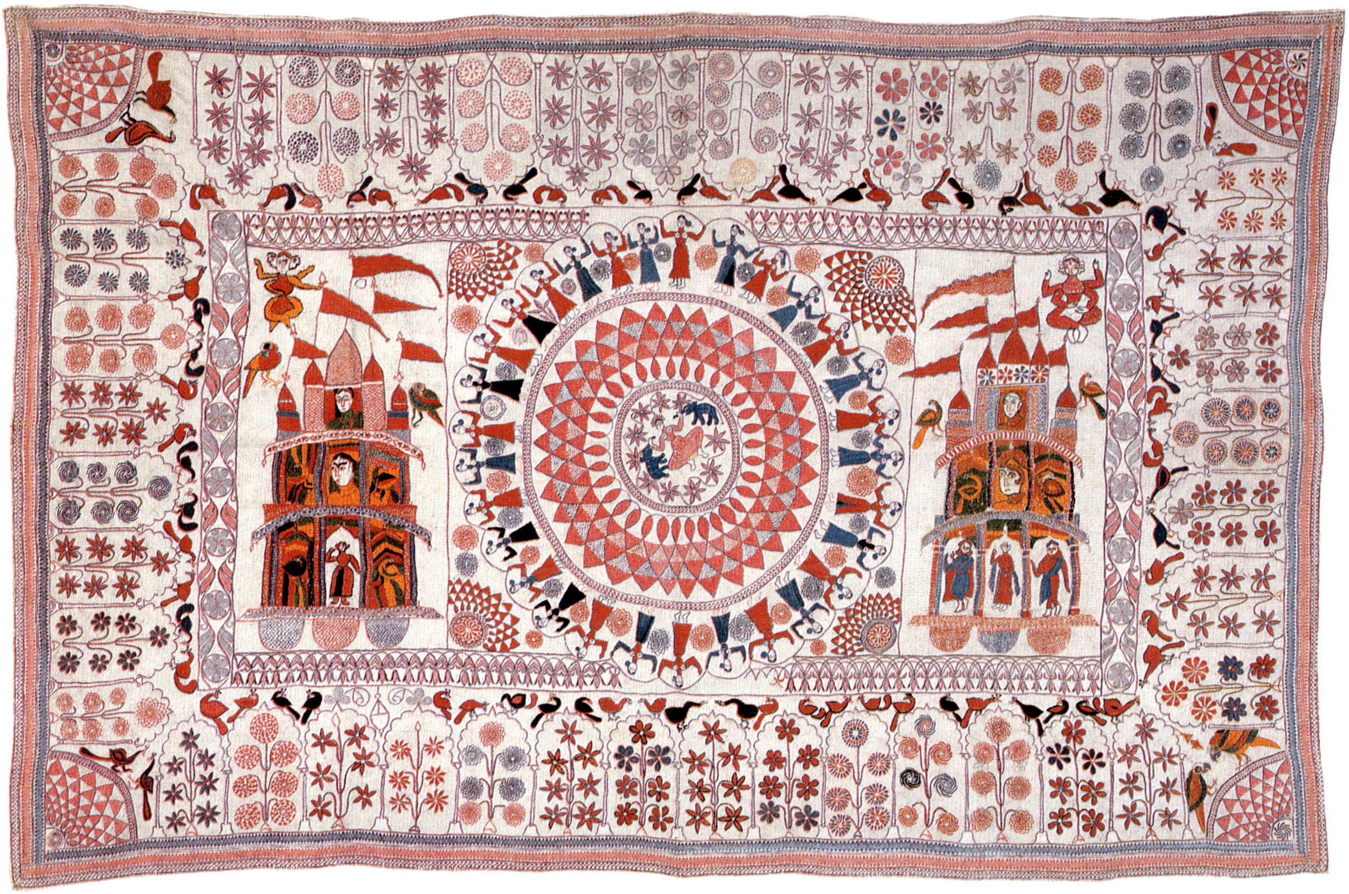

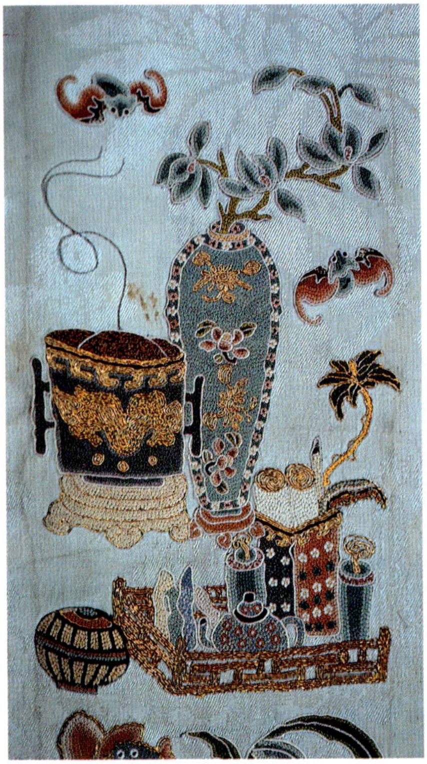

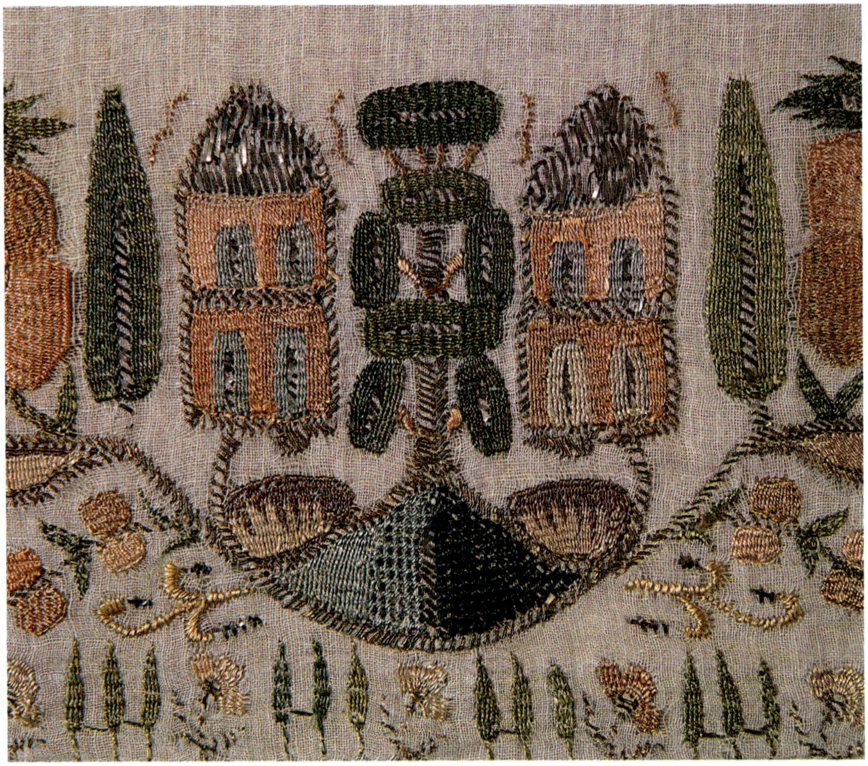

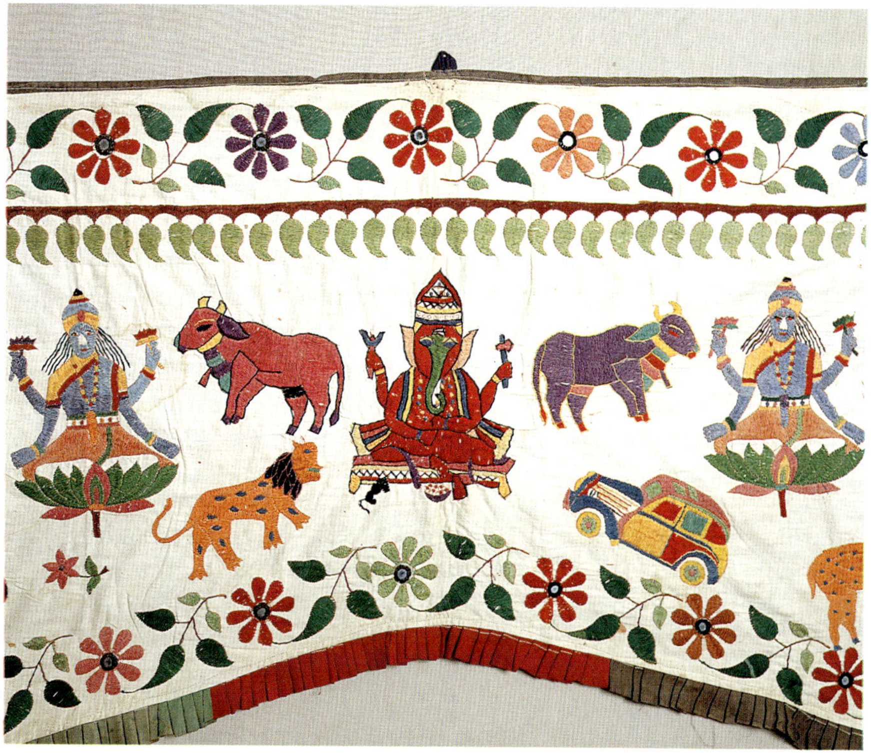

Hinduismus

◁ *124 Türfries,* Toran, *Gujarat, Indien. Ganesa, der elefantenköpfige Sohn von Schiva, garantiert Fruchtbarkeit und Glück. Ihm wird vor jedem wichtigen Unternehmen gehuldigt. Sein Bildnis bildet deshalb oft das Mittelmotiv auf Tüchern, die bei Festlichkeiten über der Türe aufgehängt werden.*

▽◁ *125 Tembelbehang,* Pichhavai, *Mochi-Kaste, Gujarat, Indien. Die Hindu-Legende von Krishna, der mit den Gopis tanzt, ist eines der populärsten Stickthemen.*

Islam

▷ *126 Frauenrock, Aleppo (Halab), Syrien. Obwohl im Koran nicht eindeutig steht, dass das Darstellen menschlicher Figuren verboten ist, wird dies trotzdem beachtet, und menschenähnliche Figuren sind denn auch in islamischen Stickereien selten. Hier ist der Figur das Fruchtbarkeitssymbol der Nelke beigegeben. Diese ist in Stickereien aus Nordsyrien zu einem Sechseck stilisiert.*

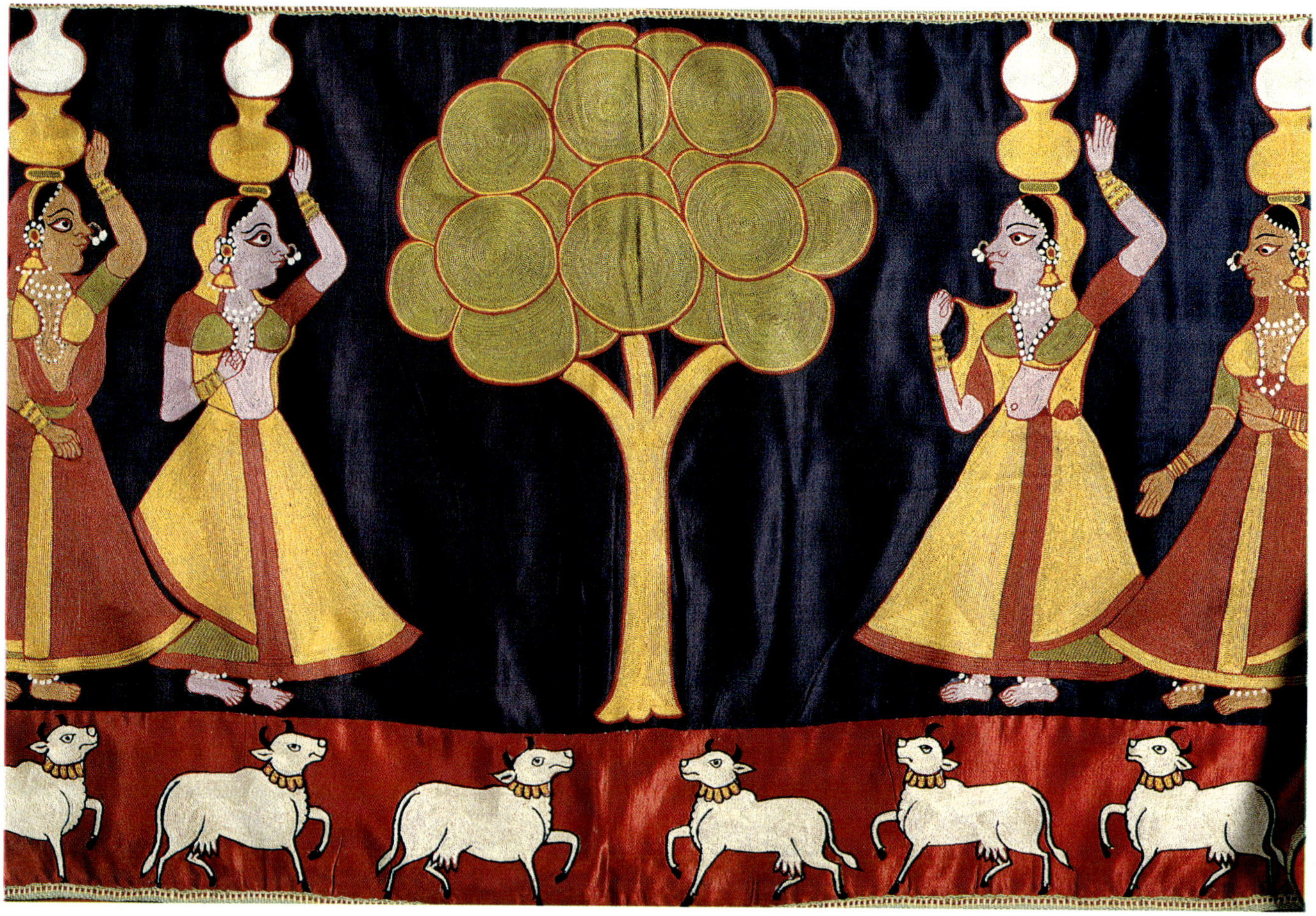

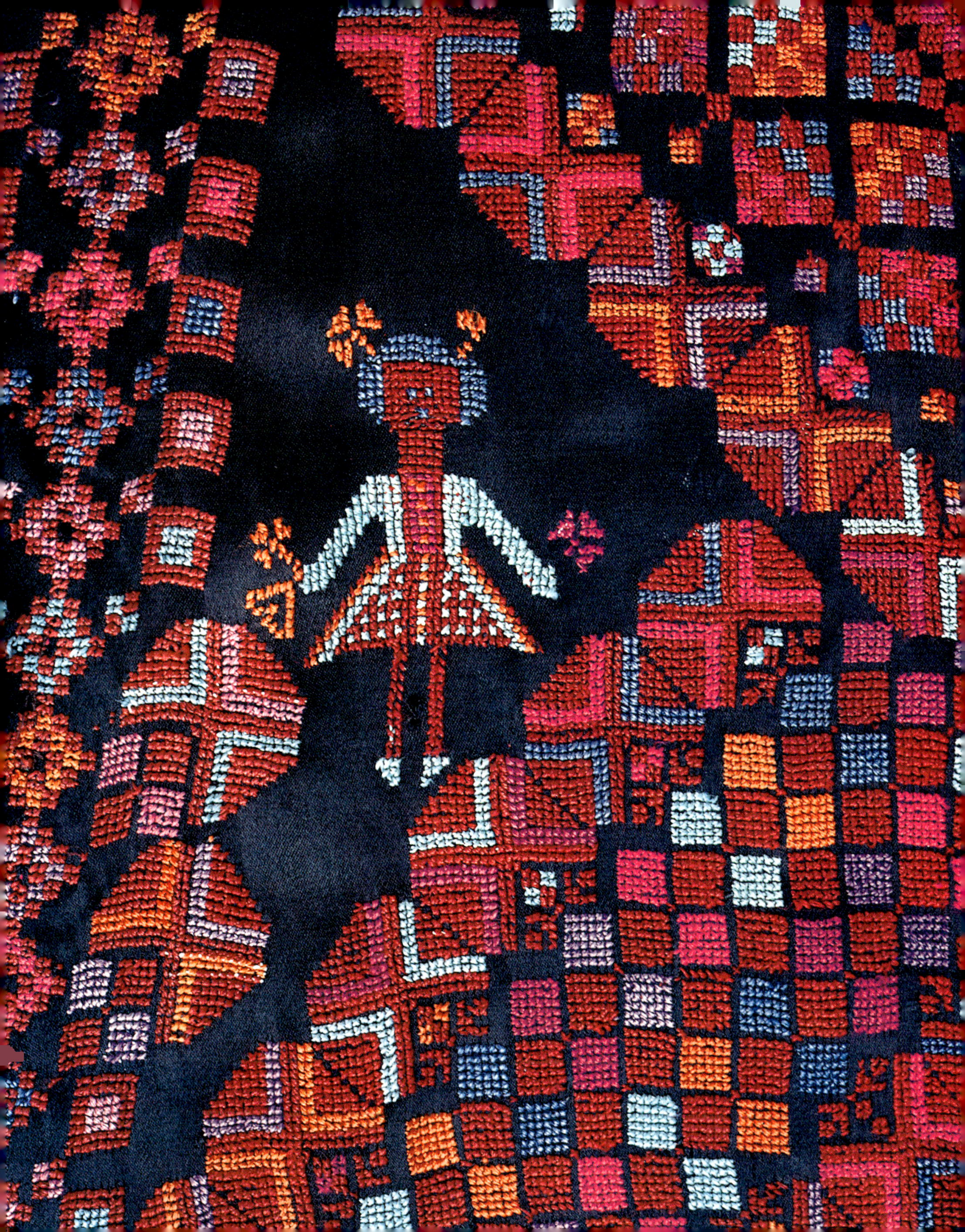

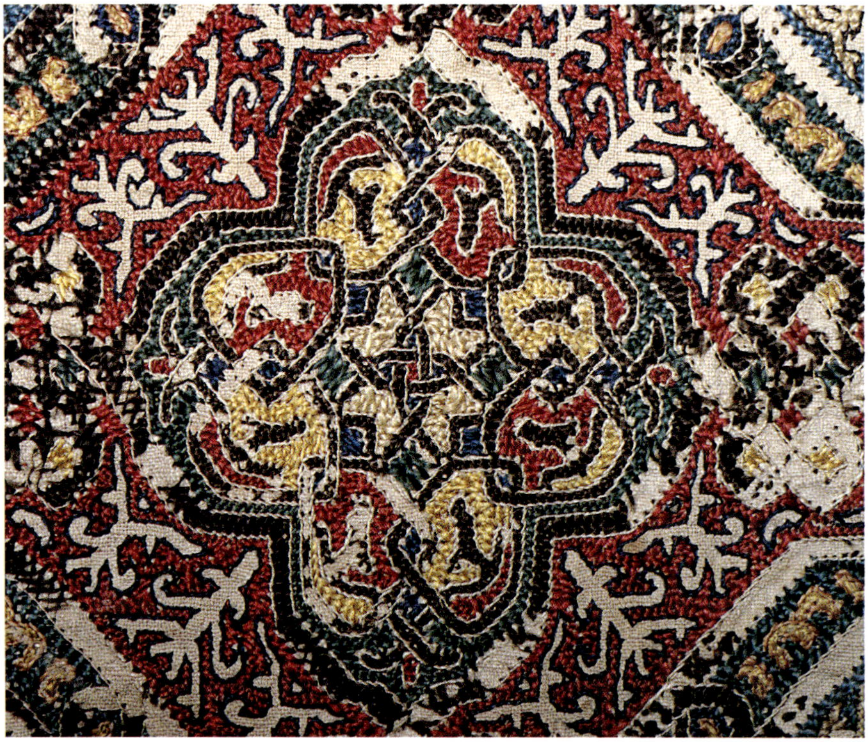

◁ 127 Hispano-maurisches Fragment, Spanien. Komplexe islamische Verzierung lässt sich am besten anhand der hispano-maurischen Tücher belegen, die noch während der arabischen Besetzung angefertigt wurden. Die von professionellen Entwerfern gezeichneten Dessins kommen denen auf islamischen Fliesen sehr nahe.

▽◁ 128 Gebetstuch, Hazara, Afghanistan. Die schiitischen Hazara besticken viereckige Tücher, in die sie ihren Gebetsstein packen. Die Tücher werden als Heiligtum betrachtet, das nie verkauft oder in einem Haushalt verwendet werden darf, in dem sich eine menstruierende oder schwangere Frau aufhält.

Zoroastrismus

▽ 129 Hochzeitsschal, Iran. Stickereien der Zaradoschti zeichnen sich durch die kleinen Tiere aus. Sie sind mit dickem Seidengarn auf ihre seidenen Frauenkleider, die teils rot und teils grün sind, oder auf den indigoblauen Hochzeitsschal gestickt.

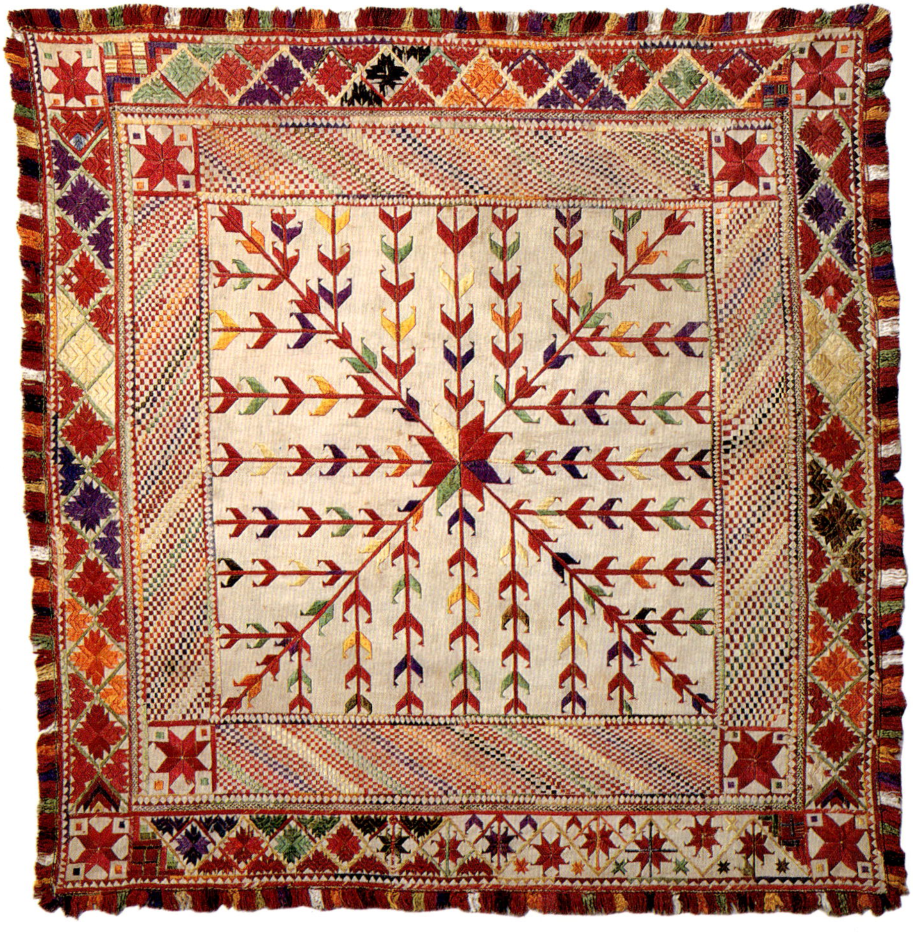

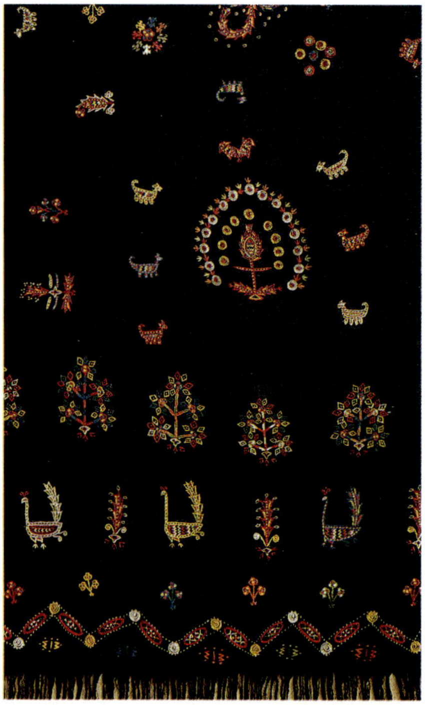

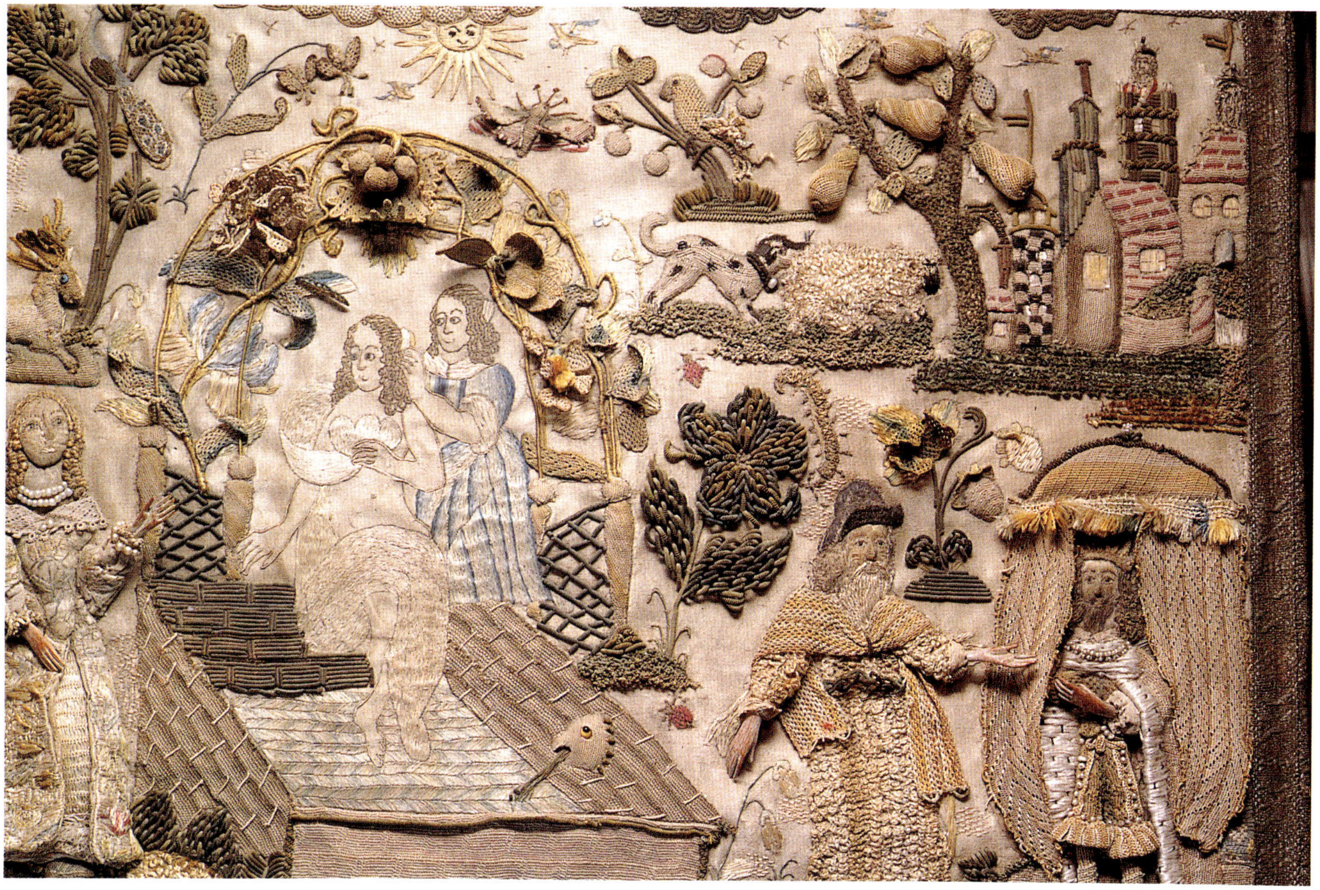

Christentum

△ 130 Kästchen, England. Zum ‹Stumpwork›, einer englischen Sticktechnik aus dem 17. Jahrhundert, die für Bilder sowie Kästchen- und Spiegelrahmenbezüge verwendet wurde, gehörten biblische Themen. Die Geschichte von David und Bathseba war eines der beliebtesten. Hier sitzt David unter einem Baldachin, während Bathseba badet.

▷ 131 Behang, Portugal. Der sich aufopfernde Pelikan, Symbol für den Opfertod Christi, stammt aus dem Modelbuch von Vinciolo, 1587 in Venedig gedruckt. Diese Vorlage wurde, zusammen mit derjenigen seines Agnus Dei oder derjenigen von Adam und Eva, zum Lieblingsthema profaner Stickereien.

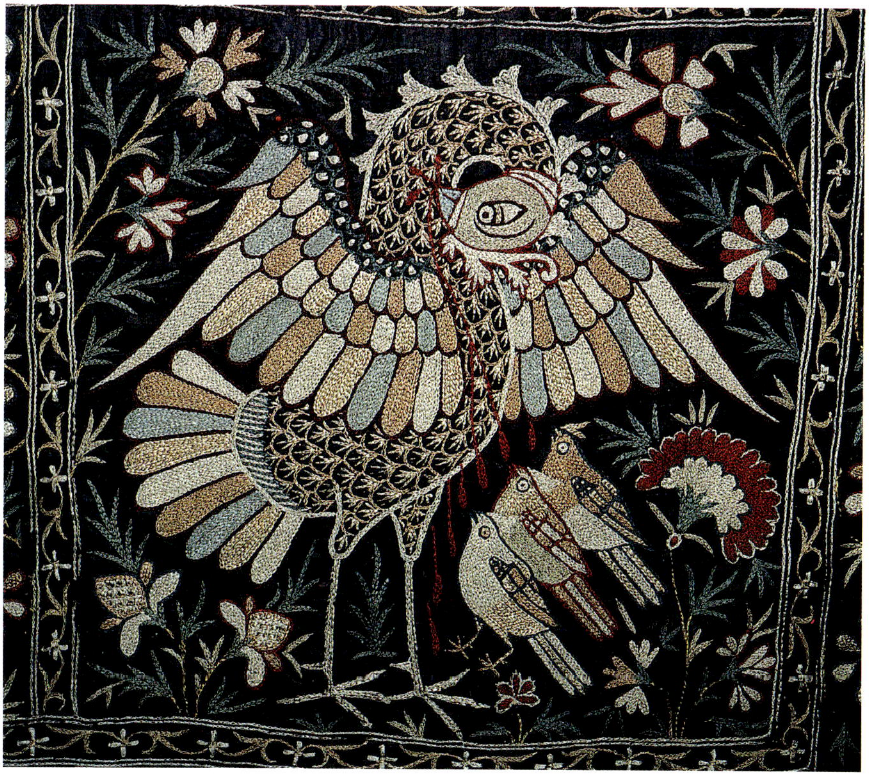

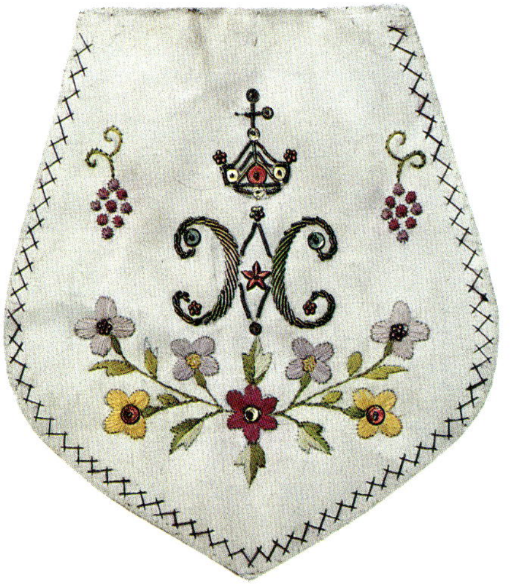

△ 132 *Opferbeutel, Italien. In katholischen Ländern erscheinen die heiligen Initialen IHS und IMR oder M sehr oft in Profanstickereien. Vor allem das Motiv IMR mit Gottesmutter und Kind kommt oft auf belgischen Mustertüchern vor. Von den heiligen Initialen erhoffte man Kraft gegen das Böse; sie wurden deshalb auch über Türen angebracht.*

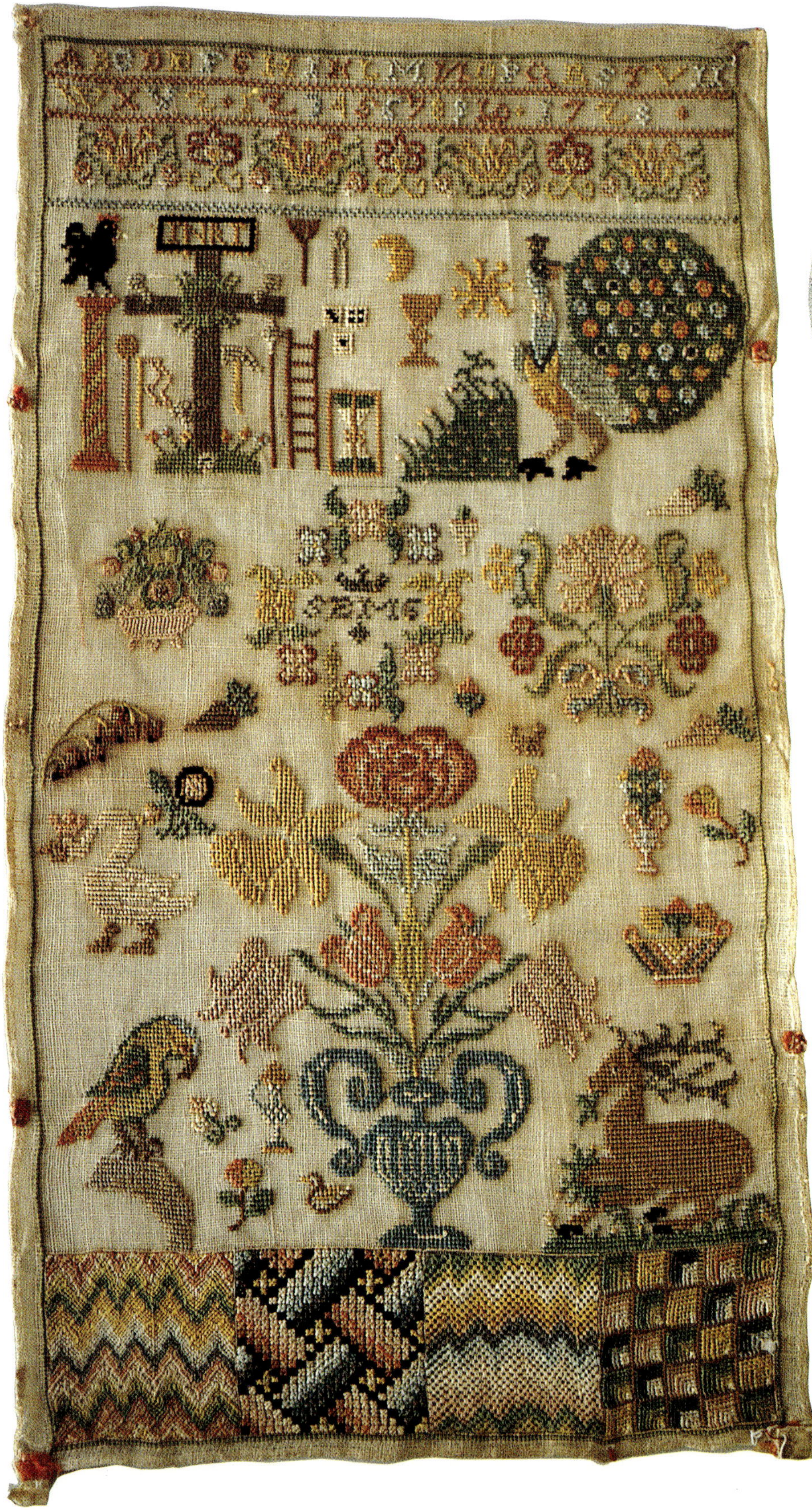

◁ 133 *Mustertuch, Nürnberg, Deutschland (1728). Die Passionsgegenstände kommen auf vielen europäischen Mustertüchern vor, da sie durch Modelbücher, wie das von Jean le Clerc 1613 veröffentlichte (ein Nachdruck, desjenigen von Vinciolo), Verbreitung fanden. Typisch für die Nürnberger Mustertücher aus dem 17. und 18. Jahrhundert sind die Blumenvase mit zwei Henkeln, die Muster für Polstermöbelbezüge sowie Streumuster, vor allem solche aus dem Modelbuch von Sibmacher von 1597 wie der sitzende Hirsch und der Pfau.*

Eine Mischung von Themen aus dem Alten Testament, aus der griechischen und der römischen Mythologie sowie Jagdszenen findet man auf Quilts, mit gelber Wildseide in Ketten- oder Rückstich gestickt. Diese Quilts wurden in der Zeit vom späten 16. Jahrhundert bis zum Zusammenbruch des portugiesischen Patronats 1632 vor allem in der Gegend von Hughli in Bengalen angefertigt.

Einzelmotive

Einzelmotive christlichen Ursprungs kommen – im Gegensatz zu biblischen Erzählungen – in Profanstickereien vor, vor allem auf Leinenwäsche sowie als Lacis- oder Filetstickerei; sie wurden ebenfalls mit den Modelbüchern verbreitet. Der sich aufopfernde Pelikan, Symbol des Opfertods *131*
Christi, ist eines der Muster im Modelbuch von Federigo de Vinciolo, 1587 in Venedig erschienen. Von Johann Sibmacher stammt das Agnus Dei aus seinem *Schön Neues Modelbuch,* 1597 in Nürnberg erschienen. Der heilige Michael und der Drache, christliches Sinnbild für den Sieg des Guten über das Böse, stammt aus seinem *Newes Modelbuch in Kupffer gemacht,* 1601 in Nürnberg gedruckt. In katholischen Gebieten, in denen man den heiligen Monogrammen IHS und M die Kraft zuschrieb, Unheil *132*
abwenden zu können, wurden diese oft gestickt.

Nachdem ab Mitte des 17. Jahrhunderts in den europäischen Stickereien vor allem florale Motive aufkamen, überlebten die christlichen Motive noch auf den von Kindern gestickten Mustertüchern. Diese biblischen Symbole sind: das Kruzifix mit den Passionsgegenständen und mit Sonne und Mond, die an Lukas' Beschreibung der Verdunkelung des Himmels nach Christi Tod erinnern; Adam und Eva; Jakobs Kampf mit dem Engel; die Speisung von Kanaan. Einige dieser Bilder, vor allem die Darstellun- *133*
gen von Adam und Eva, haben auf Leinenwäsche und Prunktüchern überdauert.

Das Kreuz

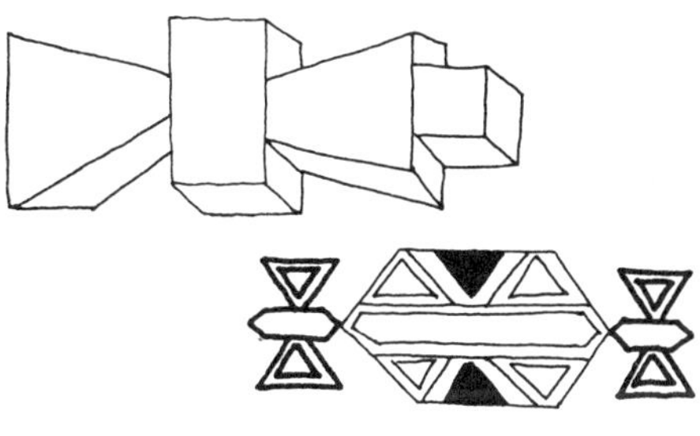

Den Stempel in der Form eines versetzten Kreuzes zum Markieren von geweihtem Brot findet man als Stickmotiv auf Blusenärmeln aus Rumänien.

Das Kreuz ist ein solch universelles, altes Symbol, dass es nicht immer mit dem Christentum assoziiert werden kann. In bestimmten Fällen jedoch kann man sich dieses Ursprungs sicher sein, zum Beispiel, wenn sich das Kreuz auf einem gestrickten koptischen Kindersöckchen oder als versetztes Kreuz in den Borten auf einem rumänischen Blusenärmel befindet. Das letztere ist übrigens auch ein Ornament der Brotstempel der orthodoxen Kirchen. Es gibt zwei herausragende Beispiele von Kreuzdarstellungen auf Kostümen, mit denen die Zugehörigkeit zum Christentum inmitten von Muslimen manifestiert wird. Man findet sie auf den Festschals der Frauen von Karakose im Irak sowie auf den Frauenhemdkleidern in den Dörfern um Livno in Bosnien, Jugoslawien.

Karakose ist ein christliches Dorf mit ungefähr 6000 Einwohnern im Norden Iraks, einer Gegend mit verschiedenen Glaubensgemeinschaften. Die Frauen tragen über ihrem Kaftan einen auf den Schultern gebundenen Schal. Der Festtagsschal *(Sha'l)* ist zwar grob, jedoch reich bestickt. Immer bildet ein Kreuz das Zentralmotiv, das von weiteren Kreuzen umgeben ist, von denen man erhofft, eine grosse Anzahl von ihnen bedeute Glück. Bisweilen sieht man eine Szene mit Priestern beim Offertorium,

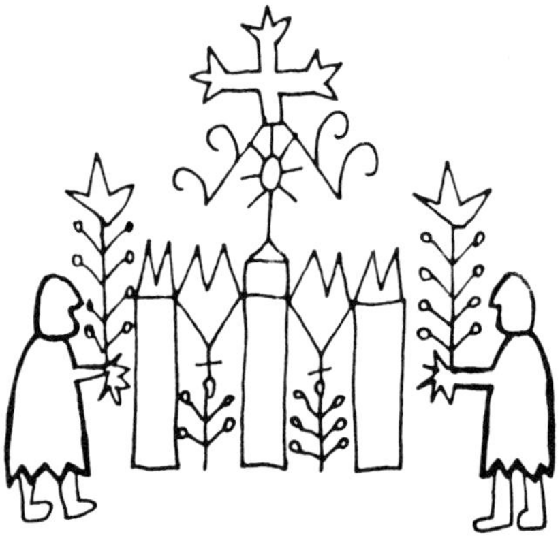

Der Festtagsschal der Frauen aus Karakose ist mit groben, bunten Stichen bestickt, und zwar mit Motiven, durch die sie sich in einer muslimischen Gesellschaft zum christlichen Glauben bekennen: vor allem mit dem Kreuz aber auch mit dem Altar der Ostkirchen mit Priestern und Messdienern.

einem Ritual, von dem für die Frauen eine spezielle Faszination ausgeht, da sie – obwohl christlichen Glaubens – als unrein betrachtet werden, und es weit vom Altar entfernt miterleben müssen. Andere Motive sind eine von einem gezackten Blatt umrandete Blume, die stark an den osmanischen *Saz*-Stil erinnert, sowie die Mondsichelform. Von beiden wird angenommen, sie böten Schutz und Wehr gegen böse Geister. Das restliche Feld ist mit Vögeln und Tanzenden ausgestaltet. Die Stickerei ist in leuchtender Flockseide auf schwarzem oder rot-schwarz-kariertem Stoff. Die Flächen sind mit grossen Spannstichen gefüllt und mit Stielstichen konturiert. Die Arbeiten werden von Frauen ausgeführt, die sich auf diese Art Stickereien spezialisiert haben, und die Kundin wählt die Dessins aus dem traditionellen Repertoire. Die Frauen werden in ihrem Sha'l beigesetzt.

Ein halbes Dutzend Dörfer um Livno in Westjugoslawien haben ihren orthodoxen Glauben in einer streng muslimischen Region bewahrt. Die Frauen dieser Dörfer unterscheiden sich durch ihre Hemdkleider, die unter der Bezeichnung ‹Kreuzkleider› bekannt sind. Hergestellt aus heimischem, handgesponnenem Flachs, bestickt mit roter und blauer Ziegenwolle, haben die Kleider auf den Ärmeln ein grosses Kreuz aus rotem Baumwollstoff appliziert. Das Kleid wird das erste Mal für die Hochzeitszeremonie getragen, zusammen mit einem grossen weissen Baumwollkopftuch, das auf die gleiche Art mit rotem Baumwollstoff appliziert ist. Dieses Tuch dürfen die Mädchen tragen, sobald sie als heiratsfähig gelten. Eine schwere, ärmellose Wolljacke und eine gobelinähnlich gewobene Schürze, mit dem Alter der Frau entsprechenden Motiven, vervollständigen die Bekleidung. Nach der Hochzeit wird das Hemdkleid noch während des ersten Jahres oder bis zur Geburt des ersten Kindes bei festlichen Gelegenheiten getragen. Dann wird es sorgfältig zusammengelegt für die Tochter aufbewahrt.

Magischer Schutz

Böse Geister

Der heutige japanische Geschäftsmann reist mit seiner Flug- und Versicherungskarte; dem Jugoslawen, der medizinische Versorgung benötigt, stehen Ärzte, Medikamente und Spitäler zur Verfügung. Jedoch noch zu Beginn des Jahrhunderts verliessen sich beide zu ihrem Wohl auf Magie. Das konnte für den Kranken bedeuten, dass eine schwarze Katze aufgeschlitzt auf seinen Bauch gelegt wurde, bis sie stank. Der Reisende hingegen trug einen Zettel auf sich mit dem Zeichen *Tsuchi,* ‹Erde›, wenn möglich mit zinnoberroter Tusche geschrieben, da Rot speziell als Geister abwehrend betrachtet wurde.

Der Reisende verliess sein Haus, von dem er wusste, dass es von Hütegeistern beschützt wurde, und setzte sich auf seiner Wanderung bösen Wesen und umherirrenden Seelen aus. Tiere harrten nur darauf, um sich in Geister zu verwandeln und einem Wanderer Schaden zufügen zu können. Dämonen versteckten sich an Wegkreuzungen und in schmutzigen Spuren. Um gegen diese Gefahren gewappnet zu sein, brauchte er das, was auch Stickereien haben: entsprechende Muster und Material. Heimatliche Erde war zum Überleben in fremden Landen absolut notwendig, wobei ein geschriebenes Zeichen ausreichte, da man von diesem annahm, es stelle nicht nur den Gegenstand dar, wie dies ein Wort oder ein Muster tut, sondern dass es auch den Geist des Objekts beherberge. Das Zeichen war so stark, wie die Erde selbst.

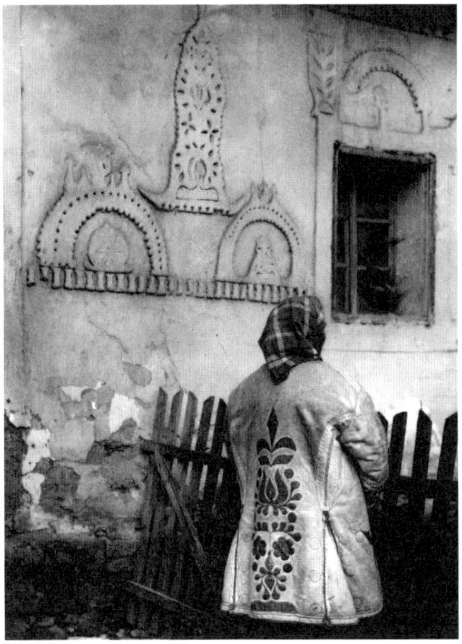

Die gleichen Muster, mit denen die Bewohner eines Hauses geschützt werden sollen, werden auch auf Kleidern verwendet.

Manchmal ist es für uns schwer zu verstehen, dass seit Menschengedenken Leute in einer Welt leben konnten oder noch können, die von guten und bösen Geistern beherrscht wird, für die jedes Gebüsch, jedes Gehölz, jede Wegkreuzung, jeder Fluss, jeder Stein seinen eigenen Geist hat. Jede Kultur besitzt ihre eigenen Kobolde. Im Islam gibt es nicht nur Menschen und Engel, sondern noch eine dritte Klasse, nämlich die der Feuerwesen, wie *Dschinn.* Die Indianer glauben an Hexen und Leberfresser – *Jiggerkhar* –, die lediglich durch das Anblicken einer Person dieser die Leber stehlen und sie damit töten können.

Nicht nur übernatürliche Wesen besitzen magische Kräfte, sondern auch Frauen. Die Empfängnis wurde nicht verstanden, und als im 18. Jahrhundert die Erkenntnis sich durchsetzte, dass Geschlechtsverkehr und Schwangerschaft einen Zusammenhang haben, wurde dies mit Hohn aufgenommen. Die Fähigkeit der Frau, Kinder zu kriegen, wurde weiterhin als Wunder betrachtet, und ihre Fruchtbarkeit wurde durch Verzierungen beschützt.

Frauen wurden auch als Hexen gefürchtet und verleumdet. Unter den Giljaken und den Neghidal, Völkern, die am Amur-Fluss in Ostsibirien leben, sind die Stickerinnen die schlimmsten Hexen. In den Schlingen ihrer Fäden können sie die Seelen von Menschen in ihrer Nähe fangen. Das Giljak-Verb *tcagcott* hat einen doppelten Sinn: Muster sticken und jemanden verhexen. Die Männer sticken nicht und würden sich auch keiner stickenden Frau nähern, da sie sonst befürchten, sich in den Fäden zu verhaspeln und dadurch bei der Jagd die Orientierung zu verlieren.

Frauen konnten auch den ‹Bösen Blick› haben, den am meisten gefürchteten aller Geister, da die Augen die Spiegel der Seele sind. In der Oase Siwa in der westlichen Wüste Ägyptens nimmt man von den Witwen an, dass sie den ‹Bösen Blick› hätten. Sie müssen sich in Weiss kleiden und werden für vier Monate eingesperrt. Erst dann werden sie wieder als rein betrachtet. In den späten 80er Jahren berichtete die Agentur Reuter, dass in einer Synagoge in Israel, nach einer Häufung von Unglücksfällen in der Nähe dieser Synagoge, den Frauen der Zutritt verweigert wurde. Man nahm an, dass Frauen mit dem ‹Bösen Blick› dafür verantwortlich seien.

Der ‹Böse Blick› ist missgünstig, und er möchte das Perfekte zerstören. Ihm sind vor allem Bräute und Kleinkinder ausgesetzt. Er und die bösen Geister ganz allgemein können einen Körper angreifen, ihn krankmachen oder töten. Drei Qualitäten der Stickerei werden als dagegen wirksam betrachtet: die Plazierung der Stickerei, das Stickmuster als Zauberformel sowie das verwendete Material. Der ‹Böse Blick› kann vorwiegend durch alles, was ihn irritiert, abgewendet werden: durch glänzende Objekte wie Metallstückchen, Münzen, Knöpfe sowie Spiegel, die ihn reflektieren und einfangen; durch alles, was klingt und ihn damit ablenkt; durch Objekte, die ihn durchbohren können wie insbesondere Dreiecke, die die Trinität und die Mystik der Weiblichkeit in sich bergen; durch grelle, kräftige Farben; durch Farbwechsel an Säumen, die ihn verwirren und durch asymmetrische Muster, in denen er den Weg verliert.

In der islamischen Welt werden der ‹Böse Blick› und die *Dschinn* auch heute noch gefürchtet. Stickereien werden deshalb bewusst als Schutzmittel verwendet. Trotzdem ist man sich heute der Verwendung von Spiegelchen, Farbwechsel und ähnlichem meist nicht mehr bewusst, so wie man auch im Westen Aberglauben ins Unterbewusstsein verdrängt hat. In einigen westlichen Ländern bringt eine schwarze Katze Glück, in anderen hingegen Unglück. In Kinderbüchern kommt sie immer zusammen mit einer Hexe vor. Unser Computer erwischt ein Virus, an einem Freitag, dem 13., wir kreuzen die Finger, wenn wir unter einer Leiter hindurchgehen; wir vollziehen heidnische Einweihungszeremonien für ein neues Flughafengebäude, und wir schmücken unser Osterbrot mit einem Kreuz, um böse Geister fernzuhalten, die das Brot am Aufgehen hindern könnten. Das Kreuz ist übrigens ein Muster, das auf der ganzen Welt als Schutzmittel gestickt wird.

Plazierung

Sowohl Kleidung ganz allgemein als auch Stickerei spielen als physischer und psychischer Schutz eine Rolle. Die bösen Geister, die den Körper angreifen könnten, werden durch schmückende Elemente an jedem Rand und an jeder Öffnung ferngehalten. Von Asien bis Westeuropa findet man immer Stickereien um den Hals, am Saum, auf den Ärmelbörtchen, um Taschenöffnungen und um Knopflöcher. Nähte werden mit einer Schmucknaht geschlossen, und vor allem verletzbare Zonen sind reich bestickt. Dies sind zum Beispiel das Brustpaneel, Achseln und Ärmel und

oft auch Scham und Rückenmitte. Auch wenn die Stickerei fast das ganze Kleidungsstück bedeckt, werden diese Zonen nie zusammengebracht, *135*
sondern bleiben immer getrennt. Auf jeden Fall war der ursprüngliche Sinn der Schutz dieser Körperteile. Am reichsten bestickt – in Westeuropa übrigens der letzte Teil des Kostüms, der am Verschwinden ist – ist die Kopfbedeckung. In allen osteuropäischen Dörfern gehören Kopftuch und Schürze auch heute noch zur Alltagskleidung, obwohl sie keinen grossen Zweck mehr erfüllen.

Ränder und Säume

Als Verstärkung. Man darf nicht vergessen, dass das Verzieren von Rändern und Säumen mit Stickerei nicht nur eine magische, sondern auch eine physische Schutzmassnahme war. Ein dekorativer Effekt muss schon entstanden sein, als der Mensch für seine Bekleidung Felle mit Sehnen zusammenfügte. Was lag näher, als die dabei entstandenen Zwischenräume auszuschmücken? Die gleiche Möglichkeit ergibt sich bei der Applikation, die vielleicht aus dem Flicken eines Lochs entstand. Um darüber hinwegzutäuschen, wurden zusätzliche Stoffstücke zu einem Dekor gefügt und dann die Formen nur konturiert wie bei den applizierten Raphiatüchern von Zaire. Auf ungarischen Schaffellmänteln werden diese Stoffstückchen als ‹Hexenflicken› bezeichnet.

Stickerei als Verstärkung wird vor allem durch die Wörter klar, mit denen man bei palästinensischen Kostümen den Dekor bezeichnet. Die Ränder, vor allem der Rückensaum, haben dort grosse Bedeutung. Zickzackapplikationen werden mit *tisrifeh* (‹gut machen›) bezeichnet. Die da- *134*
durch entstehende Reihe Dreiecke wird zum schützenden Amulett *(Higab).* Fliegenstich-Reihen mit streifenbildenden Farben um Halsausschnitt und Ärmelbündchen werden als *habkeh* (‹stärker machen›) bezeichnet. Auf Kleidern aus den Dörfern wird der Saum mit einer Stoffapplikation auf der Innen- und mit Zierstichen auf der Aussenseite fertiggemacht. Bei den Beduinenfrauen sind die Säume breiter und mit mehreren Reihen Spannstichen bestickt, was den Kleidern die nötige Verstärkung beim Gehen im Wüstensand gibt.

Stickerei als Verstärkung spielt auch eine Rolle bei anderen Wüstenkleidungsstücken. Im Jemen sind die Hosenbündchen dicht bestickt, um gegen Dornen zu schützen; im Gebiet um Qutayfe in Syrien verlangt man von ihnen Schutz gegen stechende Strohhalme und Disteln.

Halsausschnitt. Der Rand, dem am meisten Aufmerksamkeit geschenkt wird, variiert von Land zu Land. In den meisten Ländern ist es jedoch der Halsausschnittrand, der am reichsten geschmückt wird. Belutschenkleider haben eine ausserordentlich feine Stickerei in Reihen; die sibirischen Tscheremissen besetzten die Halsausschnittkante mit Muscheln, und zwar speziell, um sich vor dem ‹Bösen Blick› zu schützen. In Norwegen kann man an der farbigen Kante den Distrikt erkennen, aus dem der Träger stammt.

Obwohl in den meisten Ländern vorwiegend der Brustschlitz reich bestickt wird, kann dies doch in einzelnen Fällen der Nackenschlitz sein. *136*
Hochzeitskleider der Frauen aus Thano Bula Khan in Pakistan haben am Nackenschlitz Beutelchen mit Sand aus ihrem Dorf angebracht, vermischt mit stark duftenden Gewürzen, um eine Frau in der neuen Umgebung zu beschützen, so wie die heimatliche Erde den japanischen Wanderer schützt. Bei der Eheschliessung werden die Beutelchen im Nacken getragen. Nachher wird das Kleid so getragen, dass der Schlitz mit den Beutelchen vorn ist. Oft wird der Schmuck jedoch nicht direkt auf dem Kleid,

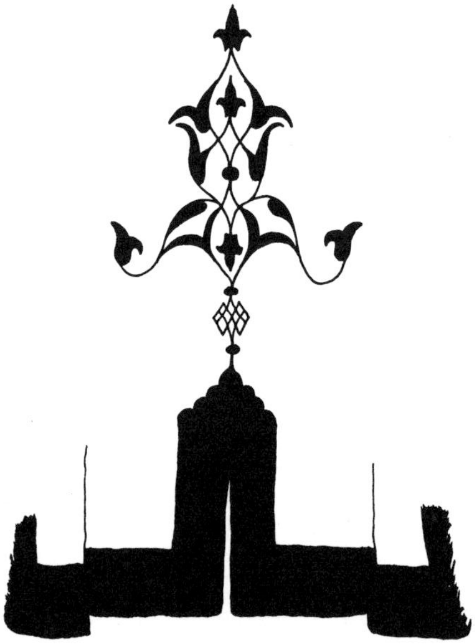

Der Einsatz einer bunten Applikation auf der Sauminnenseite eines Kleides wurde zu einem Teil des Kostüms auf dem Gebiet des osmanischen Reiches. Ein frühes Beispiel befindet sich auf dem Kaftan, der dem türkischen Sultan Sehzade Korkut (1470–1513) gehörte.

sondern als hängender Kopfputz getragen. Eine alte Hochzeitshaube aus Madhia, Tunesien, hat als einzigen Schmuck einen mit Silberlahn gearbeiteten Schriftzug im Nacken. Obwohl vom Alter fast trübe, ist doch noch knapp lesbar: ‹möge der Schutz erhalten bleiben› – eine Zauberformel für Wohlergehen.

Säume. In der Türkei, in Syrien und in vielen Gebieten, die zum osmanischen Reich gehörten, bis nach Mähren im Westen, befand sich auf der
Innenseite einer Kleideröffnung ein kompliziertes, farbiges Applikations- *137*
muster. In Syrien ist der dazu verwendete Stoff meist ein Seidenikat, und die Stickerei, die das Muster umgibt, besteht aus roten Stichen auf der Aussenseite des Kleids. In Mähren ist die Applikation in rotem Tuch. Bei Bewegungen entsteht ein irritierendes Bild. Ähnliche Muster sind bisweilen auf den Ärmelinnenseiten versteckt, wie zum Beispiel bei den ungarischen Schaffellmänteln.

Nähte. Als Dekorelement beim Zusammentreffen zweier Stoffkanten verwendet man häufig einen Farbwechsel beim Stickgarn. Oft wird dazu eine Sticktechnik verwendet, mit der die beiden Teile gleichzeitig zusammengefügt werden, wie zum Beispiel Fliegen- und Knopflochstich sowie Hohlsäume. Diesen Farbwechsel findet man von Asien, über den Mittleren Osten, bis nach Osteuropa. Dabei wechselt oft Rot mit Weiss oder Grün ab, oder andere Farben können in Paaren oder Gruppen erscheinen. Auch dort, wo die Frauen hauptsächlich weben und ihre Kleider kaum bestickt sind, wie in Jordanien oder Djerba, werden die Webkanten mit farbiger Streifenstickerei geschmückt.

Bei den zentralasiatischen Turkmenenstickereien sowie in Osteuropa bleibt als zusätzlicher Dekor zur Nahtstickerei die farbige Webkante sichtbar. Die Hemdkleider aus den dinarischen Bergen in Jugoslawien zum Beispiel, obwohl immer in Kupferbraun, Blau und Grün bestickt, haben markante, rote Webkanten an den Säumen.

In Rumänien ist die Bezeichnung für die Stickerei an Nähten *Cheite,* was ‹kleiner Schlüssel› bedeutet, das gleiche Wort, wie für den Haus- und den Gartentorschlüssel. Der Schlüssel, dessen Erfindung dem Bronzeschmied Theodor von Samos, um 600 v. Chr. zugeschrieben wird, besass schon immer magische Kräfte. Reisende aus dem französischen Mittelalter brannten ihn zum Schutz auf Wegen ihrem Pferd oder Esel ein.

Busen

Obwohl selten so offensichtlich wie die den Brustpanzern der Wikinger
gleichende Art der Frauenblusen aus dem Kutchgebiet, werden die weib- *138*
lichen Brüste – als Lebensborn für die Neugeborenen – sehr oft von reichen Stickereien bedeckt. In Europa wurden sie durch einen bestickten Vorstecker beschützt. In Frankreich war der Schmuck eine Goldstickerei, und in Pilsen, Böhmen, war er immer das gleiche Lebensbaummotiv.

Schwere, metallene Brustschliessen waren bei den finno-ugrischen Völkern typisch. Heute findet man den ausdrucksvollsten Brustdekor bei ihren Abkömmlingen in Zentralrussland und Westsibirien. Die Tscheremissen aus der Gegend um Kasan, östlich von Moskau, an der Wolga, besticken den Brustteil ihrer rauhen Hemdkleider aus Hanf mit V-förmigen Mustern, die sie ‹Hüter der Brüste› nennen. Die Tschuwasch, Abkömmlinge der Wolgabalkaren, die im gleichen Gebiet leben, applizieren roten Stoff in Rhombenform über den Brüsten, wobei über den Warzen ein Feld frei bleibt, das sie mit einem kleinen Pflanzenmotiv in blauer, beiger, manchmal auch roter Seide sticken. Oder sie sticken ein flächenfüllendes geometrisches Muster, mit einem Achtzackstern in der Mitte und

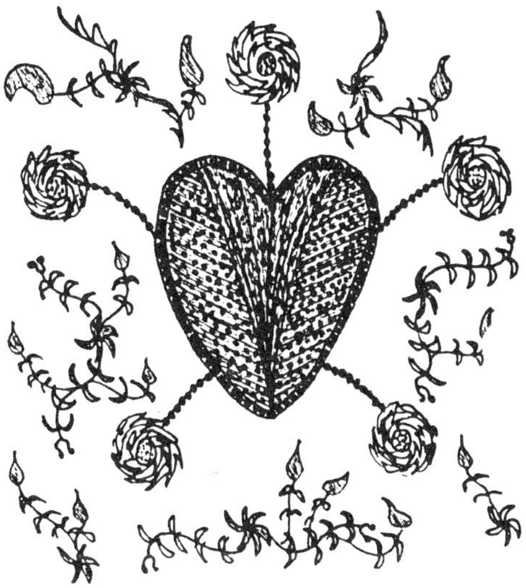

Die Vorstecker aus Pilsen sind immer mit einer Version des Lebensbaumes in der Form eines Herzens bestickt.

Hornmotiven am Rand, in Rot mit Tupfern in Beige und Grün. Die Halsausschnittkanten und die Unterarmzwickel dieser Hemdkleider bestehen meist aus blauem, blau/rotem oder blau/weissem Stoff. Roter Baumwollstoff wird an fast allen anderen Kanten und Nähten appliziert.

Die Frauen der Ewenken-Tungusen, Jäger aus den ostsibirischen Wäldern, die sich stark tatauieren, haben Stickereien auf dem Brustfeld ihrer Hemdkleider, an denen man ihre Herkunft und ihre Gruppenzugehörigkeit erkennen kann. Die Mordwinen, ein grösserer Stamm aus der Wolgaregion, tragen lederne Brustornamente, die mit rotem Tuch, Muscheln, Glasperlen und Messingplättchen bestickt sind.

In Bahariya, einer Oase in der westlichen Wüste Ägyptens, früher ein neun- bis zehntägiger Kamelritt von Kairo entfernt, heute durch eine Strasse mit Kairo verbunden, ist die traditionelle Frauenkleidung ein weites Hemdkleid aus schwarzem Baumwollstoff. Die Stickerei in kontrastierenden Farben und Stichen betont die Brüste und die Taschen. Die lineare Stickerei auf der Kleiderfront ist in himbeerroter Flockseide mit doppeltem Hexenstich gearbeitet. Die Achseln und die oberen Ärmelflächen sind mit zusätzlichen Stichen oder mit Metallplättchen betont. Die Stickerei über den Brüsten und auf den Taschen mit grünen und orangen Kreuzstichen hebt sich davon eindeutig ab.

Die Scham

Die vor allem in Osteuropa zur ländlichen Tracht gehörende Schürze hat keinen praktischen Zweck, sondern sie ist ein symbolischer Schutz. Zwar in jedem Dorf verschieden, ist sie doch meist reich bestickt, aufwendig gefältelt oder in anspruchsvoller Musterstreifenweberei. Sie bedeckt einen Rock oder Unterrock, der an dieser Stelle meist ohne Dekor ist. So getragen, beschützt sie den Körper und steht damit im Gegensatz zur Schürze, die zum Schutz des Kleides getragen wird.

Die Verbindungen der Schürzen mit einem Ritual sind vielseitig: In Siebenbürgen wurde die Schürze während der Trauerzeit mit der Innenseite nach aussen getragen; in Ungarn war sie Teil der Tracht der Burschen und des Bräutigams; in Rumänien wird von einem ausserehelichen Kind gesagt, es sei ‹von der Schürze›; doch fast überall stand sie im Zusammenhang mit der Hochzeitszeremonie. Dies war der Augenblick, in dem die Braut nicht nur die Haartracht und die Kopfbedeckung, sondern auch den Schürzenstil änderte. Die vom jungen Mädchen getragene Schürze wurde nun zur Schürze der verheirateten Frau. Bisweilen, zum Beispiel in Rumänien, war das Material für den Dekor ein Geschenk des Bräutigams, und die Schürze, oft in rotem Stoff, wurde für das Hochzeitszeremoniell verwendet oder wurde – wie eine Fahne an einer Stange aufgehängt – im Hochzeitszug mitgetragen. Die Frauen der halbnomadischen Sarakatschanen, die jetzt meistens in Griechenland leben, stickten in ihrer Jugend zwanzig bis vierzig Schürzen *(Panoules)*, jede mit einer anderen Symbolik, wie Kreuz, Schlange und Mond. Daran erkennt man den Sozialstatus der Frau; oder die Schürze wird von ihr einer bestimmten Gelegenheit oder Stimmung entsprechend getragen. Für jeden Tag wird die passende Schürze gewählt. Die Schürze *(Podia)* der griechischen Kostüme ist voll magischer Kraft. So wird zum Beispiel in Thrakien zur Erleichterung der Geburt der Gebärenden die Schürze über den Bauch geworfen.

In ganz Europa wechselte der Schürzenstil nicht nur von Dorf zu Dorf oder mit dem Sozialstatus der Frau, sondern wurde auch dem Tag oder dem Fest angepasst. Für den Alltagsgebrauch wurde zum Beispiel in Russ-

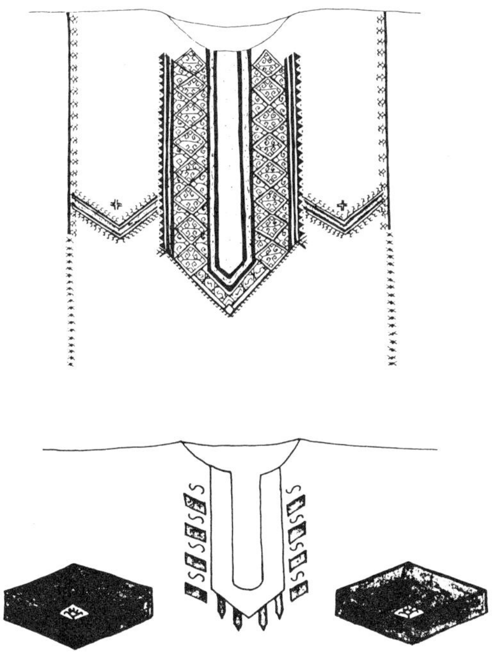

Die Hemden der sibirischen Tscheremissen- und der Tschuwasch-Frauen enthalten immer eine Stickerei, die symbolisch die Brüste schützt.

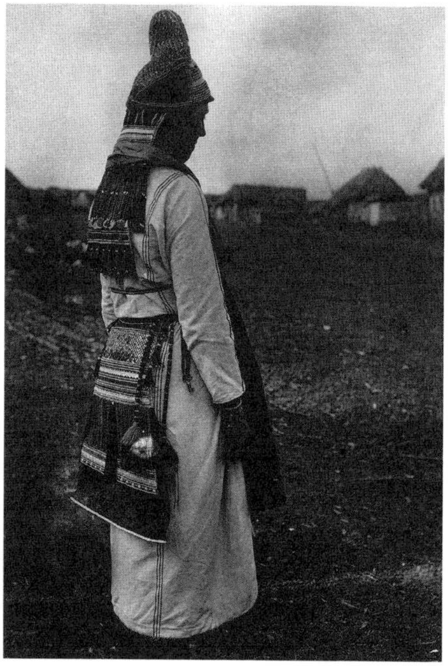

Die hinten getragene Schürze gehört zum Kostüm der jungverheirateten Erza-Mordwinen-Frau aus der Wolgaregion. Sie kommt auch bei der osteuropäischen Tracht vor. Die Haube wurde von den Frauen nur während einer kurzen Zeit nach der Hochzeit getragen. Nach dem Ersten Weltkrieg kam sie aus der Mode.

land der Schürzenlatz bestickt und das Unterteil mit Fransen besetzt. Auf der Festtagsschürze hingegen wurde die Stickerei mit Messingketten, Perlen und Muscheln ergänzt. In Blata, Böhmen, sind die Festtagsschürzen 139
mit Perlen und Metallplättchen bedeckt und damit fern von jedem praktischen Zweck. In Kroatien und Bosnien sind die Schürzen mit Münzen überzogen und haben rote Dreiecke an den Kanten. Oft werden sie bis zum Hals getragen. Fast überall sind bei den Festtagsschürzen die allgemein üblichen Klöppel-, Häkelspitzen- und Stickborten breiter und die Einsätze, wie das senkrechte Klöppelspitzenband in der Mitte, der Stopfhohlsaum, die farbwechselnde Stickerei oder die blumengemusterten Bänder der Tschechoslowaken, dekorativer. Wenn bestickt, zeigen Festtags- und Werktagsschürze jedoch vor allem Blumendessins und Fruchtbarkeitssymbole wie den Granatapfel.

In einigen osteuropäischen Gebieten wird auch hinten eine Schürze getragen, oder man trägt über den Rücken herunterhängende mit Blumen broschierte Bänder. Bei gewissen Eingeborenenstämmen wird auch das Hinterteil geschmückt. Ein Beispiel dafür sind die zu den Chittagong-Bergvölkern gehörenden Mru in Südostbangladesch. Ihre einfachen Röcke, bestehend aus einem mit Glasperlen behängten Stoffstreifen, haben in der Mitte ein Paneel mit Webmustern, die mit kleingemusterter Stickerei ergänzt sind.

Kleider, die vor allem über der Schamgegend Stickereien aufweisen, gehören zu einem Teil der muslimischen Bevölkerung in Nordwestindien und in Pakistan. Frauen der Khatrie-Kaste, Färber in Kutch, tragen ein Hemdkleid *(Aba)*, das ein grosses, exquisit besticktes Brustzierfeld hat, das sich bis über die Taille erstreckt. Auch wenn das Kleid mit Goldfaden in Anlegetechnik bestickt oder mit einem abbindgefärbten Dekor verziert ist, wird dieselbe Musteranordnung gewählt. Sind diese Muster gestickt, so sind kleine Spiegelchen mit offenem Kettenstich und sehr feinem orien- 5
talischem Flechtstich aufgenäht. Eine Variante in roter Seide wird bei der Hochzeit getragen. Dieses Kleid ist eines der Geschenke des Bräutigams. Der Agrarstamm der Seyhud trägt einen ähnlichen Kleiderstil. Die Seidenkostüme der pakistanischen Belutschen haben zusätzlich zum Brust-, Achsel- und Halsdekor eine tiefe, viereckige, vorn getragene Tasche, genannt *Pudo*. Oben ist diese mit einem nach oben zeigenden Dreieck, das über die Schamregion zu liegen kommt, bestickt.

Eine Stickerei mit dem Zweck des Schutzes liegt auf einem Kleid oft oberhalb der Scham, so dass sie eigentlich über dem schwangeren Bauch liegt. Dies ist der Fall beim Sonnendekor der Kleider aus der Siwa-Oase. Dort liegen die am dichtesten mit Knöpfen bestickten Felder über dem Busen und über dem Bauch. Bei den Kostümen mancher Länder reicht die um den Halsausschnitt liegende Stickerei bis zum Bauch hinunter, wo der Dekor reicher wird.

Gürtel sind Träger einer vielseitigen Sexualsymbolik. Dies betrifft jedoch eher die Art wie und die Gelegenheit, bei der sie getragen werden, als die Stickerei selbst. In Nordafrika kehrt die Braut ‹am Tage des Gürtels› in den Alltag zurück; in Oltenia, Rumänien, wurde ein Metallgürtel, der von einem nackten Zigeuner in einer Nacht gefertigt werden musste, vor der Geburt eines Kindes getragen, um den Fötus vor bösen Geistern zu schützen und um den Wehenschmerz zu erleichtern. Der Gürtel war mit Amuletten, vor allem in Schlüsselform, behängt, um dem Kind den Übertritt zu erleichtern. Äxte- und Messerformen sollten für die Geburt eines Knaben förderlich sein. Diese Amulette wurden über die Schürze gehängt getragen, die deshalb ohne Stickerei war.

Stickerei auf einem Gürtel kann eine bestimmte Bedeutung haben. So trugen zum Beispiel Männer aus der Alpenregion breite Gürtel mit Kielapplikationen. Diese stellten das Punktziel ihres Muts und ihrer Männlichkeit dar. Der Gürtel konnte auch den Beruf seines Trägers verraten: Schiffer auf englischen Kanälen trugen breite, von ihren weiblichen Angehörigen mit Wolle in vielen Farben bestickte Drillichgürtel mit viereckigen Spinnwebmustern.

Der Kopf

Es gibt eine atemberaubende Vielfalt von Kopfputzen: Hauben in Weiss und in Gold aus Europa; Mützen von Stämmen aus Zentralasien; jüdische und islamische Käppchen; nordafrikanische Hauben; die mit Münzen besetzten Kappen der finno-ugrischen und Turk-Völker; der mit Glasperlen und Federn verzierte Kopfschmuck der Nordamerika-Indianer; Kopf- und Gesichtsschleier mit Quasten, Muscheln, Knöpfen und blauen Glasperlen aus dem Mittleren Osten. Bei manchen Gesellschaften betonten die Putze eine unnatürliche Kopfform, da der Kopf nicht nur bedeckt, sondern auch aus magischen oder sozialen Gründen verändert wurde. Ein Beispiel sind die Hauben von Frankreich, wo Kopfdeformierungen durch Bandagieren noch bis zum Ende des 19. Jahrhunderts üblich waren.

Haar wurde weltweit als magisch, als eine Zusammenballung der Lebenskraft betrachtet, vor allem in der jüdisch-christlichen und indo-amerikanischen Tradition. In der Paracas-Kultur waren die Schlangen Teil der übernatürlichen Kräfte des Haars, und die Grabturbane waren mit einem Schlangenmuster verziert.

Haar und Nägel konnten als Teil des Körpers abgeschnitten und mit
den ihnen anhaftenden magischen Kräften in die Hände von Hexen fal- *4*
len. Vor allem vom Frauenhaar nahm man an, dass es magische Kräfte zur Verführung besitze. In Russland wurden die Frauen als unrein und nur ihr Haar als rein betrachtet. In die Zöpfe der Mädchen wurden zinnene Totemtiere geflochten. Fast in allen Gesellschaften wurden die Haare eines Mädchens aufwendig geschmückt und dann bei der Hochzeit mit einem grossen Zeremoniell bedeckt. Danach durfte niemand mehr das Haar der verheirateten Frau sehen, nicht einmal ihr Mann, vor dem sie es im Bett unter einer Nachthaube verbarg. Sie gab auch acht, dass niemand ihren Nacken zu sehen bekam, und so wurden Schals oder Kopfbedekkungen mit bestickten Bändern bei verheirateten Frauen üblich. Die Stikkerei konnte am eigentlichen Kopfteil oder auf dessen Verlängerung plaziert sein. Flügel mit Stickerei oder mit Materialien, die leuchteten oder blendeten, gehören zu vielen Trachtenhauben. Zum Beispiel hat die zur Brauttracht aus Lindhorst/Deutschland gehörende Kopfbedeckung auf dem Hinterkopf Bänder mit Spiegelchen, um den bösen Blick abzuwehren.

Das Beispiel einer langen Kopfbedeckung ist der turkmenische *Tschirpi,* ein Umhang, der über einem hohen Gestell getragen wird. Eines der Hauptmotive dieser *Tschirpi* ist das Fruchtbarkeitssymbol der Tulpe. Die Kappen der Kinder, im gleichen Stil bestickt, sind oft mit Münzen und Amuletten behängt. Ähnliche von den usbekischen Männern, Kindern und unverheirateten Mädchen getragene Kappen haben eine eindeutig symbolische Bedeutung, da eine werdende Mutter eine andere Frau, die ein gesundes Kind zur Welt gebracht hat, bitten wird, das Mützchen für ihr Kind anzufertigen.

An einigen Orten wird angenommen, dass der Lebensborn im Ohr
liege. Deshalb wird mit reicher Stickerei sowie mit entsprechendem Mu-
ster oder Material für dessen Schutz gesorgt. Ein dreieckiges Amulett aus *140*
Stoff oder ein gesticktes Kreuz wurde bei Kindermützen an der über dem Ohr liegenden Stelle angenäht. Oft jedoch, vor allem in Europa, war es

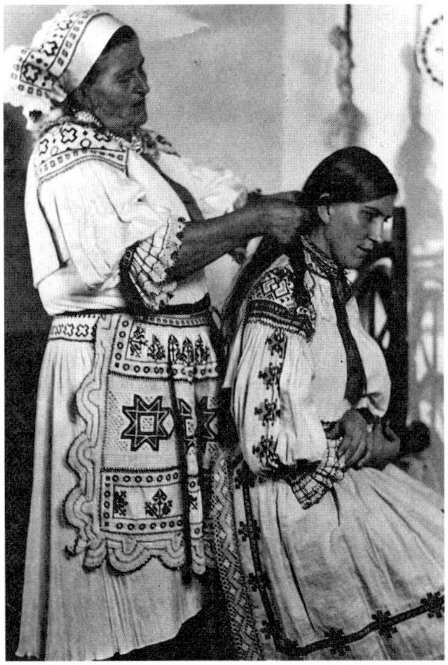

Das Haar der Braut wird für den Hochzeitskopfputz frisiert. Nachher darf es nie mehr in der Öffentlichkeit gezeigt werden.

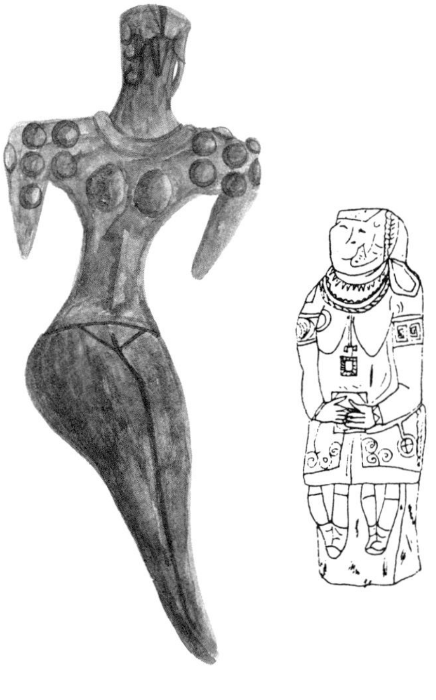

Dichter Schulterschmuck ziert bereits schon eine Figur aus Turkestan von 3000 v. Chr. und eine russische Steinstatuette aus dem 11. bis 12. Jahrhundert.

die Stickerei auf den Achseln der leinenen Hemdkleider oder Hemden, die diesen Zweck erfüllte.

Achseln und Arme

Auf den europäischen Hemdblusen und -kleidern aus Leinen ist die Plazierung der Stickerei auf Achseln und Ärmeln speziell und dem Schnitt ent- *142*
sprechend. Die Stickerei liegt mit den Nähten verbunden, die bei dem geraden Schnitt über die Oberarme verlaufen. Die dichteste Stickerei liegt diesen Nähten entlang oder bedeckt sie. Dieselbe Dekoranordnung figuriert bereits auf einer russischen Kleinskulptur aus dem 11. oder 12. Jahrhundert.

Es ist bezeichnend, dass beim traditionellen zentralamerikanischen *Huipil* die Motive der lokalen Ikonografie entsprechend broschiert sind, während beim importierten Blusenstil die Stickerei dem Ärmelschnitt angepasst ist mit europäischen Blumen- und Tiermotiven.

Bei der charakteristisch-strengen Anordnung auf den Hemdkleiderärmeln in der Bukowina in Nordostrumänien ist die Naht in einem breiten Querstreifen, der sogenannten *Altita,* eingearbeitet, aus Durchbrüchen, Broschur oder mit Pastellfarben bestickt. Darüber ist der Dekor sehr dicht. Unter der *Altita* setzt sich die Stickerei in senkrechten oder diagonalen Streifen mit kleinen Motiven bis zum Ärmelbündchen fort. Man bezeichnet sie mit *Riuri* oder Bäche: Den durch die Dörfer fliessenden Bächen wurden immer magische Kräfte zugeschrieben. Bei einigen leinenen Hemdkleidern in Osteuropa bedeckt die Stickerei die ganze obere Ärmelfläche und setzt sich – mit einem Unterbruch – auf der Manschette fort. Man kann daran leicht eine Schutzfunktion und daraus die Bedeutung dieses Kostümteils erkennen, wenn die Arme über der Brust verschränkt werden oder an den Seiten herunterhängen.

Die gerade geschnittenen engen Ärmel der meisten nordwestindischen und pakistanischen Kleider und Blusen sind ebenfalls über die ganze Länge bestickt und enden mit einer deutlich anderen Manschettenstickerei. Oft befindet sich ein dominantes Einzelmotiv solaren Ursprungs auf den Achseln.

Wenn die Borten von den Schultern zur Brust hinuntergehen, statt über die Ärmel, so erinnert dies stark an den *Clavus* der losen Kleider, *Tunica manicata* oder *Dalmatica,* die in der Epoche des Zerfalls des Römischen Imperiums getragen wurden. Die Achseln können auch so bestickt sein, dass sie an die Epauletten der militärischen Uniformen erinnern, wie dies zum Beispiel bei den albanischen und tunesischen Jacken der Fall ist.

Ärmel allein waren zum Teil Ritualobjekt. Dass sie so wichtig geworden waren, mochte – wie so viele Aspekte des ländlichen Kostüms – im Zusammenhang mit der Kleidung der Aristokratie und des Bürgertums früherer Epochen stehen. Die Ballonärmel von so manchen Dorfbewohnern, kompliziert gefältelt oder in einem typisch lokalen Stil bestickt, erinnern an die schweren Seidenärmel des mittelalterlichen Kostüms der Oberschicht. Solche Ärmel, oft in einem besseren Material als der Rest des Kleides, konnten Teil der Aussteuer von Braut und Bräutigam sein. In Ungarn begann eine Grossmutter mit dem Sticken von Ärmeln gleich nach der Geburt einer Enkelin und verwendete dann die meiste Zeit dazu, bis das Mädchen verheiratet war. Die Mädchen bestickten die Ärmel für ihren Bräutigam und nähten sie erst nach der Verlobung an das Hemd, wenn sie seine Kleidergrösse kannten.

Die Stickerei auf den Ärmeln des chinesischen Kostüms, sofern sie nicht Teil eines flächendeckenden Dessins war, beschränkte sich auf die

Manschetten und hatte keine Schutzfunktion. Der Schnitt der Kleider stammte aus der Zeit, als man dazu Tierhäute oder Stoff verwendete. Der eine Ärmel entwickelte sich aus den Fellkleidern der nomadischen Mandschu, die damals auf ihren Pferden durch die Steppen ritten. Dieser Ärmel war lang und eng und endete in der sogenannten Pferdehufmanschette, die die Hand schützte. Beim Hofkostüm ist der Ärmelkörper ohne Dekor, oder er ist gerippt. Zur besseren Beweglichkeit von Händen und Armen wurde er zurückgeschoben. Die Stickerei auf den Manschetten entsprach der chinesischen Symbolik und Ästhetik. Der Ärmel, der seinen Ursprung in den Kleidern aus Stoff hat, ist sehr lang und weit. Mit der dafür verwendeten Menge Seidenstoff stellte man seinen Reichtum zur Schau. Zudem konnte man in der Weite die Hände verstecken, denn es galt als unhöflich, sie in der Öffentlichkeit zu zeigen. Der Ärmelsaum wurde in der Form einer geraden Borte bestickt, und zwar in einem Stil, der sich nicht auf die Zeichnung des restlichen Kleides bezog. Der Chinese, der mit gefalteten Händen auf der Brust seinen Kopf neigte, bedeckte so seinen Oberkörper mit einem Seidenmuff, auf dem zarte Landschaften mit Gestalten, Pagoden, Brücken und Schmetterlingen dargestellt waren, oder der Jahreszeit entsprechend Pfingstrosen, Chrysanthemen oder Narzissen.

Taschen

Taschen sind meistens verstärkt und mit einem Stickmuster geschützt. *141*
Fast überall in Europa trug der modische Herr aus dem 18. Jahrhundert eine seidene Weste oder Jacke mit Blumenstickerei an den Kanten und um die Taschen. Die Taschen der englischen Dame aus derselben Zeit – zwei birnenförmige Beutel, die an einem Band um ihre Taille hingen – waren meist prächtig mit Blumendessins oder mit Straminstickerei bestickt, obwohl diese Beutel unter den Röcken versteckt getragen wurden.

Beim bäuerlichen Kostüm gehört die asymmetrische Anordnung von Stickerei mit Schutzaspekt oft zu den Taschen. Zum Teil sind sie nicht auf der gleichen Höhe angebracht, oder es sind Scheintaschen, um den ‹Bösen Blick› irrezuführen. In der Bretagne sind die Männerjacken, *Chupenn,* um die Taschen mit Zickzacklinien, farbigen Streifen und glänzenden Knöpfen bestickt. Die Aussentaschen sind nur Schein und sind ungleichmässig arrangiert. Damit sollen üble Geister verwirrt werden. Auf der Weste hingegen, obwohl man sie nicht sehen kann, sind die Taschen mit Schutzsymbolen appliziert.

Taschen von Männerhosen zeichnen sich ebenfalls durch ablenkende Muster aus. Fast überall in den Karpaten – in Polen, Rumänien und der Slowakei – und auch in Alpenregionen sind die vorderen Taschenschlitze mit einem Blumendekor oder mit Schnurstickerei geschmückt. In Rumänien wird dieser Schmuck als *Feresti* (Fenster) bezeichnet. Dieselben Motive umgeben auch die Hausfenster, um die Bewohner vor Dämonen und Krankheiten zu schützen.

In Nordsyrien nähten die Frauen Hochzeitshosen für ihre Männer aus schwerem, indigoblauem Baumwollstoff. Um die Seitentaschen und auf den Beinstulpen stickten sie Zickzackmuster. Ihre eigenen indigogefärbten Mäntel haben eine Seitentasche, die kunstvoll mit Stickerei und Applikationen verziert ist. Die andere Seite hingegen ist schmucklos.

Die auffälligste Taschenstickerei findet sich auf den enorm weiten Männerkleidern der Hausa in Nordnigeria. Eine grosse, rechteckige Tasche wird flächendeckend bestickt und dann über der linken Brust aufgenäht. Die Musterung setzt sich über die rechte Seite, über die Schulter bis zur

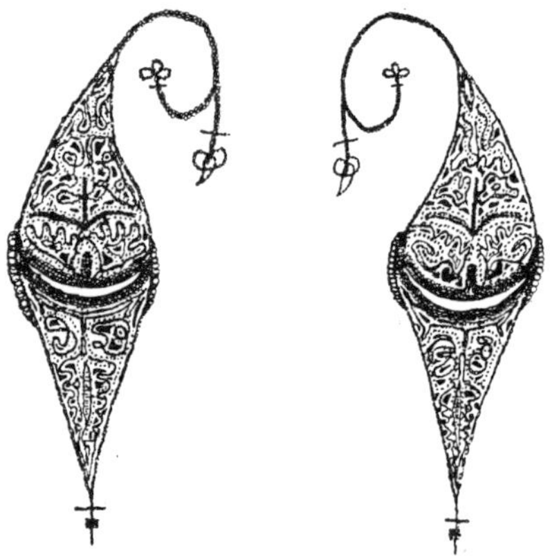

Taschenschlitze sind wegen der dichten Stickerei, die als Schutz dient, fast nicht zu sehen, wie auf der Bluse eines Dieners von einem der Bey in Tunesien.

Rückenmitte fort. Meistens handelt es sich bei den Stichen um den offenen Kettenstich und um Lochstickerei mit Baumwolle oder Wildseide. Die Dessins, von Spezialisten entworfen und auch von Männern gestickt, kombinieren islamisch inspirierte Flechtmuster, lange Dreiecke, sogenannte Lanzetten, sowie Viereck- und Winkelkombinationen, Spiralen, verzierte Kreuze und offene geometrische Muster, die man auch bei anderer angewandter Kunst, wie zum Beispiel Tatauierungen, findet.

Muster

Stickmuster, von denen man annimmt, sie seien gegen Dämonen wirksam, findet man als Muster auch in anderen Bereichen der Kleinkunst: Amulette, Schmuck, Tatauierung, Filzteppiche, Häuserdekor vor allem um Eingänge. Viele dieser Muster haben geometrische Formen, deren Ursprünge auf alte Mythologien zurückgehen: Dreieck, Zickzack, Rhombus, Labyrinth, Halbmond, Kreis, Achtzackstern und Kreuz. Fischen, *143*
Händen, Augen und Hörnern wird grosse Kraft zugeschrieben. Vögel, vor allem der Hahn, können zusammen mit Hörnern Schutzsymbol eines Klans sein. Sie kommen oft als Paar vor. In Bulgarien zum Beispiel sind sie so um den vorderen Halsausschnitt arrangiert, dass sie ein Kreuzmuster bilden.

Die Wirkung eines Musters wird noch verstärkt, wenn man es verdoppelt oder wiederholt, und wenn man es strategisch richtig plaziert sowie mit weiteren Schutzmaterialien kombiniert, zum Beispiel mit Quasten oder Muscheln. Auf osteuropäischen Hemdkleidern, aus Ländern, die früher unter osmanischer Herrschaft standen, hat ein unvollständiges Einzelmuster, das asymmetrisch oder allein plaziert ist, die grösste Wirkung. Da es die Fortdauer des Lebens symbolisiert, ist es älteren Ursprungs als das islamische Verlangen, etwas unvollkommen zu belassen. Bortenmuster haben auf dieselbe Weise oft eine Unterbrechung.

Geometrische Muster

Dreieck, Zickzack, Rhombus: Das Dreieck bezieht sich auf manches. Es stellt zum Beispiel die Scham der Frau dar und bedeutet somit Fruchtbarkeit. Die scharfen Ecken können den ‹Bösen Blick› blenden, und bei manchen Religionen, wie im christlichen Glauben, stellt es die Macht der Trinität dar, oder es symbolisiert die dreiköpfigen Götter aus einer altslawischen, heidnischen Mythologie. Von Indien bis nach Marokko ist das Dreieck auch heute noch ein Amulett, für Menschen gleich wie für Tiere. In einer Reihe wird es zum Zickzack- oder Winkelmuster. Beide sind Symbole für Wasser und Schlange, die man schon auf prähistorischen Keramiken findet. Verdoppelt, entstehen daraus Rhomben oder ein schiefwinkliges Parallelogramm – ein anderes Fruchtbarkeitssymbol und ein bekanntes Backsteinmuster mit Schutzfunktion bei nordeuropäischen Häusern. Eine der Bedeutungen des griechischen Ausdrucks *Rhombus* ist ‹magischer Kreis›. 147

Als Stickmuster findet man das Dreieck überall. Sehr oft erscheint es als Zickzackreihe an Kleiderkanten, zum Teil in Form von Applikationen mit zusätzlicher Stickerei. Solche Ränder kommen bei den Lappen, bei palästinensischen Gewändern sowie bei Kopfbedeckungen in verschiedenen Ländern vor. Für die letzteren steht das Beispiel der Männer aus den galizischen Bergdörfern in Nordspanien: Ihre Kapuzen aus schwarzem Wollstoff, die an der Spitze drei rote Quasten haben, zeigen dem Rand entlang eine Zickzackreihe aus rotem Filz. Rote und grüne Zickzacke sind an der Stirnkante gestickt.

Das Dreieck ist das wichtigste Stickmotiv auf den Kostümen der Akha, einem Bergvolk in Nordthailand und in Birma. Ihre Dörfer sind durch heilige Tore und Holzsäulen geschützt, die mit grossen Dreiecken aus Holz sowie gemalten Zickzackmustern gegen ‹Greifvögel, Wildkatzen, Leoparden und Tiger, Krankheiten wie Pest, Lepra und Epilepsie, Vampire und Werwölfe sowie gegen alle anderen schlechten und üblen Dinge› versehen sind.

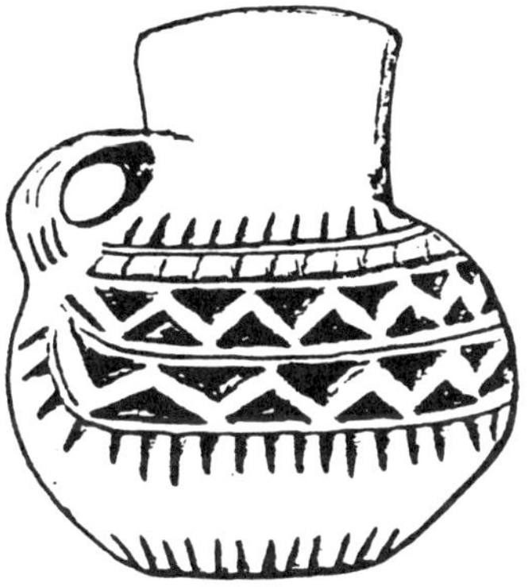

Auf Keramiken aus dem europäischen Neolithikum und der Bronzezeit häufig anzutreffende Motive sind die geometrischen Muster, die mit heidnischen Kulten im Zusammenhang standen – ‹Laufender Hund›, Schnecke, Dreieck, Winkel und Zickzack – wie das Beispiel des Krugs aus der Bronzezeit von 1300 v. Chr. aus Videlles, Essonne, in Frankreich zeigt.

Kreise und daraus entstandene Formen: Der Kreis und die Spirale – mächtige Symbole der himmlischen Kräfte von Sonne und Mond sowie der Bewegung des Rades – bieten Schutz vor bösen Geistern. Das gleiche trifft auch auf alle daraus abgeleiteten Formen zu wie Halbmond, Achtzackstern, Swastika, Kreis mit Kreuz und Labyrinth.

Ein Kreis im Kreis sieht oft wie ein Auge aus. Auf den Brustzierfeldern von Kostümen aus Bethlehem und Jerusalem sind Fünfergruppen von Rosetten, die als ‹Engelsaugen› bezeichnet werden, gestickt. Diese Rosetten sind umgeben von bis zu achtzehn Bordüren als Rahmen. Von Kreisen dieser Art glaubt man, dass sie vor dem ‹Bösen Blick› schützen. Der Rahmen, der sie angeblich am Fliehen hindern soll, besteht aus einer Serie von Wellenlinien, die oft Blüten und Reihen mit schwarzen, weissen sowie rosa Fliegenstichen und kurzen Spannstichen einschliessen. Über dem Paneel sind zwei kleine, gegenständige Vögelchen als Glücksbringer gestickt.

Der ‹Böse Blick› als Muster bietet einen interessanten Rückenanblick bei braunen, wollenen Berberumhängen aus dem Hohen Atlas in Marokko. Das Muster besteht aus einer Webpartie aus roter Wolle über dem Saum. Es läuft über den ganzen Rücken; zusätzlich sind Rhomben, Dreiecke und Zickzackdessins so broschiert und gestickt, dass lose, herunterhängende Fäden daraus Bewegung geben.

Aus dem Kreis entstandene Formen bedeuten Schutz. Die Spirale – ein Muster, das auf dem Boden markiert wurde, um ihn zu heiligen, bevor darauf eine Stadt gebaut wurde, und das man von Bangladesch bis in die Tschechoslowakei auch heute noch auf Türschwellen und Böden zeichnet – ist ein wichtiges Dessin auf Filzteppichen und kommt auch oft bei Stickereien vor. Man findet es unter anderem zusammen mit Hörnern und Swastiken auf den bestickten Kleidern aus der Gegend um Zadar in Jugoslawien.

Der Achtzackstern ist ein sehr bekanntes Motiv, hat aber nicht immer Schutzfunktion. Immerhin wurde es auf die herunterhängende Kopfbedeckung der algerischen *Benika* gestickt, Hauben, von denen Haedo im

17. Jahrhundert schrieb, dass sie von allen Muslimfrauen in Algerien getragen wurden, um böse Geister abzuhalten. Diese Hauben hatten zwei lange Bänder, die um die Zöpfe gewickelt wurden. Sie waren entweder auf dem unteren Teil oder demjenigen, der den Kopf bedeckte, bestickt.

Das Viereck wurde von den Chinesen, den Indios, den Arabern und den Persern als magisches Schutzmittel angesehen. Die Rechteck- und die gitterförmigen Labyrinthmuster, vorne auf den Frauenblusen von Navalcan in Spanien in einer gedeckten Farbe gestickt, werden ebenfalls als schutzverheissend betrachtet.

Im Zusammenhang mit dem Kreis als Sonnensymbol steht auch das mit *Boteh, Kairi,* auch *Paisley* bezeichnete Muster. Seine Form hielt den Seelenvogel, so wie die Sonne die Seele hält, und es wird von ihm angenommen, dass es gegen Hexen wirksam sei. Ursprünglich persisch, wurde es von Mogulindien übernommen und kam dann von dort in die europäischen Textilien, wo es allerdings keine Beziehung zum Übernatürlichen mehr hatte.

Der Kreis, der ein Kreuz umschliesst, ist ein Muster auf den bestickten Schabracken aus dem Pazyryk und ist ebenfalls ein kraftvolles Symbol. Man findet es auch auf den Kostümen der Tschuwasch und in Bulgarien, wo es zudem auf Monumenten aus dem Mittelalter und in Runeninschriften vorkommt.

Das Kreuz allein steht für das Christentum. Jedoch nach weit älteren, heidnischen Auffassungen, ist es ein Muster gegen alles Üble. Zeichnet man ein Kreuz auf einen Gegenstand, so wird dieser zerschnitten und geopfert; sich bekreuzigen bedeutet um Schutz bitten; macht man das Kreuz gegen jemand anderen, so heisst dies ihm seine Kraft nehmen; Wegkreuzungen zerstreuen das Böse, da sie die Geister verwirren; das Kreuz ist auch ein Talisman und wird allen anderen Anhängern vorgezogen.

Zahlen

Zahlen sind ebenfalls gegen Hexen wirksam. Auf bäuerlichen Kostümen in Europa kann man bei Mustern bestimmte Wiederholungen ausmachen, einfach oder verdoppelt, Dreier- und Siebnergruppen oder ein Mehrfaches davon oder eine Zwölfergruppe. Diese Rapporte wiederholen sich in auffälliger Weise auf Kopfbedeckungen, Kostümen und Schmuck. Die Drei wird als die Trinität Gottes interpretiert, und die Sieben steht für die Gaben des Heiligen Geistes. Bestimmt sind die Zahlen jedoch früheren Ursprungs. Zum Beispiel haben die Hauben aus Sarthe in Frankreich auf dem Oberkopf sieben Blumen als Schutzmittel.

Hand und Fisch

Hand und Fisch kommen bereits in der paläolithischen Kunst vor. Die
Hand symbolisiert die weibliche Scham, der Fisch den Phallus. Obwohl *144*
heute der symbolische Inhalt vergessen ist, blieb doch ihre Kraft gegen den ‹Bösen Blick› erhalten. Die Fischform als Amulettschmuck ist von Asien bis Europa beliebt. Sie beschützt und bringt Glück. Im islamischen Raum wird das Handmotiv gewählt, da die Fünfzahl der Finger mit den fünf Lehren des Islams assoziiert ist. Die Hand kann mit der Handfläche

nach aussen erhoben werden. Sie wehrt so mit der Reproduktionskraft des Weiblichen böse Geister ab. Die Handfläche nach innen wird zum Hindernis, das den ‹Bösen Blick› nach abwärts lenkt. Die erhobenen Hände von Vogelscheuchen sollen in vielen Ländern nicht nur die Vögel, sondern auch die bösen Geister von den Äckern vertreiben.

Als Stickerei kommen Hand- und Fischmuster vor allem beim tunesischen Kostüm vor, und zwar hauptsächlich auf Hochzeitskleidern. Oft ist *145*
die Hand zu einem fast floralen Dekor stilisiert, oder auf der Handfläche erscheint ein Auge, ein Dessin, das ursprünglich weit eher den weiblichen Genitalien entsprach. Der Fisch ist bisweilen mit einer Hornform im Maul gestickt. Diese soll den ‹Bösen Blick› durchbohren. Hand und Fisch zusammen können in einem flächendeckenden Muster so vereint sein, dass sie kaum noch erkennbar sind.

Materialien

Stickerei und Schmuck vereinigen sich mit den dazu verwendeten Materialien zu einer schützenden und magischen Funktion. Der früheste Schmuck – er hatte talismanische Kraft und bedeutete verwandtschaftliche Bindung und soziale Position – stammte aus der Natur: Zähne, Klauen, Knochen, Haare, Federn, Muscheln, Steine. Leinen und Filz, Indigo und Räucherwerk, aber ebenfalls das Spinnen, haben ähnliche magische Beziehungen. Auch heute noch stammen Materialien, deren eigene Schutzkräfte gegen Geister diejenigen der Stickerei noch steigern, oft aus ökologischen Quellen: Kaurischnecken sind dafür das beste Beispiel. Zusammen mit Filzstückchen, Quasten aus Haar oder Wolle, Pompons, Spiegelchen, Münzen, Glasperlen, klingenden oder flatternden Gegenständen sowie grellen Farben, schlagen sie böse Geister in die Flucht. Die Wahl fällt oft auf das, was gerade zur Hand ist – auf eine örtliche Muschel oder einen Käferflügel –, manchmal jedoch kommen die Gegenstände
von weit her. Wegen ihren eigenen Qualitäten können sie nicht als echte *11*
Stickerei beschrieben werden, kommen aber so oft mit ihr zusammen vor, *12*
dass ihre Aufgabe nicht zu ignorieren ist. Ihr gemeinsames Auftreten reicht weit zurück.

Als Howard Carter 1922 zum ersten Mal den Strahl seiner Lampe in die Grabkammer von Tutenchamun richtete und dabei den fantastischen Gold- und Edelsteinschatz erblickte, hat er wohl kaum ein kleines Leinentuch beachtet. Auf dem auf ungefähr 1350 v. Chr. zu datierenden Fund vereinen sich Kettenstiche mit schützenden Materialien: applizierte Ringe, Streifen, kleine Dreiecke und Schlangen sowie Metall- und Glasperlenscheibchen und Quasten.

Ein späteres Beispiel ist eine chinesische Seidenstickerei, Fasanen auf einem Ast darstellend, die man bei den anderen Pazyryk-Textilien fand. Wahrscheinlich stammt sie von einer chinesischen Prinzessin, die nach Sibirien verheiratet wurde. Das Tuch wurde von den halbnomadischen ‹Barbaren› im Altai-Gebirge zur Abfütterung eines Sattels verwendet. Um die Kanten hatten sie einen primitiven Dekor aus Blattgold und -zinn inkrustiert, und es sind Fransen aus grossen Haar- und Wollquasten sowie kleinen Säckchen angebracht.

Kaurischnecken und andere Muscheln

Wohl der wirksamste Talisman bei Stickereien ist die Kauri. Das Gehäuse 146
der Kaurischnecke *(Cypraea moneta)* aus dem Indischen Ozean gleicht der weiblichen Vulva und wird allgemein seiner magischen Kräfte wegen geschätzt. Die Kauri waren auch als Zahlungsmittel weit verbreitet, so zum Beispiel im alten China, wo man sie in Gräbern aus der Steinzeit fand, und in Westafrika, wo sie noch bis zu Beginn des 20. Jahrhunderts als Geld Verwendung fanden.

In Ceylon und Bengalen handelte man Kauri gegen Reis. Von dort brachten sie arabische Händler ans Rote Meer und ans Mittelmeer, und mit Kamelkarawanen gelangten sie nach Westafrika. Ein Kamel konnte bis zu 150 000 Gehäuse tragen. 1887 besuchte der französische Offizier Caron Mali, wo er feststellte, dass zweieinhalb Kilo Reis hundert, ein Schaf fünftausend Kauri entsprachen. Kauri findet man auf vielen zu königlichen Ausstattungen gehörenden Stickereien aus Afrika und auch auf Masken und Musikinstrumenten. Araber und Perser brachten über den Wolgahandelsweg Kauri nach Sibirien, wo man sie auf Kostümen von finno-ugrischen Völkern findet. Sie wurden dort mit *Vzhova* (Natter) bezeichnet, da sie einem Schlangenkopf gleichen, und sie waren so wertvoll wie Silber.

Ein anderes Beispiel für ihre Wertschätzung gibt der marokkanische Reisende Ibn Battuta, der den islamischen Raum im 14. Jahrhundert bereiste. Als er auf den Malediven seine Aufwartung machte, erhielt er vom Wesir hunderttausend Kauri. Später erhielt er noch zwei Sklavinnen, einige Seidenstoffe und ein Kästchen mit Juwelen. Einige der Juwelen tauschte er gegen Kauri ein und bezahlte damit das Schiff nach Bengalen.

Kauri findet man vor allem auf Accessoires, von Indien bis in den Mittleren Osten speziell auf Kopfschmuck und Tiergeschirr. Sie sind gewöhnlich blockweise oder in Reihen gestickt, bilden zuweilen aber auch ein Symbol, wie zum Beispiel auf Zeremonialtextilien der Naga und der Völker in Westsumatra.

Verschiedene Muscheln und Samen können die Kauri ersetzen. Die Gürtel der Akha-Frauenkostüme in Thailand sind mit dichten Kauri-Reihen geschmückt. Ist die Frau jedoch arm, werden die Muscheln durch Hiobstränen ersetzt. Dies sind die Samenhülsen des Tropengrases *Coix lachryma jobi,* die für zwei Wochen in glühender Asche belassen werden und so die erwünschte weisse Farbe erhalten. Der einzige andere Stamm, der sie ebenfalls verwendet, sind die Sgaw-Karen. Ihre Frauen besticken ihre Blusen mit den Samen und mit Stichen in geometrischen Mustern.

Du Halde, der im frühen 18. Jahrhundert nach China reiste, stellte fest, dass die Miao im Südwesten Jacken trugen, deren Säume mit den kleinstmöglichen Muscheln, die sie im Meer und in den Seen im Gebiet von Yünnan finden konnten, bedeckt waren. In Mexiko wurden Muscheln und Federn als Schmuck und als Kleiderdekor vor der spanischen Eroberung verwendet, wie zum Beispiel bei den Männerumhängen *(Tilmatli)* der Azteken.

Münzen

An die Wirkung von Münzen zum Heilen und zum Fernhalten des Bösen glaubte man schon immer. Sie wurden deshalb für Schmuckzwecke durchbohrt und auf Kleidungsstücke genäht. In Stickereien integriert findet man sie in vielen Teilen der Welt.

Münzen kommen vor allem bei Kopfputzen vor. Mit Münzen dekorierte Kappen waren Teil der Bekleidung der finno-ugrischen Turkvölker der Eisenzeit in Zentralrussland. Heute noch unterscheidet man in Russland Gebiete, in denen als Kopfschmuck eine Kappe mit Münzen und ein Kopftuch oder aber ein versteifter, perlenverzierter Kopfputz *(Kokoschnik)* getragen wird. In Ländern unter osmanischer Herrschaft waren Kopftücher, Kappen und Gesichtsschleier mit Münzen umrändert.

Der Brauch der Frauen, ihren Aussteuerreichtum als Schmuck zu tragen, führte dazu, dass sie Münzen oft in die Stickerei auf Kleidervorderseiten fügten, wobei sie häufig eine spezielle Münze am Ende des Brustschlitzes annähten. Die Lahu, Akha und Lisu im nördlichen Thailand verwenden Münzen zusammen mit Silberscheiben und Gehängen an ihren Kopfputzen und Festjacken. Die Akha-Frauen tragen Gürtel, deren Enden von Stickereien, Münzen, Knöpfen, Perlen und Quasten so schwer sind, dass, wenn sie in die Hocke gehen, diese zwischen ihre Beine fallen und ihnen so Schutz bieten.

Münzen können durch vieles ersetzt werden, zum Beispiel durch Silberscheiben, alte Flaschenverschlüsse, Stückchen eines Reissverschlusses
oder durch Schrotkügelchen. Vor allem sind Knöpfe beliebt, wobei solche *148*
aus Perlmutt oder weisse Hemdenknöpfe bevorzugt werden.

Perlen

Auch verschiedene Perlenarten galten als Zahlungsmittel – die *Wampum*-Muschelperlen der Nordamerika-Indianer sind nur ein Beispiel. Sie dienten auch als Schmuck altägyptischer Mumien, und die zum Rosenkranz aufgefädelten Perlen gibt es bei Katholiken, Buddhisten, Hindu und Muslimen.

Werden Perlen zusammen mit Stickerei als Schutzmittel verwendet – im Gegensatz zu den gänzlich mit Perlen gearbeiteten Gegenständen –, so werden sie ähnlich wie Muscheln und Münzen plaziert; sie säumen einen Gegenstand, konturieren ein Muster oder sind einzeln an einer wichtigen Stelle aufgenäht. Meist sind sie aus Glas und von weisser, blauer oder korallenroter Farbe. Die Tücher, die von den zentralasiatischen Nomadenvölkern, wie zum Beispiel von den Usbeken, zum Bedecken von wertvollen Textilien verwendet werden, haben mit weissen Perlen gesäumte Kanten. Stämme in Kohistan konturieren mit Perlen ihre Kleiderdessins.

Blaue Perlen werden mit der Kraft des Blicks assoziiert: Ein moderner türkischer Schal wird in den Fransen versteckt eine einzelne blaue Perle genau in der Rückenmitte haben. Die Hazara in Afghanistan nähen sie an
den Kanten von Taschen und Tabakbeuteln auf. Viele Kopfputze, Amulet- *149*
te und andere Gehänge enthalten blaue Perlen und solche aus Korallen.

Im ganzen Mittelmeergebiet glaubt man, dass Korallen den Milchfluss fördern. Man findet deshalb oft auf Kleidern und Rasseln von Kleinkindern eine imitierte oder eine echte Koralle in einer Form, die die Kraft des Horns mit einer Neigung zum Phallischen symbolisiert. Aus diesem Grund findet man Korallen oft zusammen mit Fischen bei tunesischen Stickereien.

Die westsibirischen Ob-Ugrier, Fischer- und Jägerstämme im Tiefland des mittleren Ob-Flusslaufs opfern ihren Göttern Perlen und beerdigen ihre Frauen in ihren schönsten bestickten Kleidern, wobei sie Münzen und Perlen belassen und nur die Muscheln davon entfernen.

Spiegel

In der islamischen Welt glaubt man, dass Spiegel den ‹Bösen Blick› fangen und für immer festhalten können. In Marokko versichert sich die Frau der Treue ihres Gatten, indem sie vor ihm ein mit Spiegeln ausgelegtes Kästchen öffnet. Wenn sie es wieder schliesst, ist die Heirat mit der Gefangennahme seiner Seele besiegelt. Spiegel zerstreuen durch Brechung den ‹Bösen Blick›. 1880 liess Sawai Madho Singh alle Wohnräume seines Palastes in Jaipur mit Spiegeln auslegen, um üble Geister zu verscheuchen. Spiegel können auch verwirren, und man glaubt deshalb von ihnen, dass sie den ‹Bösen Blick› trüben oder sogar blenden können.

Spiegel für Stickereien werden in den Ländern verwendet, die unter islamischem Einfluss stehen oder standen. Man findet sie vorwiegend auf den häuslichen Stickereien aus dem Gebiet Nordwestindien bis Afghanistan und auch auf Leder- und Wollbekleidung in Zentral- und Osteuropa. Reihen mit reflektierendem Glimmerzeug gibt es zudem auf den Zeremonialtüchern von Westsumatra.

Zweifellos sind Spiegel heute auf indischen Stickereien vor allem ein Dekorelement. Dass dem jedoch nicht immer so war, zeigen die Stellen an, wo sie appliziert sind. Sie bilden die Mitte einer Blume sowie Augen von Tieren und Vögeln, teilen Muster in Felder und können einen Blickfang darstellen; sie sind in einem geometrischen Muster strategisch pla- *150*
ziert, oder sie stehen allein, durch die einfassenden Stiche separiert oder herausgestrichen. Bei den Festbehängen der Kathiawar werden sie als Teil eines Bildes verwendet, indem sie unter anderem die Ohren des Sonnengotts Surya oder die Brüste von Radha, Krishnas Geliebten, sind. Mit Ausnahme moderner Stickereien für den Handel, werden Spiegel nie willkürlich auf dem Hintergrund verteilt.

Ursprünglich war das Material Glimmer, der auch heute bisweilen noch Verwendung findet. Für Spiegelglas werden grosse, geblasene Glaskugeln innen mit Silber überzogen und dann in kleine Stücke gebrochen. So werden sie auf vielen Märkten in Nordwestindien gehandelt. Die Spiegelchen werden zuerst mit gekreuzten Stichen und dann mit Knopflochstichen fixiert, oder sie werden mit einem Ring aus Fäden festgehalten und dann mit einem orientalischen Flechtstich überstickt.

Jede Muslimsippe und jede Hindukaste hat ihren eigenen Spiegelapplikationsstil. Die Rajput- und Ahir-Bauernkasten kombinieren viereckige Spiegelchen mit streng geometrischem Gitterwerk in gelbem und weissem, dickem Baumwollgarn. Die Rabari hingegen mischen verschieden geformte Spiegelchen zu grossen Motiven, mit denen sie den Busen herausstreichen. Diese Kasten sind sehr religiös; die Erdgottheit ist eine ihrer Göttinnen. Sie tatauieren ihre Körper und dekorieren ihre Behausungen mit Stuckornamenten aus Lehm und mit Spiegelchen.

In Asien wurden Spiegel nur mit Stichen kombiniert und nicht zusammen mit anderen Dekorelementen verwendet. In Ungarn und Kroatien hingegen werden Woll- und Lederkleidung, die durch ihren Schnitt und ihre falschen Ärmel die Steppenherkunft verraten, seit dem 19. Jahrhundert mit Spiegelchen, Lederstücken, Rosetten und Quasten geschmückt. Der *Cifraszür,* der Mantel, den jeder junge ungarische Mann im heiratsfähigen Alter besass, wurde mit solchem Dekor derart überladen, dass rechtliche Schritte unternommen werden mussten, um Exzesse zu unterbinden. In Kroatien wurden die weissen oder bunten Jacken aus Wollfilz und die ledernen Westen mit Spiegelchen sowie mit Leder- und Filzstückchen appliziert.

Montehermoso, ein spanisches Dorf, ist wegen seiner hohen Frauenhüte aus Stroh bekannt, die mit allen möglichen Schutzmitteln bedeckt sind: Spiegelchen, Knöpfe, rotes Tuch, bunte Pompons, Quasten und sogar Hörner. Ebenfalls in Spanien wurden für Männer und Frauen kleine Anhängetaschen hergestellt, die mit Spiegelchen, Quasten, Pailletten und Glöckchen geschmückt wurden.

Pailletten

Die Pailletten bei westlichen Stickereien, wie auch Goldfäden und Schmucksteine, wurden wegen ihres reichen Aussehens und wegen ihres Glitzerns bei der Kirchenbeleuchtung oder unterm Kronleuchter gewählt. Bei der bäuerlichen Stickerei ist der Glanz des Goldes mit Königen und Göttern, mit Drachen und Schlangen sowie mit Reichtum und Festlichkeiten assoziiert. Der Glanz von Flitter und Pailletten hatte jedoch sehr viel mit der Spiegelung zu tun und mit dessen Schutz vor Dämonen.

Die Pailletten auf den bestickten, indigogefärbten Kleidern aus Jemen *151*
zum Beispiel, werden mit *Lamma* bezeichnet, und das gleiche Wort in Arabisch mit einem langen Vokal, bedeutet ‹Böser Blick›. Bis in die späten 80er Jahre wurden solche Pailletten auf dem Markt, dem *Suk,* in der Hauptstadt San'a hergestellt. In einem Bericht aus dem 18. Jahrhundert steht, dass dieser Schmuck aus Kupfer bestand, auf den heutigen Kleidern jedoch ist er meist aus Messing. Aus einer Metallplatte gestanzt, haben die Pailletten in der Mitte eine typische Vertiefung. Das Vorderteil des Kleides ist mit mehr oder weniger dichten Reihen bestickt, und zwar mit zwei Stichen in rotem Baumwollfaden sowie mit Reihen weisser Stickerei, kleinen Perlmuttstückchen aus dem Roten Meer sowie mit Dreiecken aus kleinen Messingkettengliedern.

Verwirren von Dämonen

Klingende Töne, knallige und wechselnde Farben, Quasten und Pompons irritieren den ‹Bösen Blick› und machen auf sich aufmerksam. Silberplättchen, Glocken und selbst Fingerhüte an einem Kleidersaum klingen bei jeder Bewegung und wirken in heissen Ländern wie ein Fächer. Du Halde
erwähnte in seinem Bericht, dass die Frauen aus der Westmandschurei *147*
lange Lederkleider mit einer roten oder grünen Borte mit Kupferstückchen oder kleine Glocken am hinteren Saum trugen, die durch den Klang ihr Kommen ankündigten. Sibirische Frauen machten mit tönenden Metallstücken, die sie auf ihre Kleidung genäht hatten, Verehrer auf sich aufmerksam.

Sehr oft haben Säume wehende Quasten, zum Teil aus Fetzen, oder aus Fäden der Webkette. In einigen Regionen ersetzen solche Quasten die
Federn. So sind zum Beispiel die Umhänge der Maori-Häuptlinge manch- *152*
mal mit Federn besetzt, bisweilen jedoch auch mit Büscheln oder Quasten, wobei es sich eindeutig um eine Imitation handelt. Bei Stämmen von Amerika-Indianern bezeichnen Kopfputze mit Federn und Lederkleider mit langen Fransen und Perlenketten den sozialen Status. Auf Hawaii zum Beispiel werden Federn, wenn sie rot oder gelb sind, als Mittel göttlicher Kraft angesehen, und in Zentralamerika bildeten sie vor der Eroberung einen wesentlichen Teil der Zeremonialkleidung.

Eine Quaste oder ein Pompon wird oft gleich plaziert wie eine Kauri oder eine Münze: unten am Brustschlitz eines Kleides, auf einer Tasche oder an einer anderen empfindlichen Stelle. Die Leinenhosen und -hemden, die die Frauen im spanischen Lagartera für ihren Bräutigam herstellten, waren auf den Achseln, den Manschetten und um den tiefen Halsausschnitt dicht mit Reihen von weissen und honigfarbenen Stopfhohlsäumen und mit anderer Durchbrucharbeit bestickt. Quasten zierten Hals- und Hosenschlitz.

Knallige Farben, vor allem wenn sie alternierend, oder wenn sie als kleine Stoffstückchen appliziert sind, besitzen die Kraft, Unheil abzuwehren. Die wirksamste aller Farben ist Rot.

Die Wirksamkeit von Rot

Die Farbensymbolik ist sehr komplex, und die verschiedenen Assoziationen können genau das Gegenteil bedeuten: In einer anderen Kultur, in einer anderen Epoche, trägt die Witwe weiss und die Braut schwarz. Die liturgischen Farben, die Farben von Freude oder Eifersucht sowie der Kleider von Königen oder Schornsteinfegern entsprechen gesellschaftlichen oder praktischen Normen. Im Gegensatz dazu gehören drei Farben zum menschlichen Dasein: Rot, Weiss und Schwarz. Obgleich ihre symbolische Auslegung variieren kann, bedeutet traditionellerweise Weiss das Reine und Himmlische und erinnert an die Kraft von Frauenmilch und Spermien, während Schwarz mit Exkrementen und Erde assoziiert wird und Zerfall bedeutet. Obwohl Schwarz und Weiss beim Kostüm symbolischen Wert haben, spielen sie in Stickereien nicht dieselbe Rolle.

Rot hat die grösste Wirkung, ist am anregendsten und ist die heiterste aller Farben. Rot ist die Farbe des Bluts, das heisst, von Leben und Tod, und ist deshalb doppelsinnig: Leben, Feuer, Sonne und Kraft stehen Opfer und Tod gegenüber. Rote Fäden und Stoffe werden mit Geisterverehrung und Dämonen, mit Jugend und Heirat, mit Talismanen und geheimnisvollen Kräften in Verbindung gebracht. Es ist die vorherrschende Farbe aller tribalistischen und bäuerlichen Stickereien, doch ihre Anwendung ist unterschiedlich: Sie kann als Schutz oder zum Bezeichnen verwendet sein.

Schutz

Wegen seiner Schutzfunktion wird Rot vor allem als applizierter Stoff an empfindlichen Stellen wie Nähten, Säumen und auf der Brust verwendet. Meist ist das dazu verwendete Material teurer als dasjenige für das Kleidungsstück und ist oft importiert: rotes Tuch, Seide und, in Gebieten mit Flachsverarbeitung, feine Baumwollstoffe. Häufig wird das Material mit Zierstichen überstickt, und der Effekt durch Kauri, Glöckchen, Quasten und Spiegelchen noch verstärkt. Die Muster sind symbolisch: Kreuz, Zickzack, Kreis, Rhombus und Viereck.

Ein frühes Beispiel ist das in Pazyryk gefundene Leinenhemd von ungefähr 400 v. Chr., bei dem alle Nähte mit roter Schnurstickerei verziert sind, wobei die Schnüre am Halsausschnitt und am Handgelenk in eine Flechte übergehen. Die Paracas-Mumienbündel aus etwa derselben Zeit haben rotbestickte Borten, und bei den während der Coppergate-Ausgrabungen im englischen York gefundenen Kleidern, die man ins 10. oder 11. Jahrhundert datiert, als Jorvik eine Wikingerstadt war, scheinen Halsausschnitt und Ärmelstulpen mit rotem Seidenband gesäumt zu sein.

Geografisch gesehen sind rote Verzierungen auf Kleidern bei vielen Völkergemeinschaften üblich, die Interpretation ihrer Wirkung und das
Recht sie zu tragen sind jedoch verschieden. Bei den Naga in Nordostindi- 153
en zum Beispiel, darf nur ein Mann, der getötet hat, Rot tragen.

In Afrika tragen die Häuptlinge der nigerianischen Benin roten Stoff als höfische Zeremonialkleidung, um sich und ihren König vor bösen Geistern zu schützen. Andere Stämme hingegen bringen Rot mit etwas Voll-
brachtem in Verbindung. Die Ful in Senegal nähen vorn und hinten auf 154
ihre Mützen ein kleines Stückchen roten Stoff. Rot kann auch jungen Frauen vorbehalten sein: Ein Tuch mit roten Streifen wird in Nigeria beim Verlobungsritual getragen, und die kenianischen Masai dekorieren die Mädchenröcke aus Häuten mit rotem Ocker. Rot kann sich auch auf den Tod beziehen: In Nigeria werden rote Sterbelaken über dem Dach einer Hütte ausgelegt, in der ein wichtiger Mann gestorben ist. In Madagaskar werden Sterbelaken *Mena* (Rot) genannt, selbst wenn diese Farbe nicht mehr vorherrschend ist, sondern durch eine bestickte Kante ersetzt wurde.

In Fernost schlitzen die Ainu von Japan den Saum ihrer Kleider, wobei sie diesen Schlitz und den Brustschlitz rot einfassen. Die Dajak von Borneo applizieren rotes Tuch auf Männerzierjacken, und in Sumatra werden Statuetten von Toten in roten Stoff eingeschlagen. In Hongkong wurden Säuglinge in bestickte rote Tücher gewickelt, mit Spiegelchen auf der Stirne, um sie zu beschützen: In den 20er Jahren überlebten lediglich zweiundsiebzig von tausend Kindern das erste Altersjahr. Die verheirateten Frauen der Sgaw-Karen in Nordthailand und Birma besticken ihre Blusen mit Rot und mit Hiobstränensamen und setzen am unteren Rand einen breiten, roten Stoffstreifen ein. Mit diesen Blusen tragen sie abbindgefärbte Röcke, wobei sie zum Abbinden rote Fäden verwenden. Da sie den Vorgang mit Geisterverehrung verbinden, färben sie den Stoff im Wald, wo sie nicht gesehen werden können. Die Blauen Hmong applizieren Rot auf Kleidern und Babytragtüchern, und die Weissen Hmong nähen nach der Heilungszeremonie, bei der ein Schamane den Geist, der eine Frau krankmachte, ausgetrieben hat, ein rotes Stoffkreuz auf die Jacke der Genesenen.

In Indien ist Scharlachrot eine heilige Farbe, mit der animistische Schreine geschmückt werden, und sie ist glückverheissend: Hochzeitstextilien sind vor allem rot oder werden rot dekoriert. Die Schutzkraft von Rot ist sehr stark. So beginnen Kontobücher mit einer roten Swastika, ein roter Zwirn um das Handgelenk macht Dämonen kraftlos, und in roten Stoff eingepackte Süssigkeiten werden an Wegkreuzungen hingelegt, um böse Geister abzuwehren.

In Russland wurden Kostüme vorwiegend mit Rot dekoriert. Das Wort ‹Rot› hatte im frühen Russland den gleichen Sinn wie ‹Schönheit›. Bei den Hemden der Tscheremissen und der Mordu in Sibirien wurde jede Naht und jede Kante sowie das Augenmotiv auf der Brust mit Rot appliziert sowie Glasperlen und Pailletten beigefügt. Zeremonialtücher aus der Ukraine sind mit einem uniroten Streifen versehen, der nach heidnischem Glauben heilig ist.

In Osteuropa dominiert Rot bei allen Kostümen, und man glaubt an seine gegen Hexen wirksamen, magischen Kräfte. In Jugoslawien wird rote, gefilzte Wolle bestickt und auf die wollenen, ärmellosen Mäntel, die in Serbien *Zubun* genannt werden, sowie auf die bosnischen Jacken appliziert. In den Dinarischen Alpen sind es die Leinenhemden, die an den Kanten mit roter Baumwolle appliziert sind. Vorn am Stehkragen ist ein Stückchen roter Stoff oder eine Quaste fixiert. In Ungarn waren Applikationen aus rotem Leder die frühesten Verzierungen auf den Kleidern aus Häuten. Das rote Band, mit dem in Rumänien ein Brautpaar umwunden wurde, ist anschliessend von der Braut als Band für ihre Sonntagsschürze verwendet worden. Und in Bulgarien glaubte man an die magischen Kräfte roter Troddeln an Leinenhemden oder eines asymmetrischen Kreuzstichmusters ausserhalb des Gesamtdessins.

Westeuropa: Die ländlichen Häuser in Wales, auf den britischen Inseln, wurden rot bemalt, um Dämonen fernzuhalten. In dem einsamen Pyrenäental Bethmale wurden als Schutzmittel alle Kanten und Nähte der Män- *156*
nerjacken mit roten Hexenstichen eingefasst und Borten aus schwarzem Samt mit roten Zickzacken und Kreuzen aufgenäht. In Italien wurden Neugeborene in rote Seidenhemdchen gekleidet, was Glück bringen sollte. In Deutschland fürchtete man, dass böse Geister ein Neugeborenes angreifen könnten, bevor es getauft wäre. Deshalb wurden Taufkleidchen und Tragkissen dicht mit roten Bändern verziert und bestickt. 1526 verkündete Luther, dass Weiss für Taufkleidchen nicht unabdingbar sei. Deswegen kehrte man auf Smäland in Südschweden zu den früheren heidnischen Bräuchen zurück und trug die Säuglinge in Steckkissen mit Kantenborten aus roten Dreiecken, roten Fransen und applizierten Seidenbändern zur Taufe. Diese konnte man zusammen mit dem Mützchen für eine Silberkrone bei der Kirche mieten.

Bezeichnen

Der Wert, den Rot durch das Unterschreiben von Verträgen mit Blut, durch das Markieren von Besitztum und durch das Schmücken von Gräbern mit Ockerrot erlangt hat, hat sich in der ausserordentlichen Kraft von *159*
Rot in der westeuropäischen Stickerei niedergeschlagen. Während bei der Bekleidung und bei Stickereien für das Heim sklavisch einer Mode gehorcht wird, werden leinene Aussteuerartikel weiterhin mit Monogrammen und Nummern in rotem Kreuzstich bezeichnet. Die Gewohnheit, Ritualtextilien mit Rot zu zeichnen, ist fast untrennbar mit der lebensfüllenden Aufgabe verbunden, Flachs selbst zu pflanzen, zu verspinnen und zu verweben. Obwohl durch Baumwolle ersetzt, wird auch heute noch in Kontinentaleuropa das Leinenzeug mit Rot markiert:

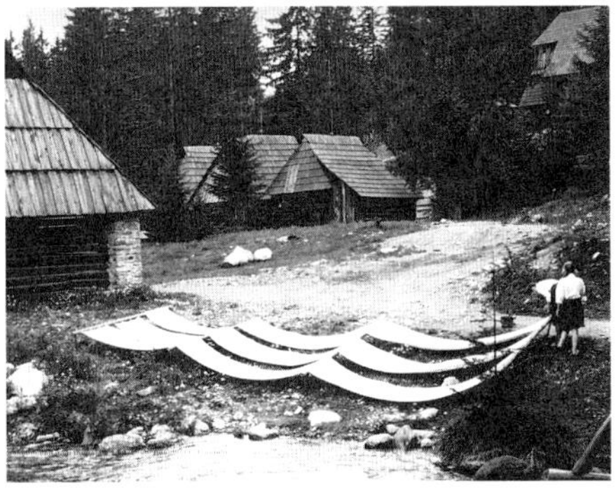

Die eigene Herstellung von Leinwand war in Europa eine lebensfüllende Aufgabe, und jeder Produktionsabschnitt war mit Ritualen verbunden. Zur Aussteuer gehörten bestickte Hemden und Blusen sowie mit rotem Kreuzstich bezeichnete Wäsche.

In Spanien und Portugal werden die von der Braut für den Bräutigam genähten Hemden unter dem Brustschlitz, der dicht mit weisser Stickerei gearbeitet ist, mit rotem Kreuzstich bezeichnet. Fast immer werden noch rote Quasten angefügt. Die Hemden von Caceres und Salamanca tragen den Namen des Mannes oder seine Initialen, diejenigen von Segovia den Namen des Paars und ihr Hochzeitsdatum, und diejenigen von Guimaraes in Portugal ein sentimentales Wort wie *Amizade* oder *Amor.* Manchmal haben die Buchstaben jedoch keinen Sinn, da die Stickerin natürlich weder Lesen noch Schreiben konnte. Solches Bezeichnen mit Initialen in rotem Kreuzstich ist auch üblich auf Frauenhemden in den Abruzzen in Italien und in der Schweiz. Im Schwarzwald wurden die Hemden verheirateter Männer mit Herzen, Sternen und Zickzacken in Rot bestickt, diejenigen lediger Männer in Weiss. Ihre ähnlich bestickten Hosenträger waren farblich umgekehrt – Rot für ledige, Weiss für verheiratete Männer. In Bulgarien wurde das Neugeborenenhemdchen, dessen Herstellung mit einem Ritual verbunden war und das die Haut des Kindes symbolisierte, mit roter Stickerei um den Halsausschnitt bezeichnet. Damit wurde der Beitritt des Kindes zur menschlichen Gemeinschaft für gültig erklärt.

Die Aussteuerwäsche wurde in Westeuropa mit rotem Kreuzstich, meist mit einem Monogramm, bezeichnet und oft auch numeriert. Da
gemeinsam am Fluss oder am Dorfbrunnen gewaschen wurde, hatten *158*
solche Bezeichnungen auch einen praktischen Zweck, und zwar denselben wie beim Brot, das man im Gemeindebackofen buk und das man mit bestimmten Zeichen markierte, um die Besitzerin anzuzeigen. Das Bezeichnen der Aussteuertextilien war auch der Anlass für die rot bestickten Mustertücher, die die europäischen Schulmädchen anfertigen mussten.

Feiertage und heilige Orte

Textilien hatten schon immer eine wichtige rituelle Funktion. Bereits in frühen Gesellschaften wurden sie als Geschenk übergeben oder ausgetauscht, bei wichtigen Lebensabschnitten verbrannt oder vergraben, ob es sich dabei nun um einen religiösen, militärischen oder gesellschaftlichen Akt handelte. Die wichtigen Tage im menschlichen Lebenszyklus, wenn bestickte Textilien mit der magischen Kraft ihres Schmucks vor bösen Geistern schützen sollen, sind die eines Übergangs: Geburt, Eheschliessung, Tod. In den meisten Gesellschaften gibt es zudem bestimmte Zeitspannen, entweder der speziellen Verletzbarkeit – wie beim Neugeborenen oder wie für die Seele eines kürzlich Verstorbenen – oder der Unreinheit – wie bei der Wöchnerin, die mit einer Dauer von vierzig Tagen festgelegt wird. Danach kündigt ein Zeremoniell, bei dem Stickereien eine Rolle spielen, die Rückkehr zum Alltag an. In der astrologischen Religion Babylons wurde vierzig, zusammen mit drei und sieben, als perfekte Zahl angesehen, was im Zusammenhang mit der Mondphase stand.

Die Rolle, die bestickte Kleidung beim Feiern eines Übertritts von einer Lebensphase in die andere spielt, kann am Beispiel des kurzen oder langen Leinenhemds in Europa dargestellt werden. Anstelle der menschlichen Haut, die an die Erneuerungskräfte der Schuppen mythologischer Wesen erinnert, ist es ein Wegweiser durchs ganze Leben. Es ist ein ritueller und ein geheiligter Gegenstand. Seine Verzierungen sind die Übertragung von tatauierten Stammeszeichen in Stickerei, und sein Schnitt entspricht dem einfachen Zusammenfügen von Webbahnen, wobei nichts verschwendet wird. In Rumänien warf man das für den Hals ausgeschnittene Stoffstück mit Beschwörungsformeln in ein schnellfliessendes Gewässer. In Bulgarien wurde die Leinwand für das erste Neugeborenenhemdchen nicht zugeschnitten, sondern durch das Schlagen mit Steinen in Form gerissen. Sozusagen in allen Gesellschaften reichte das Besticken von den einfachen Stichen um den Halsausschnitt des Neugeborenenhemdchens – in Bulgarien immer mit rotem Garn – über die reichste Stickerei für die Jungen, vor allem für die Hochzeit, bis hin zu den gedämpfteren Farben und zur einfachen Halsbündchenverzierung der Alten. Fast überall auf der Welt wurden die Leute in ihrem Hochzeitshemd oder in der ganzen -tracht beigesetzt. Dies vor allem, damit sie von ihrem Partner in der andern Welt erkannt wurden, aber auch aus dem magisch-religiösen Grund, als menschliches Wesen identifizierbar zu sein.

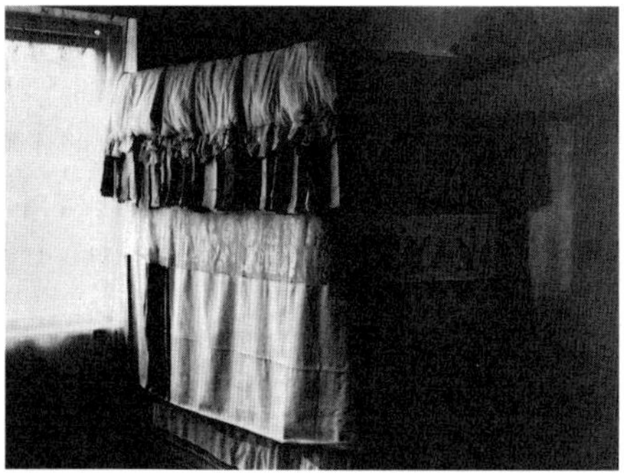

Die Schutzfunktion des Bettvorhangs, der Mutter und Kind während vierzig Tagen nach der Geburt behüten soll, wird oft noch durch weitere Gegenstände verstärkt: Knoblauch und Messer, oder im Fall des Vorhangs von Poprad, Slowakei, die Auslage von Leinenhemden aus der Aussteuer.

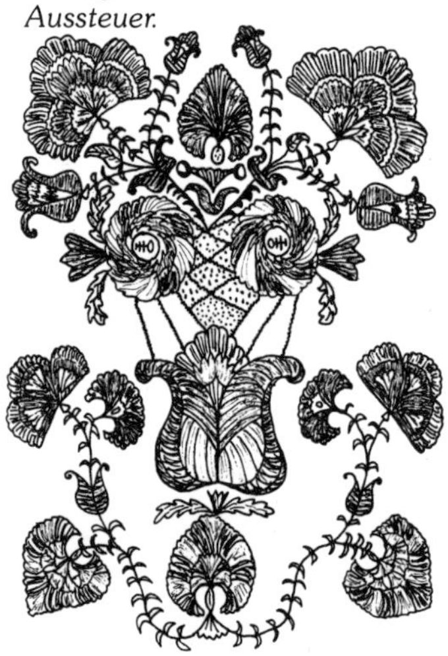

In Deutschland wurde ein Kind für die Taufe in ein Tuch gewickelt, das mit Rot geschmückt war. Im Kanton Graubünden, Schweiz, bestand der Schutz aus einem Lebensbaum mit den Fruchtbarkeitssymbolen der Nelke und der Tulpe.

Geburt

Bis zur Geburt ihres ersten Kindes wurde eine Frau als allem Unheil ausgesetzt betrachtet, da sie nicht mehr ihrer Familie und noch nicht ganz ihrem Gemahl gehörte. In einigen Ländern trug sie deshalb für den Alltag ihr Hochzeitskleid und ihren Schmuck in Form von Amuletten. Nach der Geburt galt sie als unrein. Deshalb wurden sie und das Neugeborene mit Stickereien und anderen Gegenständen vor Krankheit und vor der mütterlichen Unreinheit geschützt. In Bulgarien nannte man eine Wöchnerin *Lehusa.* Ihr Hemd wurde mit einer rot eingefädelten Nadel geschmückt, und um den Hals trug sie Knoblauchzehen sowie blaue Glasperlen. Dadurch sollten die bösen Geister in ihr drinbleiben, und andere sollten davon abgehalten werden, in sie hineinzugelangen. Am vierzigsten Tag hängte man diese Sachen in einen Baum und führte die Mutter zur Kirche.

In der Tschechoslowakei, als noch zwischen zwanzig und dreissig Leute
in einem Raum zusammenlebten und die Gesetze der Hygiene noch nicht *160*
bekannt waren, schützte und separierte ein bestickter Bettvorhang *(Kutnice)* die Mutter. Eine magische Trennung, die noch verstärkt wurde, indem Kräuter, Knoblauch, Streifen von rotem und grünem Tuch sowie Nadeln und Messer rund um den Vorhang arrangiert wurden. Die Stickmuster auf dem Vorhang waren symbolisch; sie stammten von alten Kulten und aus dem Christentum. Oft waren bestimmte Partien in Durchbruchtechnik gearbeitet, so dass die Mutter hinaussehen konnte. Sechs Wochen lang wurden so Mutter und Kind abgeschirmt, um sich dann in der Kirche einer Reinigungszeremonie zu unterziehen, der sogenannten Aussegnung. In einigen Dörfern ging die Mutter in den *Kutnice* eingehüllt, oder sie trug ihre Hochzeitsstola oder sonst ein speziell gesticktes Tuch für diesen Kirchgang.

Ähnliche Reinigungszeremonien wurden auch im *Hammam* vollzogen, dem öffentlichen Bad in osmanischen Ländern, wobei ebenfalls bestickte Tücher für die Mutter und für die rituelle Waschung des Säuglings Verwendung fanden. In der Türkei mietete die Mutter des Bräutigams den Hammam für vierzig Tage. Dort wurde dann die Braut und ihr entflochtenes Haar gewaschen. Dazu benutzte man ebenfalls bestickte Tücher.
Symbolische Stickereien fanden auch während der Wehentätigkeit Verwendung. In der Ukraine knotete man das im Jahr zuvor für die Segnung des Osterbrots *(Packa)* gebrauchte Tuch an einen Balken über dem Kopf der werdenden Mutter, damit sie daran ziehen konnte; in Tunesien verwendete man dazu den Hochzeitsgürtel. In Thrakien legte man ihr dazu ihre Schürze auf den Bauch.

Die Geburt war für die Grossmutter oft der Anlass, Stickereien zu beginnen, für die sie dann bis zur Hochzeit des Kindes die meiste Zeit aufwendete, wie zum Beispiel in Ungarn. Im Pandschab begann die Grossmutter väterlicherseits nach der Geburt eines Knaben den *Bagh* zu stikken, ein Tuch, das der junge Mann dann seiner Braut überreichte.

In China findet ungefähr vierzig Tage nach der Geburt eines männlichen Kindes sein erster, zeremonieller Haarschnitt statt. An diesem Tag hat die Mutter das Recht, die ihr von ihren Eltern geschenkte, bestickte Jacke zu tragen. Der erste Haarschnitt hat in vielen Ländern eine magische Bedeutung, da man annimmt, dass im Haar die Geisteskraft der Person stecke.

Hochzeit

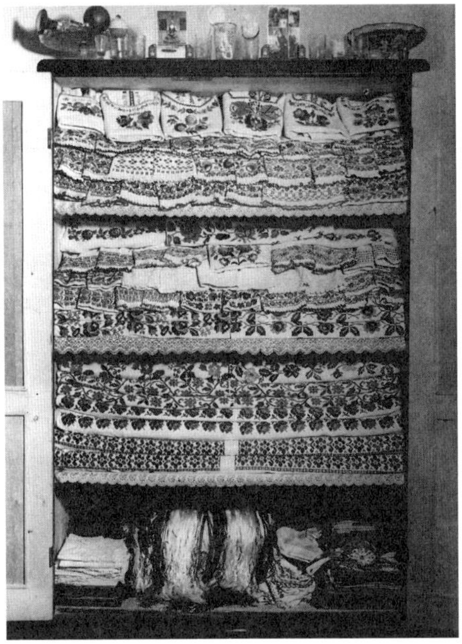

In ganz Osteuropa hatte jede Braut, wie arm auch immer, eine grosse Menge bestickten Leinens als Aussteuer. Einiges hatte sie während ihrer Kinder- und Jugendzeit selbst gestickt, anderes hatte sie geerbt, oder es wurde von ihrer Mutter für sie gefertigt.

Fast überall ist die Hochzeit der wichtigste Anlass, bei dem Stickereien eine Rolle spielen. Die Gebräuche sind zwar verschieden, doch einiges bleibt meist gleich: das Vorbereiten der Aussteuergegenstände durch die Mädchen während ihrer Kinder- und Jugendzeit; die Bedeutung ihres stickerischen Könnens zur Gewinnung eines Gatten; das Zurschaustellen ihrer bestickten Aussteuer, um damit ihre Fähigkeiten und ihren textilen Reichtum, den sie in die Ehe einbringen, vorzuzeigen; Stickereien beim Kostüm zur Erkennbarmachung des Sozialstatuswechsels; der rituelle Austausch von bestickten Geschenken durch die Brautleute; die Verwendung von bestickten Tüchern bei der Trauungszeremonie und vor allem, der beinahe heilige Status des Hochzeitshemdes oder -kleides. *7*

Bestickte Gegenstände für die Aussteuer bilden praktisch den lebenslänglichen Vorrat an Kleidern für die Braut sowie an Geschenken, wie zum Beispiel den bestickten Betelbeutel, den die Banjara-Braut ihrem Gat- *162*
ten gibt; die von den europäischen Mädchen für den Bräutigam gestickten Hemden; die Tabakbeutel, Börsen und Kappen, die die syrische Braut für die Männer in ihrer Familie zum Trost für ihren Weggang herstellt, oder das Einschlagtuch, das der koreanische Bräutigam um die kleine Holzgans legt, die er seiner Schwiegermutter als Beweis seiner Treue schenkt. Stickereien, die während der Trauungszeremonie gebraucht werden, wie zum Beispiel das Tuch, auf das sich das Paar setzt oder mit dem das Brautgemach geschmückt wird, oder das zum Zudecken von rituellen Gegenständen dient – von Kokosnüssen und Wasser bei indischen Trauungen –, gehörten auch dazu. Etwas vom wichtigsten jedoch ist die Wäsche für das Hochzeitsbett.

In Osteuropa bestickten die Mädchen Leinenzeug für das Prunkbett, das in einer Ecke des besten Zimmers stand und in dem man eigentlich nicht schlief. Zwar sah nur die Familie die oft bis zur Decke aufgetürmten Stickereien. Kam das Mädchen jedoch ins heiratsfähige Alter, wurden die Stickereien auch fremden Leuten gezeigt und sogar vor dem Haus zur Schau gestellt. Am Hochzeitstag wurden dann die Gegenstände, für alle sichtbar, zum Haus des Bräutigams überführt. Für die Geburt wurden die Laken gewechselt, und beim Tod wurden sie auf der Bahre wieder durch das Dorf getragen. Die Aussteuerwäsche blieb Eigentum der Frau und wurde im weiblichen Familienzweig vererbt. Starb eine Frau ohne Tochter, wurde die Wäsche mit ihr beigesetzt oder von ihrer Familie zurückverlangt.

Stickereien hatten auch im Leben von jungen Männern ihre Bedeutung. In Ungarn besass jeder Mann im heiratsfähigen Alter einen *Szür*, einen Walkmantel mit Blumenstickerei auf dem grossen eckigen Kragen und an den Kanten, den er sich oft aus seinem ersten Verdienst erstanden hatte. Er trug ihn während der ganzen Verlobungszeit, bei der Hochzeit und später bei festlichen Gelegenheiten. Der Bräutigam von Mezőkövesd trug eine mit Blumen gemusterte Schürze und ein Hemd mit sehr weiten, bestickten Ärmeln, die seine Braut für ihn gefertigt hatte. In Montenegro

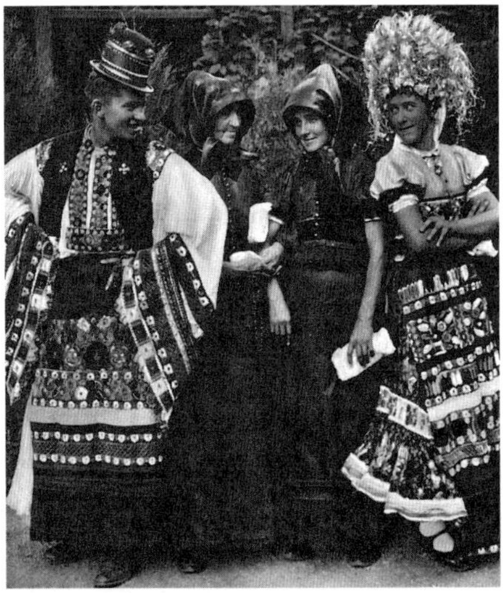

Das leinene Hemd für den Bräutigam war ein wichtiger Bestandteil der bestickten Aussteuerwäsche. Grossartig war dasjenige aus Mezökövesd, das einem Knaben überreicht wurde, wenn er zum Mann geworden war. Bei seinem Tod wurde das Leichentuch aus den Ärmeln des Hemdes gemacht, das er bei seiner Hochzeit getragen hatte.

war es den jungen Männern erst nach der Verheiratung gestattet, bestickte Kleider zu tragen, da man sie dann als kampffähig betrachtete. Die jungen Männer in Minho, Portugal, kauften ihrer Liebsten auf dem Jahrmarkt rotbestickte Taschentücher mit einem sentimentalen Spruch. Diese hatten den gleichen Wert wie ein Ring und bedeuteten das Ende der Verlobung, wenn man sie zurückgab. Bei den Bergvölkern Thailands tragen die jungen Männer, vor allem die Lisu, reich gearbeitete ‹Freiertaschen›, die mit Perlen, Stickerei, Quasten, Stoffstreifen und Silberornamenten dekoriert sind.

Der Vollzug der Ehe hat eigene Traditionen, und oft spielen Stickereien ebenfalls eine Rolle. In vielen Ländern wird das mit Blut befleckte Nacht- *161*
hemd oder ein Tuch nach der Hochzeitsnacht von der Mutter vorgezeigt, um die Jungfräulichkeit ihrer Tochter zu beweisen. In Nordafrika zeigt am dritten oder siebten Tag die ‹Zeremonie des Gürtels› den Übergang der Braut, die in mehrere bestickte Kleider gehüllt ist, von der einer Göttin ähnlichen Gestalt zur Ehefrau. Ihre weiten Hochzeitskleider schützen ihren Körper vor bösen Geistern, die sie unfruchtbar machen könnten, bevor die Ehe vollzogen ist. Ist diese Gefahr überstanden, legt sie einen schweren Wollschal um, der in Osttunesien halb mit Indigo, halb mit Henna gefärbt ist und in der Mitte einen Streifen mit dichter Stickerei aufweist. Dann legt man ihr auf Taillenhöhe einen Gürtel um den Schal; später trägt sie den Schal ohne Gürtel über den Kopf gelegt.

Tod

Beisetzung: Bei vielen Völkern werden Textilien – nicht unbedingt bestickte – den Toten für das Leben in der anderen Welt oder als Ritualgeschenke beigegeben. Obwohl manchmal auch speziell für die Beerdigung gestickt wurde, gebrauchte man doch eher das Hochzeitshemd oder das ganze Kleid als Leichentuch. Zum Teil wurde ein Partner auch mit der Hälfte des Tuchs beerdigt, mit dem das Paar bei der Hochzeit zusammengebunden und das anschliessend entzweigerissen wurde.

Bei den Turkvölkern war es Tradition, dass ein Mann, der in einer Schlacht gefallen war, in seinen Kleidern zur Ruhe gebettet wurde. Sonst wurden sie, da sie auch den Mann selbst repräsentierten, an einer Stange über seinem Sarg aufgesteckt oder durch ein Stück grobbestickten Filz ersetzt. In einigen Gesellschaften war es auch üblich, Stickereien oder Fetzen oder Stückchen Tierhaut um einen Busch in der Nähe des Grabs zu binden.

In Indonesien werden die meisten Ziertextilien mit einem Toten beige-
setzt, doch nur wenige sind bestickt. Nur bei den Frauensarong aus *10*
Lampung in Südsumatra dominieren Stickereien, bei Stämmen der östlichen Sumbainsel sind es Applikationen. Beide Regionen sind reich geworden, die erstere durch den Handel mit Pfeffer, die zweite mit Pferden.

Von einem Sumba-Häuptling erwartete man, dass er fünfzig bis hundert Textilien mit einem Toten begrub und dass weitere an Gäste verteilt wurden. Solche Ziertextilien waren einst den Noblen vorbehalten, und die Frauenröcke, die *Lau-hada*-Sarong, die mit Glasperlen und importierten Nassamuscheln verziert sind, bilden nicht nur einen wesentlichen Teil der
Aussteuer, sondern dienten auch als Grabbeigaben, die mit ihrer Besitze- *164*
rin beigesetzt wurden. Das Dessin ist immer eine aufrecht stehende Figur

mit erhobenen Armen und mit übertrieben dargestellten Geschlechtsmerkmalen. Zwischen den Beinen ist eine Eidechse, Symbol der Fruchtbarkeit, angebracht und um die Figur herum Fische oder Krustentiere wie Krabben und Langusten – Zeichen der Wiedergeburt, da diese Tiere ein verlorenes Glied ersetzen können – sowie Krokodile, von denen viele Sumbagruppen annehmen, es seien ihre Vorfahren. Baumwollbüschelchen unterteilen die Motive.

Die gesuchtesten Textilien aus dem Gebiet Lampung in Südsumatra sind die als ‹Totenschifftücher› bekannten Ritualgewebe. Ähnliche Muster gibt es auch auf einem Typus der gestickten Frauensarong *(Tapis)* aus dem gebirgigen Inselteil. Diese haben Streifen mit Ikatmustern abwechselnd mit gestickten Bändern. Bei den letzteren sind mit Spannstichen in hellbeiger, brauner und blauer Seide Schiffe mit Bäumen und Leuten dargestellt, wobei die Einzelmotive konturiert sind. Ein anderer Typus zeigt Stickerei mit eigenartigen Formen, die Zellen unter einem Mikroskop gleichen. Diejenigen der Abung im Süden und im Südosten sind in Anlegetechnik mit Goldfäden bestickt, wobei die Muster geometrisch sind und die Motive Leute oder Tiere darstellen. Die Sarong der Kauer an der Südwestküste enthalten Hunderte von kleinen Spiegelchen oder Glimmer und werden zusammen mit einer Jacke getragen, die ebenfalls mit Spiegelchen und Muscheln bestickt ist. Ein Mädchen konnte erst heiraten, wenn es seinen Tapis beendet hatte; er wurde bei allen Übergangsriten getragen.

In einigen europäischen Ländern wurden Stickereien eigens für die Beerdigung hergestellt oder für die vierzig Tage nach dem Tod stattfindende religiöse Zeremonie. In dem ungarischen Dorf Csokoly begannen die Mädchen mit dem Besticken von Laken und Kissenbezügen in Rot für ihr eigenes Totenbett. Im Alter von etwa 40 Jahren begannen sie einen neuen Satz in Gelb. In vielen Teilen Schwedens und Norwegens war es Brauch, den Sarg im Haus aufzustellen, bevor man damit in die Kirche ging, wobei reichbestickte Tücher darübergelegt wurden. Bei einem spanischen Brauch wurden Decken mit christlichen Symbolen in dunkler Wolle über dem Sarg drapiert. An Allerseelen wurden Tücher mit Totenmotiven am Boden der Kirche ausgelegt und Kerzen darauf gestellt. In der Ukraine hängte man Zeremonialtücher um Kreuze,und in Rumänien übergab man der Familie und den Priestern mit schwarzem und rotem Kreuzstich bestickte Tücher, die dann von den Bahrenträgern auf die Schulter gelegt wurden. Man glaubte, dass diese Tücher magische Kräfte besässen und den Geist des Verstorbenen beschützen könnten. Als später Leichenwagen benutzt wurden, wollte man auf diese Tücher nicht verzichten und band sie statt dessen um die Türgriffe.

Bei Beerdigungen der Pwo-Karen in Birma und Thailand tragen die Mädchen ‹singende› Schals, die aus den roten gewobenen Decken gemacht werden, mit denen man sich sonst zum Schlafen zudeckt, und zwar so, dass sich die Fransen am Fussende befinden. Für den Toten werden die Tücher nun mit den Fransen über der Stirne getragen. Die eine Hälfte der Decke ist mit weissen Glasperlen in Dreier- oder Fünfergruppen bestickt, und unten hat sie eine Franse aus Käferflügeln und Glöckchen.

Trauer: Meist sind mit der Trauer düstere Farben und das Umkehren der Kleidung verbunden. Der Brauch, die Kleidung zur Trauer umzukehren, wurde durch Ibn Battuta aufgezeichnet, der um 1330 Trauernde beschreibt, die während vierzig Tagen nach dem Tod eines Sultanssohnes ihre Kleider von innen nach aussen gekehrt trugen. Dasselbe galt auch noch bis vor kurzem in Europa. Man wollte damit die Hilflosigkeit der Seele beim Tod sowie ihre Schutzbedürftigkeit vor magischen Kräften darstellen. Die Frauenjacken von Pont-Aven in der Bretagne wurden speziell für diesen Zweck bestickt: auf der rechten Seite war das orange und gelbe

Muster sehr reich und auf der linken Seite einfacher gestickt; dies war die Seite, die von Trauernden aussen getragen wurde.

Kopfjagd: Abgeschlagene Köpfe gehörten zur Paracas-Mythologie. Sie symbolisierten das Opfer zur Erhaltung des Lebens. Auf Stickereien sind mythische Feliden, Raubvögel und Figuren mit betonten Augen, mit Trophäenköpfen in Körben oder an ihren Körper gehängt dargestellt.

Fast dreitausend Jahre später war bei den kriegerischen Naga-Stämmen, *163*
deren Gebiet für Aussenstehende heute noch schwer zugänglich ist, die Kopfjagd eine symbolische Betätigung. Die Vorstellung der im Kopf wohnenden magischen Kraft erforderte, dass beim Begräbnis eines Häuptlings der Schädel eines menschlichen Opfers beigebracht wurde. Die gesammelten Köpfe konnten aber auch einfach aus kriegerischen Auseinandersetzungen stammen oder wurden aufgrund eines komplexeren Glaubens erbeutet. Dabei konnte ein Frauenkopf mit prächtigem Haar gesteigerte Fruchtbarkeit bedeuten, aber auch ein Kinderkopf trug zum Prestige bei. Diese Jäger trugen Schals aus braun-schwarz-gestreifter Baumwolle mit Kreisen aus Kauri, die den Mond darstellen, sowie mit kleinen roten, broschierten Vierecken. Rot durfte ein Mann nur tragen, *9*
wenn er getötet hatte, und Kauri, wenn er zwei Männer umgebracht hatte. Dann wurden die Muscheln oft in der Form einer Menschenfigur aufgenäht, entweder als Beifügung zu den Kreisen oder als Einzelmotiv.

Die gleichen Stämme errichteten auch Monolithen zu Ehren ihrer Verstorbenen, was bedeutete, dass Hunderte von Leuten den Block einen Hügel hinaufschleppen mussten. Ein Anlass, für den die Frauen massenweise Münzen auf der Rückseite ihrer Sarong aufnähten. Diesem Herkulesakt folgte ein Festmahl, nach dem die jungen Männer, die daran teilgenommen hatten, und die dann *Lung Chingba* genannt wurden, für ein Jahr von ihrer Familie getrennt leben mussten. Dann war es ihnen gestat- *165*
tet, einen Schal aus blauem Stoff zu tragen, der in Manipur gewoben worden und der mit kleinen Tierfiguren, vor allem in Rot bestickt war.

Bei den Naga gab es auch mehrere Feste aufgrund von Verdiensten. Dabei spendete der Mann, der die besondere Tat oder Leistung vollbracht hatte, Essen für das ganze Dorf, und man schlachtete einen Büffel *(Mithan)*. Danach erhielten er und seine Frauen das Privileg, Kleidung mit Kauri zu tragen.

Festlichkeiten

Das ‹beste› oder das Hochzeitskleid wurde im ländlichen Europa bei Festen getragen, die vor allem im Zusammenhang mit den Jahreszeiten sowie der Nahrungs- und Flachsproduktion standen. Bei den Ritualen zur Begrüssung des Frühlings waren oft die jungen Mädchen im heiratsfähigen Alter beteiligt. Sie beschritten die Felder und sammelten Eier in ihren schönsten bestickten Trachten. Die im Verhältnis zum bäuerlichen Einkommen für Stickereien ausgegebenen Beträge sind erstaunlich. Ein armes Mädchen, das in Ungarn in einer einfachen Hütte lebte, für die man kaum einen Tag brauchte, um sie zu erstellen, konnte mindestens dreissig bis vierzig bestickte Kleider und mehrere hundert Stück Leinwand besitzen.

Reich bestickte Kostüme wurden bei allen geselligen und offiziellen Gelegenheiten getragen. Dazu gehörten Kirchgang, gemeinsame Feldarbeit

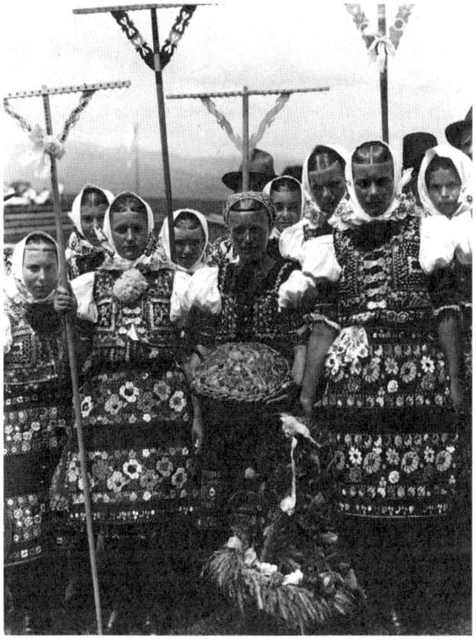

Nach der Heuernte zogen die Mädchen aus Dobra Niva in der Slowakei die am schönsten bestickte Tracht an und überbrachten so ihrem Gutsherrn Gebäck.

und Markt. Auch heute noch sieht man in Osteuropa Frauen auf Märkten Teile ihrer bestickten Kostüme tragen. Gemeinsame landwirtschaftliche Arbeiten – sobald sie in grossen Gruppen ausgeführt wurden – boten ebenfalls Gelegenheit, das ‹beste› Kleid zu tragen. Martha Wilmot, die im frühen 19. Jahrhundert Russland bereiste, berichtete, dass die Leute gemeinsam misteten und dass die Frauen dazu ihre rot bestickten Hemdkleider und ihren gehörnten Kopfschmuck trugen.

Der Kirchgang war in jeder Gemeinde etwas vom wichtigsten und das sich Feinmachen gehörte dazu. Die heidnischen Frühjahrskulte hatten sich zum Osterfest gewandelt, doch wurden auch weiterhin Tücher bestickt, die man zum Bedecken der mit Eiern, Früchten und Brot gefüllten Körbe verwendete, die man zur Kirche brachte. Die Ostereier in Mähren werden heute noch mit den gleichen Mustern bemalt, die man auch auf den Kostümen gestickt sieht. Zu Beginn dieses Jahrhunderts wurden die Kleider von Mezökövesd mehr und mehr mit Pailletten überladen, die die eigentliche Stickerei verdrängten. Diese kamen die Bauern teuer zu stehen: Eine Schürze konnte den Wert eines Kalbes in Tand aufgestickt haben. Um die Bauern vor ihrem Ruin zu retten, verbot die Kirche am Aschermittwoch 1925 alle Pailletten. Am Ostergottesdienst kamen die sechstausend jungen Burschen und Mädchen mit neugestickten Kleidern zur Kirche, mit Mustern, die die verbannten Pailletten imitierten. Es ging dabei nicht darum, Ausdruck von Individualität, sondern um seine Zugehörigkeit und seinen Status anhand von Stickereien zu zeigen.

Kirchliche Prozessionen bieten in katholischen Ländern ebenfalls Gelegenheiten, bestickte Kostüme zu tragen, Zentral- und Südamerika eingeschlossen. In Spanien werden Fahnen von den Balkonen gehängt, und in anderen Ländern legen sich die Reliquienträger bestickte Tücher auf die Schultern.

In jüdischen Häusern werden auf dem Sabbattisch und für den -zopf *(Challe)* mit Bibelsprüchen und mit religiösen Symbolen wie Kerzenleuchter und dem Zopf selbst bestickte Tücher ausgelegt. Am Passah-Fest, mit dem an den Auszug aus Ägypten erinnert wird, finden zuhause religiöse Feiern statt. Dazu werden Kissenbezüge bestickt sowie Beutel, in denen man die symbolischen drei Scheiben *Mazze* (ungesäuertes Brot) aufbewahrt. Die Stickereien der Juden entsprechen den jeweils im Lande üblichen Stickereien.

Was höher als alle anderen Festlichkeiten gewertet wird und was seine Wurzeln im tierischen Instinkt der menschlichen Psyche hat, ist das Tanzen. Kriegstänze der Nordamerika-Indianer, Tänze zur Erfüllung von Träumen und zur Heilung von Krankheiten, die uralten Mondtänze der Buschmänner und viele ähnliche Tänze in der ganzen Welt finden in geschmückten Kostümen statt, und wenn sich dieser Schmuck auch nur auf spezielle Perlen und Federn beschränkt. Die europäischen Volkstanzfeste gehören zu den letzten Anlässen, wo noch Trachten zu sehen sind. Dazu werden sogenannte ‹Nationaltrachten› getragen, meist eine Mischung aus vielen Regionalstilen. Je länger je mehr wird jedoch wieder sorgfältig darauf geachtet, dass echte alte Kostüme benutzt oder kopiert werden, die mit stilgerechtem Schmuck der Volkstanzgegend entsprechend ausgestattet sind.

Geheiligte Stätten

Die bescheidene Stadt Banska Bystrica in der Tschechoslowakei schmiegt sich an eine Bergflanke. Ihre Strassenzüge zeigen den heruntergekommenen Barock eines ehemaligen Aussenpostens der österreichisch-ungarischen Monarchie, aber auch den nüchternen Beton der kommunistischen Herrschaft. Bei ihren typischen Häusern führt die Eingangstüre direkt in den Küchen-/Esszimmer-/Aufenthaltsraum, möbliert im Stil der 50er Jahre und mit dem grotesken Anblick eines in Stickerei gehüllten Radios. Im zweiten Zimmer empfängt man die Besucher. Hier befinden sich Kästen angefüllt mit den von der Mutter geerbten Textilien und mit der eigenen Aussteuerwäsche der Hausfrau. Ein Fernsehgerät steht auf einem *167*
Tisch an der Wand, und darüber sind Teller aufgehängt; bestickte Tücher bedecken den Fernseher und sind um die Teller drapiert – Ersatz für die ehemals geheiligte Stätte der eurasischen Jäger- und Sammlervölker.

Die geheiligte Stätte war Zugang für die zur Erde kommenden Geister sowie Ruhestätte der Verstorbenen, von denen man glaubte, dass sie an Festtagen in ihr Heim zurückkehrten. Meist steht dort der Esstisch, und *166*
zwar gegenüber dem Ofen. Die einfachsten heiligen Ecken haben zum Beispiel in Russland eine Ikone mit dem ewigen Licht davor. Oft ist dort auch ein dreieckiges Brett, auf das man das Brot legt oder an Ostern ein Ei. Ein Bild mit religiösem Inhalt, das man in dieser Ecke ebenfalls sehen kann, gehört in die neuere Zeit. Ursprünglich befanden sich dort fünf Dinge: ein Heiligenbildnis oder eine Statue; ein besticktes Leinentuch, das Lendentuch symbolisierend, in das Christus bei seiner Geburt und bei seinem Tod gehüllt wurde; etwas Grünes, das den Lebensbaum symbolisiert; ein Vogel, der die Seele mit der Erde verbindet, sowie ein Licht, das die Gegenwart Gottes anzeigt. In katholischen Häusern stellt das Bild oder die Statue die Muttergottes dar; bei Orthodoxen ist es eine Ikone; bei Muslimen befindet sich an dieser Stelle ein mit einer Stickerei geschmücktes Brett, mit einem *Mihrab* oder dem Koran. Hier wird auch der Teppich für die täglichen Gebete entrollt. Für die Juden befinden sich an dieser Stelle die *Menora* – der siebenarmige Leuchter im alten Tempel und heute ein religiöses Symbol des Judentums –, die *Thora,* ein gemaltes Amulett oder, an der Ostwand des Hauses, der *Misrach,* ein Bild, das gestickt sein kann.

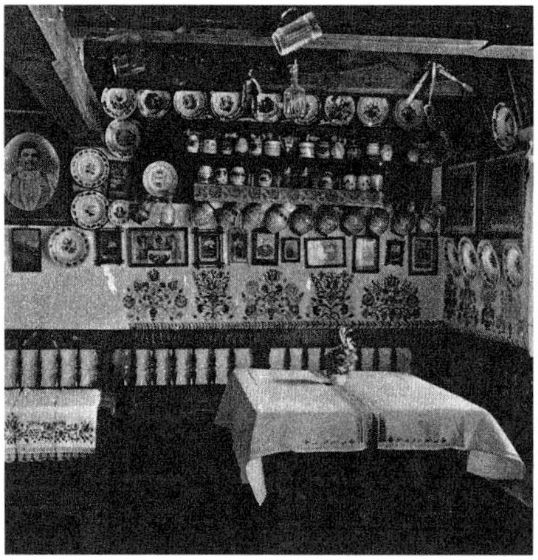

Der Hausaltar ist eine Ecke, in der bestickte Tücher, bemalte Teller, religiöse Bilder und Erinnerungsstücke von Übergangsritualen der Familie aufgehängt sind.

Nach und nach wurden die fünf Elemente der heiligen Ecke durch Familienerinnerungsstücke von Übertrittsritualen wie Kommunions- und Hochzeitsbilder, Diplome, militärische Bescheinigungen und vor allem durch das Fernsehgerät ersetzt. Doch ist noch immer alles mit gestickten Tüchern behängt, denselben, die auch in Birken oder in heiligen Hainen aufgehängt werden. Sie sind meist lang und schmal mit Stickerei an beiden Enden. Diese ist oft in rotem Kreuzstich und mit Motiven, die von alten Kulten stammen; in Nordeuropa gleichen die Motive jedoch eher denen auf Mustertüchern: Initialen, Daten, Lebensbaum mit gegenständigen Vögeln. Ähnliche Tücher werden auch beim Ofen aufgehängt, wo die Bewohner unter anderem ihre Kleider hinhängen, und in Nordeuropa auch an den Türpfosten oder über dem Waschbecken, dem wie einem Quell wegen der Kraft des Wassers diese Dekoration zuteil wird. Überall werden auch bemalte Teller, aber auch Lichtquellen wie Fenster, Kerzenständer und Spiegel, ähnlich drapiert.

Spiegel

Von China bis Osteuropa werden Spiegel mit bestickten Tüchern behängt. Zu den blauweissen Stickereien der südwestchinesischen Agrarbevölkerung gehören auch Spiegeldraperien. In Syrien werden Paneele *(Mikhala)*, die über Spiegel gehängt werden, um den ‹Bösen Blick› abzuwenden, mit kleinen Zickzackmustern bestickt. Dazu sind sie auch mit den üblichen Quasten, blauen Glasperlen, Münzen und manchmal Patchwork-Arbeiten versehen. In Osteuropa werden bei einem Todesfall die Spiegel zugedeckt. In Tetuan/Marokko wird der Spiegel gegenüber dem Ehebett für vierzig Tage nach der Hochzeit mit einem bestickten Tuch behängt, wobei die Stickerei aus einer Granatapfel-Pyramide an jedem Ende besteht.

Altäre

Viele Häuser besitzen zeitweise einen Altar. Zum Beispiel geht in Minho, Portugal, an Ostern der Priester von einem Haus zum anderen, um es zu segnen. Dazu wird ein kleiner Altar auf einem Tisch errichtet, der mit einem Tuch drapiert wird, auf dem christliche Symbole und sogar Treuebezeugungen für den König mit rotem Kreuzstich gestickt sind. Die Banjara-Nomaden in Indien errichten einen Altar, indem sie ein kleines besticktes Tuch, mit Kauri an den Rändern, auf einen Tisch oder auf einen Kasten legen und fünf Teigballen so darauf plazieren, dass je ein Ballen in jeder Ecke und einer in der Mitte liegt. Die *Rumal* aus Chamba, die mit mythologischen Szenen bestickt sind, werden hinter einem Kultbild aufgehängt, um damit einen Altar darzustellen.

Türschwelle

Der Haus- oder Zelteingang ist geheiligt. Sein Schmuck beschützt Heim
und Bewohner. Im alten Ägypten wurde zum Schutz vor Unheil eine beflü- *104*
gelte Kugel mit Schlangen auf jeder Seite über dem Türsturz angebracht. Der Mönch, Wilhelm von Rubruck, der 1253 Zentralasien bereiste, berichtet von Gehängen über Türen, die Rebranken, Bäume, Vögel und Tiere darstellten. Carpini, der 1246 Botschafter des mongolischen Grosskhan war, erwähnt bildliche Darstellungen von Männern aus Filz auf jeder Seite des Zelteingangs. O'Donovan beschreibt die Praxis der Skythen, in der Nähe von Zugängen Leinensäcke aufzuhängen, um die Gaben von umherwandernden Geistern aufzufangen. Auch heute noch findet man in vielen Ländern über Eingängen geheiligte Symbole: Swastika, Fisch, Solarkreise, Kreuze. Die Beduinen binden am Eingang ihrer Zelte rote Fetzen an, und die mongolischen Jurten haben über dem Eingang rote Tücher in einem Muster aus sich kreuzenden Linien. In Bengalen werden die Türschwellen mit denselben Symbolen aus Reismehl dekoriert (als Dank für die Sicherheit des Hauses), die auch auf die *Kantha* gestickt werden. In den Strassen von Luxemburg sieht man auch heute noch Türen mit geschnitzten Lebensbäumen, Sonnenscheiben, Kreuzen und den Pfeilen des heiligen Sebastian.

Stickereien als Behänge sind von China, über die *Susani* in Zentralasien, bis zu den applizierten Portieren von Ägypten üblich. An den Türpfosten jüdischer Häuser gibt es die *Mesusa*, Kapseln mit kleinen Schriftrollen aus Pergament, die Gebete aus dem Deuteronomium (5. Buch Mose), die täglich gebetet werden sollen, enthalten. In Nordafrika sind sie in einem bestickten Behältnis aufbewahrt.

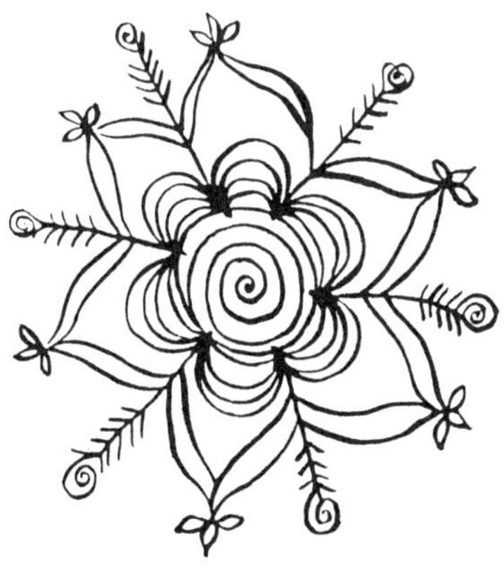

Die Türschwelle ist geheiligt. In Bengalen dekoriert man sie mit Symbolen aus Reismehl. Es sind die gleichen, die auch auf den Kantha *gestickt sind.*

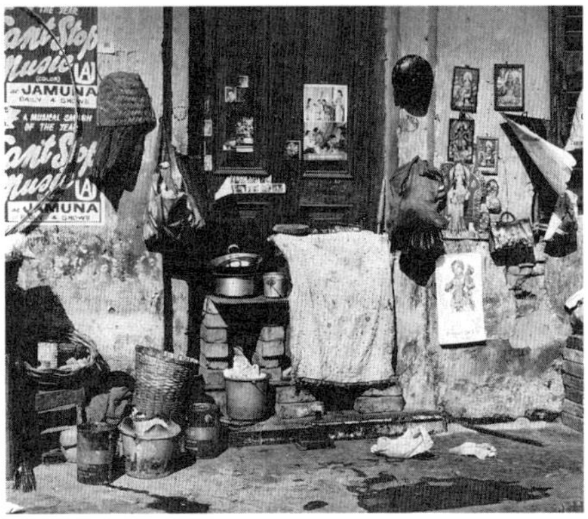

Ein auf der Strasse Lebender in Kalkutta hängt an seinem angestammten Platz ein besticktes Tuch auf.

In anderen Ländern hingegen ist das Zentrum des Hauses die Stelle direkt gegenüber dem Eingang. Stickereien sind dann dort plaziert, ebenso der Hausaltar oder das Prunkbett, das nur in der Hochzeitsnacht oder für einen gelegentlichen Gast Verwendung findet. Zu diesem Bett gehören die besten Stickereien des ganzen Haushalts: Decken, Vorhänge, Kissen. Andere Stickereien werden an einem Balken aufgehängt oder der Reichtum des Hauses in Form von Textilien wird dort gestapelt und mit einer Stickerei bedeckt, wie im Fall der *Darnia*-Quilts in Gujarat. Sogar ein auf der Strasse Lebender in Kalkutta wird an seinem angestammten Platz eine Stickerei aufhängen.

Auf den Dodekanes Inseln konzentriert sich die Stickerei eher auf die Bettvorhänge, das heisst auf den Eingang der Bettzelte, als auf denjenigen des Hauses, und zwar mit figürlichen Motiven am Giebel, vor allem mit Vögeln, aber auch mit der Göttin, mit Hirschen, Schiffen und Doppeladler.

Wertgegenstände

Zu den kostbaren Gütern, die man mit Stickereien schützen möchte, können, je nach Gesellschaft, Säuglinge, Kamele, Gewehre oder Löffel gehören.

In der Türkei des 16. und 17. Jahrhunderts wurde der Turban, den man als öffentliches Bekenntnis zum Islam trug, als symbolisches Kleidungsstück bei Nichtgebrauch auf einen geschnitzten Holzständer gestellt. Dann wurde er mit einem speziellen, gestickten Tuch *(Kavur örtüsü)* zugedeckt. Dieses war aus gebleichtem Leinen mit verdoppeltem Vorstich mit Tulpen und Artischocken, Palmetten oder mit dem *Cintamani*-Motiv bestickt. Nachdem der Fes, eine einfache, rote Filzkappe ohne symbolische Bedeutung, den Turban abgelöst hatte, wurden die Tücher zum Zudecken nicht mehr bestickt. War der Turban einmal gewickelt, so wurde er so belassen und beim Tod einer wichtigen Persönlichkeit auf ihr Grab gelegt. Die Kaftane der Sultane wurden, wenn sie nicht in Gebrauch waren, in einem ähnlich bestickten, *Bohca* genannten Tuch, verpackt. Nach ihrem Tod bewahrte man die Kaftane in mehrere solche Tücher gehüllt in der Schatzkammer auf.

Der Brauch, wertvolle Artikel oder Kleider in Schmucktücher zu hüllen, ist nomadischen Ursprungs, wird aber auch bei anderen Völkern praktiziert. In Bengalen werden Gegenstände wie Bücher, der Koran, Musikin- *168*
strumente, Geld, Betelnüsse, Spiegel, Kämme und Toilettengegenstände in einen *Kantha* gehüllt. Seine Herstellung unterliegt einem Ritual. Um einen *Kantha* zu beginnen, ist für Muslimfrauen der Freitag, für Hindufrauen jedoch der Dienstag glückverheissend. Die Muster sind in jedem Landstrich und für jeden Zweck verschieden. Die konventionelle Art hat jedoch in der Mitte immer einen Lotus und in jeder Ecke einen Lebensbaum. Auf dem restlichen Feld verteilen sich Motive aus dem Haushalt: Reismörser, Betelschneider oder Ohrringe, wobei die letzteren Symbol des Verheiratetseins sind. Die langen, schmalen *Kantha* für die Toilettengegenstände der Frau, die *Arsilata,* haben florale oder lineare Dessins, oft rote Kanten und eine rote Quaste in jeder Ecke.

In Afghanistan sticken die Frauen fast für alles Decken und Deckchen, zum Beispiel auch für ein Gewehr. Damit kann der Mann die Handfertigkeit seiner Braut vorzeigen. Die Belutschen besticken Taschen für ihre Löffel; die Chinesen Beutel und Täschchen zum Anhängen der Brille und *170*
des Fächers; die Juden Beutel zum Aufbewahren der bestickten Gebetsschals *(Tallit)* der Männer.

Fortsetzung Seite 177

Magischer Schutz

Böse Geister

▷ 134 Kleidermanschette, Ärmel eines Kleides aus Beit Dajan, Palästina, im Bethlehem-Stil. Auf Kleidern wird Stickerei so angelegt, dass sie den Körper vor bösen Geistern schützen soll. Wichtig sind vor allem Kanten und Säume, wobei in vielen Teilen der Welt für einen solchen Dekor alternierende Farbtöne gewählt werden.
▽ 135 Kleid, Belutschistan, Pakistan. Die Musterung konzentriert sich auf die Achseln, auf den Busen und auf die Schamgegend sowie auf alle Kanten und Säume. Auch wenn die Stickerei fast das ganze Kleid bedeckt, werden diese Zonen nie zusammengebracht.
▽▷ 136 Männergewand, Nigeria. Meistens ist der dichteste Dekor auf einem Kleid das Brustzierfeld. Vor allem bei Kleidungsstücken für Männer hat es jedoch oft am Nacken ein kraftvolles Ornament. Dies ist nicht nur in Westafrika üblich, sondern auch in Indien.

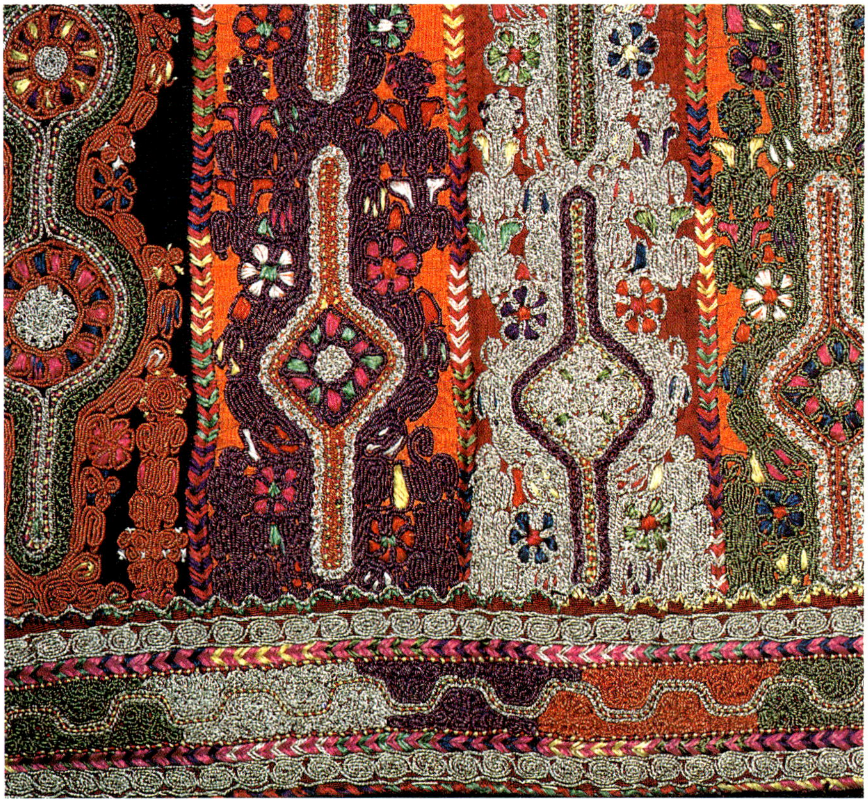

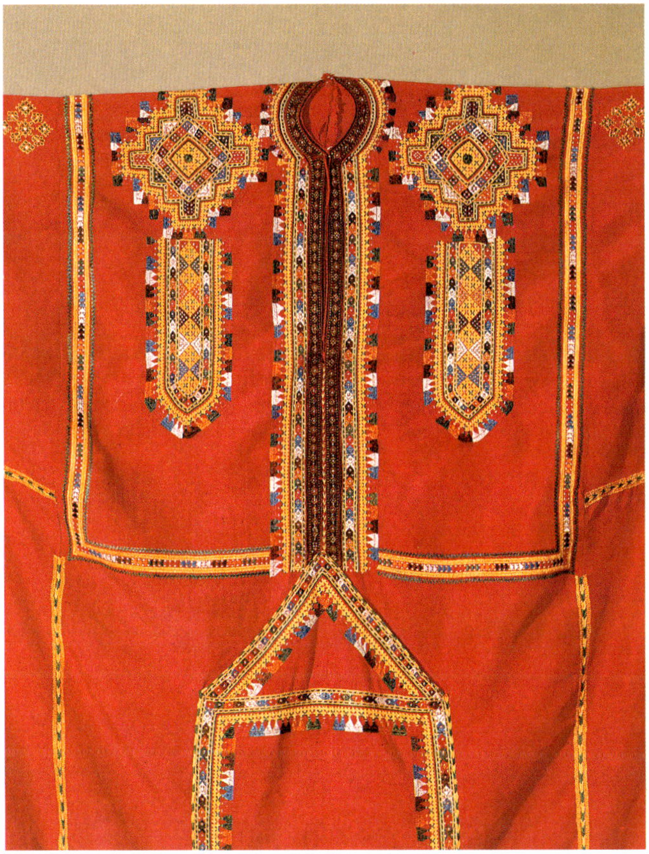

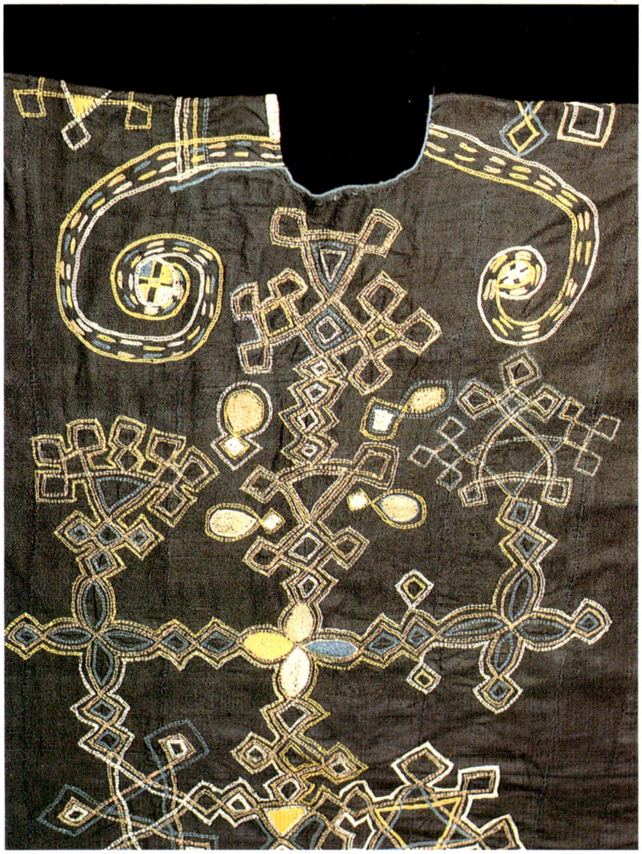

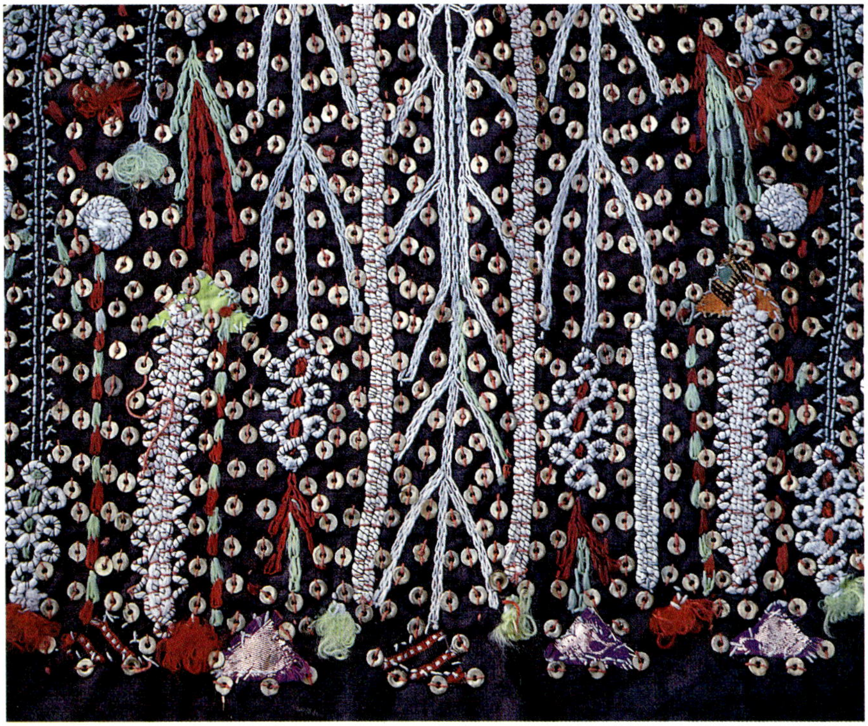

◁ 137 Frauengewand, San'a, Jemen. Ein Dekor mit Schutzfunktion, der sehr oft vorkommt, ist ein kompliziertes Muster auf der Sauminnenseite eines Kleides, so dass beim Gehen ein verwirrendes Bild entsteht. Glitzernde Pailletten und dreieckige Amulette verstärken die Kraft eines solchen Dessins, das unter dem hinteren Rocksaum versteckt ist.

▽ 138 Bluse, Choli, Rajput-Kaste, Kutch, Indien. Als Lebensborn des Neugeborenen werden die Brüste auf Kleidern aus verschiedenen Kulturen mit dichter Stickerei geschützt. In Europa erfüllte der Vorstecker denselben Zweck.

▷ 139 Schürze, Bosaca, Slowakei. Die europäische Schürze war vor allem symbolisch: Sie schützte nicht den darunterliegenden Rock, der an dieser Stelle nicht verziert wurde, sondern vor allem den Körper. Die rituelle Verwendung der Schürze ist unendlich vielfältig.

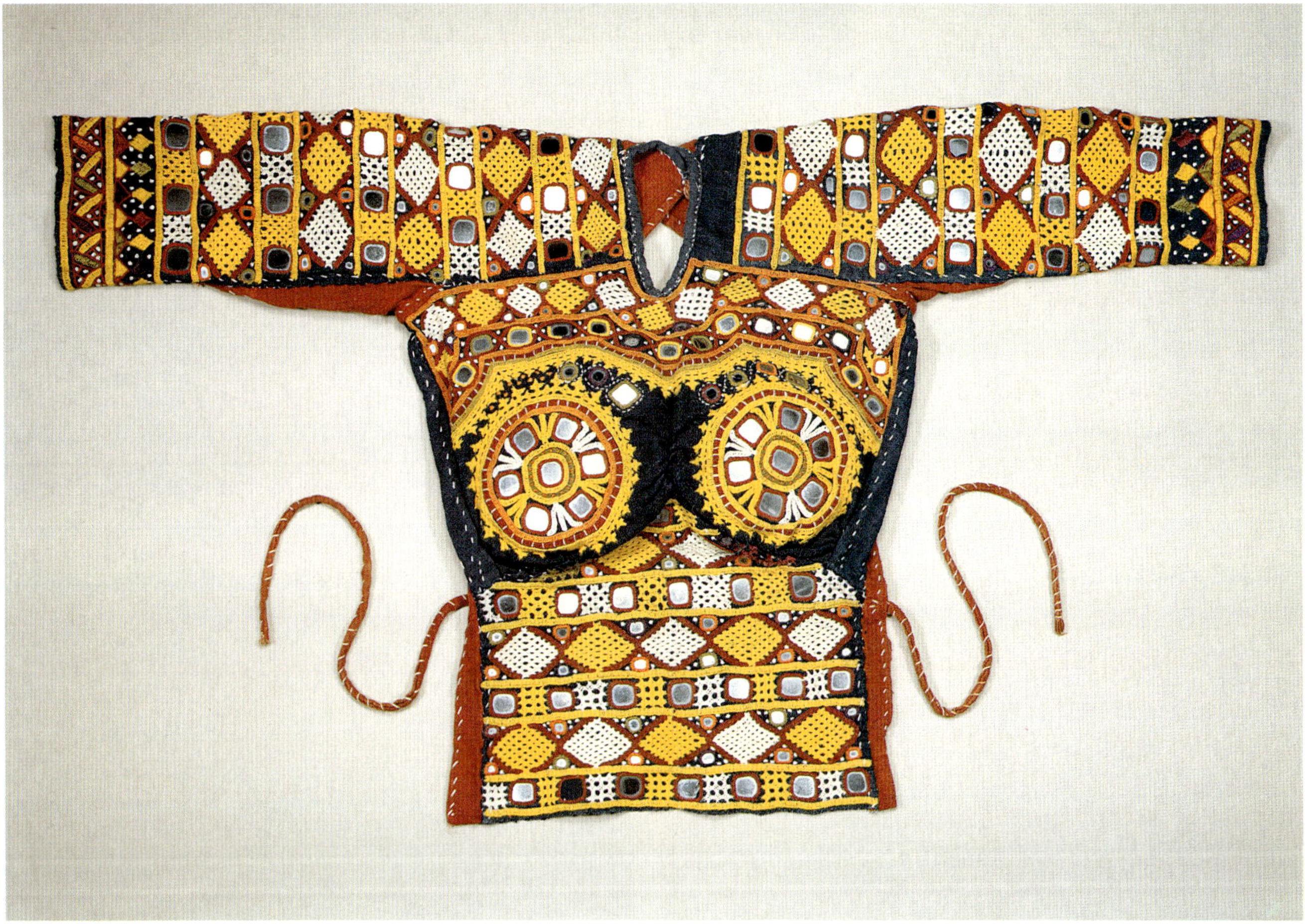

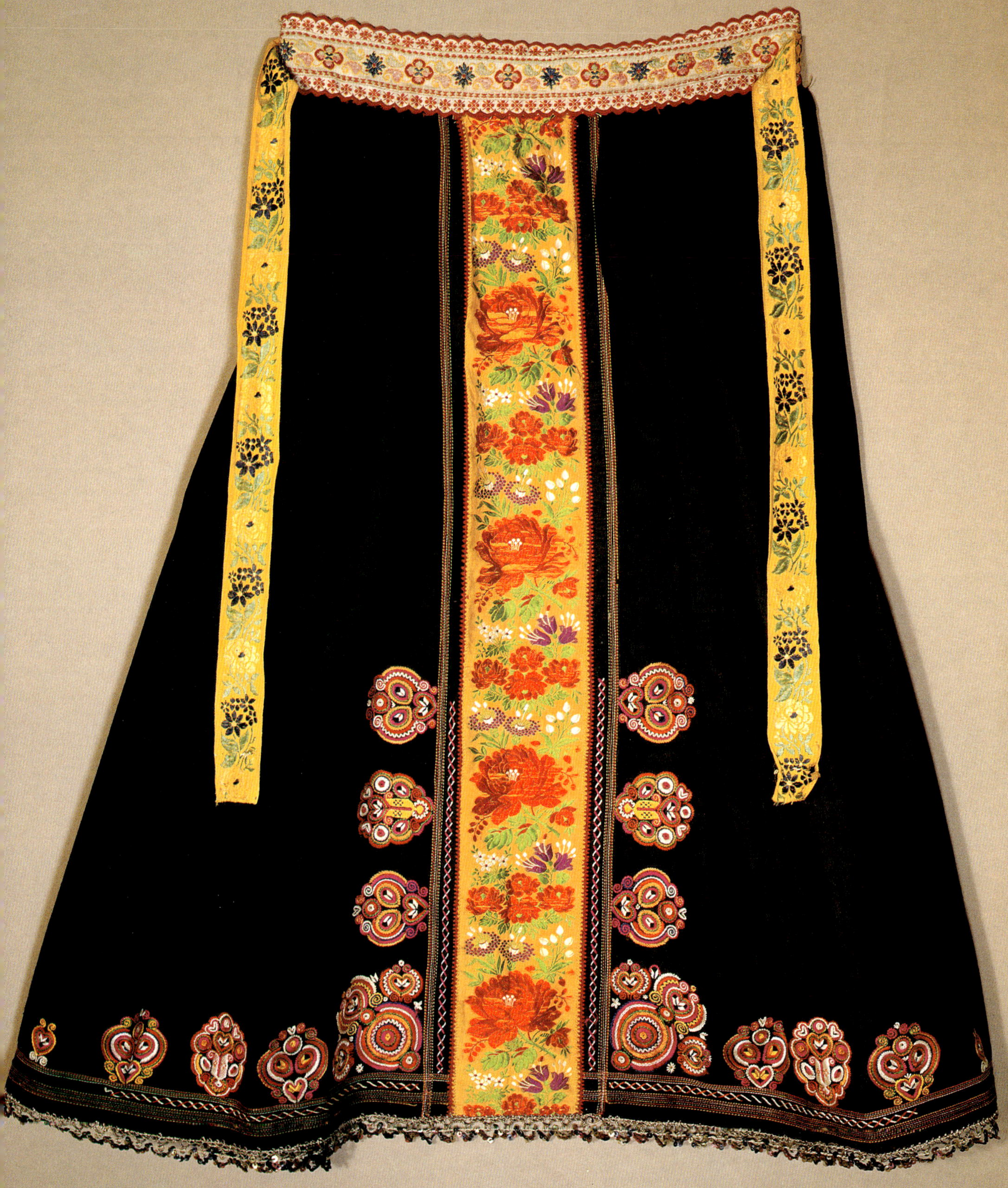

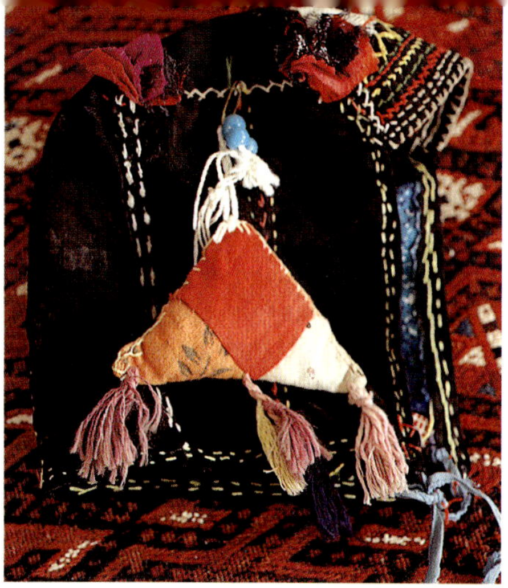

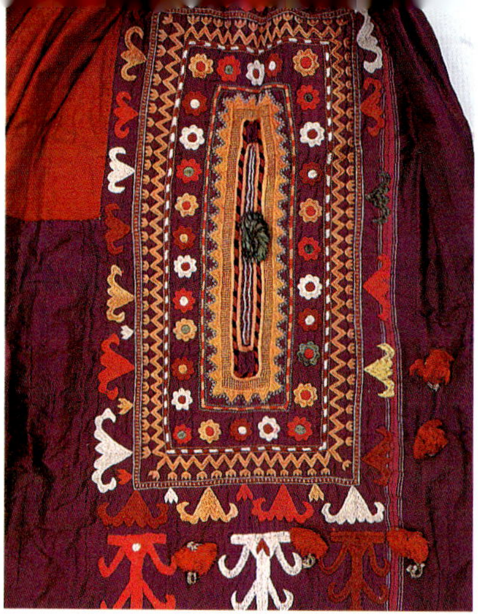

◁◁ 140 Kindermütze, San'a, Jemen. Der Kopf wird durch ein kraftvolles Amulett in Form eines Dreiecks geschützt.

◁ 141 Frauenkleid, Usbek-Lakaien, Afghanistan. Taschen wurden mit Stickerei verstärkt und dekoriert. Asymmetrisch plaziert, sollten sie den ‹Bösen Blick› verwirren.

▽ 142 Frauenbluse, Piestany, Slowakei. Im Zusammenhang mit der Hochzeit hatten die Ärmel der europäischen ländlichen Tracht oft eine Ritualfunktion. Meist waren sie aus einem feinen Stoff oder aufwendig gefältelt oder bestickt.

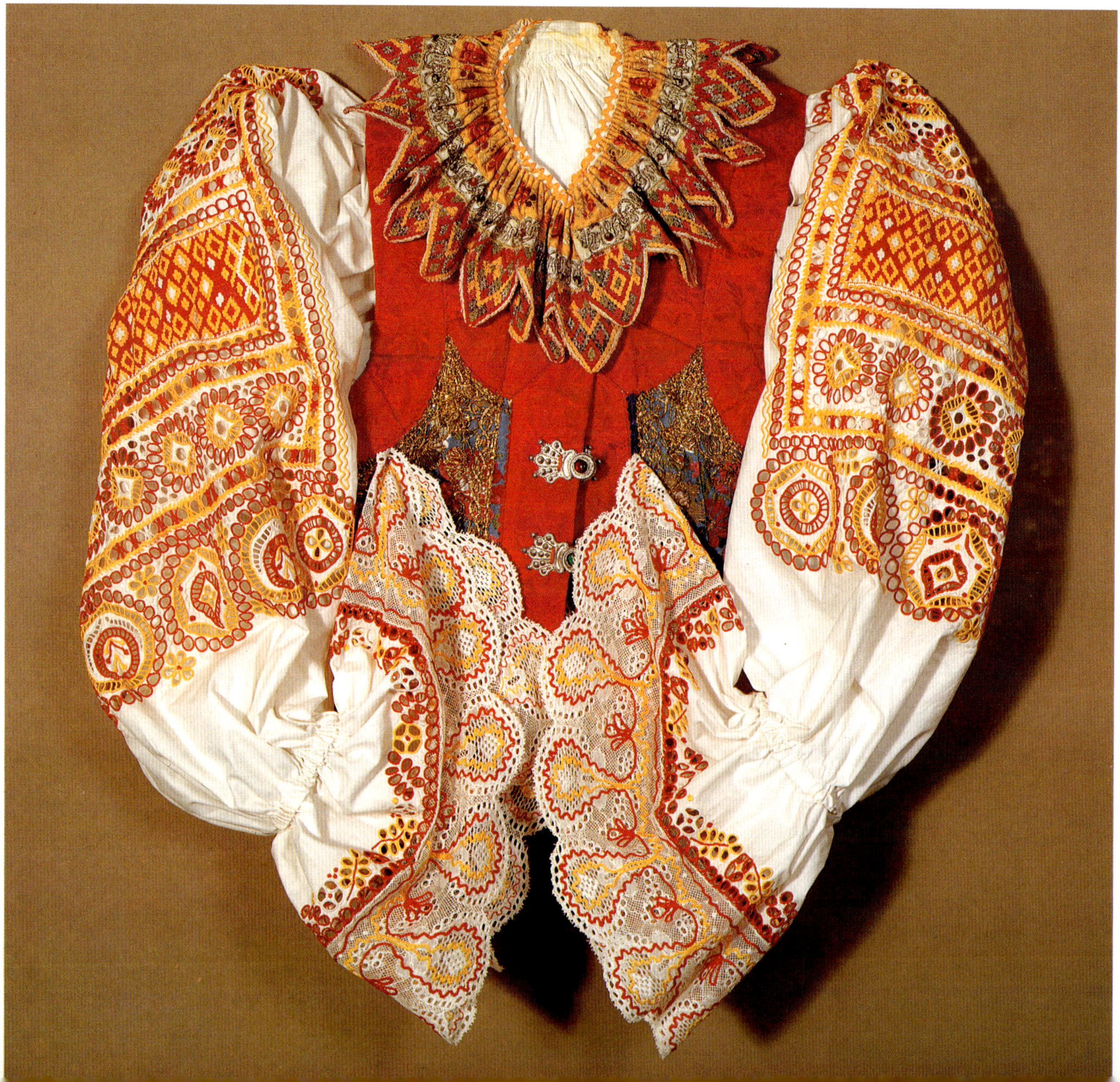

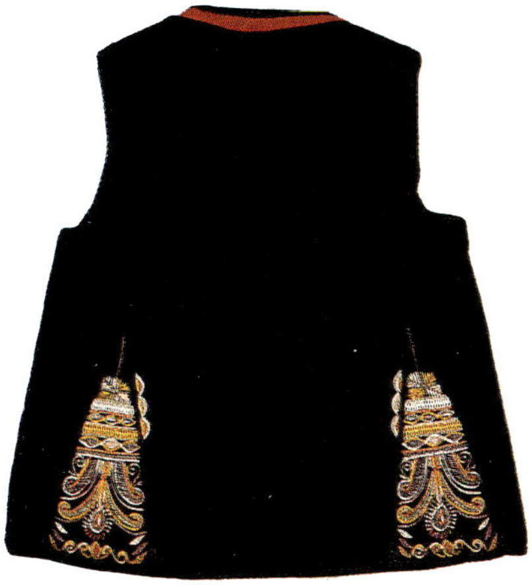

△ 143 Frauenweste, Bosnien, Jugoslawien. Muster, von denen angenommen wird, dass sie gegen den ‹Bösen Blick› schützen, stammen oft aus alten Kulten: Das Widderhornmotiv der Steinzeitjäger ist eines dieser Muster. Die Weste hat eine kraftvolle, rote Randborte um den Hals und vorn ein kleines asymmetrisches mit schillernder Seide gesticktes Einzelmuster.

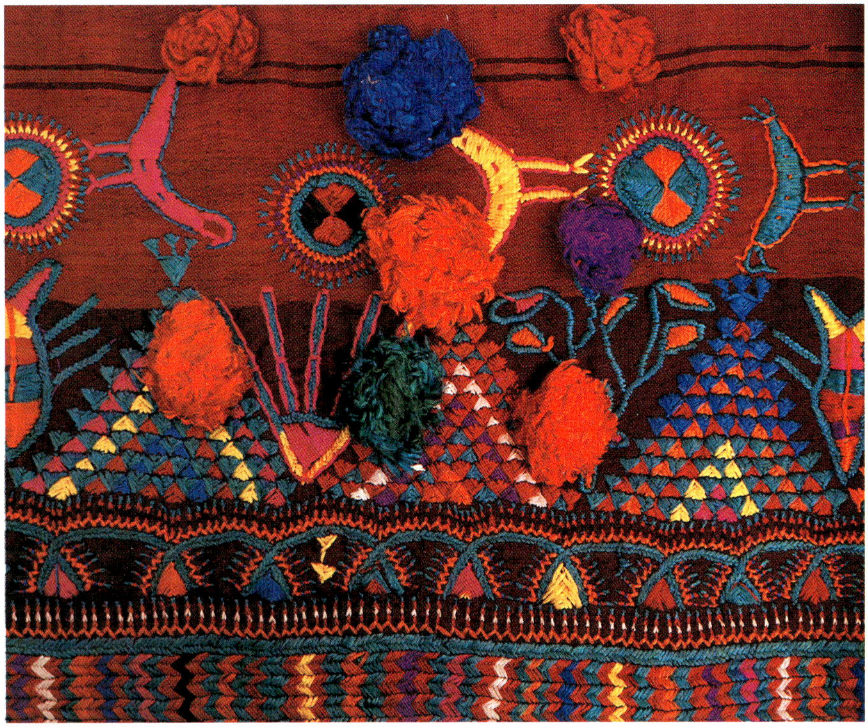

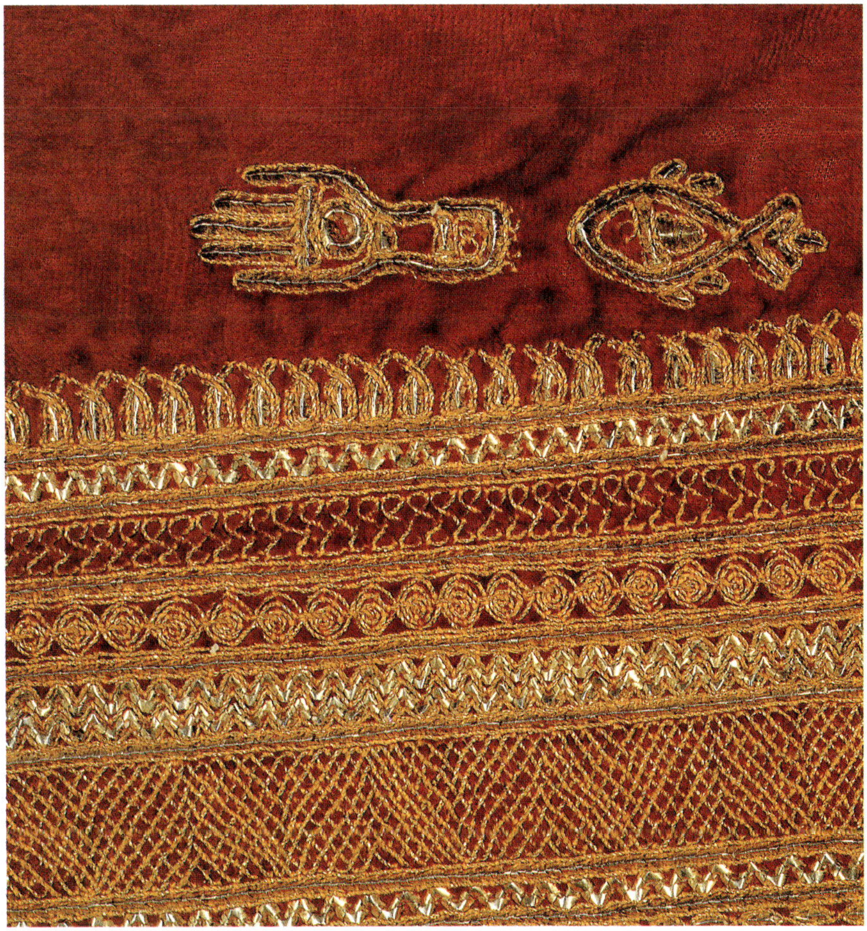

△▷ 144 Frauenschal, Gabes, Südtunesien. In der Welt des Islams sind die kraftvollsten Talismane Hand und Fisch. Hier sind sie mit Sonnenscheiben und Hähnen kombiniert, die ebenfalls Solarsymbole sind. Von ihnen nimmt man an, dass sie die bösen Nachtgeister vertreiben.

▷ 145 Frauenjacke, Le Kef, Tunesien. Der Fisch, ein altes Phallussymbol, ist in Tunesien ein wichtiges Amulett. Auf Stickereien kommt er meist zusammen mit der Hand vor. Als Talisman baumelt er auch am Rückspiegel eines Taxis oder wird auf Türschwellen und auf den Boden von Suppenschüsseln gemalt.

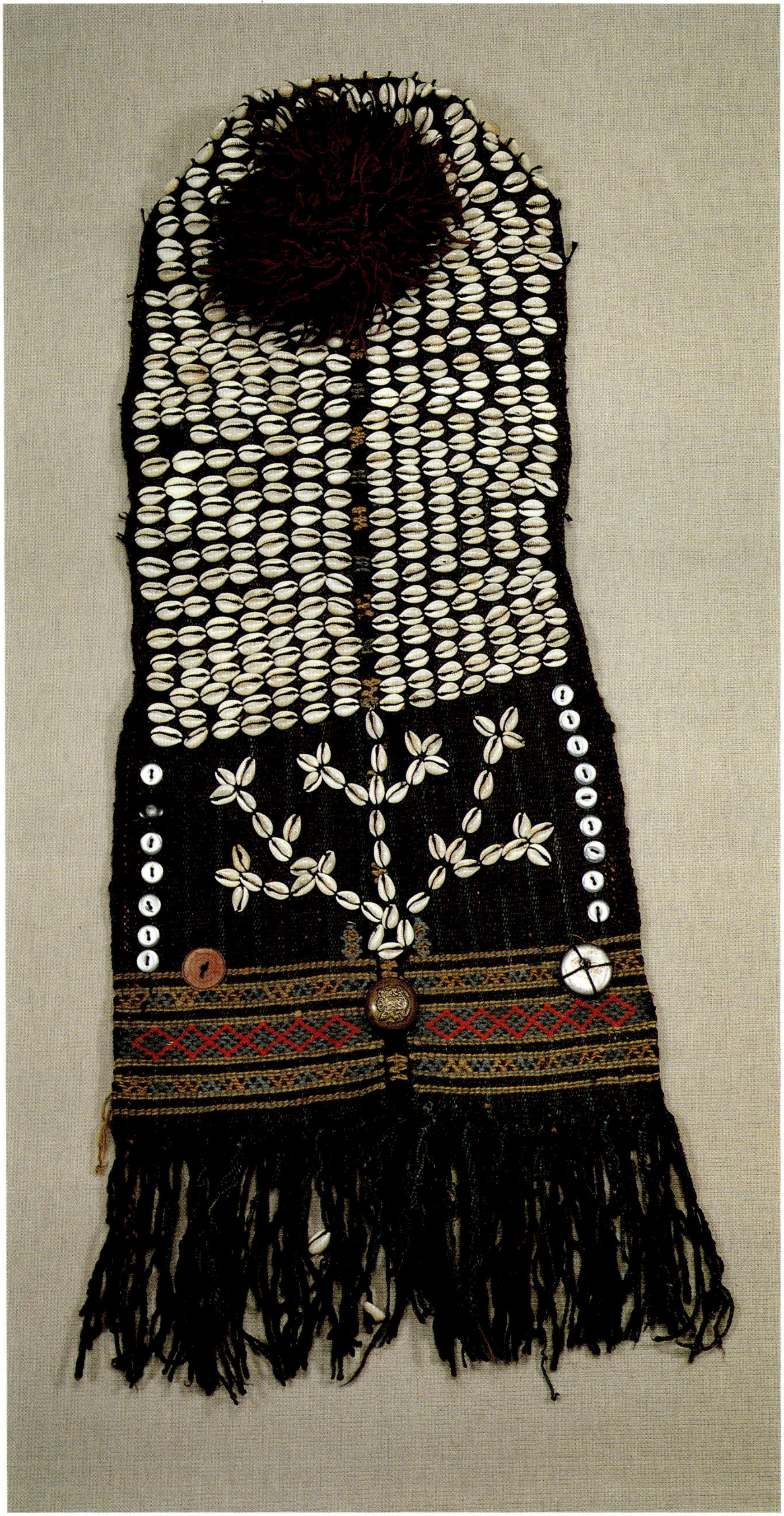

◁ 146 Frauenkopfbedeckung, Chitral, Nordpakistan. Zur Stickerei zusätzlich aufgenähtes Material verstärkt den Schutz gegen böse Geister. Am meisten geschätzt, da sie der weiblichen Vulva gleichen, sind Kauri. Bei dieser Bedeckung dienen zur Verstärkung des Schutzes der Verschluss einer Colaflasche, Knöpfe, der Lebensbaum und die rote Farbe.

▽ 147 Männerkleid, Äthiopien. Metallscheiben und Anhänger sind über den Ohren und dem Nacken dieses Kleides aufgenäht, und sie schmücken die Kanten mit zusätzlich applizierten Stoffdreiecken.

▷△ 148 Kinderjacke, Kohistan, Nordpakistan. Münzen, von denen man Heilung und Schutz vor dem ‹Bösen Blick› erhofft, werden oft durch Knöpfe ersetzt. Ein alter Reissverschluss ergibt hier einen wirkungsvollen Metallrand.

▷▷△ 149 Frauenhaube, Jemen. Blaue Perlen werden mit dem ‹Bösen Blick› assoziiert. Eine davon reicht aus, um die Trägerin davor zu schützen.

▷▽ 150 Kinderjacke, Rajput-Kaste, Kutch, Indien. Von Spiegeln erhoffte man, dass sie den ‹Bösen Blick› verwirren oder sogar blenden können. Ein Stückchen davon, an der hinteren, mittleren Taille aufgenäht, reichte für die Sicherheit des Kindes aus.

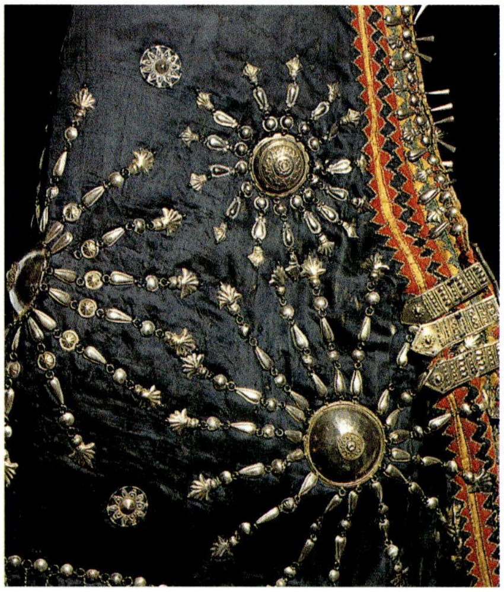

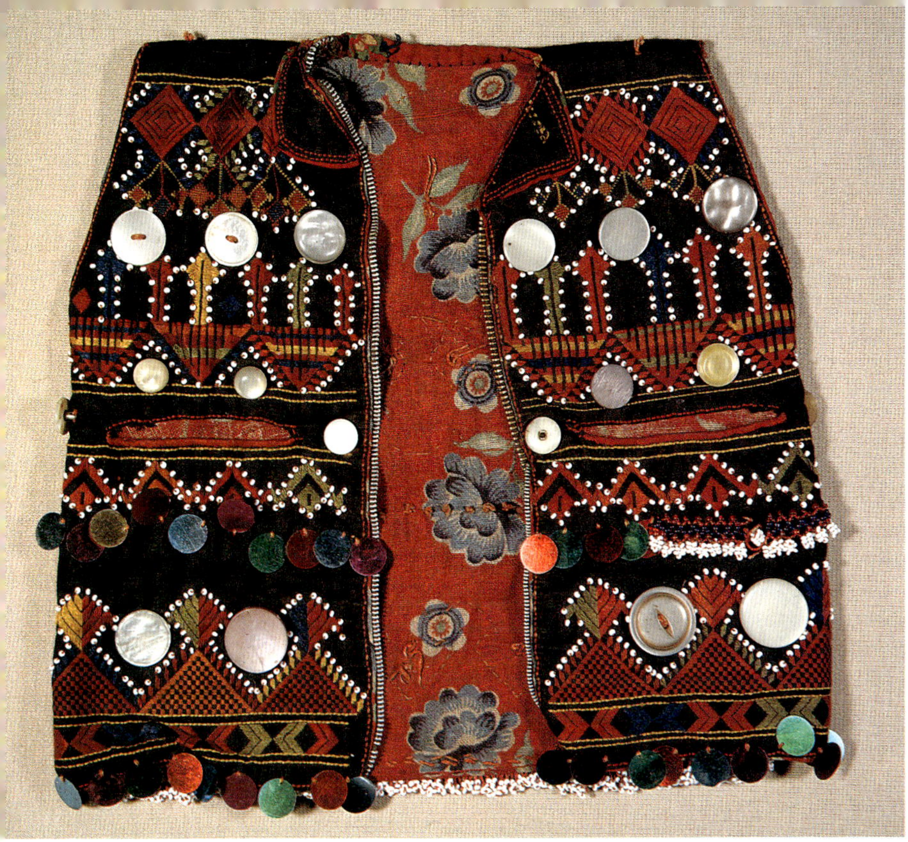
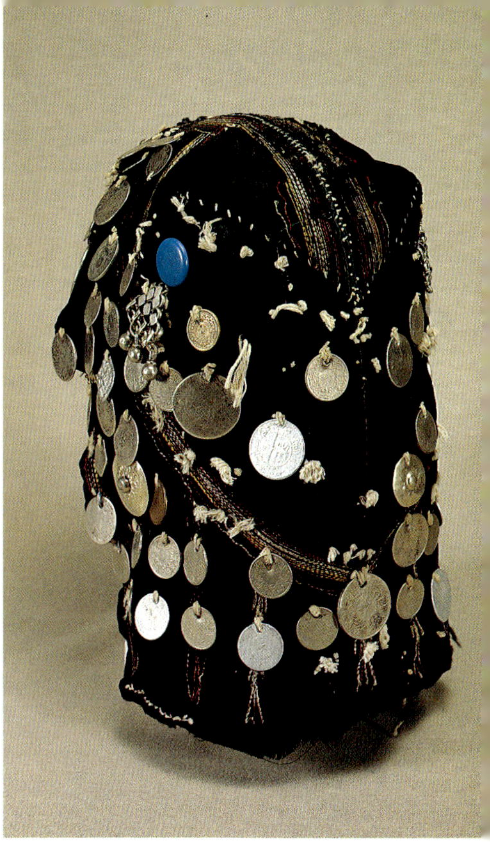
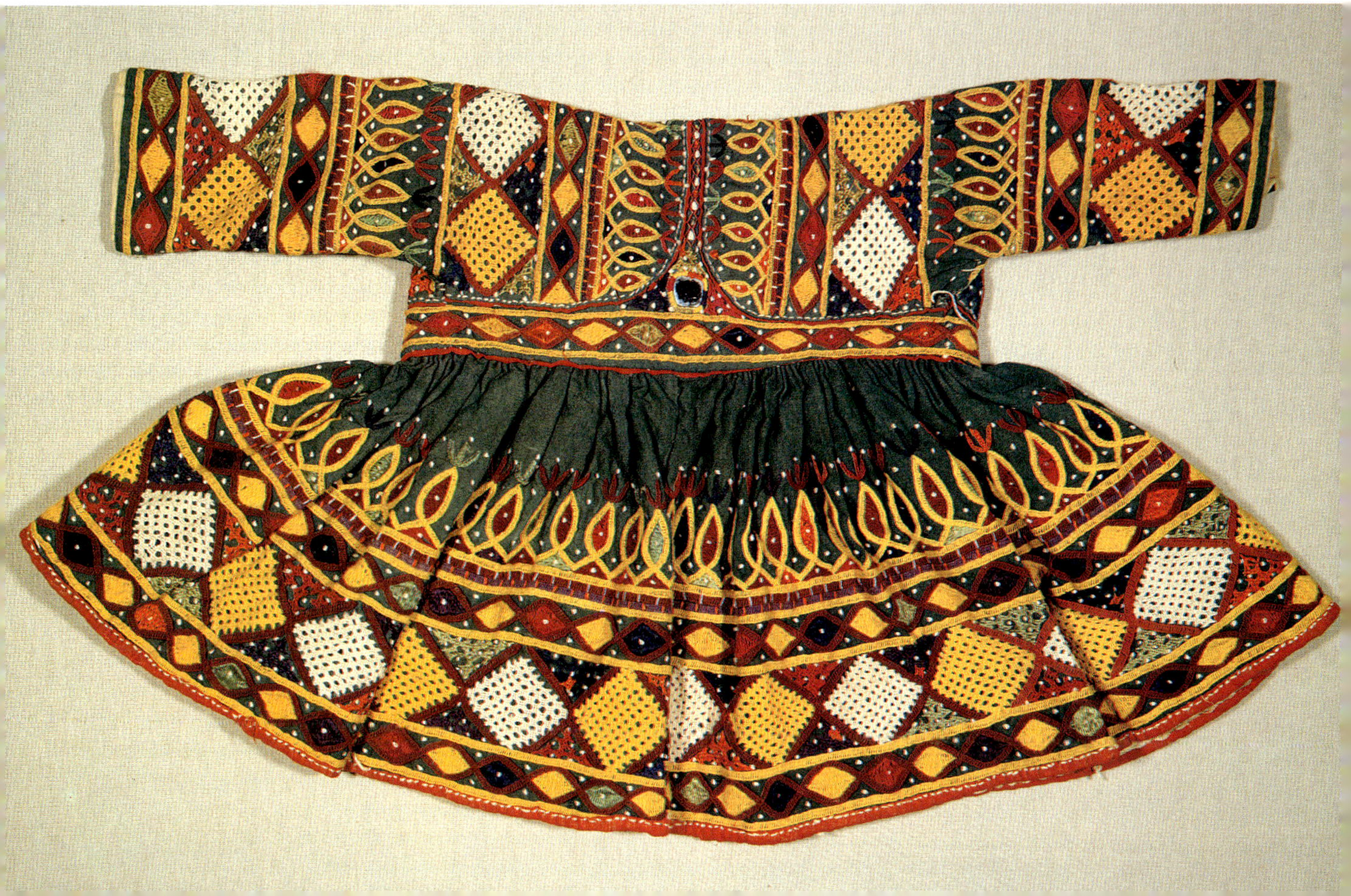

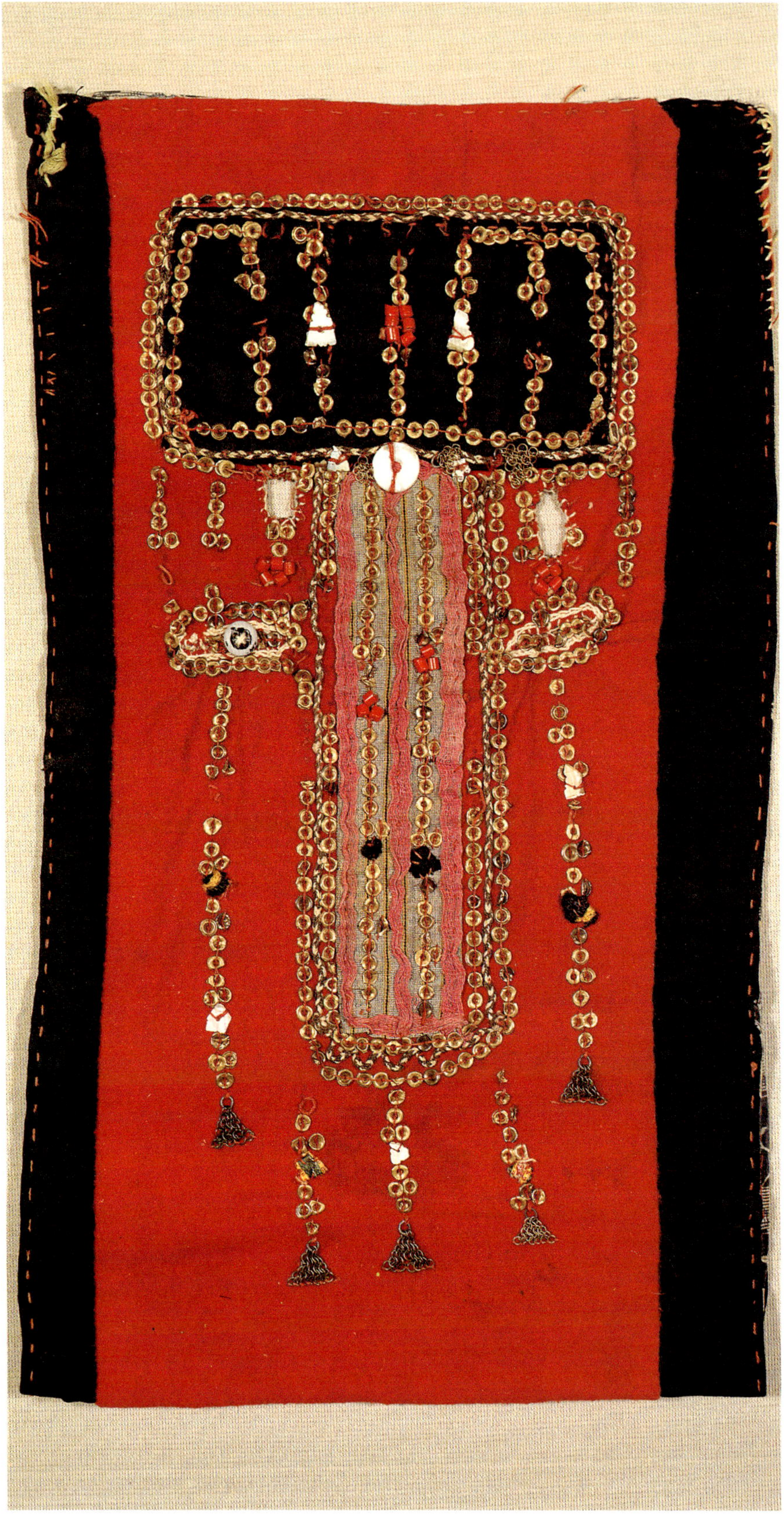

◁ 151 *Frauengesichtsmaske, Jemen. Pailletten haben mit Spiegeln und ihrer Schutzfunktion viel Ähnlichkeit. Hier ist ihre Kraft durch kleine Dreiecke aus Messingkettengliedern, Perlmutter und die rote Farbe verstärkt.*

▽ 152 *Beutel, Plains-Indianer, Nordamerika. Fransen, Quasten und, wie in diesem Falle, Federn als Umrandung einer Stickerei, existierten bereits bei den Textilien aus Pazyryk. Ihre Bewegung verwirrt böse Geister und lenkt sie ab. Bei Textilien sind sie allgegenwärtig.*

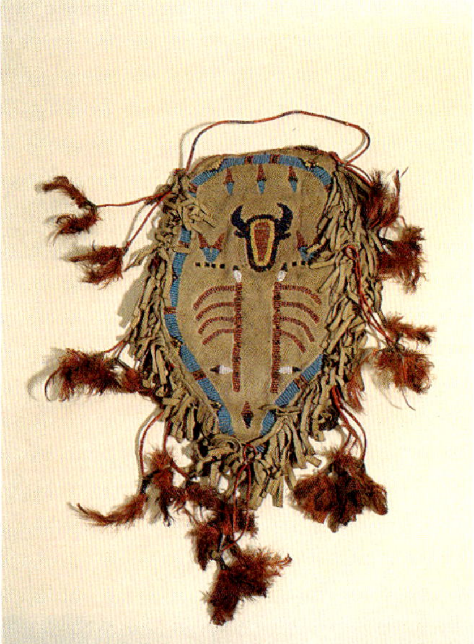

Die Wirksamkeit von Rot

▷ 153 Zeremonialtuch, Naga, Nordostindien. Dieses Tuch konnte nur von einem Mann getragen werden, dessen Vater und Grossvater Büffel (Mithan) *geopfert und den vollständigen Zeremonienzyklus beendet hatten. Rotes Hundehaar, Kauri, Streifen- und andere Muster hatten bei den Naga alle eine rituelle Bedeutung.*

▷▽ 154 Männermütze, Sierra Leone. Auf dieser Mütze sind symbolische Motive von Kreuzen auf Bögen sowie eine Eidechse gestickt. Über der Stirne und im Nacken ist je ein Stück Stoff in kraftvollem Rot aufgenäht.

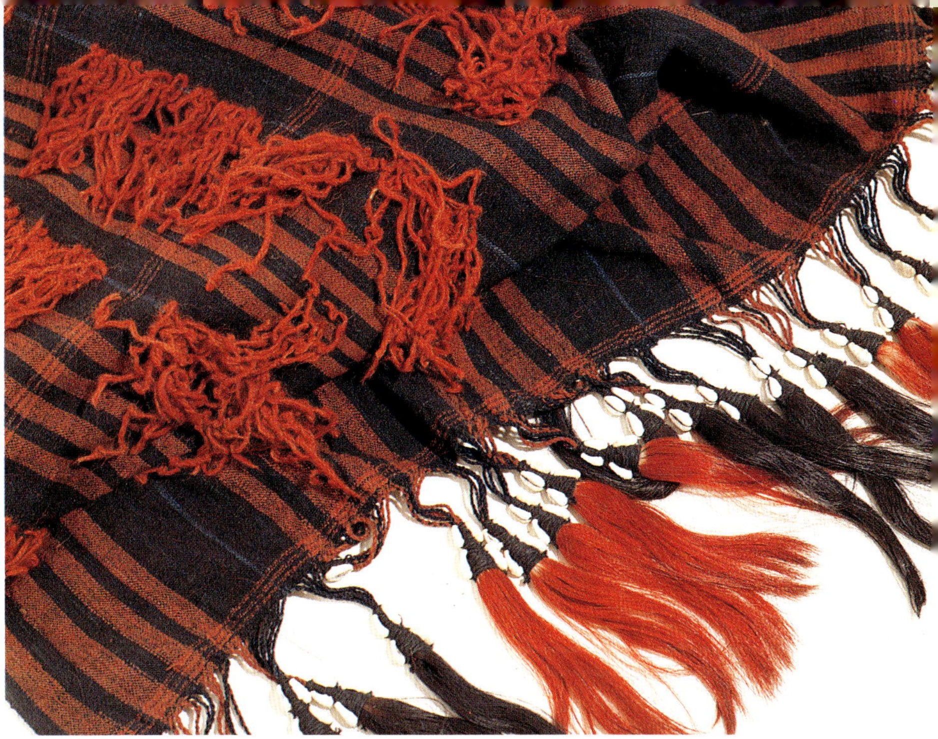

▽ 155 Frauenkapuze, Micmac-Indianer, Nordamerika. Rot ist die kräftigste und lebhafteste aller Farben. Sie wird mit Blut und folglich mit dem Leben und dem Tod in Verbindung gebracht und oft in Form einer roten Stoffapplikation als Schutzmittel verwendet.

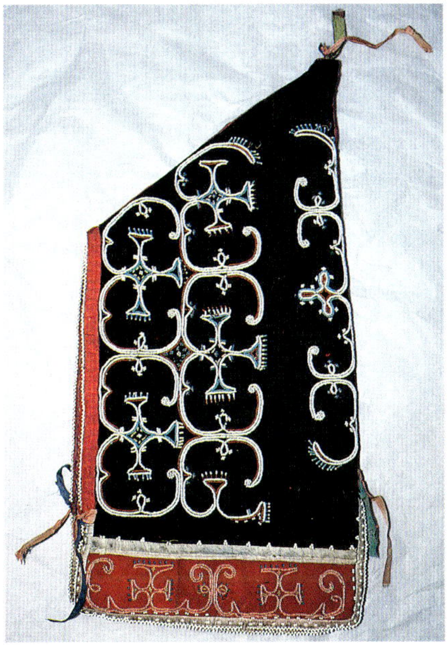

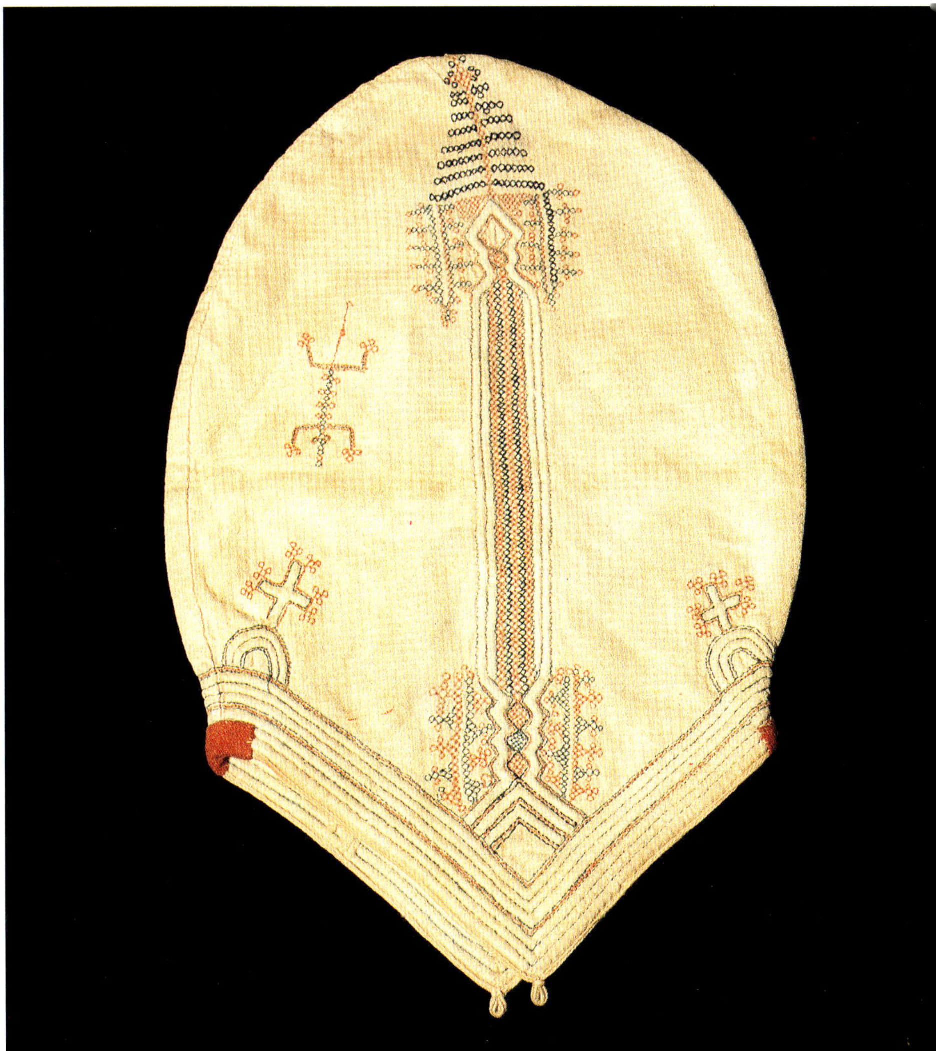

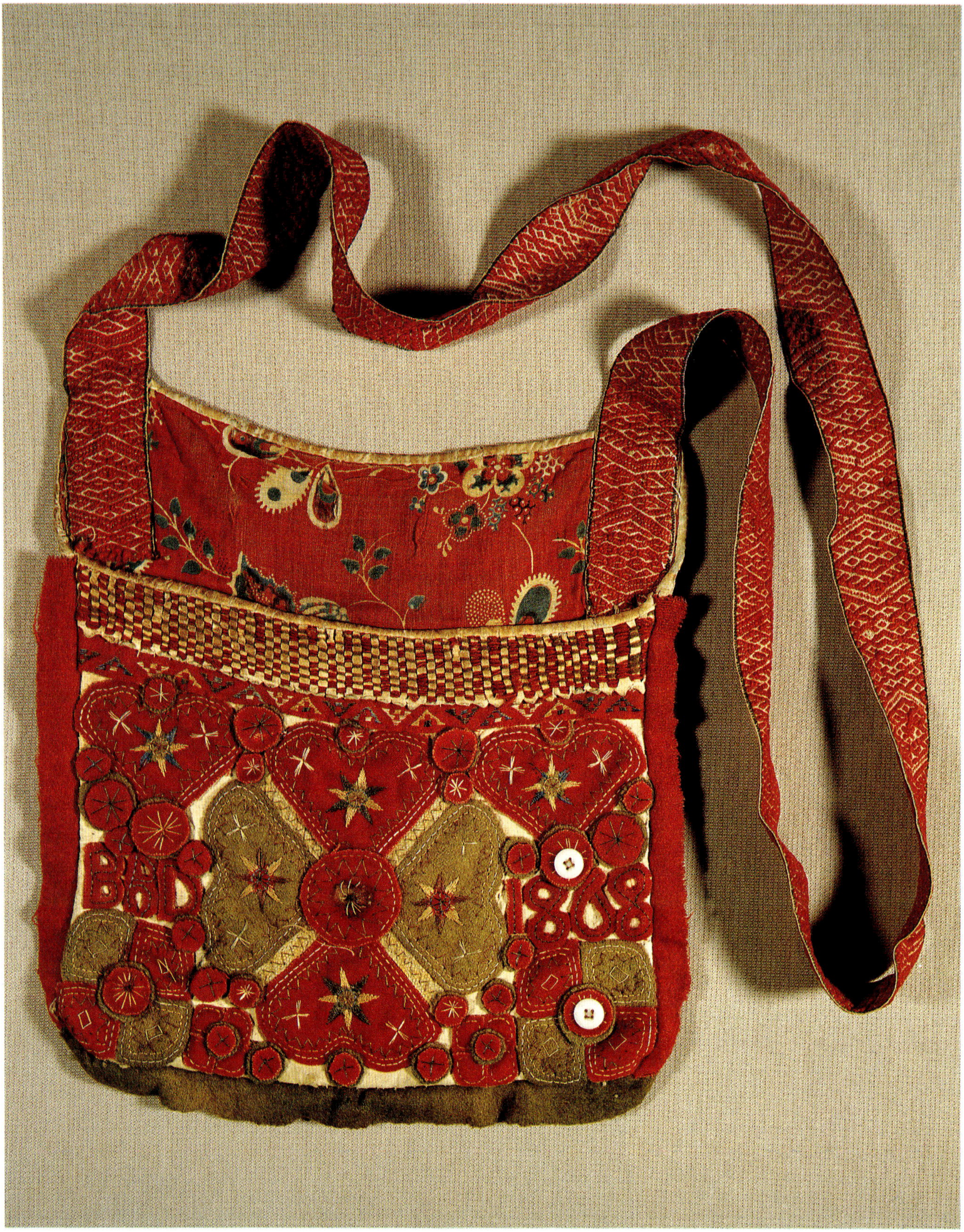
1868

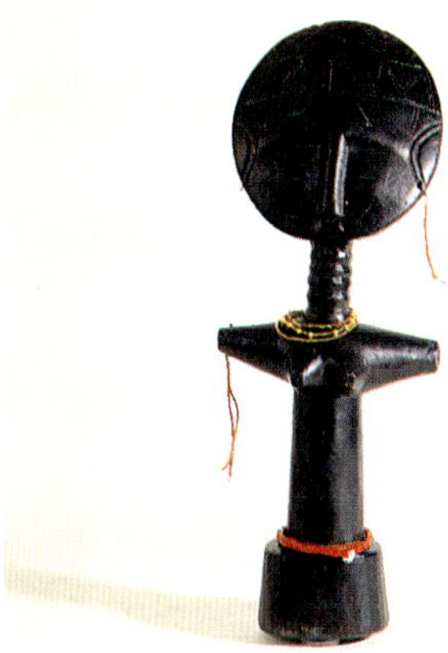

◁ 156 *Frauentasche, Schweden. In der bäuerlichen Tradition Europas wird Rot vor allem mit der jungen Frau und der Hochzeit in Verbindung gebracht. Bei allen Trachten ist sie die dominierende Farbe.*
△ 157 *Fruchtbarkeitspuppe, Ghana. Die Verbindung von Rot mit Blut und Fruchtbarkeit wird an der einfachen roten Schnur dieser Puppe sichtbar gemacht, die verwendet wird, wenn sich eine Frau ein Kind wünscht.*
▷ 158 *Probestück, Italien. Aussteuerwäsche wird oft in rotem Kreuzstich bezeichnet, da Waschen eine Gemeindeangelegenheit war. Das Markieren und Vorbereiten des Leinenzeugs waren der Grund für die von den europäischen Schulmädchen angefertigten roten Alphabete und Nähproben.*
▽ 159 *Schürzen, Frankreich. Die zur Aussteuer gehörende Leinenwäsche wurde in Westeuropa mit rotem Kreuzstich bezeichnet, was dem Markieren mit Blut früher Menschen entspricht. Der von ‹DJ› angefertigte Stoss Schürzen blieb gefaltet und unbenützt, da sie nie geheiratet hatte.*

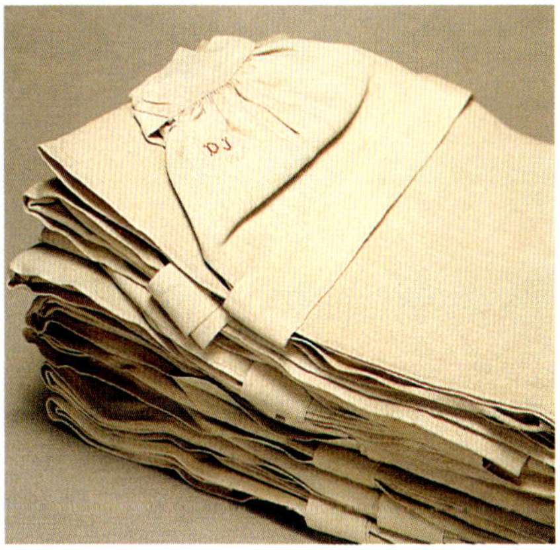

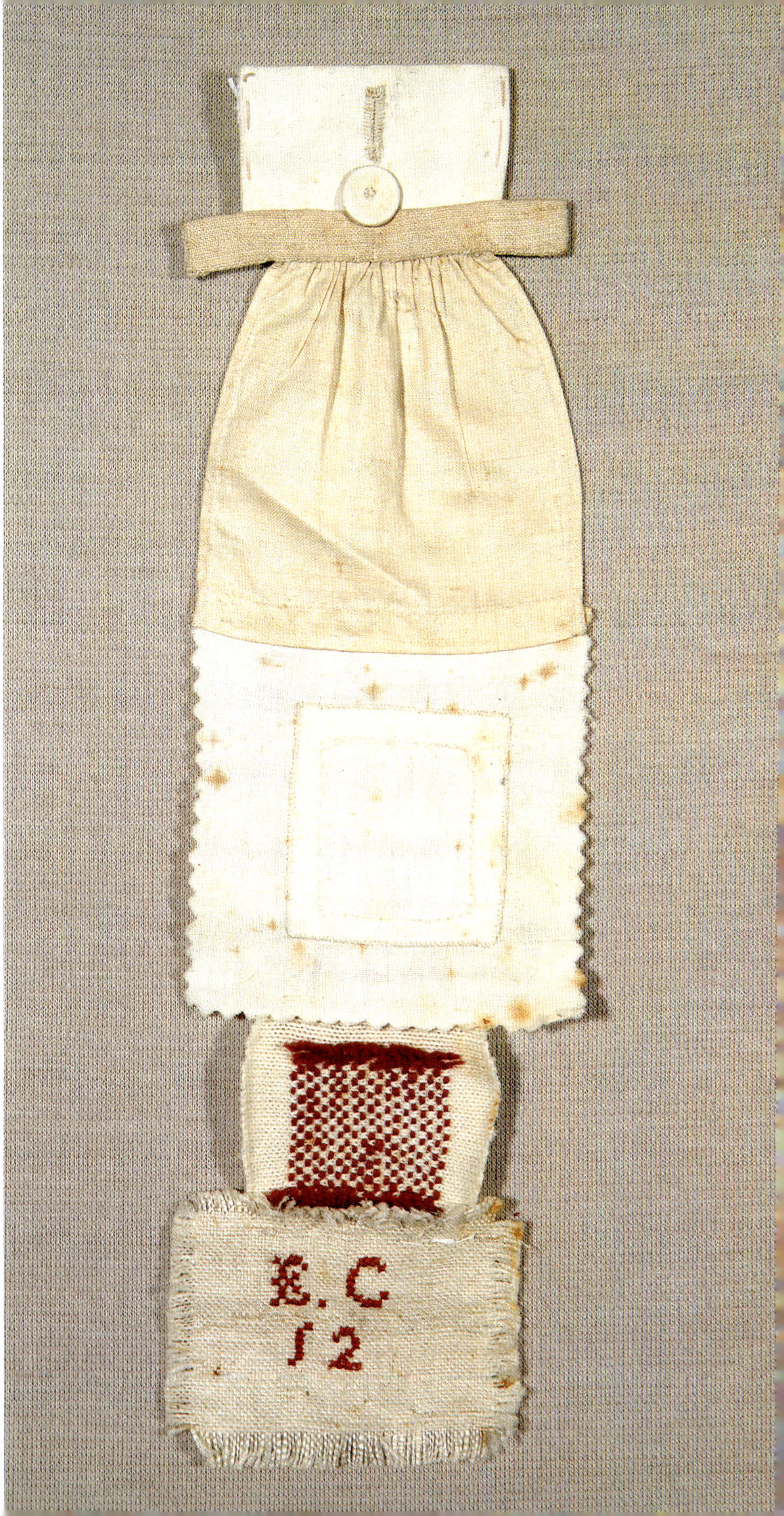

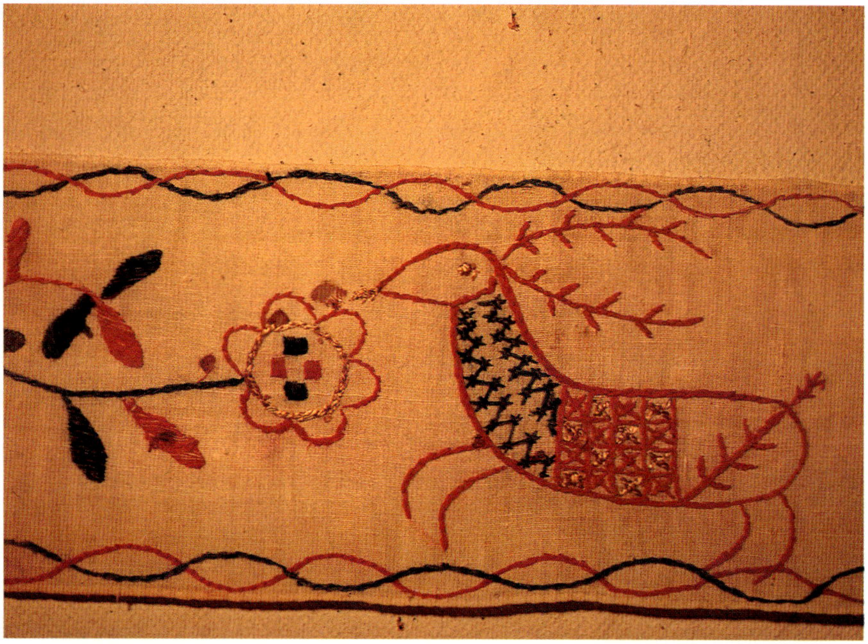

Feiertage

◁ 160 Bettvorhang, Kutnice, Mähren. Auf dem die Mutter und das Neugeborene schützenden Vorhang sind Fruchtbarkeits-Tulpe, -Granatapfel und -Nelke dargestellt sowie der Hirsch und das Herz aus der Jagdmythologie oder das christliche IHS.

◁▽ 161 Hochzeitshemd, El-Djem, Tunesien. In vielen Ländern wurde nach dem Vollzug der Heirat von der Mutter das blutbefleckte Hemd den anderen Dorfbewohnerinnen vorgezeigt, um damit die Jungfräulichkeit ihrer Tochter zu beweisen.

▽ 162 Beteltasche, Banjara-Kaste, Indien. Der Austausch von bestickten Geschenken ist Teil des Hochzeitsrituals. Für die Braut der nomadischen Banjara war es Brauch, für ihren Bräutigam eine Beteltasche zu sticken. In Europa war es meist ein leinenes Hemd.

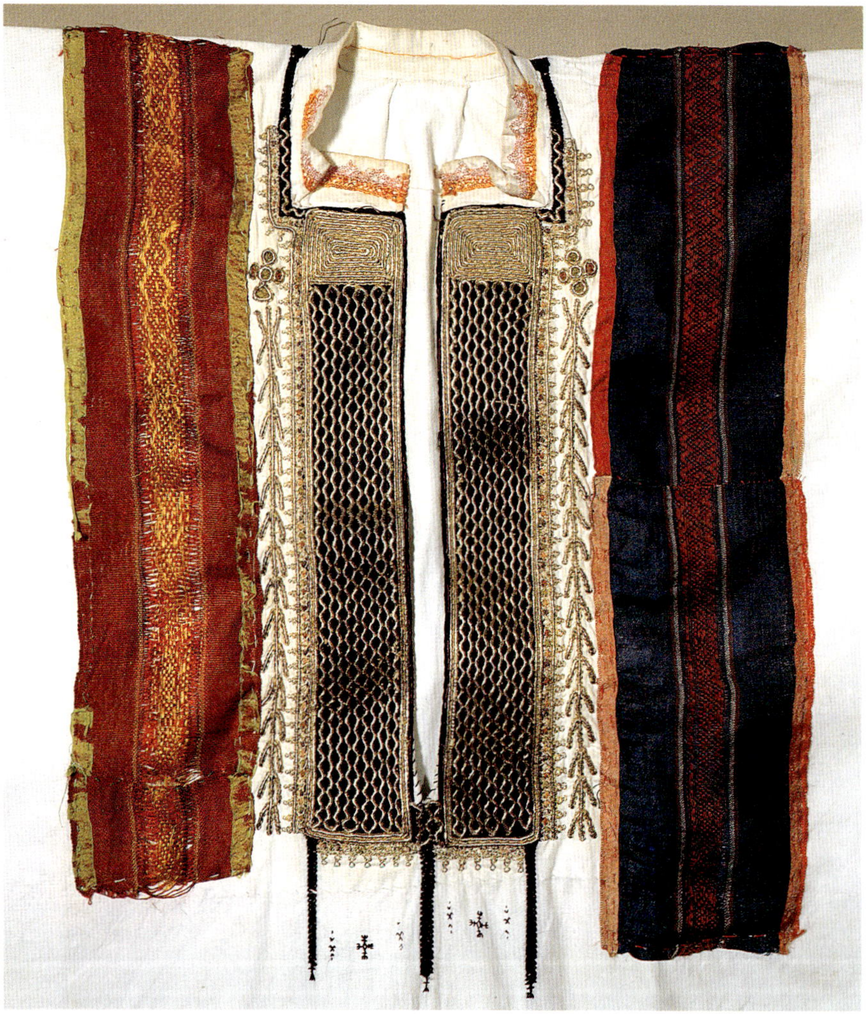

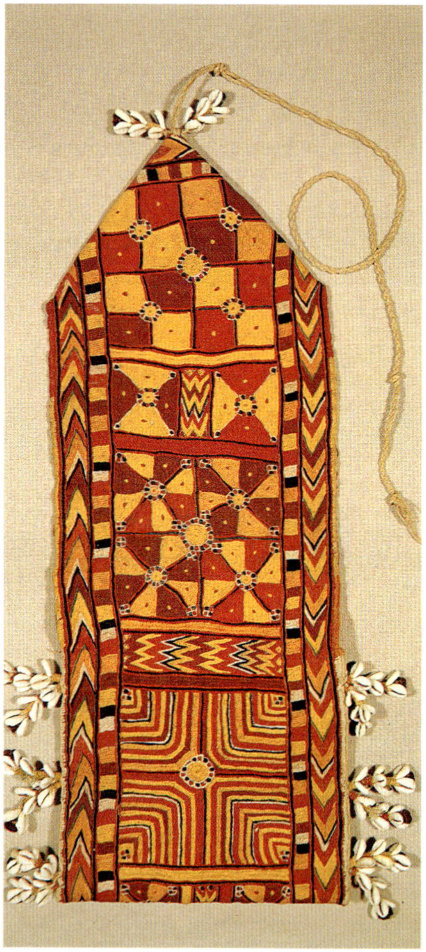

▷ 163 Fragment, vermutlich von einem Rocksaum, Paracas, Peru. Zu den Paracas-Textilien, die man bei den Mumienbündeln von 400–250 v. Chr. fand, gehörten auch Stickereien mit Trophäenköpfen, was zur Mythologie des Todes als Erhalter des Lebens gehört.

▽ 164 Lau-hada-Frauensarong, Sumba-Insel, Indonesien. Symbole der Wiedergeburt – Eidechsen und Krustentiere – schmücken die Röcke der Sumba-Frauen. Diese Röcke gehörten zur Mitgift und waren auch Grabbeigaben. Von Häuptlingen der Sumba erwartete man, dass sie mit ihren Toten Hunderte von Textilien beisetzten.

▽▷ 165 Schal, Manipur, Nordostindien. Zu Ehren ihrer Verstorbenen errichteten die Naga Gedenksteine. Wenn ein Mann diesen Herkulesakt vollbracht und ein Verdienstfest organisiert und ein Jahr von seiner Familie entfernt verbracht hatte, wurde ihm gestattet, einen mit Tieren bestickten Schal zu tragen.

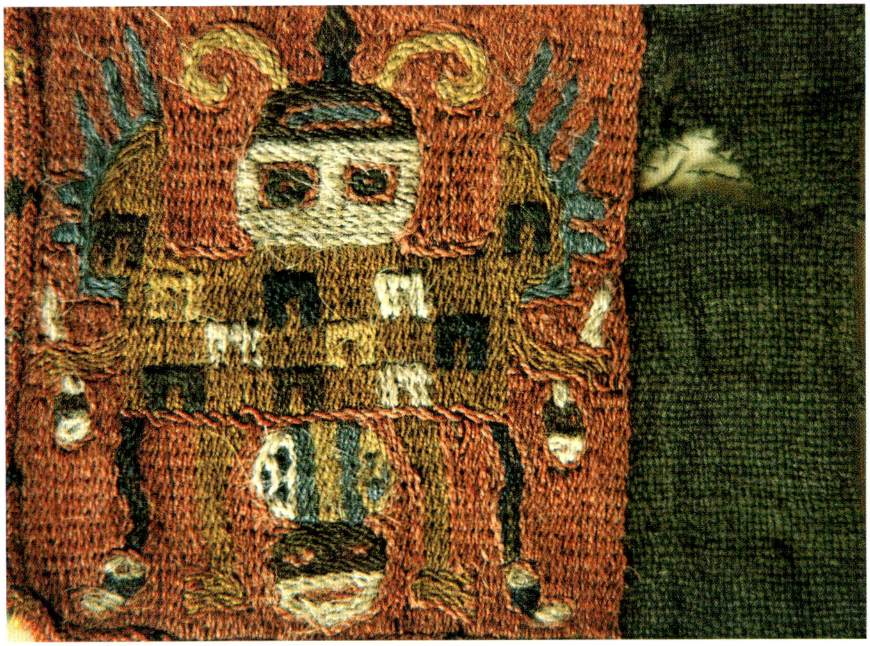

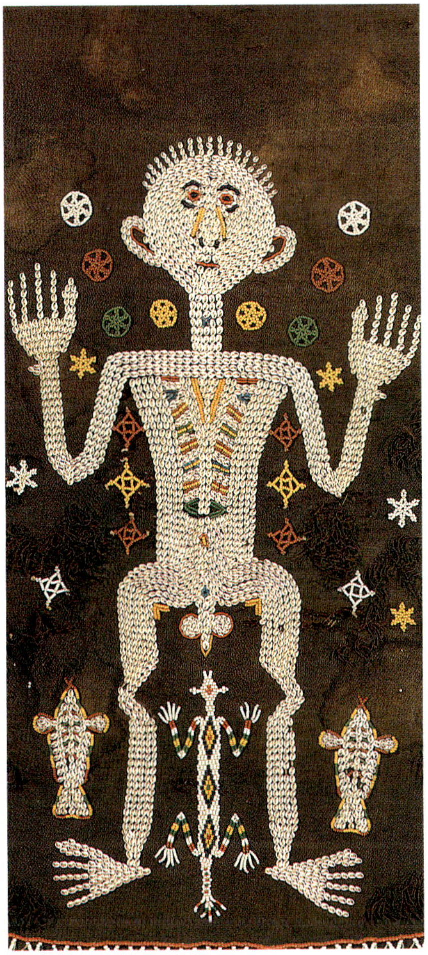

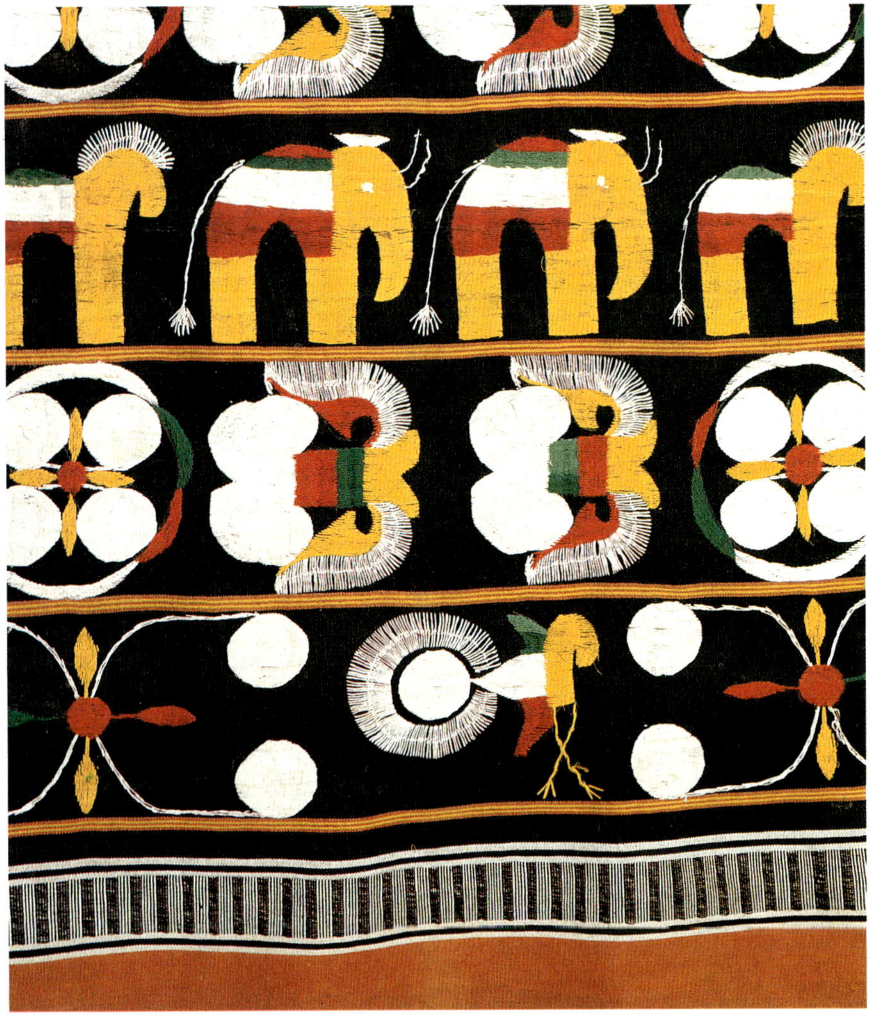

Heilige Orte

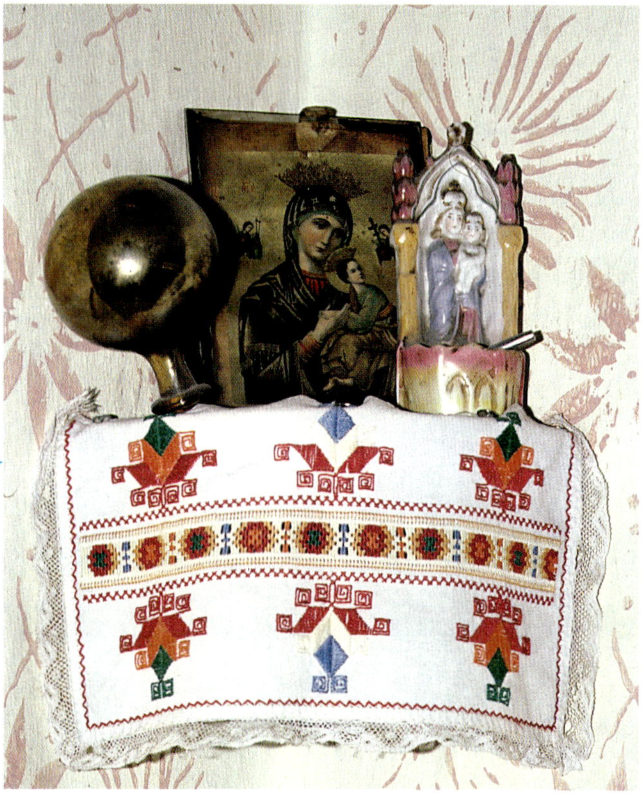

◁ 166 Prunktuch, Cicmany, Slowakei. Die geheiligte Stätte der steinzeitlichen Jäger- und Sammlervölker und der Brauch der Verehrer der Erdgöttin, ein Idol in ihrer Behausung aufzustellen, haben im Hausaltar der europäischen Heime überlebt. Bestickte Tücher werden über ein Eckbrett mit Devotionalien oder ein Bild der Gottesmutter mit dem Kinde drapiert. Dieser Mittelpunkt des Hauses befindet sich im Zimmer beim Ofen oder in der Ecke mit dem Familientisch.

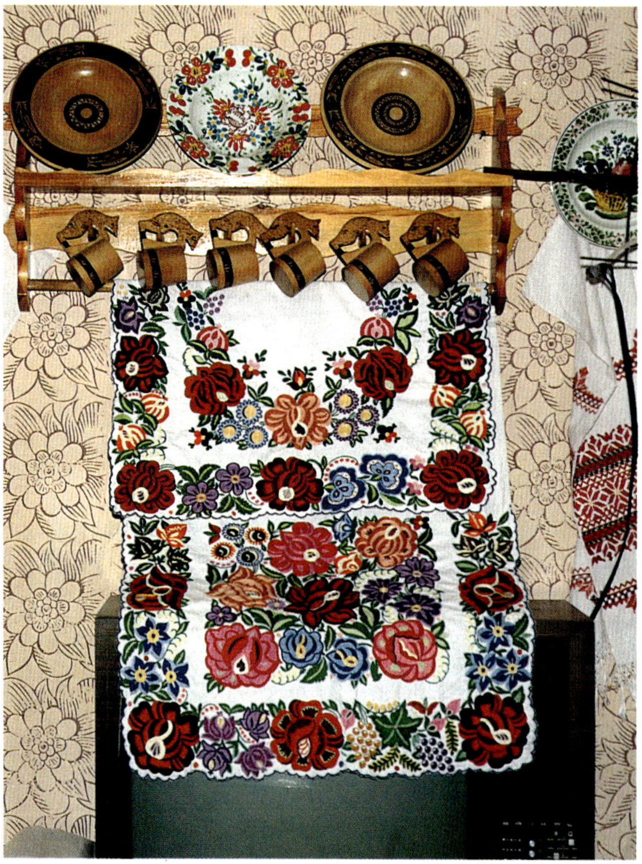

◁▽ 167 Prunktuch, Banska Bystrica, Slowakei. Die Ikonen und die religiösen Bilder des früheren Hausaltars wichen in der modernen Welt nach und nach Familienerinnerungsstücken von Übergangsritualen wie Hochzeitsbildern und militärischen Auszeichnungen sowie dem Fernsehgerät. Jedoch noch immer wird ein besticktes Tuch darüber drapiert.

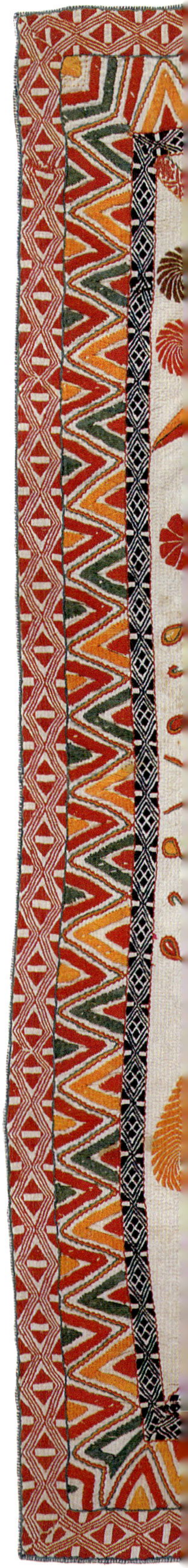

▷ *168 Tuch,* Bostani, *Bengalen. Bestickte Tücher,* Kantha, *umwickelten und schützten wertvolle Gegenstände. Ihre Erzeugung wurde eine rituelle Tätigkeit, und die Motive waren symbolisch: der Zentrallotus, ein Lebensbaum in jeder Ecke, Sonnenwirtel und ein Eingangstor. Kleine Objekte des Frauen-Alltagslebens – Ohrringe, Spiegel, Kamm, Betelschneider – bedecken das Feld.*

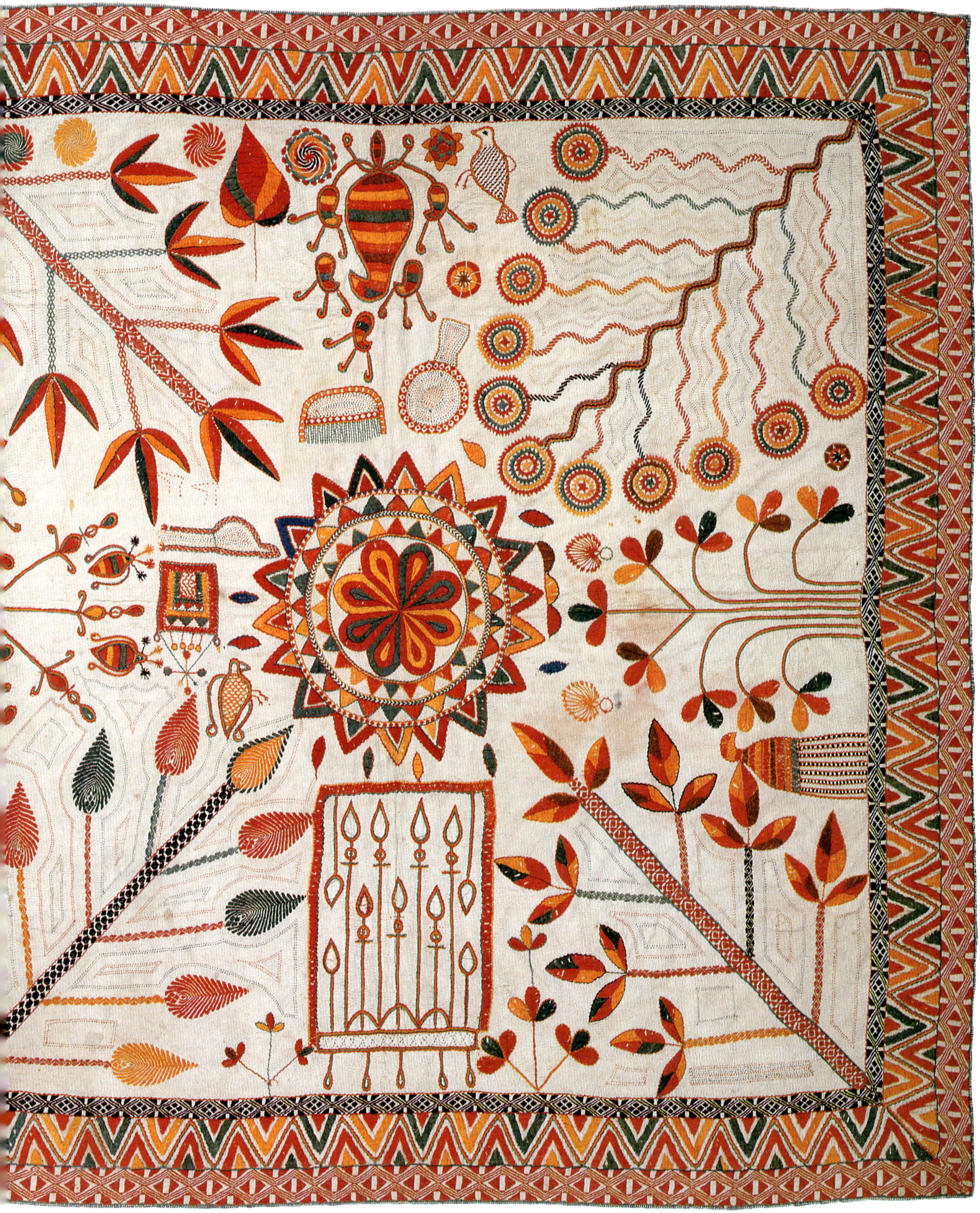

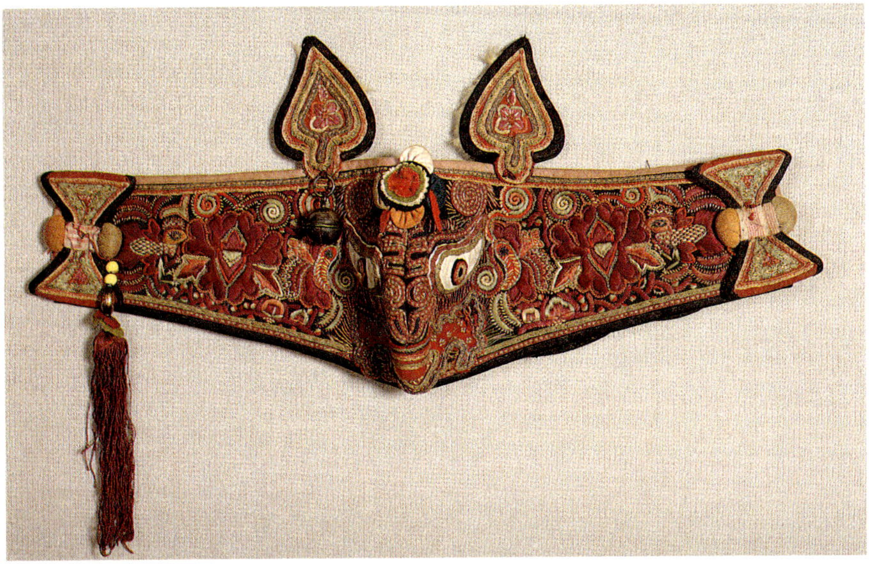

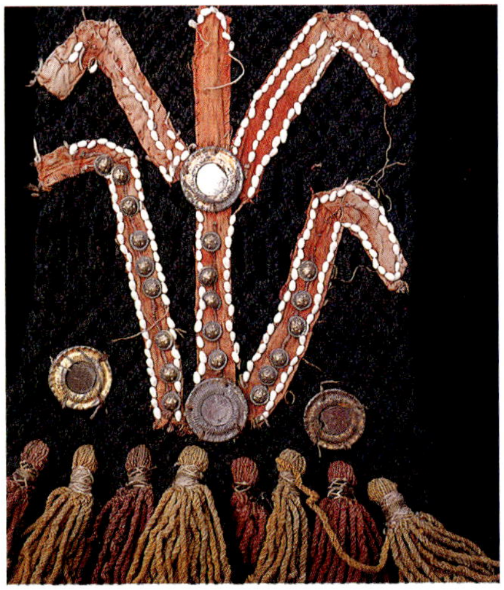

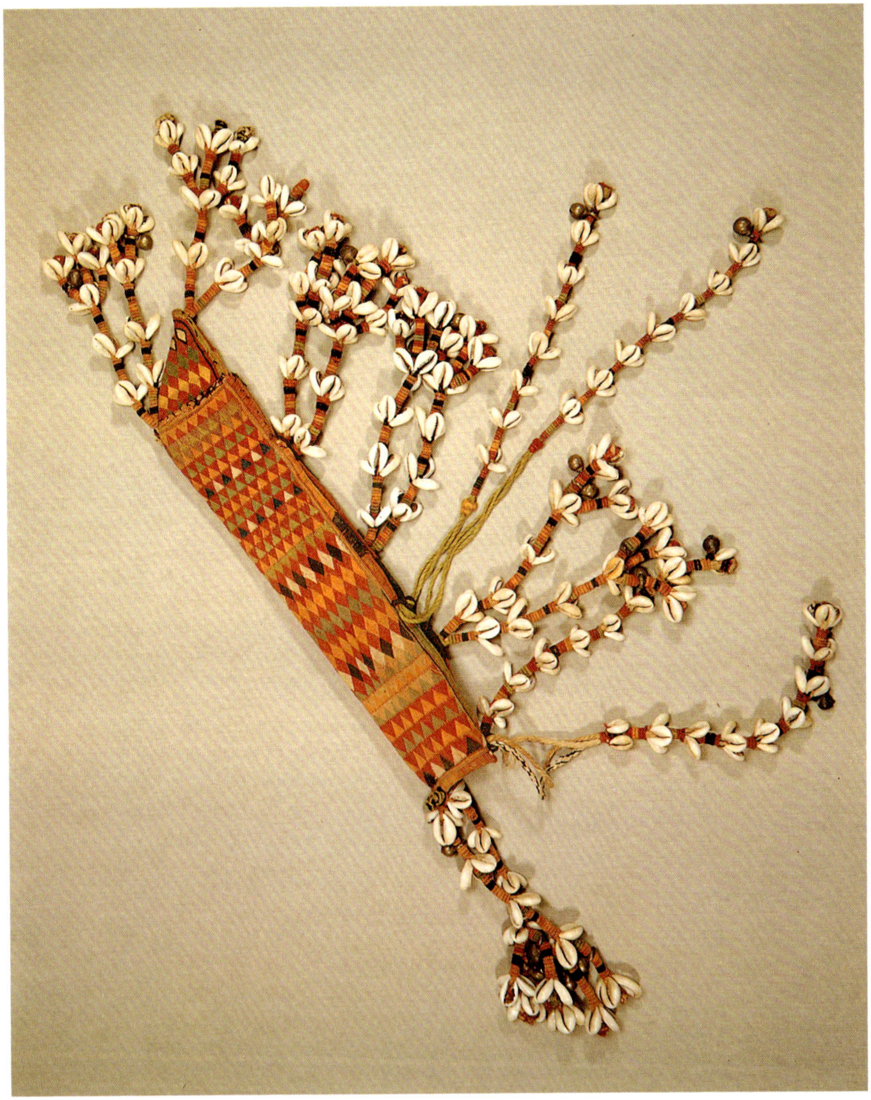

◁△ 169 Kinderkopfschmuck, Südwestchina. Als grösste Kostbarkeit werden Kinder mit Stickereien beschützt. In China werden Knaben (jedoch nicht Mädchen, da sie als unwichtig betrachtet werden) mit Mützen bekleidet, auf denen Tierfratzen dargestellt sind, um böse Geister zu verwirren. Der gehörnte Stier ist von weiteren Schutzgegenständen wie Schellen, Glasperlen, Quasten und roten Stoffstückchen begleitet.

△ 170 Löffeltasche, Belutschistan, Pakistan. Für die nomadischen Belutschen gehören Löffel zu den Dingen, die schützenswert sind. Die dazu angefertigte Stickerei hat Spiegel in Metallrähmchen, Quasten und einen Lebensbaum. Überbleibsel von Hornmustern und aufgenähte Kauri lenken vorbeigehende böse Geister ab.

◁ 171 Hornfutteral für einen Ochsen, Lammani-Kaste, Indien. Tiere schützt man, indem man sie mit symbolischen Brandmalen zeichnet und sie mit Amuletten behängt. Für festliche Gelegenheiten hat man auch bestickten Tierschmuck, der ihren Schutz verstärkt und der gleichzeitig den Reichtum ihrer Besitzer zur Schau stellt. Kauri und Spiegelchen sind beliebte talismanische Beifügungen.

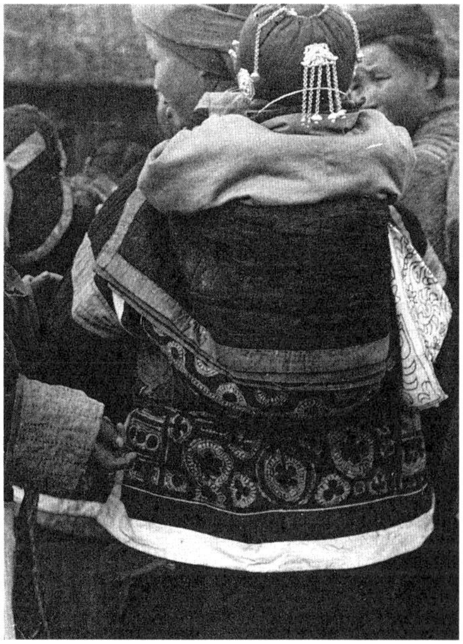

Die südchinesischen Ch'ing-Miao gehören zu den Gemeinschaften, die ihre Kinder in bestickten Tüchern herumtragen. Manche Knaben tragen Mützen, an die talismanische Gegenstände gehängt sind oder die das Kind als Tier verkleiden, damit es von bösen Geistern in Ruhe gelassen wird.

Fast in jedem Volk werden für die Ersparnisse Börsen und Geldkatzen bestickt. Sind sie nicht für den Handel bestimmt oder folgen sie nicht gerade einer Mode, so haben sie immer Motive und Materialien mit einer Schutzfunktion.

Kinder gehören natürlich zum kostbarsten Gut, und überall werden die Wiegen mit Amuletten und magischen Stickereien, meist in Rot, geschmückt. In der russischen Republik Dagestan an der Kaspischen See werden die Kinder auch heute noch in Rot gewickelt und zugedeckt. Kinder aus Südwestchina tragen Mützen mit Tierfratzen, um böse Geister abzulenken. Zudem tragen sie Tag und Nacht ein Wams mit dicht verzierter Vorderseite. In Südostasien werden Säuglinge in reich geschmückten Tragen mit Quasten, Pompons und Dessins in Rot transportiert.

Auch Tiere werden durch Amulette, eingebrannte Symbole und mit besticktem Zubehör geschützt. Für den Kampf rüstete man die Pferde mit gesteppten Decken. Im Europa des Mittelalters diente der Saumzeug-, Banner- und Schilddekor eines Ritters seiner Identifikation in einer Schlacht. Am Schmuck der Tiere kann man auch den Reichtum ihres Besitzers erkennen. Auch heute noch werden in Indien bisweilen die Haustiere einer Familie für festliche Gelegenheiten, vor allem für Eheschliessungen, mit Stickereien herausgeputzt: Ochsen mit Hornhüllen, Stirn-Nacken-Schmuck und bunt gemusterter Rückendecke mit kleinen
Vögeln aus Fetzen; Kamele, Esel und Pferde mit Satteldecken, Hals- und *171*
Beinbändern sowie Geschirr in den am Ort üblichen Stick- oder Webtechniken. Der indische Bräutigam reitet traditionellerweise auf einem mit Malereien und einer Decke geschmückten Elefanten. Die Maharadschas liessen sich bei zeremoniellen Umzügen in einer Baldachinsänfte mit schimmernder Gold- und Silberstickerei, Glimmer, Spiegelchen und Kristallen auf einem Elefanten durch die Menge schaukeln. Die heutigen Autos verraten oft das Erbe der Vergangenheit mit einem am Rückspiegel baumelnden, gestickten, mit Flitter überzogenen Fisch, einem Dreieck oder dem heiligen Christophorus.

Schlussfolgerung

Die Ästhetik von Stickereien der ärmsten Völker stammt von der ihr anhaftenden Wahrheit – Wahrheit des Zwecks und des Materials. Wenn das soziale Umfeld nicht mehr stimmt; wenn Glauben und Ängste, die durch Stickereien unterstützt oder abgewehrt wurden, nicht mehr vorhanden sind; wenn Flachs nicht mehr mühsam kultiviert, versponnen und verwoben werden muss; wenn Schafe nicht mehr wichtigstes Gut und exotische Seide aus fremden Ländern kein grosser Luxus mehr sind, kommt das Ende der traditionellen Stickerei, und sie wird zur blossen Handelsware. Der Tourist ist ein unkritischer Käufer, und der Händler akzeptiert auch Grobes und Knalliges.

Seit der industriellen Revolution, zunehmend seit dem Ersten Weltkrieg und rasant nach dem Zweiten Weltkrieg haben Technologie, Kommunikation, veränderte Werte und Lebensstile den Menschen, mit wenigen Ausnahmen, entwurzelt. Auch Politik spielte eine Rolle. Mit Stolz ersetzten zum Beispiel die kommunistischen Machthaber in Ungarn die familiäre Hochzeit durch die Massenverheiratung: ‹eine prächtige Festivität, an der die ganze Gemeinde teilnimmt, einschliesslich aller Fabrikarbeiter und Angestellten der Stadt, die der Bevölkerung des Dorfes das Jahr über selbstlos geholfen haben und deshalb eingeladen sind›. Man kann sich nur mit Mühe vorstellen, dass die Braut noch für sie alle das traditionelle feine Taschentuch stickt. Auch nach dem Zusammenbruch des Kommunismus und nach einer Rückwendung zum Nationalismus werden die alten Bräuche kaum wieder aufleben.

Ausschlaggebend für die Veränderung der Sticktradition ist jedoch die Erziehung der Mädchen: Ein türkisches Mädchen braucht heute nicht hervorragend sticken zu können, um einen Gatten zu gewinnen, damit für seine Zukunft gesorgt ist. Für die Zukunft ist es vielleicht mit einem Ingenieurdiplom besser gerüstet. Einen Hoffnungsschimmer gibt es sogar für Nomadenfrauen, wie zum Beispiel die Belutschen-Frauen, die ein Leben der Plackerei führen, indem sie ihre Zelte auf- und abbauen, Korn mahlen, Wasser schöpfen, kochen, Kinder erziehen, weben, sticken sowie Teppiche und Filze herstellen müssen, währenddem ihre Männer nach den Pferden sehen.

Versuche, traditionelles Handwerk durch das Kopieren alter Muster wiederzubeleben, wie zum Beispiel in Stickereischulen in Istanbul oder Salamanca, werden erfolglos verlaufen, wenn die soziale Infrastruktur fehlt. Die Zukunft liegt bei der individuellen Stickerei des Westens und vielleicht auch bei Stickereien wie den bestickten Kostümen der Palästinenserinnen, die als politisches Manifest der palästinensischen Sache in verschiedenen Ländern des Nahen Ostens getragen werden.

Der zeremonielle und der soziale Zweck von bäuerlichen und tribalistischen Stickereien sowie die Symbolik der Motive, die seit der prähistorischen Zeit überdauert haben, werden, so muss man befürchten, noch zu unseren Lebzeiten verlorengehen. Schon heute kann man oft nicht mehr mit Sicherheit sagen, welchen Sinn oder Ursprung ein Muster oder welchen Zweck eine Verschönerung hatte. Archaische Stickereien aus allen Teilen der Welt haben jedoch eine herausragende Gemeinsamkeit: den Glauben an den Dekor zur Beschwichtigung der Götter und zur Lenkung des menschlichen Schicksals.

Anhang

Bibliografie

Allgemein

Comte Goblet d'Alviella, *La Migration des Symboles,* Paris 1892
Robert Brain, *The Decorated Body,* London 1979
M. E. Burkett, *The Art of the Felt Maker,* Kendal 1979
Joseph Campbell, *Primitive Mythology: The Masks of God,* London 1976
Pamela Clabburn, *The Needleworker's Dictionary,* New York 1976
J. C. Cooper, *An Illustrated Encyclopaedia of Traditional Symbols,* London 1978
Jane P. Dwyer, *The Chronology and Iconography of Paracas-Style Textiles,* The Junius B. Bird Pre-Columbian Textile Conference, Washington 1973
Mincea Eliade, *Patterns in Comparative Religion,* London 1958
Sir James Frazer, *The Golden Bough,* London 1963
Marija Gimbutas, *Ancient Symbolism in Lithuanian Folk Art,* Philadelphia 1958
Macide Gonül, *Turkish Embroideries XVI–XIX Centuries,* Istanbul n. d.
Jean-Paul Lebeuf, *Broderie et Symbolisme chez les Kanouri et les Kotoko,* in *Objets et Mondes,* vol. IV, Paris 1970
Benjamin Pereira, *Têxteis: Tecnologia e simbolismo,* Lissabon 1985
Herta Puls, *Textiles of the Kuna Indians,* Princes Risborough 1988
Tamara Talbot Rice, *The Scythians,* London 1957
Tamara Talbot Rice, *Ancient Arts of Central Asia,* London 1965
Sergei Rudenko, übers. M. W. Thompson, *Frozen Tombs of Siberia,* London 1970
Mary Thomas, *Dictionary of Embroidery Stitches,* London 1934

Die Muttergöttin

Georges Charrière, *L'Art Barbare Scythe,* Paris 1971
Marija Gimbutas, *The Goddesses and Gods of Old Europe: Myths and Cult Images,* 1982
Marija Gimbutas, *The Language of the Goddess,* London 1990
François Hébert-Stevens, *L'Art Ancien de l'Amérique du Sud,* Paris 1972
Tamás Hofer und Edit Fél, *Hungarian Folk Art,* Budapest 1975, Oxford 1979
E. O. James, *The Cult of the Mother Goddess,* London 1961
Vassos Karageorghis, *Cypriote Antiquities in the Pierides Collection,* Larnaka, Zypern n. d.
Gyula László, *L'Art des Nomades,* Paris 1972
Museum of Mankind, *Turkish Folk Embroideries,* London 1981
Erich Neumann, *The Great Mother,* London 1955
Merrell Oliver, *Goddesses and Their Offspring: 19th- and 20th-century Eastern European Embroideries,* Binghamton N. Y. 1986
Eduardo Herrán Gómez de la Torre, *The Nasca Lines: New designs, new enigmas,* Lima 1985

Der Lebensbaum

Roger Cook, *The Tree of Life: Symbol of the Centre,* London 1974
H. Danthine, *Le Palmier-dattier et les arbres sacrés dans l'iconographie de l'Asie occidentale ancienne,* Paris 1937
Nell Parott, *Les représentations de l'arbre sacré sur les monuments de Mésopotamie et d'Elam,* Paris 1937
Stephen J. Reno, *The Sacred Tree as an Early Christian Literary Symbol,* Saarbrücken 1978

Die Jagd

Muriel Baker und Margaret Lunt, *Blue & White: The Cotton Embroideries of Rural China,* New York 1977
Ljiljara Beljkasic-Hadzidedic, *The Folk Art of Bosnia & Hercegovina,* Sarajewo 1983
Laurence Delaby, *Figurations sibériennes d'oiseaux à usage religieux,* in *Objets et Mondes,* vol. III, Paris 1970
Krystyna Deuss, *Indian Costumes from Guatemala,* Manchester 1981
Arnold van Gennep, *Les Rites de Passage,* Paris 1908
Glenbow-Alberta Institute, *The Spirit Sings: Artistic Traditions of Canada's First Peoples,* Toronto 1987
S. Giedion, *The Eternal Present: The Beginnings of Art,* Oxford 1962
Joan Halifax, *Shaman: The Wounded Healer,* London 1982
Carl Hentze, *Mythes et Symboles Lunaires,* Antwerpen 1932
T. C. Hodson, *The Naga Tribes of Manipur,* London 1911
J. C. H. King, *Thunderbird and Lightning,* London 1982
G. S. Maslova, *Motifs from Russian Folk Embroidery,* Moskau 1978
E. D. Phillips, *The Royal Hordes: Nomad Peoples of the Steppes,* London 1965
Carl Schuster, *Some Peasant Embroideries from Western China,* in *Embroidery,* vol. III, no. 4, 1935
Geoffrey Turner, *Hair Embroidery in Siberia & North America,* Oxford 1976

Die Sonne

Ethel-Jane W. Bunting, *Sindhi Tombs & Textiles: The Persistence of Pattern,* Albuquerque 1980
René-Yves Creston, *Le Costume Breton,* Paris 1974
Walter Herdeg (ed.), *The Sun in Art,* Zürich 1962
Paulina Mitreva, *Embroideries from Samokov,* Sofia 1982
Olga Ostric, *Motiv ‹cetvorokuke› na vezenojcohi u narodnoj Nosnji Zadarskog podrucia,* Zadar 1972

Religionen und ihre Symbole

Térésa Battesti, *Signification sociale du vêtement Zoroastrien féminin,* in *L'Ethnographie, Vêtement et Sociétés,* Paris 1979
Dominique Champault und A. R. Verbrugge, *La Main: ses figurations au Maghreb et au Levant,* Paris 1965
Dominique Champault, *L'Izar de Qaracoche,* in *Objets et Mondes,* vol. IX, Fasc. 2, Paris 1969
Vickie C. Elson, *Dowries from Kutch,* Los Angeles 1971
Emel Esin, *Sa'dullah Pasa Yalisi,* Istanbul 1977
John Irwin und Margaret Hall, *Indian Embroidery,* Ahmedabad 1972
Karl Jettmar und Volker Thewalt, *Zwischen Gandhara und den Seidenstrassen,* Köln 1986
Julia Nicholson, *Traditional Indian Arts of Gujarat,* Leicester 1988
Jessica Rawson, *Chinese Ornament: The Lotus & the Dragon,* London 1984
David Talbot Rice, *Islamic Art,* London 1975
Ninian Smart, *The World's Religions,* Cambridge 1989
Victoria and Albert Museum, *The Indian Heritage: Court Life & Arts Under Mughal Rule,* 1982
John Vollmer, *In the Presence of the Dragon Throne,* Toronto 1977
Wang Yarong, *Chinese Folk Embroidery,* London 1987

Böse Geister

Ibn Battuta, *Travels in Asia & Africa 1325–1354,* London 1929
Roloff Beny und Sylvia A. Matheson, *Symbolism: Rajasthan,* London n. d.
Jeanne Biby-Brossard, *Les Broderies Rustiques au XIXe siècle* in *Soc. Hist. et. Sc. des Deux-Sèvres,* vol. III, 1970
Cincius V. I., *Les représentations des Neghidales liées à la chasse,* Leningrad 1971
Yves Delaporte, *Communication et Signification dans les Costumes Populaires,* Paris 1979
V. Diószegi (ed.), *Popular Beliefs & Folklore Tradition in Siberia,* Budapest 1968
M. E. Durham, *Some Tribal Origins, Laws & Customs of the Balkans,* London 1928
Dr. Otto Finsch, *Über Bekleidung, Schmuck und Tätowirung der Papuas der Südostküste von Neu-Guinea,* Wien 1885
Beni Gupta, *Magical Beliefs & Superstitions,* Delhi 1979
W. L. Hildburgh, *Some Japanese Minor Magical or Religious Practices Connected with Travelling,* London 1916
Bernhard Karlgren, *Some Fecundity Symbols in Ancient China,* Stockholm 1930
Astrid und Joachim Knuf, *Amulette und Talismane: Symbole des magischen Alltags,* Köln 1984
Mária Kresz, *The Art of the Hungarian Furriers,* Budapest 1979
Avril Landsdell, *The Clothes of the Cut,* British Waterways Board, London n. d.
Ildikó Lehtinen, *Naisten Korut (Women's jewellery in Central Russia and Western Siberia),* Helsinki 1979
Paul und Elaine Lewis, *Peoples of the Golden Triangle,* London & New York 1984
Dr. S. Mahdihassan und Dr. M. Gerhardt, *The Evil Eye: Its Defeat in Oriental Art,* Hoechst News 54, Frankfurt 1971
Brigitte Menzel, *Textilien aus Westafrika II,* Berlin 1972
Musée des Arts et Traditions Populaires, *Costume-Coutume,* Paris 1987
Edmond O'Donovan, *The Merv Oasis,* London 1882
Anne Paul, *The Symbolism of Paracas Turbans: a Consideration of Style, Serpents & Hair,* in *Nawpa Pacha,* vol. 20, Berkeley 1982
Nikola Pentelio, *The Origin & Symbolism of Embellishment & Jewellery,* Belgrad 1971
John Picton und John Mack, *African Textiles,* London 1979
Denise Pop-Câmpeanu, *Se Vêtir: Quand, pourquoi, comment en Roumanie hier et aujourd'hui,* Freiburg 1984
Chloë Sayer, *Mexican Costume,* London 1985
S. Seligmann, *Der Böse Blick und Verwandtes,* Berlin 1910
R. B. Serjeant und R. Lewcock, *Sana'a: An Arabic Islamic City,* London 1983
Caroline Stone, *The Embroideries of North Africa,* Harlow 1985
Anne Pike Tay und Robert Moes, *Mingei: Japanese Folk Art,* New York 1985
Shelagh Weir, *Palestinian Embroidery,* London 1970
Shelagh Weir, *Palestinian Costume,* London 1989
Popi Zora, *Embroideries & Jewellery of Greek National Costume,* Athen 1981

Die Wirksamkeit von Rot

Heide Nixdorff und Heidi Müller, *Weisse Westen, Rote Roben,* Berlin 1983
Penelope Walton, *Needlework from Jorvik,* in *Embroidery,* vol. 36, no. 4, 1985
Lubon K. Wolynetz, *Rushnyky: Ukrainian Ritual Cloths,* Binghamton, N. Y. 1986

Feiertage

Marie Jeanne Adams, *System & Meaning in East Sumba Textile Design: A Study in Traditional Indonesian Art,* New Haven 1969
R. Brunschwig, *La Berbérie Orientale sous les Hafsides des Origines à la Fin du XVs,* Tunis 1947
Raina Drazheva, *Paganistic Heritage in the Agrarian Rites of the Bulgarians,* Liverpool 1989
M. Gittinger, *Splendid Symbols: Textiles & Traditions in Indonesia,* Washington 1979
Jean Guiart (ed.), *Rites de la Mort,* Paris 1979
Robert J. Holmgren und Anita E. Spertus, *Early Indonesian Textiles from Three Island Cultures,* New York 1989
Jeanne Jouin, *Le Vêtement Mis à l'Envers,* in *l'Ethnographie, Vêtement et Sociétés 2,* Paris 1984
Marika Diener-Kovács, *Les Conséquences d'une Loi Somptuaire sur le Vêtement des Matyó,* in *l'Ethnographie, Vêtement et Sociétés 2,* Paris 1984
Brigitte Khan Majuis, *Indonesische Textilien: Wege zu Göttern und Ahnen,* Köln 1984

Ganka Mihailova, *The traditional Bulgarian costume as a reflection of folk notions about the world, nature and man,* Liverpool 1989
Marie-Louise Nabholz-Kartaschoff und Marlène Lang-Mayer, *Götter, Tiere, Blumen,* Basel 1987
Gertrud Grenander Nyberg, *Lanthemmens Prydnadssöm,* Stockholm 1983
M. Stehlíková, *L'Udové Zdobené Plachty,* Martin, Tschechoslowakei 1966
Mildred Stapley, *Popular Weaving and Embroidery in Spain,* Madrid 1924
Martha und Catherine Wilmot, *The Russian Journals,* London 1934

Heilige Orte

Moira Broadbent, *Animal Regalia,* Whitchurch 1985
Johannes de Plano Carpini, *Voyage into the North East Part of the World, in the Year of Our Lord 1246,* Haklyt Society, London 1900
Alfred Janata und Nassim Jawad, *Ein Aspekt religiöser Volkskunst der Hazara, Bibliotheca Afghanica,* Liestal 1983
Zaman Niaz, *The Art of Kantha Embroidery,* Dakka 1981
Mohammed Sayeedur Rahman, *The Common Ground,* in *Woven Air,* London 1988
Bruder William von Rubruck, *The Journey of William of Rubruck,* übers. & ed. W. W. Rockhill, Haklyt Society, London 1900
Kathryn Salomon, *Jewish Ceremonial Embroidery,* London 1988
Gertrud Weinhold, *Zeit und Raum zur Ehre Gottes,* Berlin 1984

Sammlungen und Sammeln

Karen Finch und Greta Putnam, *Caring for Textiles,* London 1977
Cecil Lubell, *Textile Collections of the World,* vol. 1 *United States, Canada,* London 1976, vol. 2 *United Kingdom & Ireland,* London 1976, vol. 3 *France*, London 1978

Zitat auf Seite 7 aus: J. Newall, in *The Embroideress,* vol. I, 1924

Sammlungen und Sammeln

Sammlungen

Ethnologische Stickereien findet man eher in Volks- und in Völkerkundemuseen als in grossen Textilmuseen oder in Museen für angewandte Kunst. Einige der wichtigsten Museen, die entsprechende Bestände beherbergen, sind:
Victoria and Albert Museum, London
Royal Scottish Museum, Edinburg
Royal Ontario Museum, Toronto

Ethnologische und archäologische Museen

mit internationalen Sammlungen, u. a. Stickereien (Spezialgebiet in Klammern):

Musée de l'Homme, Paris (Jugoslawien, Sibirien, arabische Länder)
Museum für Völkerkunde, Wien
Museum für Völkerkunde und Schweizerisches Museum für Volkskunde, Basel
Völkerkundemuseum der Universität Zürich, Zürich
Museum für Völkerkunde, Berlin
Rautenstrauch-Joest-Museum für Völkerkunde, Köln
Museum of Mankind, London (Palästina)
Pitt-Rivers Museum, Oxford (Haarstickereien, Naga)
University Museum of Archaeology & Ethnology, Cambridge, GB (Paracas)
Musée des Arts Africains et Océaniens, Paris (Maghreb)
Smithonian National Museum of Natural History, Washington
Peabody Museum of Archaeology & Ethnology, Cambridge, Mass.
Field Museum of Natural History, Chicago (chinesische Volkskunst)
Museum of Natural History, Newark (Tibet)
Museum of New Mexico, Santa Fé (Palästina)
Horniman Museum, London

Ethnologische Museen

mit nationalen, regionalen oder volkskundlichen Sammlungen:

Museum of the American Indian, New York
Museu de Etnologia, Lissabon
Volkskunstmuseum, Moskau
Russisches Museum, Leningrad
Ethnologisches Museum, Martin (Slowakei)
Ethnologisches Museum, Brno (Mähren)
Ethnologisches Museum, Ljubljana (Slowenien)
Ethnologisches Museum, Zagreb (Kroatien)

Nationalmuseen

mit bedeutenden Stickerei-Sammlungen:

Benaki Museum, Athen
Finnisches Nationalmuseum, Helsinki
Ungarisches Nationalmuseum, Budapest
Bulgarisches Nationalmuseum, Sofia
Jugoslawisches Nationalmuseum, Belgrad
Topkapi Sarayi-Museum, Istanbul
Israel Museum, Jerusalem
Jemenitisches Nationalmuseum, Sana'a

Volkskundemuseen

mit den wichtigsten Sammlungen des entsprechenden Landes:

Deutsche Volkskunde, Berlin
Altonaer Museum, Hamburg
Freilichtmuseum, Arnheim
Dänisches Volksmuseum, Kopenhagen
Nordisches Museum, Stockholm
Norwegisches Volksmuseum, Oslo
Schweizerisches Landesmuseum, Zürich
Musée des Arts et Traditions Populaires, Paris
Museum für griechische Volkskunst, Athen
Jordan Museum of Popular Traditions, Amman
Azem Palast Museum, Damaskus

Kunstmuseen

deren Sammlungen einige volkskundliche Stickereien beherbergen:

Eremitage Museum, Leningrad (Pazyryk-Material und Russland)
Metropolitan Museum, New York
Brooklyn Museum, Brooklyn (Russland)
Boston Museum of Fine Arts, Boston (Griechische Inseln und Orient)
Cleveland Museum of Art, Cleveland
Indianapolis Museum of Art, Indianapolis (Balkan und Marokko)
Detroit Institute of Art, Detroit (Tschechoslowakei)
Museu de Arte Antiga, Lissabon (Indo-Portugiesisch)
Fitzwilliam Museum, Cambridge (Mittlerer Osten)
Whitworth Art Gallery, Manchester (Mittelmeerländer, Osteuropa)
Ashmolean Museum, Oxford (Orient)
Museum of History and Art, Sagorsk (Russland)
Museum of Cultural History, Los Angeles (Indien)
Instituto Valencia de Don Juan, Madrid (Spanien)

Museen mit historischen Textilien

u. a. ländliche Stickerei:

Museo Pedagógico Textil, Madrid
Museo Textil y d'Indumentaria, Barcelona
Calico Museum of Textiles, Ahmedabad

In grösseren Museen ist nur ein kleiner Teil der Bestände ausgestellt; der grössere Teil befindet sich in Studiensammlungen und kann jeweils auf Anfrage besichtigt werden. Ortsmuseen hingegen können ebenfalls sehr lohnend sein, und ihre Bestände sind meist leichter zugänglich. Dies trifft vor allem für Osteuropa zu, wie zum Beispiel für die Museen von Zadar, Sarajewo und Skopje in Jugoslawien, sowie Portugal, Tunesien und Marokko (vor allem für das Museum von Tétouan). In der Türkei befinden sich in erster Linie in den Volkskundemuseen von Bursa, Kayseri und Konya Stickereien, ebenso im sehr empfehlenswerten Sadberk Hanim Museum von Buyukdere. In Indien verfügt das Shreyas Folk Museum von Ahmedabad über eine Kostümsammlung.

Die meisten Ortsmuseen besitzen Kostüme aus der Gegend. Einige davon haben jedoch auch spezielle Sammlungen von Stickereien, wie zum Beispiel das Leicestershire Museum (indische Textilien) und das Angoulème Museum in Frankreich (Marokko). Sehr oft handelt es sich dabei um die Schenkung eines Sammlers, wie zum Beispiel bei der Wace Collection im Merseyside Museum von Liverpool (Mittelmeerländer und Naher Osten) und im Bankfield Museum, Halifax (Albanien und Jugoslawien). Die letztere Sammlung stammt von Miss Durham, einer sehr beeindruckenden Persönlichkeit, die 1900 zum ersten Mal nach Montenegro fuhr und die sich dann bis zum Ersten Weltkrieg regelmässig im Balkan aufhielt, wo sie medizinische Hilfe leistete, Stickereien sammelte und von der berichtet wird, dass sie streitende Albanier mit Hilfe ihres Schirms voneinander trennte.

Sammeln

Sammler müssen sich bewusst sein, dass Stickereien einen festen Bestandteil von gesellschaftlichen Gepflogenheiten bilden und dass sie in erster Linie die Zugehörigkeit des Trägers oder der Trägerin bezeichnen sollen. So waren sie denn ursprünglich nicht für den Handel bestimmt und tauchen folglich rein zufällig auf dem Markt auf. Eine Ausnahme bilden chinesische Stickereien: Sie sind regelmässig erhältlich.

Beim Sammeln sollte man sich nicht zu sehr spezialisieren, da es schwierig sein dürfte, eine repräsentative Auswahl zusammentragen zu können. Am besten konzentriert man sich auf eine Region, zum Beispiel auf Osteuropa oder den Mittleren Osten, statt auf Ungarn oder Syrien. Man kann auch von einer speziellen Technik ausgehen wie Tambur- oder Smokstickerei oder Kreuzstich.

Wichtig ist der vorgängige Besuch von entsprechenden Museen. Damit kann man sich als Sammler ein Bild von Qualität und Auswahl machen, das einem als Grundlage dient. Da die meisten Museen aus Platz- und Konservierungsgründen nur einen kleinen Teil ihrer Bestände ausstellen können, ist es nicht immer einfach, eine Erlaubnis zur Besichtigung des Depots zu erhalten.

Seit die Trachten nicht mehr regelmässig getragen werden, hat sich auch ihre Verfügbarkeit verschlechtert. So sind denn Gegenstände, auf die man kurz nach dem Ersten Weltkrieg verzichtete, schwieriger zu finden als solche, die erst vor kurzem westlichen Kleidern wichen und die vielleicht noch in Truhen und Schränken vorhanden sind. Oft haben die Leute grosse Hemmungen, etwas zu verkaufen, was über Generationen in der Familie weitervererbt wurde, und man sollte als Sammler nie zu sehr darauf drängen. Auch wird man sich vermehrt bewusst, dass historische Stickereien Teil eines verschwindenden Erbes sind und dass sie damit für die Gesellschaft, aus der sie hervorgingen, wertvoller werden. Dies ist auch ein Grund dafür, dass sie in ihrem Ursprungsland oft teurer sind.

Wegen der Unberechenbarkeit des Marktes kann man Stickereien oft an den eigenartigsten Orten finden, zum Beispiel auf einem Basar oder auf einem Flohmarkt. Zum Aufbau einer wirklichen Sammlung jedoch sind Textilauktionen ideal. Durch den regelmässigen Besuch erhält man auch eine Vorstellung der Preise, wobei diese jedoch aus vielfältigen Gründen sehr unterschiedlich sein können.

Es gibt einige spezialisierte Händler, die ein Verkaufslokal haben. Andere wiederum wenden sich direkt an Käufer oder organisieren Ausstellungen. Einige Galerien und Geschäfte, die sich auf ethnologische Objekte spezialisiert haben, verkaufen auch Stickereien. Die Textilwelt ist engmaschig, und wer einmal mit Sammeln angefangen hat, erlebt meist einen Schneeballeffekt.

Rasch werden andere Sammler oder Händler ihre Unterstützung anbieten.

Die richtige Konservierung von Stickereien ist sehr wichtig. Werden sie aufgehängt, so sollte man sie vor starkem Licht schützen. Vor allem Seide reagiert auf Licht sehr empfindlich, und viele Farben sind nicht lichtecht. Auch sollten die Gegenstände nie gefaltet werden, da die Fäden an den Faltstellen brüchig werden; dies trifft wiederum vor allem für Seide zu. Man sollte die Artikel aufrollen und mit Seidenpapier schützen. Verschiedene Kartonröhren (zum Beispiel von Alufolie oder aus Stoffläden) sind dazu sehr nützlich. Kleidungsstücke sollte man idealerweise auslegen statt aufhängen. Wolle muss selbstverständlich vor Motten und anderem Ungeziefer, das auch auf Stärke scharf sein kann, geschützt werden. Wollstickereien muss man deshalb regelmässig auslüften und solche aus Baumwolle darf man nicht stärken. Nie sollte man etwas so konservieren oder reparieren, dass es nicht mehr rückgängig gemacht werden kann, und ohne spezielle Erfahrung ist es besser, auch vom Waschen abzusehen.

Der Zweck einer Sammlung kann unterschiedlich sein. Jemand freut sich, wenn er eine vernachlässigte Stickerei retten kann, jemand anderer schmückt damit gerne einen Raum, verwendet sie als Inspirationsquelle für eigene Stickereien oder für ein Handwerk, bei dem Farbe und Gestaltung wichtig sind, oder aber die Sammlung dient als Vorlage zum Unterrichten. Beim Kauf sollte man ein solches Ziel immer vor Augen haben. Denn es hat kaum einen grossen Sinn, Dinge anzuhäufen, die dann in Kästen und Schubladen herumliegen.

Glossar

Abbindetechnik; die; Färbemethode, bei der zur Bildung eines Musters Stoffteile auf verschiedene Arten abgebunden werden, so dass diese Stellen ungefärbt bleiben.

Akanthus; der; Pflanze aus dem Mittelmeergebiet *Acanthus spinosus,* deren Blattform in der europäischen Kunstgeschichte eine grosse Rolle spielt.

Anlegetechnik; die; Sticktechnik, bei der die Fäden auf ein Trägermaterial gelegt und mit einem zusätzlichen meist feineren Faden fixiert werden.

Applikation; die; Textiltechnik, bei der Stoffstücke so auf ein Trägermaterial aufgenäht werden, dass ein Dessin entsteht.

Arabeske; die; in Europa aus der islamischen Kunst übernommenes Ornament aus abstrahierten, fortlaufenden, geschwungenen Ranken.

Ashon; der; ein *Kantha,* Sitzunterlage für Hochzeitsgäste.

Batik; der; Musterungstechnik von Geweben, bei der Stellen mit Wachs abgedeckt werden, damit sie beim anschliessenden Färben ausgespart bleiben.

Betel; der; Genussmittel aus der Frucht der Betelnusspalme *(Piper betle),* das die Inder zusammen mit der Nuss der *Areca catechu* kauen.

Bey; der; türk. Herr, Regent.

Bohrspitze; die; maschinelle Lochstickerei, auch Broderie anglaise oder St. Galler Stickerei.

Boteh; der; Wellenlinien-Form, oben eingerollt. Ursprünglich aus Persien stammendes Blumenmuster, das sich in der Mogulzeit in Indien weiterentwickelte und seither als Paisley- oder Kaschmirmuster bekannt ist.

Bouclé; das; Effektgarn mit Knoten und Schlingen oder Noppengewebe.

Broschur; die; Effektschuss, der zusätzlich zum Grundschuss eingebracht wird, wodurch eine zusätzliche Musterung des Gewebes entsteht.

Damast; der; einfarbiger Stoff mit eingewebten mattglänzenden Umkehrmustern.

Durchbruchtechnik; die; Sticktechnik, bei der durch Zusammen- und Ausziehen sowie Ausschneiden von Fäden Muster entstehen.

Etamin(e); das, die; gitterartiges, durchbrochenes Drehergewebe.

Fichu; das; dreieckiges Brust- oder Schultertuch aus feinem Material.

Filet; das; geknotetes Netz, das bestickt wird (siehe auch Lacis).

Flockseide; die; schwach gezwirntes oder nur gedrehtes Seidenstickgarn, ursprünglich aus den minderwertigeren Anfängen des Kokonfadens hergestellt.

Gaze; die; schleierartiger, dünner Stoff; als Stickgrund oft aus Seide.

Greif; der; Fabeltier mit geflügeltem Löwenkörper und Adlerkopf.

Ikat; der; Reservemusterung, bei der vor dem Weben die Kett- oder Schussfäden (oder beide) an der nicht zu färbenden Stelle gebunden und so ins Farbbad getaucht werden.

Ikone; die; Kultbild der Ostkirchen mit Christus- oder Heiligendarstellung.

Kaftan; der; langes, loses Obergewand mit gegen vorne breiter werdenden Ärmeln. Wird heute noch in Nordafrika und dem Mittleren Osten getragen.

Kalif; der; Titel mohammedanischer Herrscher.

Kantha; der; traditionelle, gestickte und gesteppte Decke aus Bengalen.

Krepp; der; Gewebe mit welliger oder gekräuselter Oberfläche.

Lacis; der; Netzkanvas ohne Knoten, der das handgeknüpfte Netz (oder Filet) als Stickboden ersetzt.

Lahn; der; gewickelter Silber- oder Metallfaden.

Lochstickerei; die; mit einem Pfriem vorgebohrtes oder nachträglich ausgeschnittenes Loch; das mit kreisförmig angelegten Festonstichen verstärkt wird.

Menora; die; kultischer, siebenarmiger Leuchter der Juden. Lässt sich, wenn stilisiert, mit dem Lebensbaum assoziieren.

Mihrab; der; die nach Mekka weisende Gebetsnische in der Moschee.

Modelbuch; das; ab dem 16. Jahrhundert vor allem in Deutschland und in Italien gedruckte Vorlagensammlung für weibliche Handarbeiten.

Paisley-Muster; das; Boteh-Muster, das so bezeichnet wird seit im 19. Jahrhundert die ursprünglich aus Kaschmir stammenden Schals in Paisley/Schottland imitiert wurden.

Palmette; die; fächerförmiges Blattornament.

Portiere; die; Türvorhang.

Purdah; der; Abschirmung der Frauen vor fremden Blicken in Indien.

Rath; der; Wagen zum Transport des Wischnu-Idols.

Reservedruck; der; kombiniertes Druck- und Reserveverfahren, bei dem mit einer Schutzmasse vor dem Färben Muster ausgespart werden (siehe auch Batik).

Rune; die; germanisches Schriftzeichen.

Saz; der; Motiv der osmanischen Kunst, abgeleitet von der Rohrfeder *(saz)*, mit der dieser Dekor ausgeführt wurde, der aus einem gezackten Blatt mit einer stengellosen, gerundeten Blüte besteht.

Schablonieren; das; Färbetechnik für Positiv- oder Negativdessins mit Hilfe einer Schablone.

Stele; die; aufrechtstehende Platte oder Pfeiler aus Stein mit Inschrift oder Bild.

Stramin; der; Grundstoff mit Leimausrüstung, auf dem Zählmuster gestickt werden.

Stupa; der; halbkugeliger, indisch-buddhistischer Kultbau.

Tamburierarbeit; die; Sticktechnik, bei der mit Hilfe eines Rahmens und eines Häkleins Kettenstiche gebildet werden.

Walken; das; gesteuertes Verfilzen von Wolle.

Wesir; der; höchster Würdenträger des türkischen Sultans oder Minister in islamischen Staaten.

Bildnachweis

Farbaufnahmen

1–9, 11, 12, 18, 20, 32, 33, 36, 37, 40, 57, 66, 71, 73, 75, 77, 78, 83, 94, 98, 99, 107, 109, 115, 117, 119, 123–125, 128, 129, 135, 136, 138, 139, 142, 143, 145–154, 156–159, 161, 162, 165, 169, 171 von Dudley Moss. Die übrigen Aufnahmen stammen von der Autorin, mit Ausnahme der folgenden, die freundlicherweise reproduziert werden durften: Meg Andrews, Hertfordshire, 15; Museu Nacional de Arte Antiga, Lissabon, 84 (3465); Benaki Museum, Athen, 46 (6389), 72 (6262); Krystyna Deuss, London, 85; Garuda Airlines, Indonesien, 10; Joss Graham, London, 28, 112; Leicester Museums Service, 114 (C.260.1983); Sue Ormerod, London, 24; Margaret Pratt, Berkshire, 163; Museum für Völkerkunde, Basel, 164 (8754); Whitechapel Art Gallery, London, 121, 168.

Freundlicherweise zur Verfügung gestellte Stickereien:

Institut National d'Archéologie et d'Art, Tunis, 44 (67.4.6), 64 (66.31.2), 144 (72.6.4); Museo de Artes Decorativas, Madrid, 131 (2012); Musée des Arts Africains et Océaniens, Paris, 43 (1967.10.1), 106 (66.29.4); Azem Palast Museum, Damaskus, 34, 69; Jenny Balfour-Paul, Devon, 35; Bardo Museum, Tunis, 70; Joyce Doel, Hertfordshire, 1, 45, 105; Diana Dolman, Essex, 12; Embroiderers Guild, 57 (M913), 73 (3560), 94 (M56), 107, 130, 156 (1142); Volkskundemuseum, Brno, Mähren, 160 (18393); Joss Graham, London, 20, 24, 28, 124, 128, 165, 169; Textilmuseum, St. Gallen, Schweiz, 133 (J2921); Widad Kawar, Jordanien, 134; Museum of Mankind, London, 11 (1950Af.11.1), 38 (1979Af.22), 39 (1966Af.1.16), 40 (1934.3-7.218); 62(1921.10.14.99), 100 (GA222), 102 (1937.6.171), 136 (1934.3-7.199), 147 (1868 10 1.23), 154 (2799), 155 (Q82Am298); Sylvie Pataut, Paris, 19; Auktionshaus Phillips, London, 120; Pitt Rivers Museum, Oxford, 101, 152 (16.10.1933), 153 (1923.85-294), 157 (38.8.1); Privatsammlung, Paris, 56, 65, 74, 76, 80, 87; Privatsammlung, Yorkshire, 88, 116; Fawzia Radman, San'a, Jemen, 137; Gordon Reece, Knaresborough, Yorkshire, 22, 27, 47, 50, 52, 91, 95, 111, 170; Dorothy Reglar, Gloucestershire, 60; K. Rudersdorf, Stuttgart, 140; Slovacka Museum, Uherské Hradisté, Mähren, 97; Slowakisches Volkskundemuseum, Martin, Slowakei, 54 (1577), 89 (34603); Stella Swift, Paris, 63, 68; Trençin Museum, Slowakei, 55 (5854); Angela Thompson, Worcester, 81; Instituto Valencia de Don Juan, Madrid, 127; Museum für Völkerkunde, Berlin, 53 (7036). Die restlichen Stickereien befinden sich in der Sammlung der Autorin.

Die *Zeichnungen* sowie die *Schwarzweissaufnahmen* werden in der Folge mit der Seitenzahl angegeben. Der Nachweis der Zeichnungen ist nur mit dem Namen des Autors bezeichnet; wenn das Buch jedoch nicht in der Bibliografie aufgeführt ist, sind Titel, Ort und Publikationsjahr angegeben.

Einführung: Techniken und Traditionen

S. 6: Frauenkleid aus Saraqib, Syrien, Sammlung der Autorin.

S. 7: Tataurierung einer Kuba-Frau aus Zaire, von Georges Meurant, *Abstractions aux Royaumes des Kuba,*Paris 1987.
Raphiasamt der Kuba, Zaire, von Gordon Reece.

S. 8: Mumifizierter Mann aus Pazyryk, Eremitage Museum, Leningrad. Rudenko.
Frauenbluse, Bukowina, Rumänien. Institut Român de Cercetari, Freiburg im Breisgau.
Textil, Pazyryk, Eremitage Museum, Leningrad. Rudenko.

S. 17: Detail eines Ainu-Mantels, Japan. L. A. County Museum of Art M.71.87.1.
Detail einer Chilkat-Zeremonialtunika. Museum of the American Indian, New York 19/7902.

Erkennungsmerkmale

S. 20: Drachenkleid, China, Sammlung der Autorin.

S. 21: Kimono, Japan, Sammlung der Autorin.

S. 24: Knabenmütze, Kanebi-Kaste, Kutch, Sammlung der Autorin.
Frauenrock, Mochi-Kaste, Kutch, Joss Graham.

S. 25: Toda-Frau, Nilgiri-Berge, Tamil Nadu, Südindien, Sammlung der Autorin.
Hochzeitskleid aus Thano Bula Khan, Sind, Pakistan, Sammlung der Autorin.
Frauenkleid, Belutschistan, Sind, Pakistan, Sammlung der Autorin.

S. 26: Hochzeitskleid, Kohistan, Sammlung der Autorin.

S. 27: Tuch (Bohça), Türkei, 16. Jahrhundert, Topkapi Sarayi-Museum, Istanbul.

S. 28: Frauenkleid, Syrien, Sammlung der Autorin.

S. 29: Frauenkleid, Hebron, Palästina, Sammlung der Autorin.
Frauenkleid, Beduinen, Sinai, Ägypten, Sammlung der Autorin.

S. 32: Kissenbezug, Skyros, Sporaden, Griechenland. Benaki Museum, Athen, 147/1.
Frauen-Hemdkleid, Mazedonien, Griechenland, Sammlung der Autorin.
Frauenbluse, Bosaca, Slowakei, Sammlung der Autorin.

S. 58: Schafhirt, Ocová, Slowakei, Slowakisches Volkskundemuseum, Martin, Slowakei. XIV 11135.
Zitat aus Mária Kresz, *The Art of the Hungarian Furriers,* S. 51.

S. 60: Ölgemälde von Henri Valton, *Un colporteur vendant des châles,* 1837. Troyes Musée de Vauluisant. Foto Musées de Troyes.
S. 63: Mädchen auf dem Markt von Chichicastenango, Guatemala, Foto Peter Stradling, Devon.
S. 64: Anthropomorphe Motive auf Hemd RT-02401, Felide auf Umhang 2-RT-05901. Paracas Nekropolis, Anthropologisches & Archäologisches Nationalmuseum, Lima, Peru. Foto Eduardo Herrán.

Die dekorative Kraft des Kults

Die Muttergöttin

S. 65: Krug, Sammlung Pierides, Larnaka, Zypern.
Platte, British Museum, London, GR 1872.6-4.
S. 66: Venus von Lespugue, Haute-Garonne, Musée de l'Homme, Paris.
Minoische Figurine, British Museum, London, GR 1864.2.2.0.32.
Parfümflasche, British Museum, London, GR 1860.4.4.30.
Tuch, Russland, Privatsammlung, Paris.
S. 67: Detail des grossen Pazyryk-Filzes, Eremitage Museum, Leningrad.
Figurine, Historisches Museum, Razgrad, Bulgarien.
S. 68: François Hébert-Stevens.
S. 69: Minoische Siegel, British Museum, London, GR 1947. 9-26.2. GR 1921. 7-11.2.
Adoranten mit Pferden auf ländlicher Stickerei, Wang Yarong.
Terrakotta Pferd und Reiter, Euböa, Griechenland, British Museum, London, GR 1949. 7-10.1.
Decke, Mithila, Indien, Calico Museum of Textiles, Ahmedabad, 99A.287.
Serviette, Türkei, Ethnographisches Museum, Ankara.
S. 70: Granatapfel-Motiv, *Susani,* Nurata, Sammlung der Autorin.
Nelken-Motiv, Frauenmantel, Aleppo, Syrien, Sammlung der Autorin.
Nelken-Motiv, koptisches Tuch AC828, Musée du Louvre, Paris.

Der Lebensbaum

S. 71: Goldschmuck, Kreta, British Museum, London, GR 1892.5-20.17.
Tscheremissen in Festtracht, Staatliche Antiquitätenbehörde, Helsinki, Finnland.
S. 72: Frauenkleid, Qutayfé, Syrien, Azem Palast Museum, Damaskus.
Kalkutta, Aufnahme der Autorin.
Totenhemd aus Martovce, Tamás Hofer, Edit Fél.
S. 73: Paulina Mitreva.

Die Jagd

S. 74: Sammlung der Autorin.
S. 75: Sattelfutter, *Schabracke* von Pazyryk, Eremitage Museum, Leningrad. Rudenko.
Krönungsmantel, Kunsthistorisches Museum, Weltliche Schatzkammer, Wien, X111 14.
Ärmel, Frauenbluse, Salamanca, Kunstgewerbemuseum, Madrid.
Bettvorhang aus der Carl-Schuster-Sammlung, Field Museum of Natural History, Chicago, FM 234389.
S. 76: Goldplatte mit Ochse, Historisches Museum, Varna, Bulgarien.
Aufnahme von Cicmany um 1906, Slowakisches Volkskundemuseum, Martin, 135060.
Kopftuch, G. S. Maslova.
S. 77: Gefäss, Kansu und Ritualbronze, China. Carl Hentze.
Männer-Hüttenfinken, Bosansko Grahovo, Zemaljski Museum Bosnien-Herzegowina, Sarajewo, Jugoslawien.
S. 78: Sassanidischer und ägyptischer Kopfputz.
Slowakische Frauenfrisuren, nach einer Zeichnung von Ursula Müller in der Heide-Nixdorff-Ausstellung ‹Festliche Volkstrachten›, Blatt 3, Berlin 1977, Staatliche Museen Preussischer Kulturbesitz Berlin, Museum für Völkerkunde, Abt. Europa.
Uigurenfrau, Höhlenmalerei, Khocho, Turfan, China.
Steinidol, Minoussinsk, Carl Hentze.
S. 79: Hochzeitskleid aus Lachsfischleder der Giljaken, Musée de l'Homme, Paris 62.11.1.
S. 80: Russische Altarfront, Historisches Museum, Moskau, 15494.R.B.-1.

Die Sonne

S. 80: Sonnensymbole, Walter Herdeg.
Zeichnung der Buriaten, Carl Hentze.
S. 106: Aufnahme Peter Stradling, Devon.
S. 107: Frauenjacke, Pont l'Abbé, Bretagne, Musée de Bretagne, Rennes D.60.48/51.
Serbische Frauenjacke, Olga Ostric.
S. 108: Rudenko.
S. 109: Karl Jettmar, Volker Thewalt.
S. 110: Ethel-Jane W. Bunting.

Religionen und ihre Symbole

S. 111: Behang, Hongkong, Sammlung der Autorin.
S. 113: Jessica Rawson.
S. 114: Wolfram Eberhard, *Lexikon chinesischer Symbole,* Köln 1983.
S. 115: Turban-Einschlagtuch, Kissenbezug, Tuch, Topkapi Sarayi-Museum, Istanbul. Nurhayat Berker, *Islemeler,* Istanbul 1981.
Himmlischer Kiosk, Dr. Emil Esin.
S. 116: Badetuch, Serviette 31/1389, Topkapi Sarayi-Museum, Istanbul.
S. 119: Bolero mit Goldstickerei, Tunesien, Sammlung der Autorin.
Tür, Benares, Indien, Foto der Autorin.
S. 129: Denise Pop-Câmpeanu.
S. 130: Musée de l'Homme, Paris 67.100.77.

Magischer Schutz

S. 131: Frau in Poprad, Slowakisches Volkskundemuseum, Martin, 17930.
S. 134: Topkapi Sarayi-Museum, Istanbul 13/829.
S. 135: Vorstecker einer verheirateten Frau, Regionalmuseum Pilsen, Böhmen.
Motiv ‹Hüter der Brüste›, Narodnoe Iskusstvo, *Il'mikra Medzitova: Marijskoe,* Izzatel'stvo 1985.
Tschuwasch-Frauenkleid, Musée de l'Homme, Paris 46.6.16.

S. 136: Staatliche Antiquitätenbehörde, Helsinki.
S. 138: Cicmany, Slowakei, um 1950, Privatsammlung.
Terrakotta-Figurine, Kara-tépé, Turkistan, Eremitage Museum, Leningrad; Copyright Editions Cercle d'Art, *L'Art Barbare Scythe.*
Russische Statuette, Mária Kresz.
S. 140: Musée National des Arts Africains et Océaniens, Paris MN.AM.1972.7.17.
S. 141: Musée des Antiquités Nationales, St. Germain-en-Laye, Frankreich.
S. 151: Trocknen von Flachs, Zuberec, Slowakei, Foto der Autorin.
S. 152: Slowakisches Volkskundemuseum, Martin, 46255.
Tuch zur Vorbereitung des Kindes für die Taufe. Daniel Baud-Bovy, *Peasant Art in Switzerland,* Studio 1924.
S. 153: Wäscheschrank, Foto Velke Krtis, Slowakisches Volkskundemuseum, Martin, XIV-3107.
S. 154: Sammlung der Autorin.
S. 157: Slowakisches Volkskundemuseum, Martin, 14895.
S. 158: Sammlung der Autorin.
S. 159: Chimanlals, *Rangoli: Floor Patterns Book,* Bombay n. d.
S. 160: Foto der Autorin.
S. 177: Mädchen der Ch'ing-Miao bei Anshun, Kweichow, China.
Foto Carl Schuster 1935. Archiv des Völkerkundemuseums, Basel.

Alle Zeichnungen stammen von *Imogen Paine.*

Dank

Leider ist es mir nicht möglich, alle Personen namentlich aufzuführen, die zu diesem Buch beigetragen haben. Nicht minder herzlich möchte ich jedoch allen danken, die mich in irgendeiner Form unterstützten.

Die letzten fünfzehn Jahre habe ich damit verbracht, den Ursprüngen der Stickereien nachzugehen und Althergebrachtes aufzuzeichnen, bevor es für immer zerstört ist. Als Alleinreisende wurde ich in manchen Ländern von Frauen in ihr Zuhause eingeladen. Ich sass mit ihnen auf dem Boden, trank mit ihnen Tee, teilte mit ihnen das oft spärliche Brot, oder ich teilte mit ihnen und ihren Kindern eine Mahlzeit, indem wir uns mit unseren blossen Händen aus einer Schüssel bedienten, nachdem sich die Männer gesättigt und sich entfernt hatten. Diese Gastfreundschaft und der Einblick in das Privatleben dieser Frauen waren für mich sehr wertvoll.

In vielen Ländern waren Museums- und Bibliotheksangestellte unermüdliche Anteilnehmende und Helfer. Als diplomierte Linguistin bin ich fünfsprachig, und dies ermöglichte mir auch, fremdsprachiges Quellenmaterial, veröffentlichtes oder in Archiven zugängliches, zu konsultieren.

Allen, seien es nun international bekannte Ethnologen oder einfache Frauen aus einem Dorf, die mir ausführlich ihr Leben schilderten, danke ich ganz herzlich.

Register

Die geraden Seitenzahlen beziehen sich auf die Textseiten, die *kursiven* Zahlen auf die Abbildungsnummern.